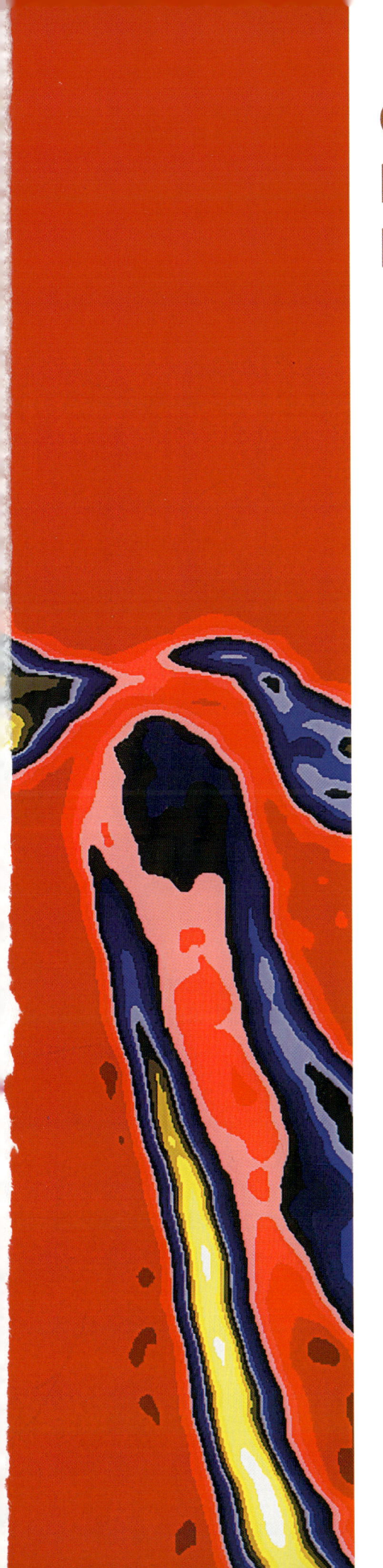

COMPÊNDIO DE DIAGNÓSTICO DAS PATOLOGIAS DA ATM

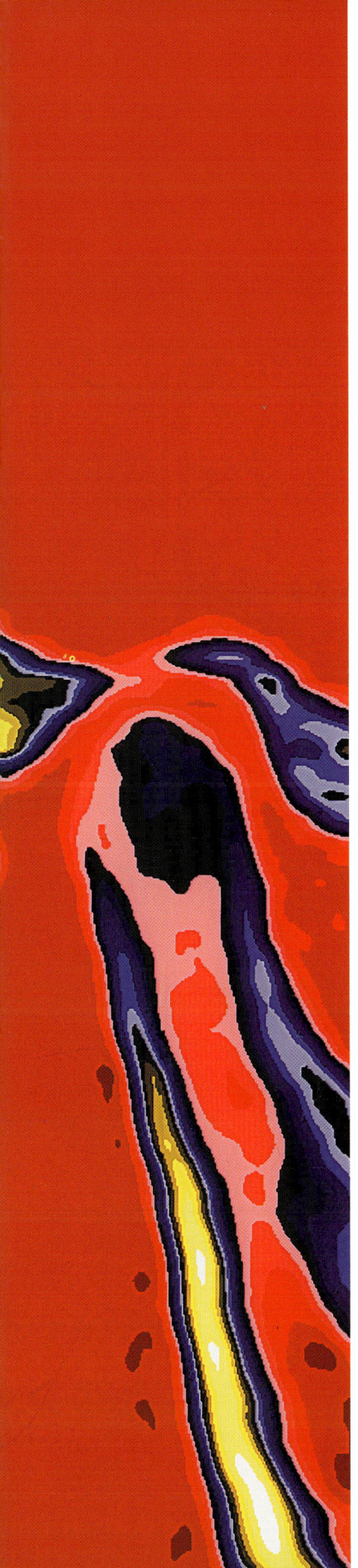

COMPÊNDIO DE DIAGNÓSTICO DAS PATOLOGIAS DA ATM

Jorge Alfonso Learreta
Doutor em Odontologia.
Diretor para América Latina da American Academy of Craneofacial Pain (AACP).
Membro do Board da AACP.
Diplomado da AACP.
Mestrado em Articulações Temporomandibulares - Internacional College of Cranio-Mandibular Orthopedics (USA).
Diretor do Departamento da ATM da Sociedade Argentina de Ortodontia.
Diretor do Departamento da ATM da Fundação Ciência e Saúde Universidade Católica de Salta.
Diretor do Curso de Pós-Graduação e Especialização no Tratamento das Disfunções da Articulação Temporomandibular Universidade Católica de Salta - sede Buenos Aires.
Especialista em Ortodontia formado pela Universidade de Buenos Aires.
Membro do International College of Dentist.
Membro da World Federation of Orthodontist.

Juan Carlos Arellano
Especialista em Disfunção Temporomandibular e Dor Orofacial.
Especialista em Ortodontia e Ortopedia facial pelo Hospital Infantil San Rafael - Madri, Espanha.
Especialista em Ortopedia Facial: Dr. Jose Moroyon - Gijon Astúrias - Espanha.
Especialista em Ortodontia pelo Conselho Federal de Odontologia.
Curso de patologias das articulações temporomandibulares com o Professor Dr. Jorge A. Learreta. Curso ministrado pelo ICCMO - International College of Cranio-Mandibularorthopedics.
Membro do GE-JAL Grupo de Estudos da Articulação-Temporomandibular Professor Dr. Jorge Learreta.
Vice-Presidente da Secção Latino-Americana da American Academy of Craneofacial Pain.
Membro da Associação Brasileira de Cirurgiões Dentistas Regional Curitiba ABCD.
Membro da Sociedade Paulista de Ortodontia e Ortopedia Facial.
Palestrante convidado no Curso de Especialização de Disfunção da Articulação Temporomandibular da Universidade Católica de Salta – Argentina e Fundación Ciencia y Salud- Buenos Aires - Argentina.

Lidia Graciela Yavich
Especialista em Disfunção Temporomandibular e Dor Orofacial.
Especialista em Ortodontia e Ortopedia Facial. Universidade Nacional de Buenos Aires-Argentina.
Especialista em Ortopedia Funcional dos Maxilares. Ateneo Argentino de Odontologia.
Especialista em Ortodontia pelo Conselho Federal de Odontologia.
Curso de patologias das articulações temporomandibulares com o Professor Dr. Jorge A. Learreta.Curso ministrado pelo - ICCMO International College of Cranio-Mandibularorthopedics.
Membro do GE-JAL Grupo de Estudos da Articulação-Temporomandibular Professor Dr. Jorge Learreta.
Membro e correspondente da American Academy of Craneofacial Pain para América Latina.
Membro da World Federation of Orthodontists.
Membro da F.O.R (Foundation for Orthodontic Research).
Membro da Associação Brasileira de Cirurgiões Dentistas Seção RS. ABCD.
Membro da Sociedade Paulista de Ortodontia e Ortopedia Facial.
Palestrante convidada no Curso de Especialização de Disfunção da Articulação Temporomandibular da Universidade Católica de Salta - Argentina e Fundación Ciencia y Salud - Buenos Aires - Argentina.

Maria Gabriela La Valle
Especialista em Patologias da Articulação Temporomandibular - Universidad Católica de Salta - Buenos Aires - Argentina.
Especialista em Ortodontia - Universidad Católica Argentina - Buenos Aires - Argentina.
Professora-Adjunta do Departamento de Ortodontia - Universidad Católica de Salta. Bs. As. Argentina.
Membro do GE-JAL Grupo de Estudos da Articulação-Temporomandibular Professor Dr. Jorge Learreta.
Membro da American Academy of Craneofacial Pain.

2004

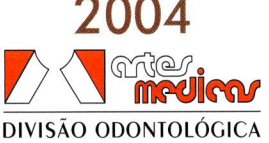

DIVISÃO ODONTOLÓGICA

© 2004 by Editora Artes Médicas Ltda.

Todos os direitos reservados. Nenhuma parte desta obra poderá ser publicada sem a autorização expressa desta Editora.

Diretor Editorial: MILTON HECHT

Equipe de Produção:
Gerente de Produção: CÉLIA REGINA BARBOZA RAMOS
Tradução: FRANCISCO R. S. INNOCÊNCIO E NEUSA A. R. DE OLIVEIRA
Revisão Científica: JUAN CARLOS ARELLANO E LIDIA YAVICH
Composição, Diagramação e Filmes: GRAPHBOX•CARAN
Desenhos: FELIPE CAMARGO
Capa: NELSON MIELNIK
Impressão e acabamento: RR DONNELLEY

ISBN: 85-367-0010-6

Dados Internacionais de Catalogação na Publicação (CIP)
(Câmara Brasileira do Livro - SP - Brasil)

Compêndio sobre o diagnóstico das patologias da ATM / Jorge Learreta... [et al.] ; [tradução Francisco R.S. Innocêncio e Neusa A.R. de Oliveira]. -- São Paulo : Artes Médicas, 2004.

Outros autores: Juan Carlos Arellano, Lidia Graciela Yavich, Maria Gabriela La Valle
Título Original: Compendio de las patologías de la articulación temporomandibular
Bibliografia.
ISBN: 85-367-0010-6

1. Articulação temporomandibular 2. Articulação temporomandibular - Distúrbios - Diagnóstico 3. Articulação temporomandibular - Distúrbios - Tratamento 4. Dor orofacial 5. Oclusão dentária
I. Learreta, Jorge. II. Arellano, Juan Carlos. III. Yavich, Lidia Graciela. IV. La Valle, Maria Gabriela.

04-2795   CDD-617.522
                                                  NLM-WU 400

EDITORA ARTES MÉDICAS LTDA.
R. Dr. Cesário Mota Jr, 63 — Vila Buarque
CEP: 01221-020 — São Paulo - SP — Brasil
Home Page: http://www.artesmedicas.com.br
E-Mail: artesmedicas@artesmedicas.com.br
Tel: (011) 221-9033
Fax: (011) 223-6635
Linha direta do consumidor: 0800-559033

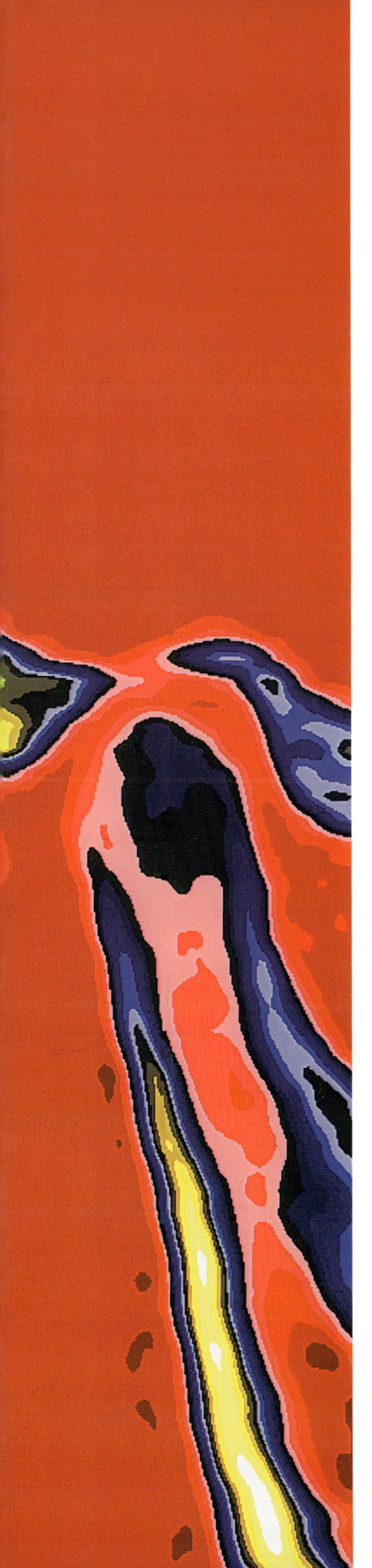

AGRADECIMENTOS

A meus pais, por seu exemplo e dedicação.
A meus sogros, por seu incondicional apoio.
A minha esposa e filhos, porque com o tempo que lhes deveria dedicar escrevi esta obra.
A meus mestres,

> Juan José Carraro *in memorian*
> Roger Melkonian *in memorian*
> Robert M. Ricketts *in memorian*
> John Floken
> Allen Moses

A todo o pessoal docente da Cadeira de Ortodontia e Articulação Temporomandibular da Universidade Católica de Salta.
A Valeria Lopez, por posar, desinteressadamente, como modelo para as fotografias deste livro.
A Ana Gonzalez e Andreas Durst por sua colaboração na área clínica.
A meus alunos, que com suas perguntas estimularam meu estudo.

...

AGRADECIMENTOS ESPECIAIS

Expressamos nossos agradecimentos ao Professor Dr. Luciano Artioli Moreira e também ao Sr. Benigno Dutra pela contribuição dada ao nosso trabalho no Brasil.

Quero agradecer ao Dr. Celio da Costa Mattos pelo seu incansável e desinteressado apoio às nossas teorias, não só no Brasil, mas no mundo inteiro.

...

E, finalmente, a todos aqueles que, algum dia, me disseram não ou fecharam-me uma porta, porque com seu gesto fortaleceram minha vontade e temperaram meu caráter.

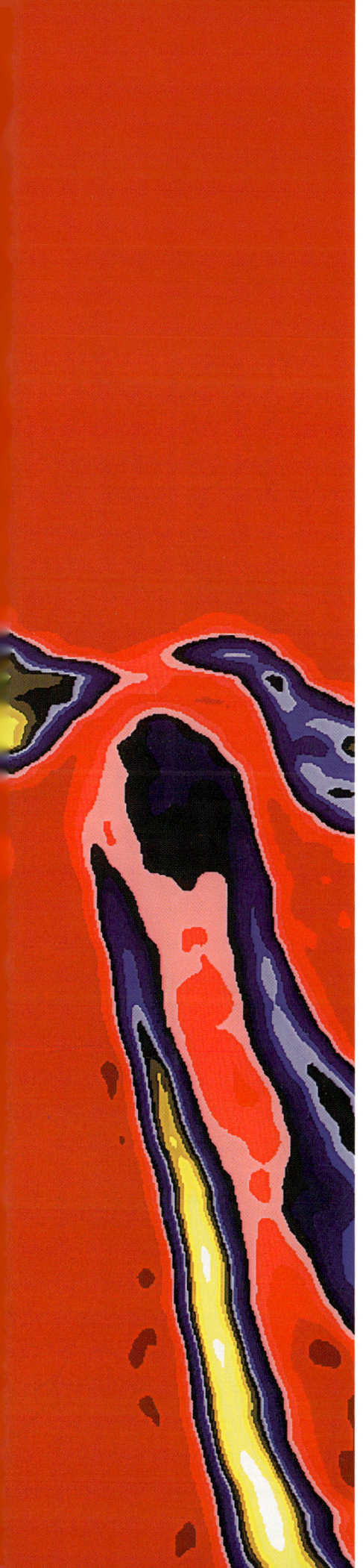

O conhecimento científico é, às vezes, desagradável; amiúde contradiz os clássicos (sobretudo se é novo); ocasionalmente, tortura o senso comum e humilha a intuição. Por último, pode ser conveniente para alguns e não para outros.

(Bunge, 1978)

SUMÁRIO

INTRODUÇÃO	XV

CAPÍTULO I – PRINCÍPIOS BÁSICOS 1

    Crescimento e desenvolvimento 3

    Histoanatomia dos músculos craniocervicomandibulares 19

    Músculos craniocervicomandibulares 34

CAPÍTULO II - FISIOLOGIA 63

    Fisiologia do movimento mandibular 65

    Fisiologia da articulação temporomandibular 82

    Fisiologia muscular 84

CAPÍTULO III – FISIOPATOLOGIA 87

    Fisiopatologia da articulação temporomandibular 89

    Fisiopatologia muscular 105

CAPÍTULO IV – FATORES ETIOLÓGICOS 119

    Fatores etiológicos das patologias intra-articulares 121

CAPÍTULO V – DIAGNÓSTICO 135

    Diagnóstico das patologias da articulação temporomandibular 137

CAPÍTULO VI – IMAGENS NO DIAGNÓSTICO DAS PATOLOGIAS DA ARTICULAÇÃO TEMPOROMANDIBULAR 181

    Ressonância nuclear magnética 211

    Protocolo de ressonância magnética 251

CAPÍTULO VII – MÉTODOS DE ESTUDO DOS MOVIMENTOS MANDIBULARES 271

    Métodos de estudo dos movimentos mandibulares 273

CAPÍTULO VIII – ELETROMIOGRAFIA 291

    Eletromiografia - princípios básicos 293

    Utilização clínica da eletromiografia 312

CAPÍTULO IX – AVALIAÇÃO DOS RUÍDOS INTRA-ARTICULARES 337

    Avaliação dos ruídos intra-articulares 339

LEITURAS RECOMENDADAS 351

ÍNDICE REMISSIVO 373

GLOSSÁRIO 385

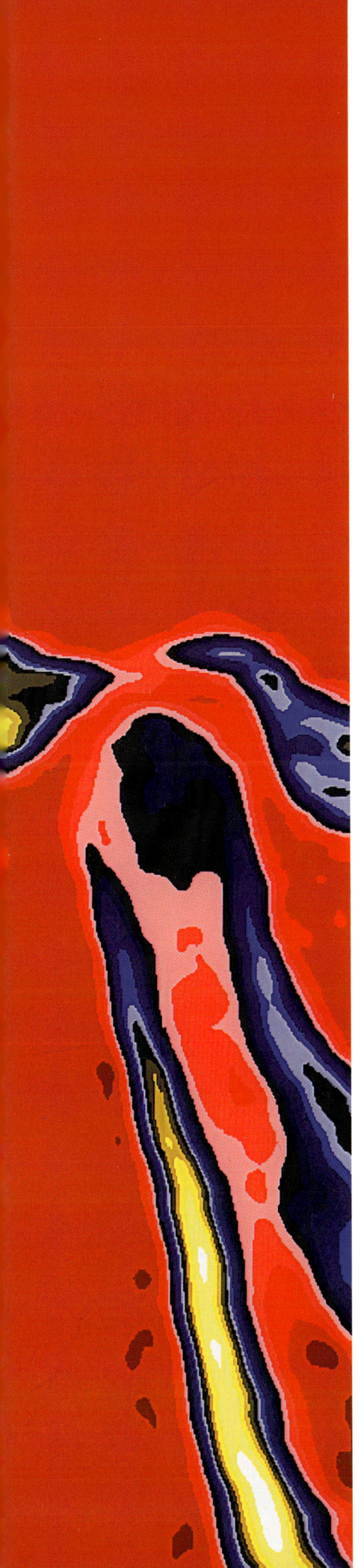
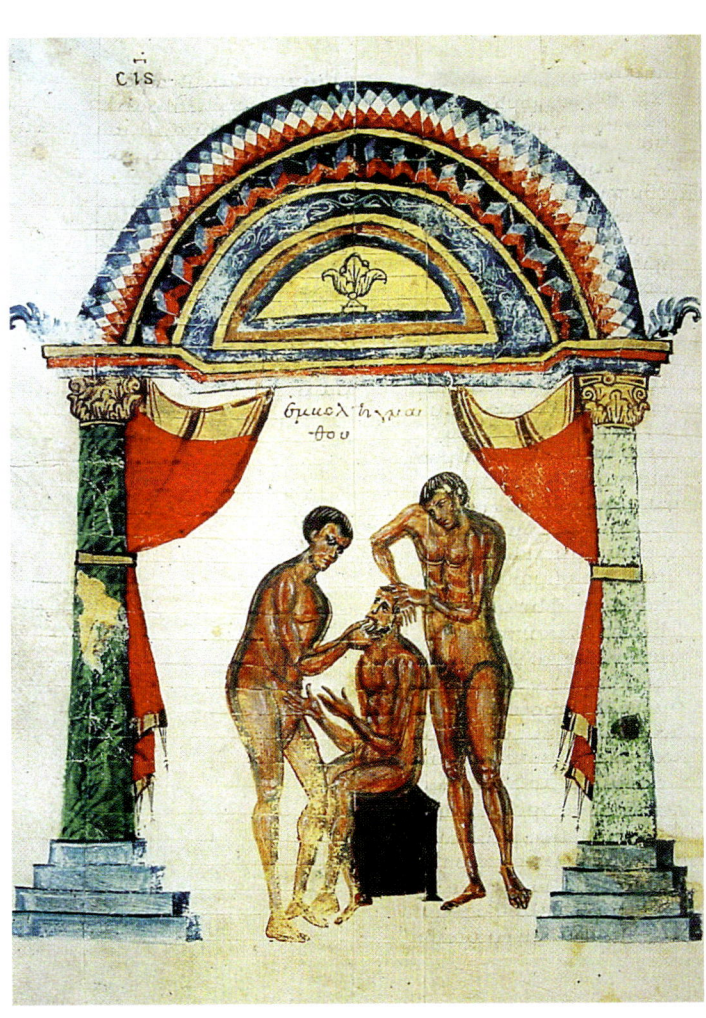

Ilustração de uma cópia bizantina do século IX sobre um comentário de Apollonius de Citium, instruindo sobre o método recomendado por Hipócrates para reduzir um deslocamento da mandíbula. Biblioteca Medicea Laurenziana, Florence. Dentistry and Illustrated History. Malvin E. Ring D.D.S

PRÓLOGO

O diagnóstico e tratamento da dor craniofacial é, talvez, um dos mais difíceis e complexos problemas enfrentados pelos profissionais de saúde. Por isso, o clínico, professor e pesquisador Dr. Jorge Learreta mobiliza nesta obra todo o seu intelecto, energia e entusiasmo para reunir, em um único livro, as técnicas e conhecimentos mais recentes relativos ao tema, de modo compreensível e coeso.

O Dr. Learreta elevou o diagnóstico e tratamento das patologias e disfunções do aparelho mastigatório e dos problemas da articulação temporomandibular a níveis de especificidade nunca antes alcançados. Por jamais aceitar algo passivamente, ele desafia tudo o que não for plausível e, o que é mais importante, tem a perspicácia necessária para fazer as análises mais apropriadas.

Ele traz à tona uma concepção de problema que engloba tanto a determinação científica quanto uma avaliação holística da totalidade dos fatores envolvidos na dor craniofacial do paciente. E o que é melhor: o Dr. Learreta é capaz de ensinar todos estes conceitos com clareza incomparável.

Jorge, já estava na hora de você escrever este livro.

Allen J. Moses DDS
Member of the Dental Products Panel of the United States Food and Drugs Administration

INTRODUÇÃO

A evolução do conhecimento científico tem produzido, nos últimos anos, uma série de mudanças na avaliação e na compreensão, não só da patologia das diferentes enfermidades, mas também no estudo das estruturas normais do ser humano, entre as quais a Articulação Temporomandibular não poderia ser exceção.

As grandes transformações no conhecimento da ATM reconhecem três elementos gestores dos avanços científicos nesta disciplina. O primeiro deles é a inter-relação da anatomia com a histologia, as quais, associadas, permitiram-nos a aquisição de um conhecimento global das estruturas articulares.

O segundo destes elementos foi o surgimento da Ressonância Nuclear Magnética, que, pela primeira vez, permitiu vermos o que acontece no interior da ATM, com os tecidos moles intra-articulares, no paciente do dia-a-dia.

O último deles nos levou não apenas a descobrir novas patologias, mas também a entender a verdadeira origem de outras patologias existentes.

Por outro lado, o avanço tecnológico possibilitou o uso de sistemas eletrônicos de desprogramação mandibular, os quais, associados aos sistemas cinesiográficos e de eletromiografia computadorizada, permitiram o uso de terapêuticas mais apropriadas aos nossos pacientes.

Jorge Alfonso Learreta
Diretor do Curso de Pós-Graduação e Especialização no
Tratamento das Disfunções da Articulação Temporomandibular
Universidade Católica de Salta - sede Buenos Aires.

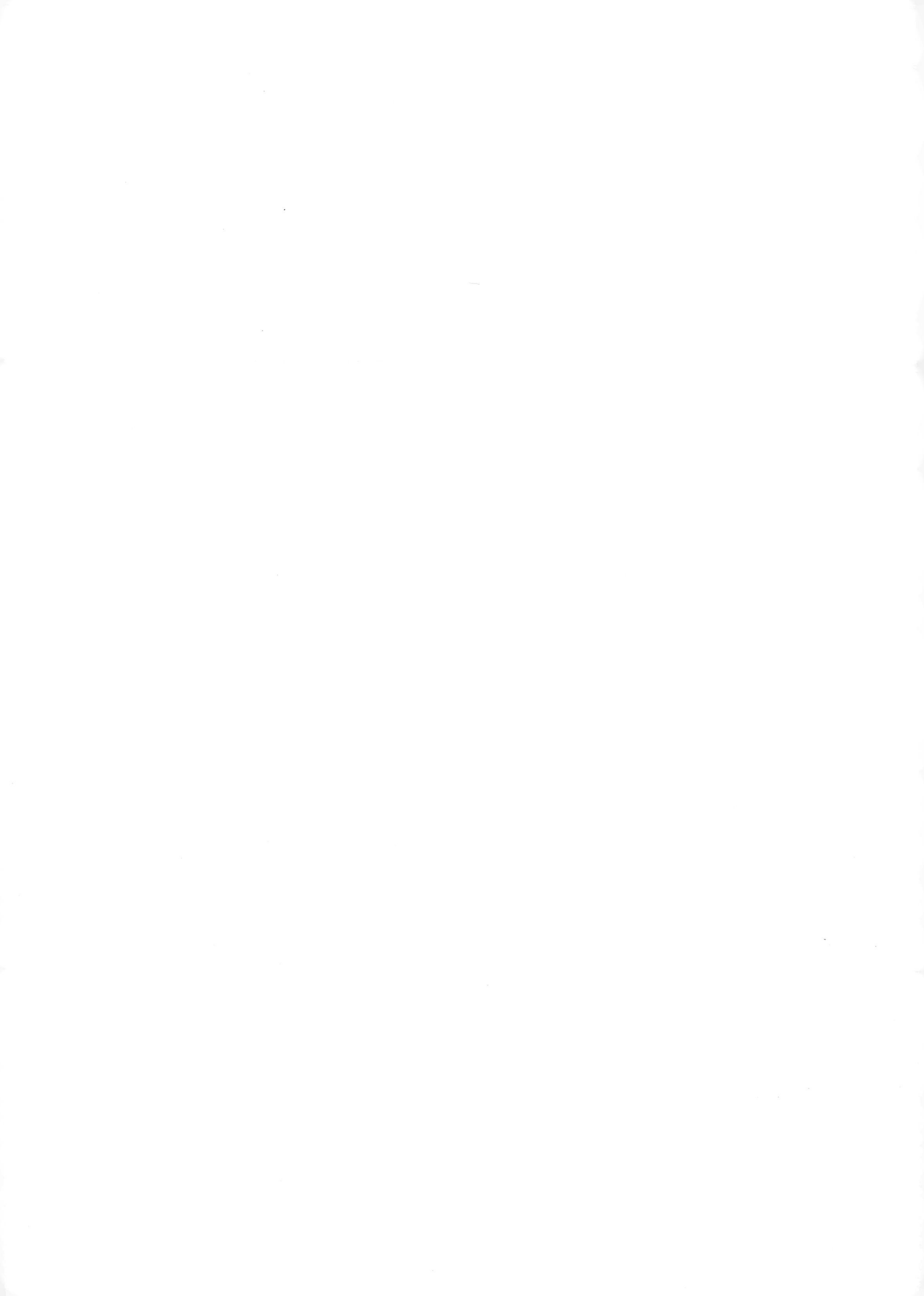

PRINCÍPIOS BÁSICOS

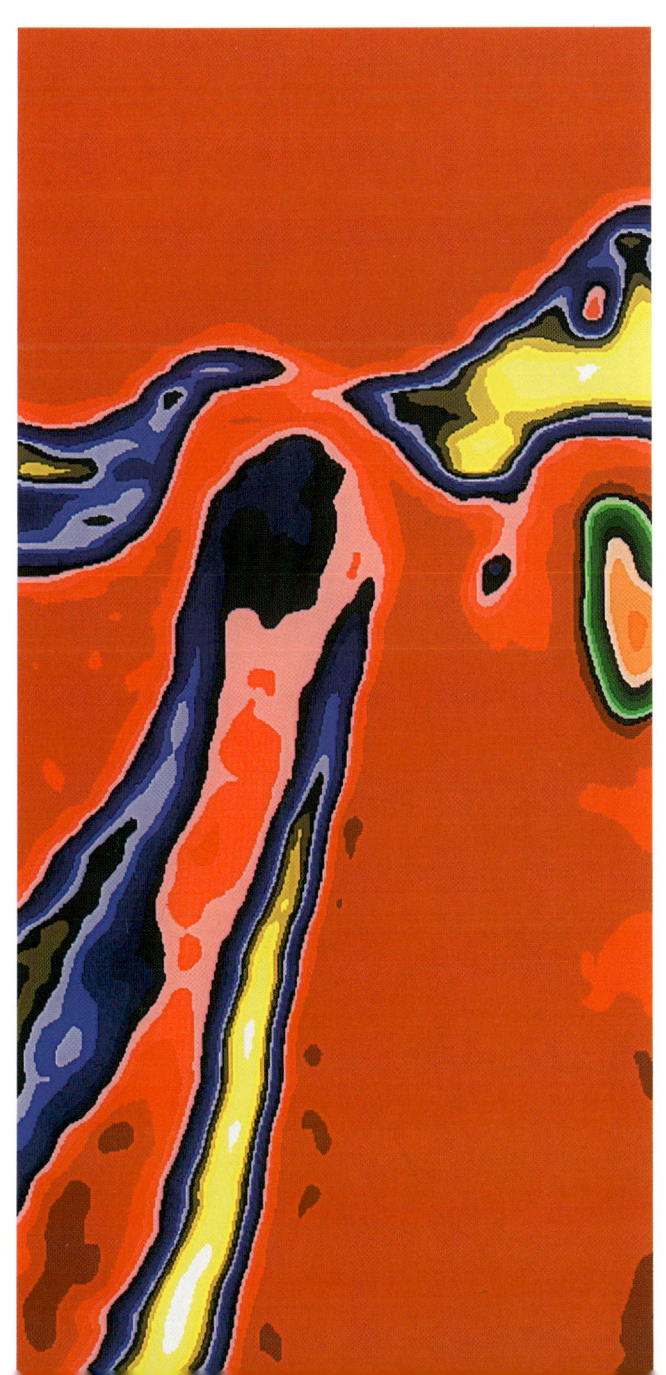

Capítulo I

CRESCIMENTO E DESENVOLVIMENTO

A filogenia nos permite conhecer com maior clareza as etapas evolutivas de nosso desenvolvimento e compreender mais claramente as inter-relações que podem existir entre diferentes estruturas, as quais podem desempenhar, no ser humano moderno, funções distintas daquelas para as quais foram adaptadas em outras espécies.

No desenvolvimento filogenético do ouvido, podemos observar em peixes de esqueleto cartilaginoso (elasmobrânquios), que o aparelho auditivo se encontra dentro de uma cápsula cartilaginosa que o protege de possíveis lesões. Esta, por sua vez, possui três condutos semicirculares, os quais lhe permitem uma correta localização espacial, durante os movimentos bruscos.

A estrutura dos maxilares, nos peixes, encontra-se associada ao desenvolvimento do ouvido, sendo a origem do maxilar superior associada à barra palatoquadrada, enquanto que o maxilar inferior está associado à cartilagem de Meckel. Existem provas de que o martelo deriva da articular, a bigorna da quadrada e o estribo de uma parte do segundo arco branquial do arco hióideo.

Elementos cartilaginosos
a) Cápsula nasal
b) Orbito esfenoides
c) Presfenoides
d) Postes fenoides
e) Basioccipital
f) Cápsula ótica
g) Exooccipital
h) Supraoccipital
i) Aliesfenoide
j) Cartilagem mandibular
k) Cartilagem do martelo
l) Cartilagem do estilóide
m) Cartilagem hióide
n) Cartilagem tiróide
o) Cartilagem aritenoide

Elementos menbranosos
1) Osso frontal
2) Osso nasal
3) Escama do osso temporal
4) Escama do osso occipital (interparietal)
5) Osso parietal
6) Maxilar superior
7) Osso lacrimal
8) Osso zigomático
9) Osso palatino
10) Vômer
11) Lâmina pterigóidea interna
12) Anel timpânico
13) Mandíbula

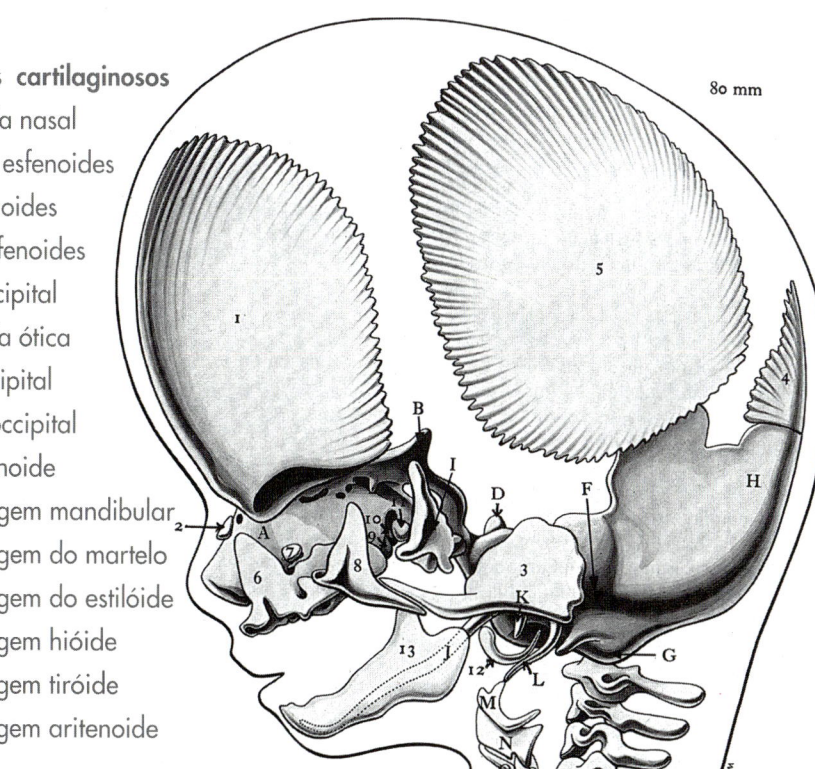

FIGURA 1.1: Centros de ossificação no feto.
Fonte GRAY **Anatomia** ROGER WARWICK & PETER WILLIAMS

EMBRIOLOGIA DA ARTICULAÇÃO TEMPOROMANDIBULAR

Desenvolvimento do ouvido e da cavidade glenóidea

O ouvido médio deriva de uma invaginação ectodérmica superficial que forma, primariamente, uma placa, a seguir uma fossa e, finalmente, uma vesícula que se desprende da superfície, invaginando-se. Nos embriões de 4mm, começa a separação do processo tubotimpânico, como conseqüência do crescimento do terceiro arco em direção à língua.

Por este crescimento, a porção lateral do processo tubotimpânico dará origem ao ouvido médio e a porção que conecta este com as estruturas mediais dará origem à trompa de Eustáquio.

O conduto auditivo externo desenvolve-se a partir de um engrossamento ectodérmico que se encontra localizado no extremo superior da primeira fissura faríngea externa.

Desenvolvimento do maxilar inferior

O desenvolvimento do maxilar inferior possui a característica de ser precedido por uma guia cartilaginosa, que não intervém na ossificação, denominada cartilagem de Meckel, em homenagem a seu descobridor.

É a partir do arco cartilaginoso, que serve de guia inicial às demais estruturas ósseas, que se inicia a constituição da mandíbula, pela aparição, em formação lateral a este arco, de centros de ossificação denominados *ósteons*.

Elementos cartilaginosos
a) Cápsula nasal
b) Orbito esfenoides
c) Presfenoides
d) Postes fenoides
e) Basioccipital
f) Cápsula óptica
g) Exooccipital
h) Supraoccipital
i) Aliesfenoide
j) Cartilagem mandibular
k) Cartilagem do martelo
l) Cartilagem do estilóide
m) Cartilagem hióide
n) Cartilagem tiróide
o) Cartilagem aritenoide

Elementos menbranosos
1) Osso frontal
2) Osso nasal
3) Escama do osso temporal
4) Escama do osso occipital (interparietal)
5) Osso parietal
6) Maxilar superior
7) Osso lacrimal
8) Osso zigomático
9) Osso palatino
10) Vômer
11) Lâmina pterigóidea interna
12) Anel timpânico
13) Mandíbula

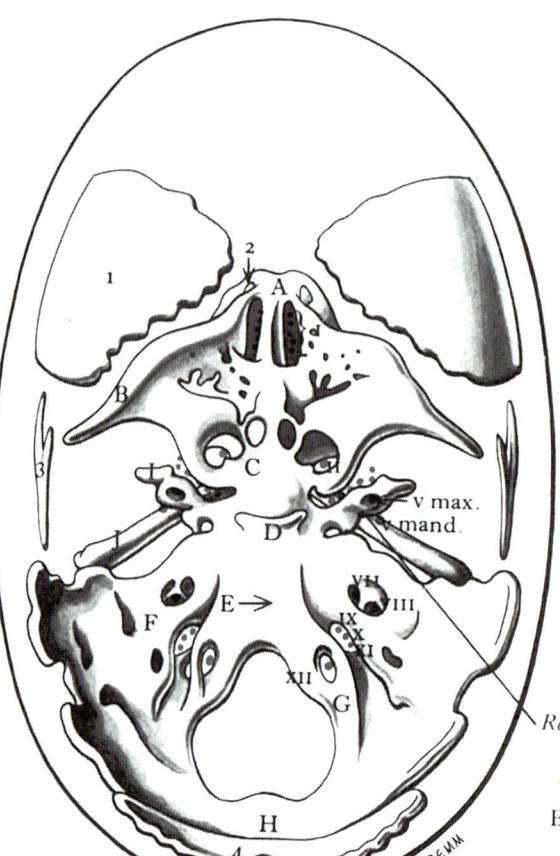

FIGURA 1.2: Centros de ossificação da base do crânio no feto.
Fonte: GRAY Anatomia ROGER WARWICK & PETER WILLIAMS

Corpo e ramo ascendente

O desenvolvimento intramembranoso dos *ósteons* do maxilar inferior começa aproximadamente seis semanas após a fertilização. A fusão dos arcos da cartilagem de Meckel na linha média do arco maxilar inferior ocorre na sétima semana. Embora a cartilagem de Meckel não participe diretamente no desenvolvimento do corpo do maxilar inferior, indica o caminho para o crescimento do osso. A cartilagem de Meckel contribui para a formação da bigorna e do martelo, que são ossículos do ouvido interno. Além disso, os resíduos da cartilagem de Meckel formam o ligamento esfenomaxilar.

Todo o maxilar inferior (corpo, ramo ascendente, apófise coronóide e côndilo) desenvolve-se por meio do método intramembranoso. Somente a cabeça e o colo do côndilo e a ponta da apófise coronóide desenvolvem-se mediante o processo endocondral.

Os *ósteons* do maxilar inferior crescem e se fundem uns com os outros, aumentando, assim, o tamanho do maxilar, à medida que este progride em direção à porção posterior do crânio. O aumento e o alargamento do maxilar são rápidos. Quando o embrião tem 50mm de comprimento (décima semana), desenvolve-se um segmento cartilaginoso triangular chamado cartilagem acessória, exatamente por trás da extremidade do corpo maxilar. Uma cartilagem acessória semelhante e cuneiforme é formada pela apófise coronóide, duas semanas mais tarde. As cartilagens acessórias estão destinadas a desenvolver-se em forma endocondral, até constituir as extremidades articulares do maxilar inferior (côndilos e apófises coronóides).

Embriologia da articulação temporomandibular

A embriogênese de uma estrutura apresenta uma grande analogia com seu desenvolvimento filogenético. O desenvolvimento da ATM não foge a esta regra e, fundamentalmente, é compreendido ao observar-se a participação da cartilagem de Meckel em sua formação, posto que só a porção anterior participa na formação da mandíbula, enquanto que o restante da cartilagem atua apenas como um elemento paralelo, nos primeiros períodos de sua formação.

Mas esta cartilagem será parte fundamental na formação das estruturas do ouvido, participando no desenvolvimento dos ossos do martelo e da bigorna, dando à embriologia da ATM características únicas, em comparação com a formação de outras articulações.

O desenvolvimento do corpo do maxilar inferior começa às seis semanas de vida intra-uterina. Os componentes da escama do temporal (fossa e tubérculo articulares) iniciam sua formação um mês mais tarde. Por volta da sexta semana de desenvolvimento intra-uterino (embrião de 14mm), lateralmente à cartilagem de Meckel, aparecem dois centros de ossificação intramembranosa, situados sobre a face externa (MUGNIER, 1964).

Na oitava semana, o músculo pterigóideo lateral começa sua aparição, próximo à zona de desenvolvimento do côndilo mandibular.

Durante a décima semana, produz-se a cartilagem acessória, que funciona como um modelo cartilaginoso para a extremidade do côndilo. À medida em que o modelo cartilaginoso cresce e é substituído pelo osso, aumenta a extremidade do rebordo que se situa frente ao maxilar em desenvolvimento.

Por volta da 13ª semana, as estruturas são claramente observáveis, tanto no nível condilar como no temporal. Nesta mesma semana aparece, interposto entre as estruturas ósseas em formação, um tecido fibroso que dará origem ao futuro disco articular.

Nestas duas semanas, os ossos do modelo e da região do ramo ascendente do maxilar em desenvolvimento se encontram e se fundem. Portanto, a histodiferenciação e a organização dos componentes da unidade temporomandibular ocorrem entre a décima e a décima segunda semana. Ao final da décima sexta semana, a unidade temporomaxilar toma sua forma definitiva. A apófise coronóide, em forma espicular, que é a outra projeção nesta extremidade do maxilar inferior, desenvolve-se de forma intramembranosa e funde-se com sua cartilagem acessória, na décima oitava semana. Enquanto isso, a cartilagem condilar secundária aumenta de tal modo que se torna, nesse período, o centro de maior crescimento da mandíbula.

A cabeça do côndilo está composta por cartilagem, que é substituída por osso, exceto na futura superfície articular. Durante a substituição óssea da cartilagem, estão presentes as diversas zonas associadas à osteogênese endocondral. O tecido conjuntivo entre o côndilo em desenvolvimento e o osso temporal organiza-se em membranas sinoviais primitivas, cavidades sinoviais, menisco articular e área bilaminar. A cartilagem da extremidade do côndilo não se comunica nunca com a cavidade sinovial inferior; separa-se dela por um tecido conjuntivo fibroso.

Logo no início da 13ª semana, o embrião se transforma em feto, o que produz mudanças na forma da cavidade glenóidea, sem que a mesma obtenha já a sua forma definitiva, o que só ocorrerá aos 6 anos de vida (J. P. LOREILLE, 1987).

O tubérculo e a fossa articular começam a adotar sua forma definitiva somente após o nascimento. Na primeira infância, a fossa é superficial e o tubérculo é curto. Ao longo da primeira infância, a fossa se aprofunda e o tubérculo alarga-se. O período de crescimento mais rápido ocorre entre as idades de 10 e 11 anos. Pouco depois, a articulação temporomandibular completa seu desenvolvimento. Por conseguinte, os ossos dos maxilares e o crânio contam-se entre os primeiros que iniciam seu desenvolvimento e os últimos que o completam.

HISTOANATOMIA DA ARTICULAÇÃO TEMPOROMANDIBULAR

A articulação temporomandibular é formada por elementos constitutivos do osso temporal e pelo maxilar inferior, os quais se originam de elementos embrionários distintos.

Esta articulação caracteriza-se por unir estruturas fixas da base do crânio com um osso móvel, que se desloca em sincronia com uma articulação idêntica e simétrica.

Estruturas ósseas

As superfícies ósseas estão representadas pela cavidade glenóidea do osso temporal e pela raiz transversa do zigoma, por um lado, e pela cabeça do côndilo mandibular pelo outro. Tanto a forma destas superfícies como a estrutura das mesmas sofre mudanças e modificações normais, não só durante o crescimento, mas também como adaptação à função.

A porção correspondente ao temporal não adquire sua forma sigmóide até depois do nascimento, e é só depois do nascimento que a raiz transversa do zigoma começa a se desenhar. Esta mudança ocorre associada à aparição das peças dentárias. Aproximadamente aos 5 anos de idade, a forma da ATM recorda as estruturas do adulto.

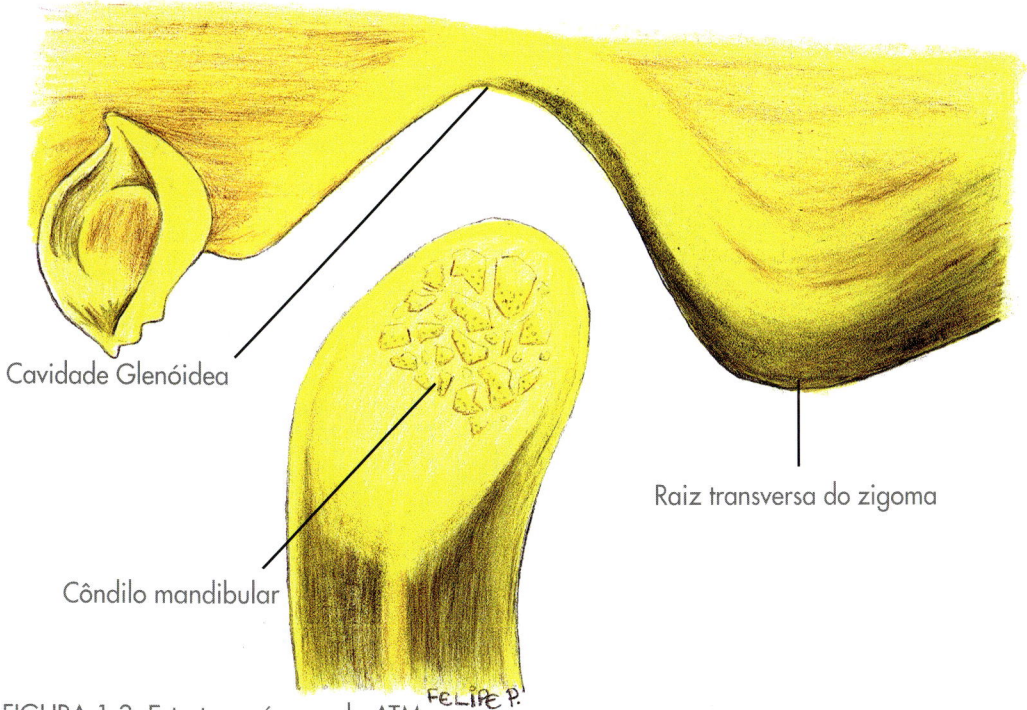

FIGURA 1.3: Estruturas ósseas da ATM.

No sentido frontal, pelo contrário, a cavidade glenóidea guarda sempre paralelismo com o conduto auditivo, mantendo-se este durante toda a vida. Este paralelismo não significa uma simetria de situação de ambas as cavidades glenóideas, mas, ao contrário, podemos encontrar angulações distintas em um mesmo paciente.

Por outro lado, a angulação entre o côndilo e a cavidade glenóidea não parece ser paralela, e não existe coincidência entre os eixos maiores da cavidade glenóidea e o côndilo (WISH-BARATZ, 1992).

Disco articular

O disco articular foi descrito, inicialmente, como fibrocartilaginoso, embora seja, ao contrário, uma estrutura formada por bandas de fibras colágenas. ORBAN, 1957, considerava-o como "um tecido conjuntivo denso", que se parece com um ligamento, dado que as fibras são retas e estão agrupadas em fascículos de forma compacta. Descreveu a existência de fibras elásticas, embora reconhecesse a escassa quantidade das mesmas. Os fibroblastos são alargados e possuem prolongamentos citoplasmáticos delgados.

Outros autores (SYMONS, 1952; DELAIRE, 1975) consideram-no uma diferenciação do tendão de inserção do fascículo superior do músculo pterigóideo externo. A organização e a estrutura do disco articular varia segundo a idade do paciente, razão pela qual descreveremos três períodos distintos na constituição do mesmo (THILANDER, 1964).

a. Período fetal:

Nos períodos fetais precoces, o disco está, fundamentalmente, constituído pelos elementos característicos de um tecido colágeno pouco diferenciado, ou seja, por uma grande quantidade de fibroblastos e uma escassa quantidade de fibras colágenas. O incremento da quantidade e da espessura das fibras realiza-se por volta do quarto mês de vida intra-uterina. Neste período também se produz uma orientação dos fascículos superiores, os quais se posicionam no sentido ântero-superior, seguindo a orientação do fascículo superior do músculo pterigóideo externo. Por volta do quinto mês, diferenciam-se tanto o pólo anterior quanto o posterior.

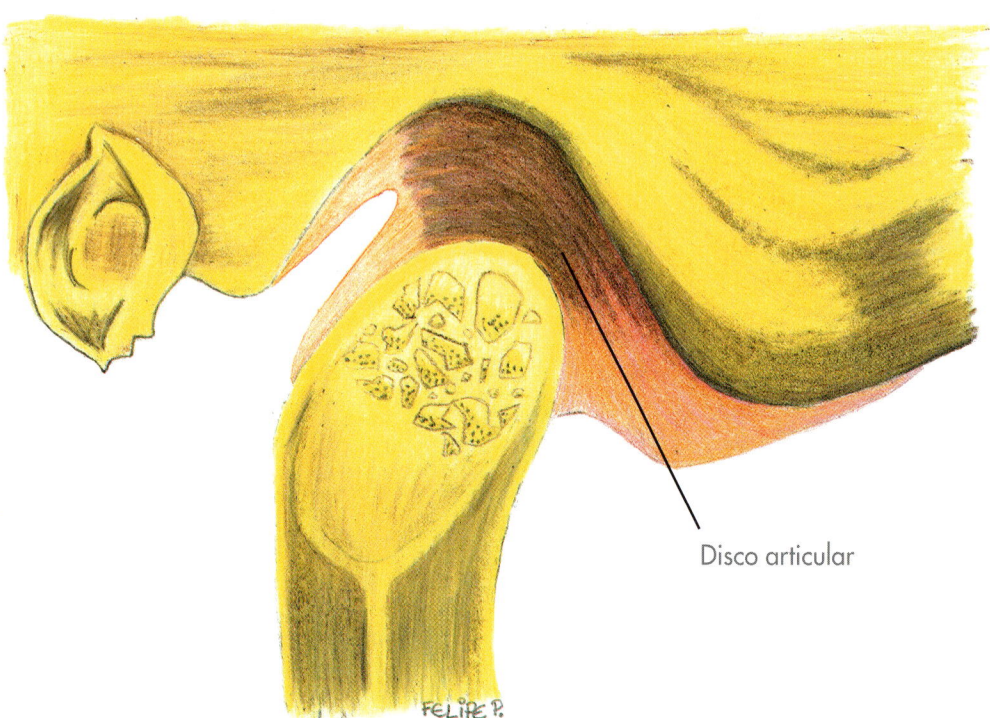

FIGURA 1.4: Estruturas ósseas e disco articular da ATM.

Esta distribuição é observada até o nascimento. A partir desse momento, produz-se a redução da quantidade de células e a aparição das fibras elásticas.

b. Infância e adolescência:

Aos 3 meses de idade, as fibras centrais tomam a posição ântero-posterior.

No pólo posterior, no fascículo superior, as fibras superiores começam a entrelaçar-se com as fibras capsulares. Neste pólo, começam a aparecer fibras verticais, horizontais, ântero-posteriores e longitudinais, que criam um verdadeiro plexo.

As fibras tendem a engrossar e a se entrelaçarem, aumentando com a idade, enquanto que a quantidade de células diminui. Produz-se um incremento das fibras elásticas. Alguns autores assinalam a possibilidade de que a aparição destas fibras seja o primeiro sintoma de sobrecarga articular (cf. ENLOW).

Pelo contrário, estas fibras são consideradas, do ponto de vista biológico, de um grau de complexidade superior ao das fibras colágenas e se encontram presentes em órgãos que suportam pressões externas ou internas (Blown).

A porção anterior do disco tem, também, uma tendência ao engrossamento e ao aumento dos feixes fibrosos, que seguem inicialmente a direção do fascículo superior do músculo pterigóideo externo. Na adolescência, a quantidade de células conjuntivas reduz-se, transformando-se em um tecido fundamentalmente fibroso.

c. Período adulto:

ORBAN, 1957, descreve-o como constituído por um tecido conjuntivo denso, em que, com o progresso dos anos, alguns fibroblastos convertem-se em células cartilaginosas, encontrando-se, em alguns casos, verdadeiras ilhotas de tecido cartilaginoso hialino.

THILANDER (1962) assinala que a distribuição das fibras colágenas é similar, no jovem, à do adulto, sendo tal a densidade destas fibras que, muitas vezes, a observação microscópica recorda a da cartilagem hialina.

HILLANDER (1992) descreve-o como um disco oval, firme e fibroso, interposto entre o côndilo mandibular, as superfícies da cavidade glenóidea e a raiz transversa do zigoma. Este disco possui a característica de ser mais grosso na periferia que no centro, constituindo o chamado *rodete periférico*.

No setor anterior, o disco funde-se com a cápsula articular, mantendo igual orientação (De BONT, 1984). No pólo posterior, ao contrário, o disco se divide em dois ligamentos, dando origem ao chamado ligamento bilaminar. Destes dois ligamentos, o fascículo superior é um ligamento fibroelástico que se insere no processo pós-glenóideo, a sutura petro-timpânica. O segundo fascículo, de estrutura fibroconjuntiva, insere-se no colo do côndilo, na terminação da superfície articular. Rodeando estes dois ligamentos, existe um tecido conjuntivo fibroso, que constitui a cápsula. Este ligamento circunda um rico plexo, tanto nervoso como vascular (Griffin, 1960; Rees, 1964).

O disco não se encontra aderido à cápsula de forma lateral, em nenhum dos pólos, mas sim aos pólos da cabeça do côndilo (YUNG, 1987).

LAMBERT (1985) insiste na existência de células cartilaginosas (condrócitos) na estrutura do disco, em pacientes adultos. Nas amostras obtidas por ele, localizaram-se células cartilaginosas, sem que o autor assinalasse a existência de células germinais deste tipo de tecido (condroblastos). Isto faz presumir que a aparição destas células produz-se por transformação direta de fibrócitos em condroblastos.

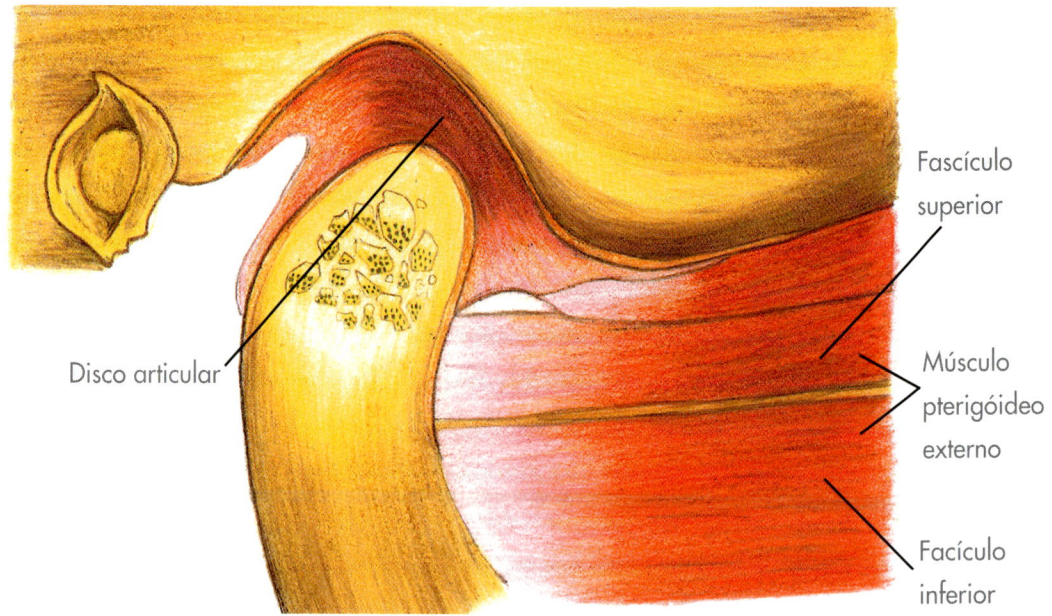

FIGURA 1.5: Estruturas ósseas, disco articular e músculo pterigóideo externo da ATM.

AXELSSON (1992) encontra diferenças químicas entre o pólo anterior e o posterior do disco articular. Por meio de estudos cromatográficos, determinou a existência de galactoaminoglicóis, como o ácido condroitinsulfúrico e dermatan-sulfato, enquanto os polissacárides estavam representados pelo ácido hialurônico e heparan sulfato.

As diferenças na composição e distribuição das fibras em zonas distintas traz à luz a especificidade das diversas áreas, assim como a variação da capacidade de resistência à pressão e às forças que é capaz de suportar o disco articular. Isto nos faz compreender que a aplicação de forças idênticas, aplicadas sobre áreas distintas, pode ter como resultados efeitos totalmente diferentes, dentro da estrutura articular.

Cápsula

Esta tem sido motivo de discussão nos últimos anos. Testud descreve a cápsula como um manguito que circunda a articulação com duas circunferências: uma superior, outra inferior.

A superior insere-se, pela frente, no bordo anterior da raiz transversa da apófise zigomática; por trás, no fundo da cavidade glenóidea, à frente da cesura de Glaser. Por fora, insere-se no tubérculo zigomático e em sua raiz longitudinal; por dentro, na base da espinha do esfenóide. Em sua circunferência inferior, fixa seu contorno no colo do côndilo.

A inserção de fibras desta cápsula no disco determinaria a existência de dois compartimentos, um suprameniscal e outro inframeniscal. De forma contrária, a ausência de inserções das fibras capsulares diretamente sobre o disco desperta-nos um entendimento distinto sobre a fisiologia articular.

De acordo com os conhecimentos atuais, podemos considerar esta cápsula como uma superposição de ligamentos e não como uma verdadeira cápsula.

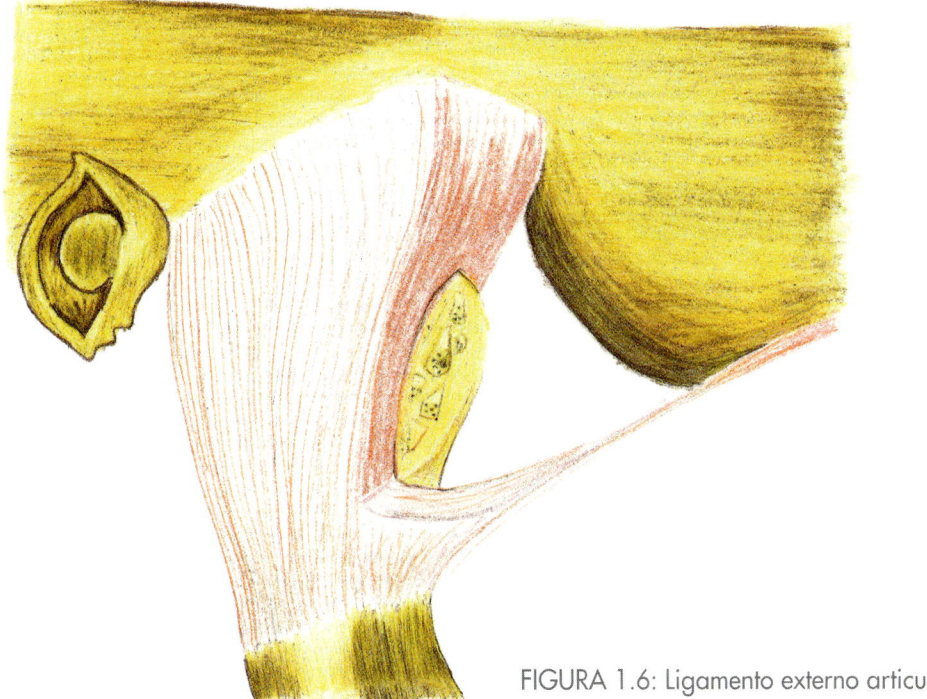

FIGURA 1.6: Ligamento externo articular.

Ligamentos articulares

Podemos classificar os ligamentos articulares como ligamentos intracapsulares e ligamentos extracapsulares.

Ligamentos intra-articulares

Os ligamentos intra-articulares são dois ligamentos que se estendem desde o disco articular até o côndilo mandibular, a partir dos pólos mandibulares interno e externo. Sua função é estabelecer uma relação entre o disco e a cabeça do côndilo durante os movimentos mandibulares.

Ligamento disco-condilar

Este ligamento pode ser dividido em:

a. Ligamento disco-condilar externo: tem sua inserção condilar ligeiramente por baixo do pólo externo do côndilo mandibular. Sua inserção superior confunde-se com as fibras que constituem o bordo inferior do rodete externo do disco articular. É o mais delgado dos ligamentos e é, sem dúvida, o que mais comumente sofre danos.

b. Ligamento disco-condilar interno: é o mais espesso dos dois. Sua inserção conserva as mesmas relações que as do ligamento externo.

Estes dois ligamentos constituem a trava lateral do compartimento condilar da articulação, sendo a ruptura de qualquer um deles um grave dano ao equilíbrio hidráulico da mesma.

Ligamentos extra-articulares

São aqueles ligamentos que, por superposição, configuram a estrutura que Testud denominou cápsula. Estas fibras encontram-se inseridas, em sua porção superior, em todo o contorno da superfície articular do osso temporal. Sua inserção inferior encontra-se situada no colo do côndilo mandibular.

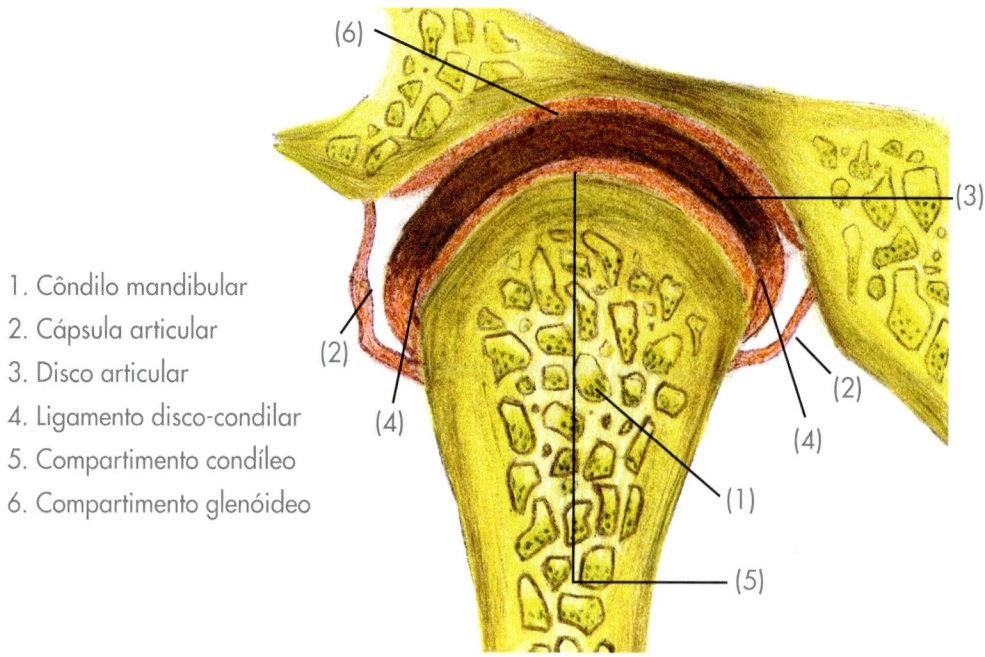

1. Côndilo mandibular
2. Cápsula articular
3. Disco articular
4. Ligamento disco-condilar
5. Compartimento condíleo
6. Compartimento glenóideo

FIGURA 1.7: Corte frontal da articulação temporomandibular.

Esta estrutura fibrosa apresenta uma distribuição não-homogênea de suas fibras, a qual tem levado muitos autores a descrever certos ligamentos na face externa e interna da mesma. Em nossa opinião, não podemos falar em ligamentos verdadeiros, mas de uma diferenciação fibrosa daquela estrutura. Da mesma forma, e somente por razões pedagógicas, temos de conservar esta descrição das estruturas existentes.

Ligamento capsular externo

Está formado por dois fascículos: um horizontal e outro oblíquo.

1. O fascículo horizontal é o mais profundo deles e estende-se entre o pólo externo do côndilo e a borda externa do disco articular.

2. O fascículo oblíquo estende-se entre o colo do côndilo e a face externa do arco zigomático. Se bem que estes ligamentos tenham sido descritos como limitantes dos movimentos condilares distais, cabe assinalar que hoje em dia entendemos sua função associada não a uma limitação do tipo mecânica, mas, ao contrário, vinculada aos proprioceptores neles situados. Esta diferenciação sugere-nos um controle mais neurológico que mecânico das possibilidades de limitação dos movimentos mandibulares. Este efeito pode ser demonstrado ao se efetuar uma pressão sobre o mento, manobra esta que produz uma pequena

abertura bucal. Este efeito é produzido pela excitação dos proprioceptores situados nestes ligamentos que, ao detectar um deslocamento mandibular forçado, excitam os músculos pterigóideos, produzindo um deslocamento anterior do côndilo, a fim de evitar a compressão da região bilaminar ou retrocondilar.

Por outro lado, estes ligamentos apresentam variações de indivíduo para indivíduo, dependendo das características do colágeno dos mesmos.

Ligamento bilaminar posterior

O ligamento bilaminar posterior é um ligamento composto por dois fascículos de deferente inserção e diferente estrutura.

a) O fascículo superior está composto por fibras elásticas ou por fibras lisas, e possui sua inserção na região da sutura petrotimpânica, por um lado, e na borda posterior do disco articular, por outro.

b) O fascículo inferior, pelo contrário, está constituído por fibras colágenas e insere-se no colo do côndilo, em sua borda inferior, confundindo-se com as inserções da cápsula.

Revestimento Sinovial

A ATM é uma gonfose, ou seja, uma articulação que se caracteriza por manter a pressão hidráulica intra-articular por meio da tensão osmótica das proteínas que se encontram em seu interior. Esta articulação apresenta, desta forma, um revestimento interno chamado revestimento sinovial, que desempenha duas funções fundamentais:

a) Revestimento:

As paredes internas da articulação acham-se recobertas por uma fina capa celular, descrita classicamente como uma delgada capa fibroblástica, que permitiria a passagem de nutrientes das camadas mais profundas do tecido ósseo e cartilaginoso (ENLOW).

A membrana é composta por sinoviócitos, células estas de origem mesodérmica, que possuem a característica de se disporem como mesotélio, com áreas revestidas diretamente por tecido colágeno (Key, citado por BONAL, O.).

É possível, mesmo assim, observar fibrócitos e fibroblastos na capa superficial e, sob estes, outros tipos de células, como macrófagos, mastócitos e células adiposas, às quais se atribui a função de elaborar o ácido hialurônico, componente fundamental para a lubrificação das superfícies articulares.

Esta membrana sinovial está composta por dois tipos de células que, a partir da ultraestrutura, podemos classificar como células do tipo A e do tipo B. As células do tipo A seriam as produtoras do ácido hialurônico, enquanto as do tipo B secretariam as proteínas encarregadas de manter a pressão hidráulica intra-articular (AVERY, 1994).

As células do tipo A possuem superfícies filopódicas, com invaginações membranosas associadas a vesículas picnóticas. O citoplasma possui muitas mitocôndrias, elementos lisossômicos e corpúsculos de Golgi. Estas características sugerem-nos uma importante função fagocitária.

As células do tipo B, por sua vez, caracterizam-se por possuírem um importante sistema retículo-endoplasmático, cuja função seria a de colaborar na diálise do líquido plasmático, para formar o fluido do líquido sinovial, com o agregado protéico (TEN CATE).

A matriz da membrana sinovial está formada por fibras colágenas, fibras lisas e uma densa substância intersticial.

Os vasos estendem-se até as proximidades da mucosa sinovial, existindo diferentes tipos de capilares. Estes podem ser contínuos, descontínuos ou fenestrados. Este último tipo costuma encontrar-se nas proximidades das células sinoviais.

Toda a superfície sinovial encontra-se rodeada de vasos linfáticos e células macrofágicas, o que faz pensar em uma possível função de depuração desta membrana, razão pela qual o número de vilosidades aumenta com a idade (TEN CATE, 1994).

No líquido sinovial existem, também, células livres, cuja quantidade e características variam segundo o indivíduo e, muito provavelmente, segundo o estado da articulação. Atualmente, considera-se que a pressão intra-articular produz lesões no revestimento sinovial, que geram exsudato de fibrina, dando origem ao primeiro estágio da formação das aderências discais (Kaminishi, R., 1991).

b) Formação do líquido sinovial.

Outra função do endotélio capsular é a de secretar o líquido sinovial desta articulação.

Esta função, da qual pouco se tem falado, é de grande importância, já que tanto o disco articular quanto as superfícies cartilaginosas intra-articulares nutrem-se por encharcamento no líquido sinovial.

Nos primeiros períodos de desenvolvimento da ATM, tanto a cabeça do côndilo como o tubérculo constam de células cartilaginosas, sobre uma matriz de fibras colágenas e proteoglicatos hidrofílicos que retêm água. A associação destes elementos (colágeno/proteoglicatos) permite uma resposta dinâmica da articulação às pressões geradas, dado que ao se produzir uma carga que supera a resistência tissular, dá-se uma saída de líquido da cavidade sinovial, proporcionando uma lubrificação ressumante (DIBBETS, J. M., 1992).

Do ponto de vista geral, podemos dizer que existem dois elementos fundamentais para que as superfícies da articulação temporomandibular mantenham-se íntegras em suas superfícies de recobrimento (SHANKLAND, 1998).

1) a existência, na articulação, de uma abundante hidratação, que assegura, por sua vez, uma correta lubrificação das superfícies articulares;

2) a presença, no líquido sinovial, de proteoglicatos, os quais, através de sua estrutura aniônica, tornam-nas tremendamente hidrófilas, característica que faz delas grandes reservatórios de água.

Estes proteoglicatos são macromoléculas que podemos encontrar tanto no tecido conectivo como na superfície de revestimento de algumas células. São formados por um corpo central, composto por proteínas, sobre o qual existem prolongamentos constituídos por polissacárides, denominados glucosaminoglicanos.

A denominação de glucosaminoglicanos provém da existência de um ou dois grupos sacárides constituindo estas moléculas. Exemplos destas substâncias são a *N-acetilglucosamina* e a *N-acetilgalactosamina*.

Muitos destes polissacárides encontram-se sulfatados em seu segundo grupo sacáride, dando origem ao ácido hialurônico. Devido à presença dos elementos sulfatados e dos grupos carboxila, os glucosaminoglicanos possuem uma grande carga negativa, que os torna altamente hidrófilos.

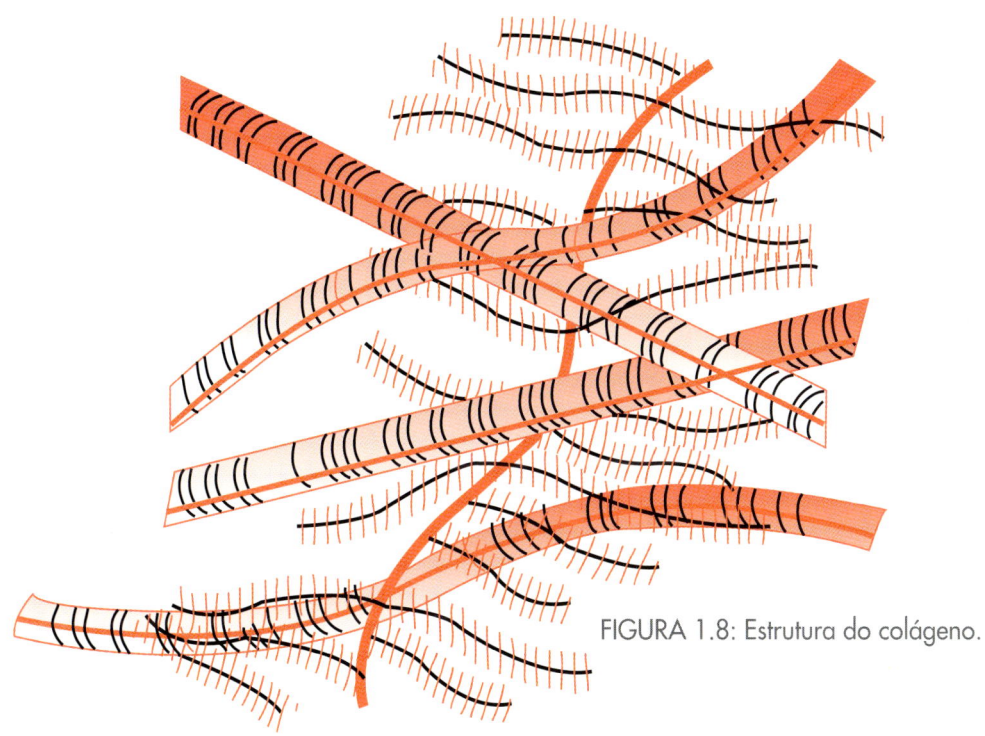

FIGURA 1.8: Estrutura do colágeno.

Existem, fundamentalmente, quatro tipos destas moléculas na articulação temporomandibular. Estes são:
1) o ácido hialurônico;
2) o condroitin-sulfato e dermatan-sulfato;
3) o heparan-sulfato e a heparina;
4) o queratan-sulfato.

O metabolismo tissular faz com que, uma vez retirada a carga, a superfície articular volte à normalidade.

No adulto, o líquido sinovial não é produzido apenas por elementos glandulares, mas, ao contrário, pelo ultrafiltrado sangüíneo dos abundantes capilares que circundam a ATM, sobretudo no pólo posterior, e pelo ácido hialurônico, elaborado pelas células adiposas, que lhe confere sua viscosidade característica (BONAL, O., 1995).

Músculo pterigóideo externo

Este músculo encontra-se situado por fora do músculo pterigóideo interno, também chamado medial ou masseter interno que, associado ao músculo masseter, constituem as massas musculares mais potentes da mastigação.

Possui dois fascículos, um superior e outro inferior, inserindo-se o superior no disco articular e na cabeça do côndilo.

O fascículo inferior possui sua inserção na cabeça do côndilo.

Compartimentos

A descrição clássica menciona dois compartimentos: um suprameniscal e outro inframeniscal, separados pelo disco articular e sua inserção na cápsula. Embora isto seja certo se observarmos a ATM em um corte sagital, não o é sob o ponto de vista frontal, dado que o ligamento disco-mandibular não possui inserções na cápsula.

Por tal razão, propomos mudar as denominações clássicas "compartimento glenóideo", por "compartimento superior", e "compartimento condileo", por "compartimento inferior". Esta mudança de denominação não é apenas semântica, já que a mesma envolve uma nova concepção dos movimentos mandibulares, segundo a qual o disco acompanha a cabeça do côndilo em seu percurso intracapsular.

Esta mudança na concepção da fisiologia intra-articular permite-nos, em alguns casos, considerar que a falta de sincronismo disco-côndilo pode ser produzida, em certos casos, por uma má localização espacial do côndilo e não do disco.

Inervação

Os primeiros estudos foram realizados por BAUMANN (1951) em cobaias e em humanos, e descrevem a penetração de terminações livres no interior do disco. THILANDER (1964), a partir de uma amostra composta por 12 fetos (3 a termo), 4 crianças (6 a 14 anos) e 12 adultos (30 a 32 anos), encontrou variações na distribuição das estruturas nervosas segundo a idade. No feto, as fibras, tanto do nervo auriculotemporal como do masseter e do temporal profundo (cabe assinalar que, salvo o nervo auriculotemporal, os demais nervos citados são motores), penetram a articulação.

Estas penetrações existem somente no pólo anterior e posterior desta articulação, aparentemente seguindo o percurso dos vasos que chegam à região.

Em adultos, ao contrário, as terminações nervosas chegam somente à periferia do disco, seguindo sempre o trajeto dos vasos, não se podendo descartar que algumas destas fibras tenham como função a inervação dos mesmos.

Estas mesmas observações puderam ser realizadas tanto em crianças como em adolescentes.

Inervação da cápsula

Esta é realizada por filamentos do nervo auriculotemporal, fundamentalmente nos pólos posterior e lateral (STOREY, 1992).

Nos pólos anterior e interno, chegam também fascículos dos nervos masseter e temporal profundo, sem existir aparente inervação do nervo pterigóideo lateral.

Contrariamente ao que ocorre em outras articulações, não parece existir influência ou anastomose com a inervação cutânea da região (LARSON, 1964).

O ligamento lateral externo está, também, inervado por estes nervos, mas a existência do ligamento mencionado é muito discutida. SAVALLE (1988), em 16 cadáveres, encontrou apenas 3 nas quais realmente se comprovou a existência de um verdadeiro ligamento.

Os proprioceptores da cápsula estão representados por:

a) Terminações tipo Ruffini

Estas terminações têm como função, em outras articulações, a de serem mecanorreceptores associados à posição postural do corpo. As mesmas têm sido encontradas, fundamentalmente, em pequena quantidade, na porção posterior e póstero-exterior da cápsula (THILANDER, 1961).

Também se encontraram receptores deste tipo na região que corresponde ao chamado ligamento externo.

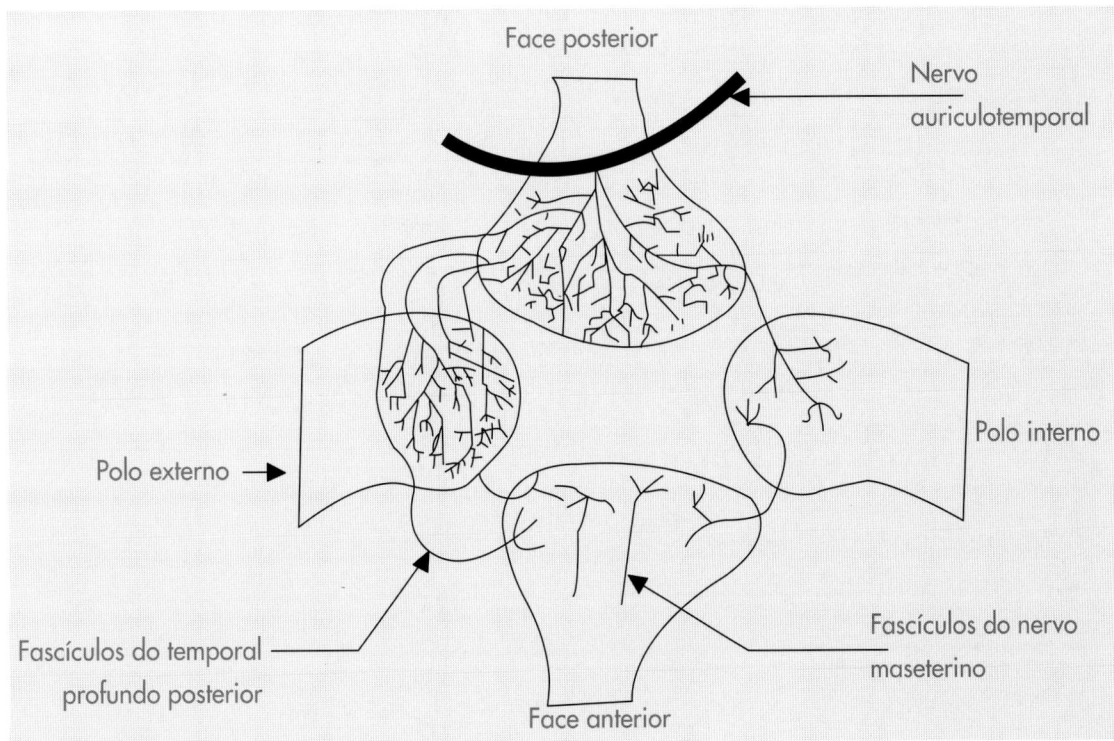

FIGURA 1.9: Inervação da articulação temporomandibular.
Fonte: Sarnat B. G. e D. Laskin.

b) Terminações encapsuladas

Os corpúsculos de Vater-Paccini são mecanorreceptores que regulam a velocidade dos movimentos. Estes corpúsculos encontram-se, também, distribuídos no pólo posterior e externo, conectados com fibras de 9 a 12 micra.

c) Terminações livres

Estas terminações encontram-se situadas na região posterior, a partir do plexo retrodiscal.

Em resumo, podemos dizer que, à luz dos conhecimentos atuais, a articulação temporomandibular pode ser definida como uma gonfose, na qual a pressão hidráulica intra-articular está mantida pelas proteínas que se encontram em seu interior, e em que o ácido hialurônico cumpre um papel fundamental na lubrificação das superfícies articulares.

O líquido sinovial é escasso e é produzido por um ultrafiltrado sangüíneo, com a adição de ácido hialurônico e proteínas.

O pólo nutriz mais importante é o pólo posterior, dado que no mesmo existe um importante plexo vascular que permite a nutrição e hidratação da articulação. Neste pólo posterior, encontra-se, além disso, grande quantidade de células formadoras dos elementos do líquido sinovial.

As inserções musculares no pólo anterior do disco são escassas e não parecem corresponder às explicações clássicas da fisiologia articular.

Irrigação

A irrigação da região da articulação temporomandibular tem diferentes origens: artéria temporal superficial, ramo da carótida externa; artéria timpânica, da meníngea média e da temporal profunda da auricular posterior, por seus ramos parotídeos; palatina ascendente, ramo da artéria facial e, pela faríngea superior, dos ramos da trompa de Eustáquio (Testud).

Ricketts, ao contrário, assinala a observação de pequenos orifícios na face anterior da cabeça do côndilo, na zona de inserção do músculo pterigóideo externo, que fazem supor a possível irrigação da zona central da cabeça do côndilo a partir da artéria pterigóidea. Isto explicaria a existência de necroses avasculares de cabeça de côndilo por deslocamento anterior do disco articular (Rocabado).

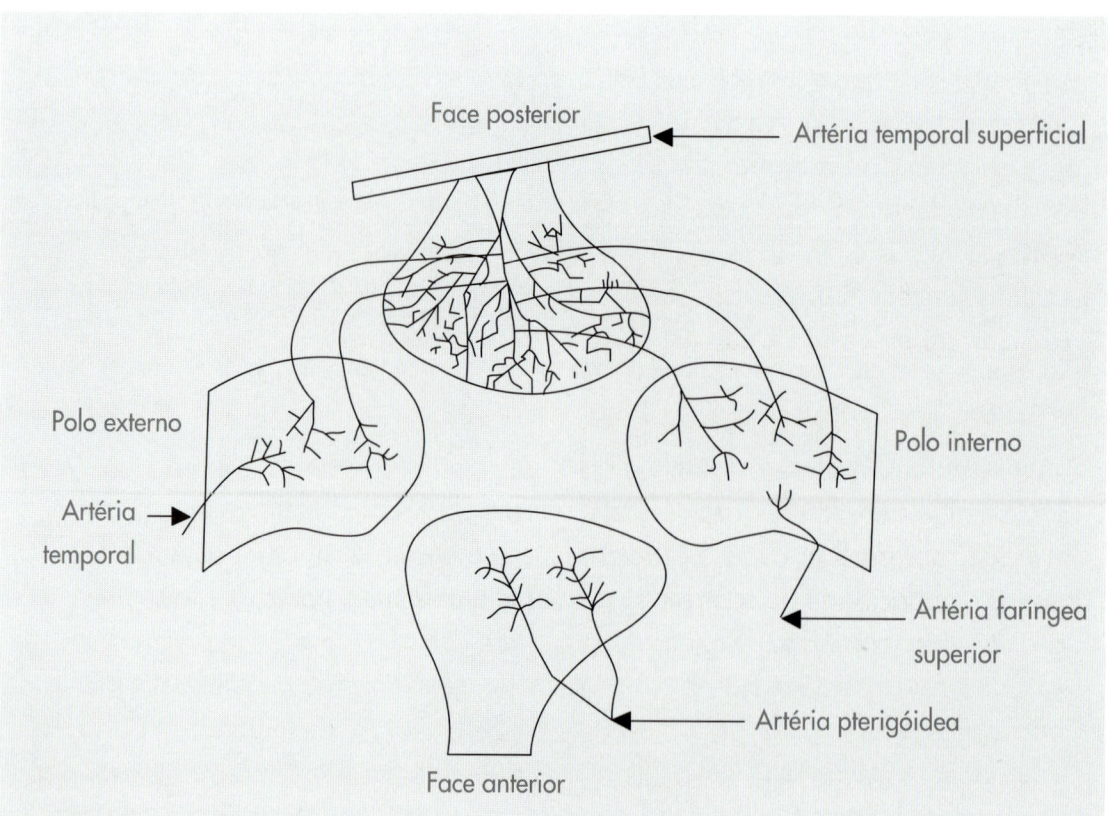

FIGURA 1.10: Irrigação da articulação temporomandibular.
Fonte: Sarnat B. G. e D. Laskin.

HISTOANATOMIA DOS MÚSCULOS CRANIOCERVICOMANDIBULARES

CRESCIMENTO PÓS-NATAL DOS MÚSCULOS MASTIGADORES

Os músculos começam a aumentar em comprimento e em largura logo após o nascimento, sendo seu tamanho determinado por fatores genéticos e independentes da função.

Em estudos longitudinais, pôde-se demonstrar que a quantidade de fibras, durante os primeiros anos de vida, aumenta. Mesmo assim, a quantidade de sarcoplasma nas células jovens é maior que nas adultas, o que faz supor que os ribossomas sintetizam novos miofilamentos no sarcoplasma. Uma vez que a seção das miofibrilas não aumenta, é de se supor que, uma vez alcançado o tamanho ideal, elas dividem-se longitudinalmente, o que produz um aumento no número das mesmas.

O crescimento longitudinal é produto do aumento no número de sarcômeros, já que não se tem observado um aumento na quantidade de miofibrilas nas zonas de inserção dos tendões.

Segundo Ham, *"as micrografias eletrônicas da zona de inserção dos tendões em ratos jovens em crescimento mostram, primeiro, que o sarcolema do extremo de uma fibra muscular que se reúne com um tendão dispõe-se formando uma série de fissuras, as quais se projetam em direção retrógrada à fibra muscular, entre as miofibrilas vizinhas e, às vezes, inclusive dentro de uma miofibrila, com a qual separam seu extremo em duas ou mais divisões"*.

Embora no adulto continuem existindo fibras embrionárias (células satélites) entre as fibras musculares, considera-se, na atualidade, que aquelas cumprem apenas funções de reparação em lesões traumáticas e não são utilizadas para realizar um processo de substituição por desgaste ou envelhecimento destas.

MÚSCULOS CRANIOCERVICOMANDIBULARES

Os músculos têm sido definidos como um sistema com funções e características únicas. São constituídos por fibras musculares que, no músculo esquelético ou estriado, apresentam certas características comuns entre si, entre as quais se encontra a capacidade de contrair-se mediante um estímulo nervoso. Isto se deve ao fato de elas serem constituídas por proteínas capazes de desenvolver tensão, a partir de suas inserções. Esta tensão é gerada pela contração de milhares de fibras musculares, estimuladas pelos nervos e através das placas motoras, a partir do sistema nervoso central. Cada uma destas unidades contráteis, denominadas sarcômeros, é nutrida, através do seu citoplasma, por vasos sangüíneos, os quais provêm-na de todos os nutrientes necessários para o seu funcionamento.

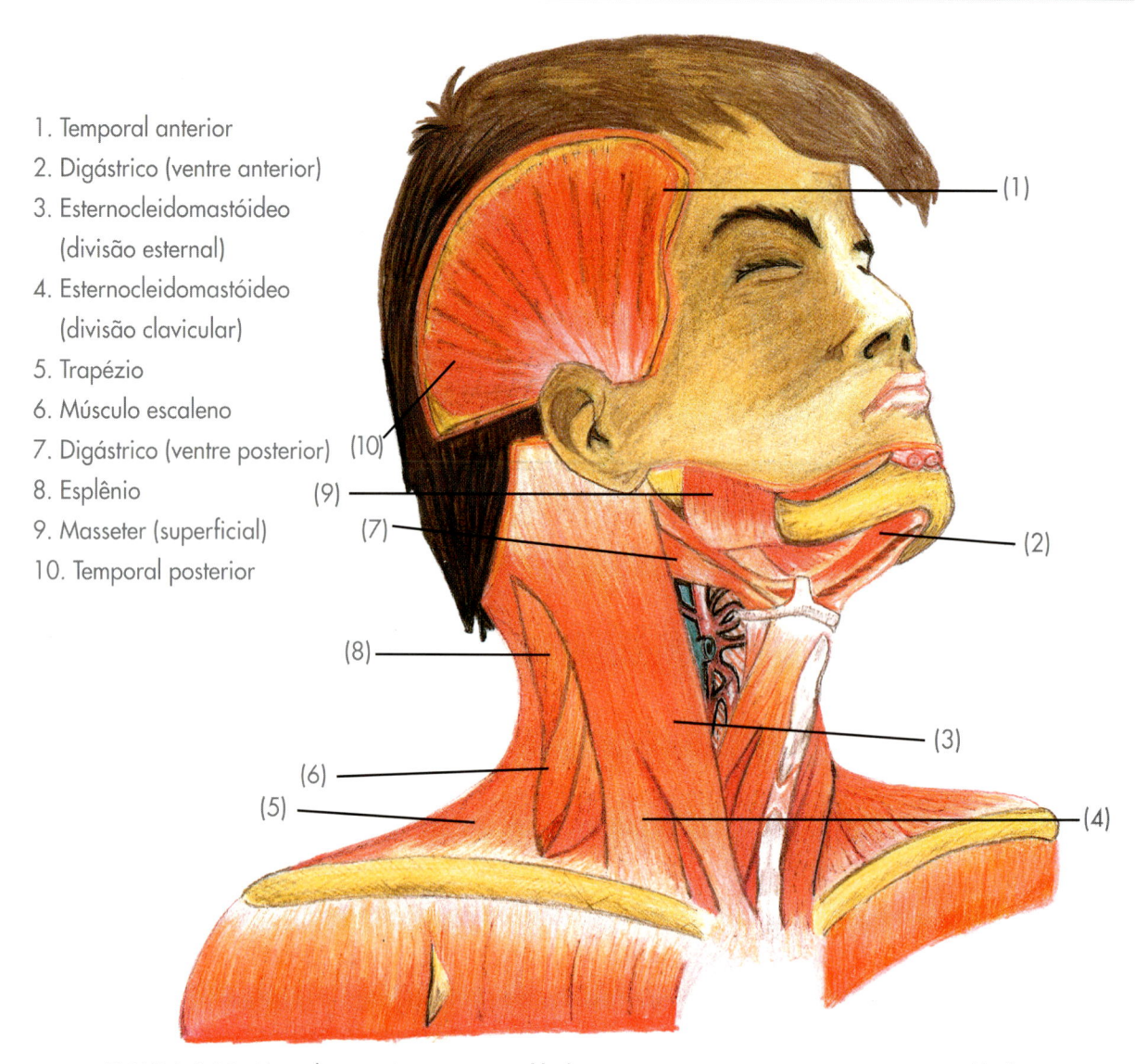

1. Temporal anterior
2. Digástrico (ventre anterior)
3. Esternocleidomastóideo (divisão esternal)
4. Esternocleidomastóideo (divisão clavicular)
5. Trapézio
6. Músculo escaleno
7. Digástrico (ventre posterior)
8. Esplênio
9. Masseter (superficial)
10. Temporal posterior

FIGURA 1.11: Músculos craniocervicomandibulares que intervêm nos movimentos mandibulares.

As fibras musculares possuem, ainda assim, duas características distintas em seu funcionamento: a primeira delas é a de contração ante um estímulo neuronal, e a segunda é a resistência elástica devida ao estiramento das mesmas. O fino equilíbrio entre estas duas forças gera o equilíbrio postural de nosso corpo. Portanto, o funcionamento de nosso sistema muscular será regulado não somente por suas inserções, mas também pela função neuronal e pela nutrição.

Os músculos situados ao redor dos ossos que compõem o maciço craniofacial são os responsáveis pelas distintas funções, para as quais são necessárias diferentes percepções, que levam a um intrincado processo neurofisiológico, relacionado não apenas com funções vitais, como o são a mastigação e a deglutição, mas que também está envolvido em funções de relacionamento, como pode ser considerada a fala. Isto faz com que estes músculos sejam influenciados por nossa vida social e, por este motivo, condicionados por fatores de *stress*. Apesar disso, não é suficiente a presença de fatores tensionais para gerar uma alteração dos mesmos.

A mandíbula permite a inserção de mais de 20 músculos. Os mais poderosos, tanto por seu tamanho como pela força que geram, são os masseteres, os temporais e os pterigóideos internos. Estes músculos são denominados músculos elevadores da mandíbula e participam ativamente nos processos de mastigação e deglutição.

Os outros grupos musculares importantes são constituídos pelos músculos pterigóideos laterais e pelos músculos digástricos. Todos estes músculos são do tipo *multipenado*, ou seja, todas as fibras musculares encontram-se agrupadas nos três sentidos do espaço, sobre um eixo central de tecido conjuntivo denso que se transforma, posteriormente, no tendão. Estes pontos de inserção muscular caracterizam-se por possuírem diferentes funções. Por tal motivo, denominaremos *inserção de suporte* de força àquela que serve como ponto de apoio à tração. Por outro lado, denominaremos *inserção de ação* àquela que permite a aplicação da força.

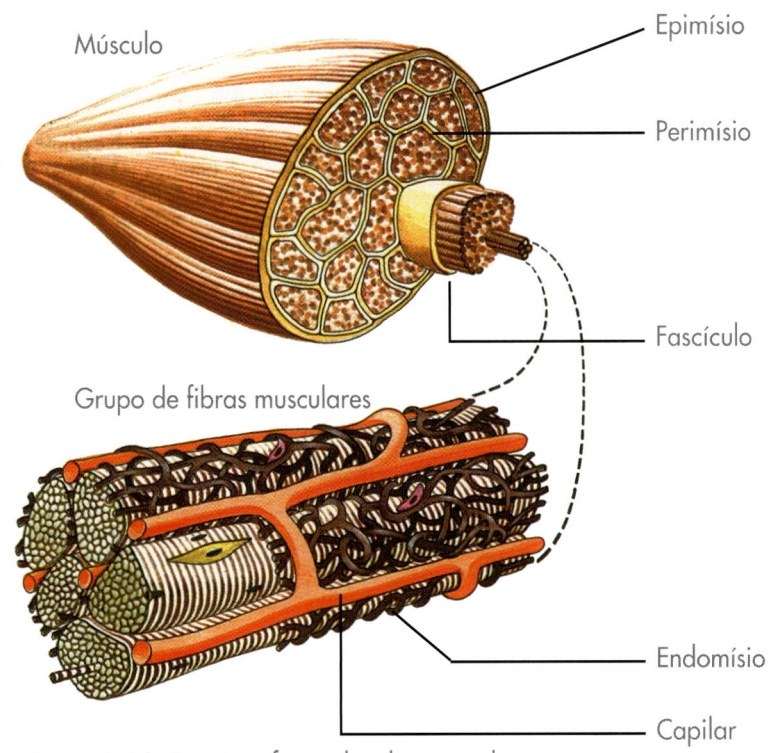

FIGURA 1.12: Estrutura fascicular dos músculos.
Fonte: GRAY, **Anatomia**. Roger Warwick & Peter Williams.

As variações dimensionais que se produzem durante a contração muscular não são iguais em todos os músculos — inclusive, não o são no interior de um mesmo músculo. Por exemplo, o músculo temporal pode sofrer um encurtamento de entre 50 e 80% de seu tamanho inicial, durante a contração. Ao contrário, o músculo masseter, em deslizamentos laterais, sofre um encurtamento de 3 a 54%. O pterigóideo externo, de 9,6 a 45%, enquanto que o digástrico e o pterigóideo interno sofrem mudanças de menos de 10% em movimento idêntico.

Estes músculos encontram-se inervados por nervos motores, cujos corpos neuronais têm sua localização no centro dos núcleos motores do trigêmeo e transmitem seus impulsos ao músculo por meio da placa motora.

A FIBRA MUSCULAR

Os músculos são formados por fibras musculares constituídas por células multinucleadas, longas e de forma cilíndrica. Estas células agrupam-se em feixes com um comprimento de até 30 cm, como nos músculos dos membros. Estas fibras acham-se rodeadas por tecido conjuntivo que forma uma estrutura de sustentação contínua. Somente do ponto de vista pedagógico, classifica-se este tecido como: *epimísio*, o tecido conjuntivo denso, que circunda todo o músculo; *perimísio*, nas paredes interiores do músculo; e *endomísio*, àquele que circunda cada fibra. A função deste tecido conjuntivo é a de permitir o livre movimento das fibras musculares, reduzir a fricção entre as mesmas, unir as fibras entre si ou a suas estruturas de inserção e permitir a entrada dos vasos sangüíneos.

As fibras musculares podem modificar seu diâmetro segundo a demanda funcional, gerando hipertrofias ou atrofias funcionais. Estas fibras possuem uma capacidade de regeneração limitada e, naqueles casos em que o grau de lesão supere esta capacidade, a reparação será realizada pelo tecido conjuntivo, dando origem a uma fibrose que, em alguns casos, podem influir na função.

Histologicamente, denomina-se a membrana celular do tecido muscular como sarcolema e à substância celular como sarcoplasma. O sarcolema é reforçado por uma membrana basal grossa, na qual se acha presente uma proteína denominada distrofina, cuja ausência dá origem a uma enfermidade chamada *distrofia muscular de Duchenne*, ligada ao cromossomo X. Unidos ao sarcolema, encontramos grande quantidade de núcleos celulares que, em alguns casos, constituem uma proeminência sobre a superfície da célula.

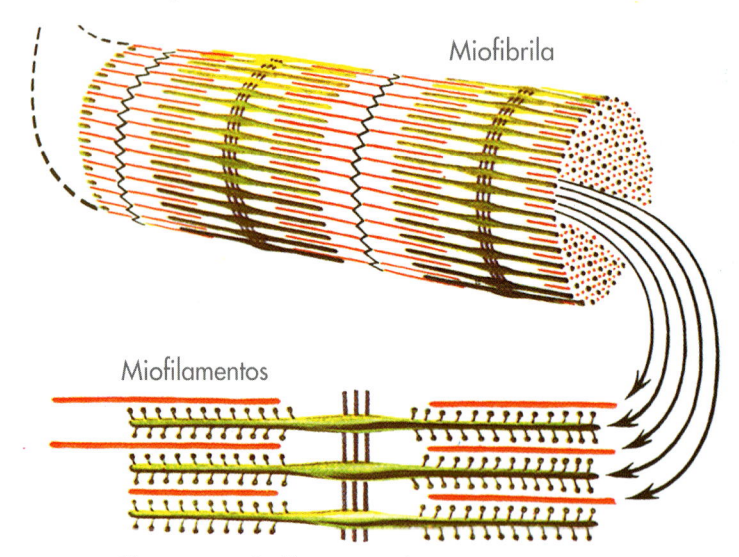

FIGURA 1.13: Estrutura filamentosa da fibra muscular.
Fonte: GRAY. **Anatomia**. ROGER WARWICK & PETER WILLIAMS.

No sarcoplasma existem todos os elementos habituais em todas as células, mas com uma distribuição característica das células musculares. Os corpúsculos de Golgi encontram-se, geralmente, próximos a um pólo do núcleo. As mitocôndrias encontram-se próximas ao citoplasma perinuclear, com pequenas gotas de lípides, embora também seja possível encontrá-las entre as fibrilas.

O sarcoplasma é, também, rico em glicogênio e em mioglobina, uma proteína com a capacidade de reter oxigênio, que dá a cor avermelhada ao músculo.

Sarcômero

Tem sido descrito como a unidade funcional do músculo e é constituído por três proteínas, denominadas miosina, actina e titina, as quais, em um corte frontal, adotam uma distribuição hexagonal.

Estas três proteínas formam uma estrutura em que cada uma delas possui um papel específico. A miosina é a mais espessa de todas e a que possui maior peso molecular. Esta proteína é formada por duas unidades protéicas de diferente peso molecular, unidas por uma união flexível que permite a movimentação delas entre si.

A porção menor das referidas proteínas possui uma cabeça que se encontra distanciada da outra e orientada para a molécula de actina. Estas cabeças encontram-se orientadas com uma rotação em sua angulação em relação ao eixo maior da molécula, o qual produz, como resultado, o deslocamento das proteínas entre si, gerando a contração.

A actina é a proteína mais delgada e é composta por moléculas de actina G, alinhadas em duas filas enroladas uma à outra. Neste helicóide encontra-se uma segunda proteína, denominada tropomiosina, também filamentosa que corre paralelamente às moléculas de actina.

Sobre este helicóide protéico, a distâncias regulares (400 Å), encontram-se moléculas de troponina, proteína composta por três subunidades, que exerce uma função reguladora da contração muscular.

A titina é uma proteína delgada, cuja função é a de servir de freio no estiramento muscular passivo e é a que limita a elasticidade muscular quando as fibras se encontram em repouso. Esta proteína se origina na zona Z, ou limite distal do sarcômero, encontrando-se, no outro extremo, firmemente unida à miosina.

Tipos de Fibras

Os músculos encontram-se constituídos por feixes de fibras musculares que não apresentam todas as mesmas características em seus componentes, e unem-se entre si por tecido colágeno.

Este tecido colágeno transforma-se em tecido conjuntivo fibroso, dando origem aos tendões que fixam os músculos aos ossos.

Segundo suas características, as fibras musculares são classificadas em rápidas ou brancas, lentas ou vermelhas e intermediárias, sendo seu tamanho médio de 37mm.

Os estudos histoquímicos demonstraram a existência de pelo menos três tipos distintos de fibras. Isto está determinado nas fibras do grupo I, ou posturais, pela presença de uma enzima denominada adenosina-trifosfatase. Nas fibras do tipo II, ou rápidas, são abundantes as enzimas de origem mitocondrial, tais como ácido succínico desidrogenase.

No grupo das fibras tipo II existem duas subdivisões, denominadas A e B.

Esta subdivisão é produto da resposta à fadiga, sendo as fibras do tipo IIA as mais resistentes a esta.

Características das fibras musculares estriadas

Esta classificação, do ponto de vista histológico, não parece coincidir com as experiências fisiológicas, as quais sustentam a possibilidade de transformação das fibras de um tipo em outro, segundo as necessidades funcionais.

Os músculos esqueléticos são inervados por nervos constituídos por axônios que possuem seus corpos neurais em núcleos motores da medula espinhal. Ao chegar aos músculos, eles se dividem em fascículos nervosos, os quais penetram em seu interior pelas paredes de tecido conjuntivo, que constituem o perimísio. Posteriormente, os axônios se ramificam no endomísio, dando origem a terminações nervosas que se dirigem a fibras musculares individuais, gerando uma grande quantidade de fibras de inervação, com diferentes características durante o movimento muscular. Em outras palavras, cada terminação nervosa pode atuar sobre algumas poucas fibras ou, ao contrário, em centenas delas, causando esta variação diferentes graus de precisão nos movimentos musculares. A unidade funcional, constituída por um axônio e uma fibra muscular, é chamada unidade motora e constitui a unidade funcional do sistema motor do organismo humano.

Mas estas unidades motoras possuem uma capacidade de resposta motora que segue o princípio do *"tudo ou nada"*, isto é, ante o estímulo nervoso, as mesmas contraem-se totalmente, não existindo a possibilidade de contração parcial. Por este motivo, tanto o tônus muscular como os movimentos de precisão são realizados pela contração de pequenos grupos de fibras, existindo duas formas de regulagem da tensão muscular, que são a qualidade e quantidade das fibras estimuladas, assim como a freqüência da excitação.

As grandes unidades motoras podem gerar até 200 vezes mais tensão que a produzida por unidades menores, sendo a tensão, portanto, diretamente proporcional às unidades motoras ativadas.

Por outro lado, as características das tensões geradas pelos músculos dependem das fibras com as quais são compostos. Por exemplo, as fibras do tipo I geram pouca tensão, mas podem manter-se ativas durante muito tempo, por sua especial resistência à fadiga. As fibras do tipo II, ao contrário, geram sua máxima tensão rapidamente, mas chegam à fadiga em pouco tempo.

Geralmente os músculos estão compostos de ambos os tipos de fibras, o que torna possível que um mesmo músculo efetue diferentes tipos de resposta.

ERIKSSON (1983) demonstrou que, em humanos, a distribuição dos distintos tipos de fibras não é similar, não só entre os distintos músculos mastigadores, mas também dentro de um mesmo músculo.

Um estudo realizado sobre 6 pacientes adultos jovens, com idades compreendidas entre 19 e 25 anos, demonstrou uma distribuição de fibras de diferentes tipos dentro de uma mesma região.

QUADRO I
CARACTERÍSTICAS DAS FIBRAS MUSCULARES ESTRIADAS

TIPO DE FIBRA	Lenta Oxidativa (LO) tipo I	Rápida Glucolíticas (RG) tipo II	Intermediária Glucolíticas Oxidativas
Características estruturais			
Cor	vermelha	branca	rosada
Diâmetro	pequeno	grande	médio - pequeno
Mitocôndrias	muitas	poucas	muitas
Densidade capilar	abundante	escassa	abundante
Velocidade de contração	100 mseg.	5 a 10 mseg.	
Características metabólicas			
Velocidade de contração	lenta	rápida	rápida
Ritmo de fadiga	lento	rápido	intermediário
Síntese de ATP	aeróbica	anaeróbica	aeróbica
ATPase da miosina	lenta	rápida	rápida
Mioglobina	alta	baixa	alta
Características químicas			
Glicogênio	baixo	abundante	intermediário
Gordura neutra	alta	escassa	intermediária
ATPase pH 9,4	alta	baixa	alta
ATPase pH 4,3	alta	baixa	baixa
Desidrogenase	alta	baixa	média - alta

Actina   Troponina   Tropomiosina

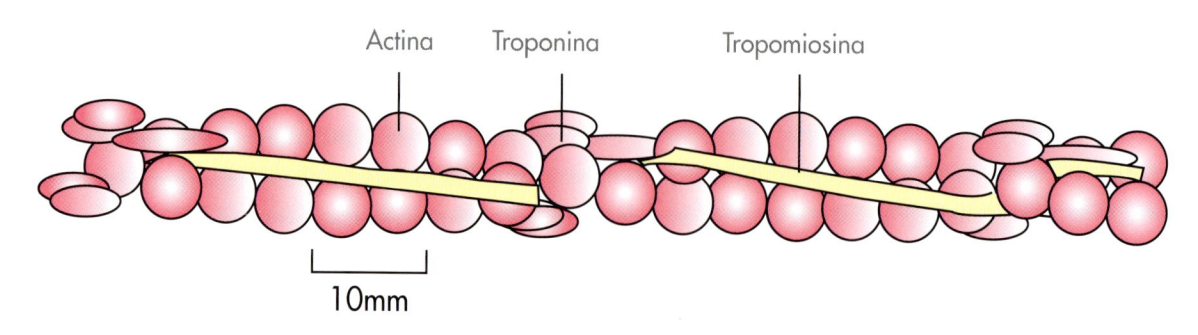

10mm

FIGURA 1.14: Estrutura molecular da actina.
(Cayman, Charles. The human body. Dk Publishing).

Por exemplo, no músculo temporal encontrou-se uma distribuição similar de fibras, tanto do tipo I como do tipo II (45%), na região anterior. Por outro lado, encontrou-se uma maior porcentagem de fibra do tipo II entre fibras do mesmo músculo, no setor posterior. Em fascículos profundos do mesmo músculo detectou-se uma predominância de fibras do tipo I. No masseter, ao contrário, as do tipo I formam a maior parte das fibras (61 a 75%), mas nos fascículos posteriores e superiores é maior a presença das fibras do tipo II.

O músculo pterigóideo externo apresentou uma distribuição distinta de fibras em suas inserções, em relação a seu corpo, onde se observa uma predominância de fibras do tipo I (80%).

O músculo pterigóideo interno apresentou uma distribuição similar à do músculo masseter, encontrando-se, na profundidade deste músculo, um incremento de fibras do tipo I, o que faz supor que 71% das fibras dos músculos mastigadores correspondem ao tipo I.

O músculo digástrico apresentou uma distribuição equilibrada dos diferentes tipos de fibras, apesar de ambos os fascículos possuírem uma inervação motora de origem distinta.

Esta distribuição é produto da requisição dos diversos tipos de força, necessários para cumprir as diferentes funções da cavidade oral.

Sem dúvida, existem fatores que produzem transformação das fibras de um tipo em outro e, certamente, estas mudanças são produto de modificações na função.

Os fatores que demonstraram sua relação com estas modificações são a consistência da dieta (Maeda, 1987), perda de peças dentárias (Maxwell, 1980) e perda da dimensão vertical.

Contração muscular

As fibras musculares estriadas cobrem sua demanda energética, durante a função, por meio de substâncias que provêm de suas próprias reservas e, no caso de estas não serem suficientes, de reservas do restante do organismo. Esta energia, necessária para que o músculo possa desenvolver efetivamente a função, armazena-se fundamentalmente nas gorduras e nos hidratos de carbono. Estes elementos não são utilizados diretamente pelos músculos, pois devem sofrer uma transformação em ATP (adenosina-trifosfato), o qual pode ser utilizado pelo músculo para produzir as mudanças de conformação em sua estrutura molecular, a qual vai permitir a modificação da extensão do sarcômero, produzindo o encurtamento do músculo ou o aumento de tensão do mesmo.

Isto nos faz compreender que a atividade muscular dependerá não só da atividade nervosa (ponto inicial da contração muscular), mas também dos sistemas orgânicos que possibilitam uma síntese de ATP (adenosina-trifosfato).

Estes sistemas energéticos possuem distintas formas de ação, sendo os mesmos requeridos segundo a atividade a ser desenvolvida pelo músculo. Assim, em atividades de grande potência, com poucos segundos de contração, mas nas quais se requer uma grande intensidade, os músculos utilizam o denominado sistema fosfatógeno, o qual necessita de ATP (adenosina-trifosfato) e fosfocreatina.

Ao contrário, quando uma atividade dura mais de 1 minuto o organismo requer os sistemas glicolíticos não-oxidativos anaeróbicos.

Porém, naqueles casos em que a atividade se prolonga por mais de 120 segundos, deve-se estabelecer a atividade metabólica aeróbica, a qual assegura um abastecimento contínuo e relativamente inesgotável de energia.

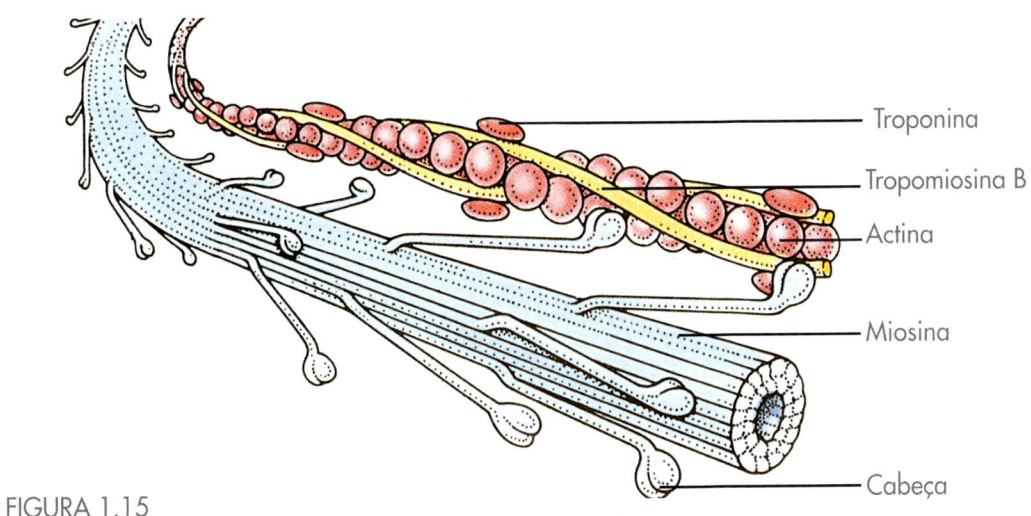

FIGURA 1.15
(CAYMAN, Charles. **The human body**. DK Publishing)

Embora esta seqüência de distribuição dos processos metabólicos e de sua energia seja real sob o ponto de vista fisiológico, na realidade as mudanças dos ciclos metabólicos requeridos não se produzem de forma brusca, mas, ao contrário, de forma paulatina e periódica.

Estudos recentes determinaram que a transição entre os sistemas energéticos anaeróbicos e aeróbicos ocorre antes de 120 segundos e é muito provável que, a partir de 60 segundos, as mudanças se produzam de forma paulatina, à medida que as reservas de oxigênio vão diminuindo.

Prova disto é que em experiências realizadas a partir da determinação da concentração muscular de ácido láctico, elemento resultante da quebra molecular no ciclo anaeróbico, após 10 segundos de exercício intenso, determinaram-se concentrações de 25 – 46mmol/kg.

Isto nos leva ao conceito de que há uma exigência paulatina dos recursos energéticos, segundo as condições do músculo.

Estrutura do ATP

O ATP (adenosina-trifosfato) serve de elo entre a energia liberada pelas reações produtoras de energia e as demandas energéticas dos músculos.

O ATP é considerado um fosfato de grande energia. Além dele, encontram-se o GTP (guanosina-trifosfato), o UTP (uridina-trifosfato), o ADP (adenosina-difosfato) e o AMP (adenosina-monofosfato). De todos estes, o mais utilizado é o ATP, cuja molécula está constituída por uma base nitrogenada de adenina, com uma molécula de cinco carbonos (ribose) e três fosfatos. Esta molécula possui carga negativa, a qual é neutralizada, dentro da célula, pela união dos radicais livres do fosfato com íons magnésio (Mg^{++}).

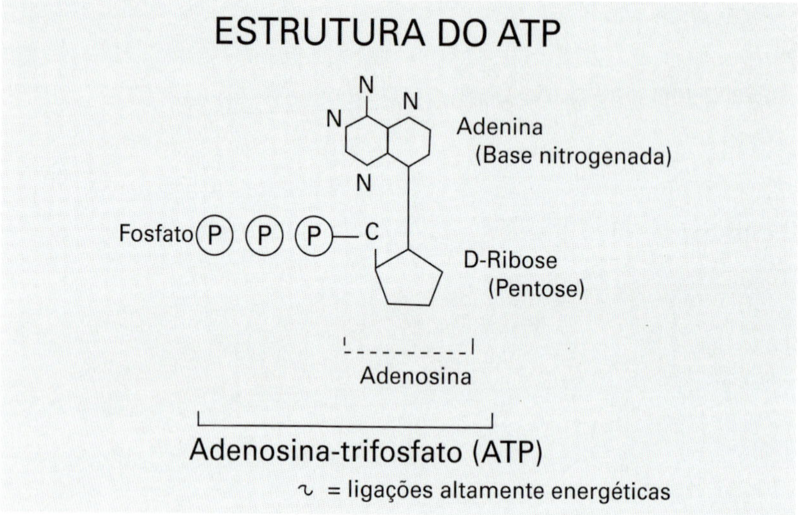

FIGURA 1.16: Estrutura do ATP.

A energia liberada por hidrólise do ATP é produto da ação da enzima ATPase (adenosina-trifosfatase), a qual permite a modificação do ATP em ADP com a liberação de P_1 terminal. Em determinadas condições, é possível a hidrólise do segundo elo do ADP por meio de adenilase-quinase, dando origem ao AMP.

Porém, na realidade, as reservas de ATP são muito escassas e, segundo cálculos realizados, a reserva existente desta substância no músculo somente permitiria a atividade muscular por apenas poucos segundos. Por esta razão, o ATP deve ser reciclado constantemente na célula muscular, por meio da fosfocreatina (PC), que é um componente rico em fósforo.

A presença da fosfocreatina é 5 vezes maior que a do ATP, mas, assim mesmo, a reserva de energia se esgotaria rapidamente. A hidrólise da PC produz a cessão de um íon fosfato, o qual se une, em presença de creatina-quinase, ao ADP, transformando-o novamente em ATP.

Quando a energia presente é suficiente, a creatina pode unir-se novamente ao íon fósforo liberado, voltando a se transformar em fosfocreatina.

Em fibras de contração lenta, a reserva de PC é em torno de 5 a 15% menor que nas fibras rápidas. Isto se deve à maior capacidade de reciclagem das fibras desta substância. Estes processos oxidativos são produzidos nas mitocôndrias, nas quais também se produzem os ciclos anaeróbicos de energia.

Tanto os hidratos de carbono quanto as gorduras e, excepcionalmente, as proteínas, podem ser utilizados ao longo de uma série de passos, seja por meio do Ciclo de Krebs ou pelo ciclo tricarboxílico, para produzir energia que é logo consumida pela célula.

Metabolismo dos hidratos de carbono

Uma vez que a glicose é absorvida no intestino delgado, passa à corrente sangüínea através da qual é transportada ao fígado, onde é transformada em glicose-6-fosfato, dentro dos hepatócitos.

A partir daí, a glicose-6P pode seguir um dos seguintes caminhos:

1. converter-se em glicose e sair do fígado para ser utilizada em outras células;
2. ser sintetizada no fígado para gerar a energia necessária para o funcionamento hepático;
3. armazenar-se como glicogênio no fígado para utilização posterior;
4. degradar-se em acetil-CoA, para posterior transformação em ácidos graxos.

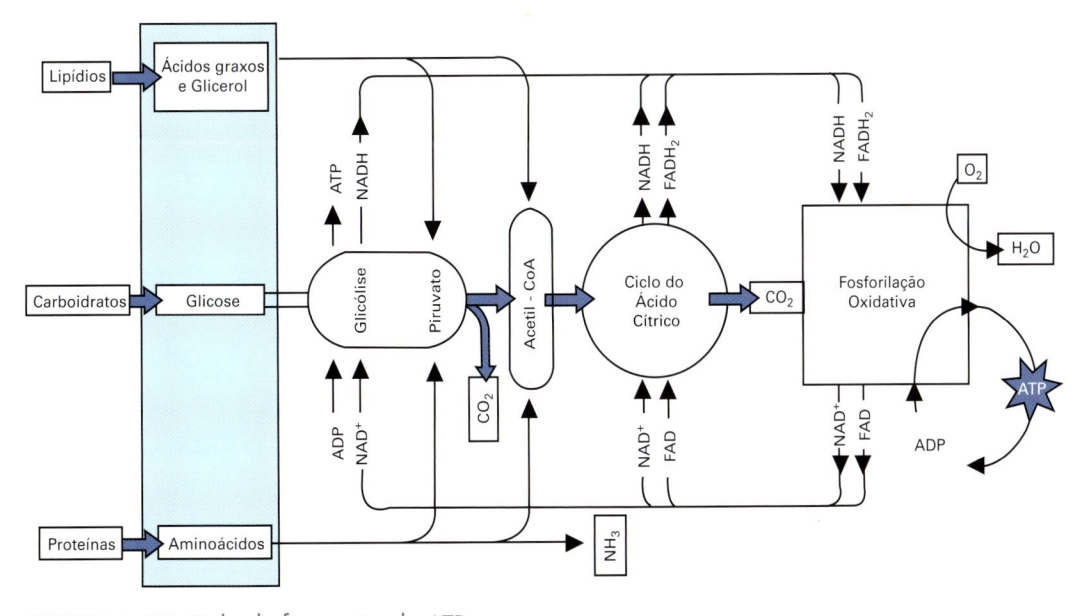

FIGURA 1.17: Ciclo de formação do ATP.

Durante a atividade muscular, as reservas de glicogênio hepático convertem-se em glicose para ser transportada ao resto do organismo, produzindo um aumento temporário da glicemia, diminuindo posteriormente, desde que não seja solicitada pelos músculos.

O glicogênio está distribuído no organismo em uma maior proporção nos músculos (80%), e em menor proporção no fígado.

De todos os recursos energéticos, só os hidratos de carbono podem ser degradados sem intervenção do oxigênio, mediante a transformação em lactatos, no citoplasma celular (glicólise anaeróbica). Uma vez na célula, são utilizados de forma imediata, por meio da glicólise, ou armazenados, na forma de glicogênio, para posterior utilização.

Glicólise

A primeira etapa do processo catabólico da glicose é denominada glicólise. Esta proporciona a energia necessária para se manter a atividade muscular, desde uns poucos segundos até alguns minutos. Este processo é fundamental na contração das fibras do tipo II. Através dele, a glicose ingressa na célula por difusão facilitada, provavelmente por meio de um veículo chamado GLUT4, o qual se acha aumentado, no sarcolema, pela atividade muscular.

Existem outros fatores que facilitam o ingresso da glicose na célula, que são:
1. o aumento de cálcio;
2. a hipóxia;
3. a adrenalina;
4. a insulina.

Desde o processamento metabólico da glicose até a sua transformação em piruvato, produz-se um total de 36 moléculas de ATP.

A placa motora

Quando a fibra nervosa se aproxima da fibra muscular perde sua bainha de mielina e transforma-se em várias ramificações, que tomam contato com as fibras musculares em pequenas depressões existentes nestas fibras, denominadas fendas sinápticas (Bloom).

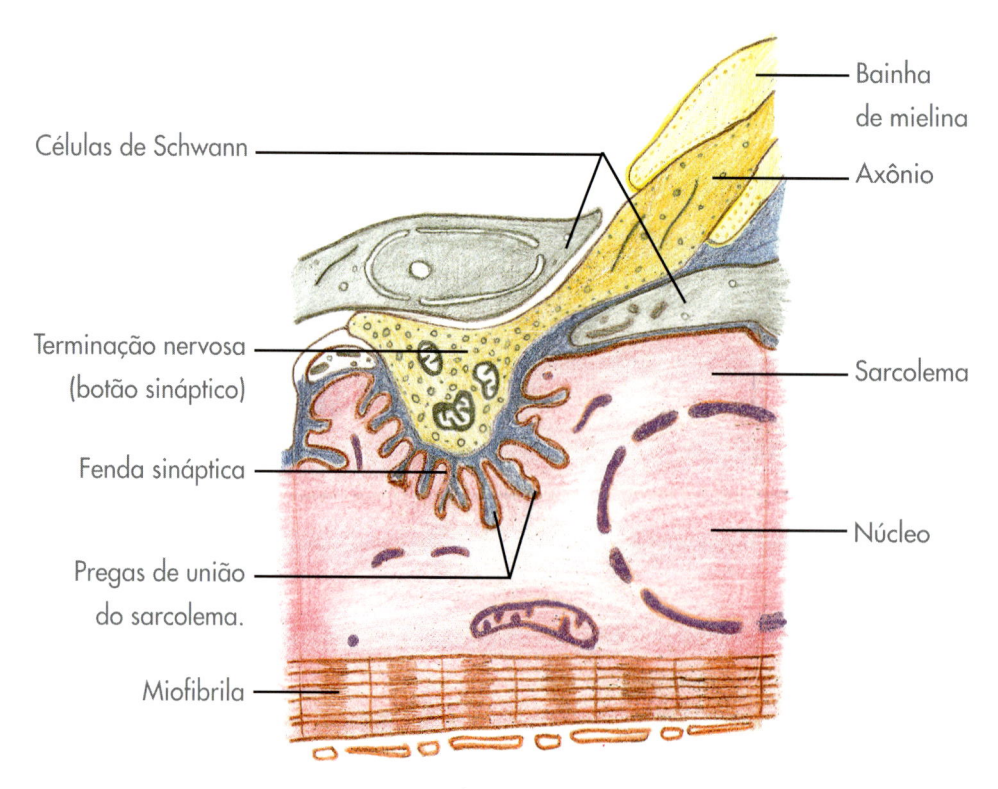

FIGURA 1.18: Placa motora.

Por baixo destas fendas, em íntimo contato com a fibra muscular, encontra-se a placa motora, elemento capacitado para transmitir o impulso nervoso ao músculo. Esta estrutura encontra-se formada por elementos originários tanto do sistema nervoso quanto do tecido muscular.

O axoplasma das fibras nervosas se caracteriza por possuir poucas mitocôndrias e uma elevada quantidade de vesículas, cada uma delas carregada com aproximadamente 10.000 moléculas de acetilcolina. A liberação desta substância, através das chamadas zonas ativas, produz a estimulação do músculo, gerando a resposta muscular. Portanto, a acetilcolina é o mediador químico que possibilita a transmissão do impulso nervoso para o músculo.

À luz dos conhecimentos atuais, podemos dizer que a despolarização que se produz ao longo do axônio causa a entrada do íon Ca^{++} na placa motora, gerando a liberação de acetilcolina, a qual produz o ingresso de íons sódio, iniciando-se, então, a contração das fibrilas.

A acetilcolina é hidrolizada pela acetilcolinesterase, limitando-se, desta forma, o impulso neuronal. A diminuição dos receptores de acetilcolina na placa motora produz uma enfermidade denominada *miastenia gravis*, que se caracteriza por debilidade, baixa resistência e fadiga muscular. Os pacientes que sofrem desta enfermidade podem apresentar uma redução destes receptores que pode chegar a até 90% deles.

A relação entre a quantidade de fibras musculares estimuladas por cada placa motora determina a precisão do movimento muscular que se há de efetuar. Assim, por exemplo, os músculos internos do olho possuem uma relação de três fibras musculares para cada placa motora. Embora não existam muitos trabalhos sobre este tema enfocando os músculos craniocervicomandibulares, WYKE (1959) sugere a relação de 110 fibras por placa motora para o músculo masseter e de 200 fibras por placa motora para o músculo temporal.

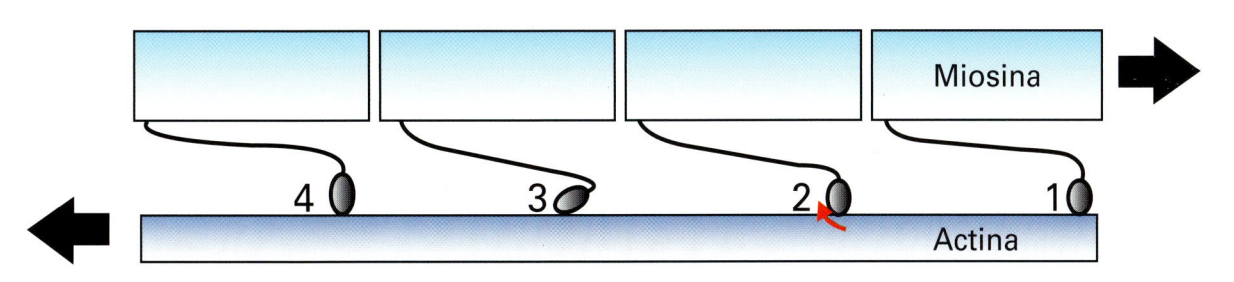

FIGURA 1.19: Princípios mecânicos da contração muscular.

Contração

Os filamentos delgados estão compostos por duas fileiras helicoidais de moléculas de actina G, com duas bandas de tropomiosina entre elas. A intervalos de 400 Å, localizam-se os núcleos esféricos de tropomiosina. Demonstrou-se que o complexo de tropomiosina combina-se com as moléculas de troponina, enquanto que esta última une-se com moléculas de actina G.

Na miofibrila que se encontra em relaxamento, não há íons cálcio e a troponina encontra-se em relação com a tropomiosina, impedindo, neste caso, que ocorra a reação da actina G com as cabeças de miosina. Quando inicia a contração, a primeira etapa é a aparição dos íons Ca^{++}, que são liberados a partir do sistema retículo sarcoplasmático, os quais reagem com a troponina que, desta forma, desprende-se da tropomiosina. Como resultado deste processo, a tropomiosina distancia-se dos sítios ativos de actina G.

Visto que as cabeças estão distribuídas em pares, uma de cada lado do filamento, a intervalos de 143Å, ao efetuar-se a adesão destas com a molécula de troponina, produz-se o deslocamento das fibrilas em um movimento que combina a translação com a rotação, produzindo o encurtamento das fibras e, por fim, a contração muscular.

Tem-se observado que, quando um músculo se contrai, o deslocamento das fibrilas aumenta a distância entre as cabeças de miosina, o que faz supor que, durante a contração, as mesmas conectam-se e desconectam-se sucessivamente, em diversas zonas do filamento de actina. Este deslocamento de filamentos grossos e delgados foi denominado **mecanismo de contração filamentosa**.

Todo este processo requer grande quantidade de elementos nutritivos e metabólicos, entre os quais podemos mencionar o oxigênio, glicogênio, lipídios e cálcio, entre outros. Ao liberar os íons de cálcio, o efeito inibidor sobre a troponina e a tropomiosina desencadeia a contração.

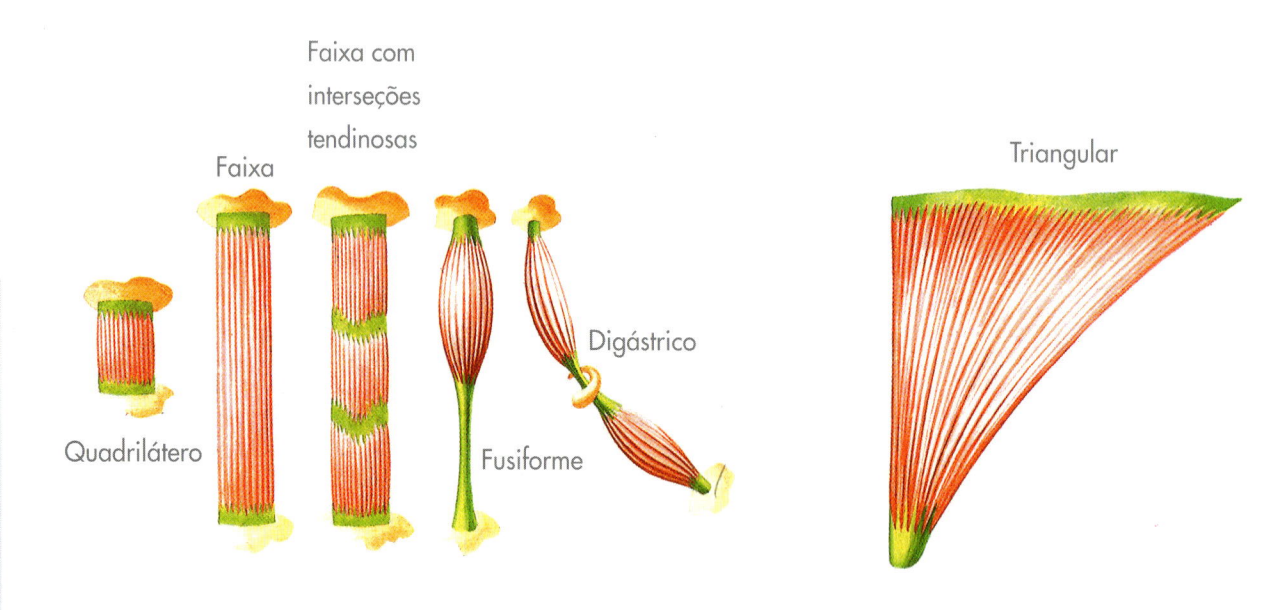

FIGURA 1.20: Formas musculares existentes nos músculos craniocervicomandibulares.
Fonte: GRAY. **Anatomia**. ROGER WARWICK & PETER WILLIAMS.

Para entender como o ingresso de cálcio desencadeia a contração é necessário reconsiderar a composição do filamento delgado. No músculo relaxado, as moléculas de tropomiosina estão localizadas em uma posição que é inalcançável pelas cabeças de miosina. Isto se deve ao fato de a molécula de tropomiosina encontrar-se fixada pela molécula de troponina. O ingresso do íon Ca^{++} eleva a troponina, que se fixa ao íon, gerando uma modificação na localização da mesma, produzindo assim uma exposição da molécula de tropomiosina às cabeças de miosina, permitindo, portanto, a contração muscular.

De modo contrário, ao suspender-se a atividade ao nível da placa motora, produz-se o fechamento dos canais de Ca^{++} e a ATPase produz a eliminação dos íons Ca^{++}, revertendo o processo.

A energia requerida para a mesma é proporcionada por um desdobramento do adenosina-trifosfato (ATP) em adenosina-difosfato (ADP), reação esta que gera grande quantidade de energia. Porém, não existe no músculo uma acumulação importante de ATP. Pelo contrário, estima-se que a quantidade existente seja suficiente para somente dez contrações.

Quando é solicitado, produz-se a reconversão de ADP em ATP, mediante o desdobramento da fosfocreatina, existindo no músculo quantidade suficiente desta substância para permitir cem contrações.

Esta substância é reposta com a combinação de glicogênio, oxigênio e outros metabólitos, mas somente pode produzir-se a reposição quando o músculo se encontra em repouso. Nos casos em que houver necessidade, o músculo pode obter energia em ausência de oxigênio, através de ciclos anaeróbicos. Nestes casos, o glicogênio gera, como metabólito de desconstrução, grandes quantidades de ácido lático e produz pouca energia.

Tendão de inserção

A força gerada pela contração de um músculo é transmitida para suas inserções por meio de um tendão, constituído por tecido conjuntivo denso, rico em fibras colágenas, que alguns autores denominaram **junção miotendinosa**, fazendo referência à origem mista de sua constituição. Isto se deve ao fato de que foi demonstrado que a camada de cobertura da fibra muscular, o plasmalema, é capaz de resistir a uma considerável tensão causada pelo estiramento, produto da contração muscular. A configuração tridimensional dos extremos dos músculos foi difícil de analisar até o surgimento da eletromicroscopia. Ao nível dos conhecimentos atuais, supõe-se a existência de ligações transmembrana entre os filamentos de actina ou de titina, dos sarcômeros, com as fibras colágenas que constituem os tendões. Com o advento do microscópio eletrônico de varredura e a obtenção de imagens tridimensionais, pôde-se observar, nas extremidades das fibras musculares, uma elevada quantidade de pregas anastomosadas e de prolongamentos cilíndricos, que têm continuidade com os feixes colágenos que constituem os tendões de inserção. Este intrincado sistema de inserção assegura-nos uma sólida e, ainda assim, elástica relação entre os músculos e os ossos, enquanto nos demonstra claramente a grande variedade das zonas de aplicação de forças, permitindo-nos compreender os distintos momentos de força gerados, como os complexos torques existentes no movimento mandibular.

MÚSCULOS CRANIOCERVICOMANDIBULARES

Prof. Dra. Maria Gabriela La Valle

No maciço craniofacial desempenham-se funções primordiais, não somente no âmbito da vida social, mas também em funções que garantem a integridade do ser vivo. Por esta razão, devemos estudar aqueles músculos que intervêm na função da mastigação de forma ativa e também aqueles que intervêm nas funções de suporte da cabeça durante este processo.

Em todas as funções nas quais os músculos geram forças ou deslocamentos, existem vetores e torques que envolvem não somente os elementos a serem deslocados, mas também aqueles que servem de suporte para permitir tais movimentos.

Por esta razão, devemos deixar claro o conceito de que, ante qualquer deslocamento de nossa mandíbula, existem músculos que devem ser ativados para servir de suporte ou ancoragem para o movimento, enquanto outros serão os executores do mesmo.

Assim, para que a força exercida por um músculo cumpra com sua incumbência é imprescindível o relaxamento de seu antagonista, já que, não ocorrendo este relaxamento, o movimento não poderá ser realizado.

Com estes conceitos, queremos esclarecer que os movimentos mandibulares não são unicamente o produto da contração de certos músculos, mas sim o efeito de um delicado jogo de relaxamento e contração muscular, em que também intervêm os proprioceptores situados nas articulações e nos músculos. Por outro lado, existem também fatores extrínsecos a nosso organismo que exercem influência sobre nossos movimentos, como, por exemplo, a gravidade e as forças inerciais.

Nesta interação muscular devemos reconhecer então, músculos que se associam para produzir um movimento e músculos que se opõem a estes movimentos. O primeiro efeito é o denominado sinergismo muscular, enquanto que o oposto é denominado antagonismo muscular.

Estes princípios serão ampliados no capítulo referente à *Biodinâmica dos movimentos mandibulares*.

MÚSCULOS MASTIGADORES PRIMÁRIOS
Músculo temporal

O músculo temporal, em forma de leque, ocupa a fossa temporal, afetando sua forma e suas dimensões.

É constituído por três grupos de fibras claramente diferenciadas, que se inserem, por sua porção superior, nos ossos frontal, esfenóide, temporal e parietal, enquanto que, por sua porção inferior, inserem-se na apófise coronóide da mandíbula. Este músculo, por sua vez, possui dois planos, um superficial e um profundo, começando sua *inserção de suporte*, que é multipenada, na linha temporal inferior e continuando por toda a superfície da fossa temporal.

Nesta região, as fibras distribuem-se em três orientações distintas, razão pela qual os anatomistas têm descrito fascículos de acordo com esta orientações. A partir do ponto de vista dinâmico, os três fascículos, anterior, mediano e posterior, mostram-nos claramente as distintas funções que lhes cabe cumprir durante os movimentos mandibulares.

Existem também inserções de suporte na face interna da aponeurose temporal que o recobre, na face interna do arco zigomático e no tendão de inserção do músculo masseter.

As fibras anteriores deste músculo são quase verticais e, por sua atividade postural, intervêm para manter fechada a boca, em sinergismo com o fascículo profundo do músculo masseter e com o músculo pterigóideo interno. Sendo seus antagonistas os músculos depressores da mandíbula.

Os fascículos médios têm uma direção oblíqua e intervêm na elevação e retrusão da mandíbula e na lateralidade para o mesmo lado da contração.

Os fascículos posteriores, que têm uma direção quase horizontal, são antagônicos no fechamento mandibular do masseter, deslocando a mandíbula para trás (Velayos, 1994).

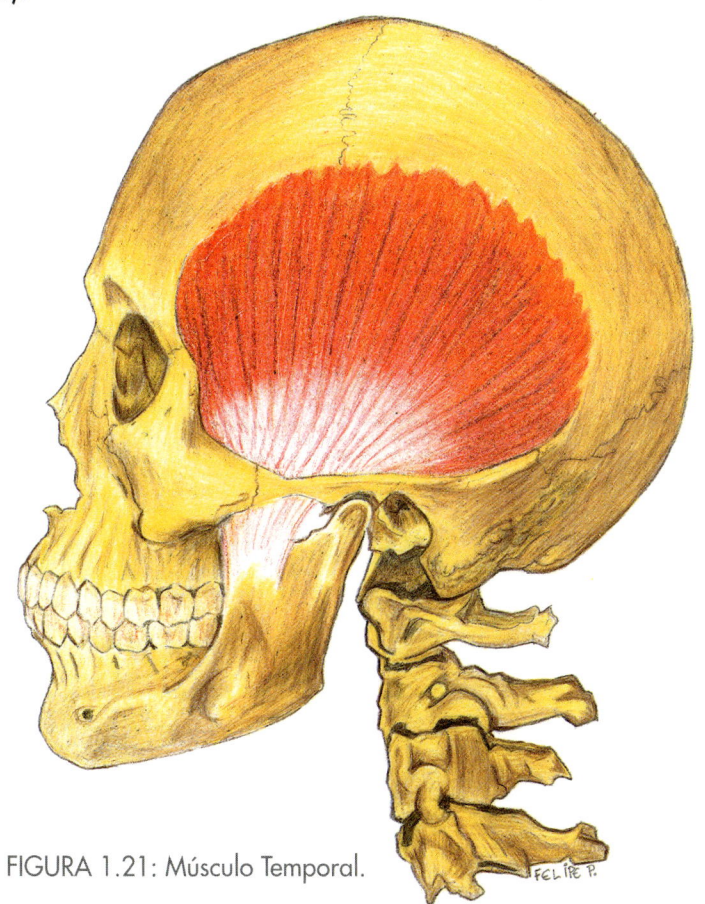

FIGURA 1.21: Músculo Temporal.

A *inserção de ação* deste músculo encontra-se na apófise coronóide do maxilar inferior, sobre a qual se insere em todo o seu contorno, sendo na face externa menos espesso, tratando-se, portanto, de uma inserção do tipo unipenada.

Existem, também, inserções de tração no começo da linha oblíqua interna do maxilar inferior, as quais têm suas inserções de suporte na ala maior dos esfenóides. Desta mesma região, desprendem-se fibras que, logo após passar por fora do ligamento pterigomandibular, prolongam-se com as fibras inferiores do bucinador. Existem também fibras que partem do tendão em direção ao músculo bucinador.

A orientação das fibras deste músculo faz presumir que o mesmo intervém não somente elevando o maxilar inferior, no movimento de fechamento, mas também, por suas fibras posteriores, nos movimentos de retrusão e nos de lateralidade.

Irrigação

A irrigação superficial é feita por duas ramificações terminais da artéria temporal superficial. A profunda é feita pela artéria temporal profunda média, que é colateral à temporal superficial, e pelas artérias temporais profundas anterior e posterior, que são ramificações da artéria maxilar interna.

Inervação

Este músculo encontra-se inervado por três ramificações do maxilar inferior (temporal profundo anterior, médio e posterior), o temporal profundo anterior desprende-se do nervo bucal e o temporal profundo posterior procede da divisão do nervo temporomassetérico.

Músculo Masseter

É um músculo quadrilátero e potente, localizado na face externa do maxilar inferior. Está constituído por dois fascículos, cuja *inserção de suporte* está no arco zigomático, enquanto que a *inserção de ação* localiza-se na face externa do ramo ascendente do ângulo da mandíbula (gônio).

O músculo masseter é formado por dois fascículos, um superficial (ântero-exterior) e outro profundo (póstero-interior).

O primeiro deles é mais volumoso e tem sua inserção de suporte nos dois terços anteriores da borda inferior do arco zigomático, em uma zona onde o tendão de inserção se confunde com a aponeurose que recobre tal músculo. As fibras dirigem-se obliquamente para trás e para baixo, até terminar em sua inserção de tração, localizada no ângulo mandibular e no terço inferior da face externa do ramo ascendente.

O fascículo profundo tem sua inserção de suporte na borda inferior e na face interna do arco zigomático. Deste ponto, dirige-se obliquamente para baixo e para a frente, cruzando por baixo do fascículo superficial, em um ângulo de 40° a 45°, até chegar à sua inserção de tração, na face externa do ramo ascendente do maxilar inferior, desde a zona de inserção do fascículo superior até a base da apófise coronóide, onde se torna difícil diferenciar suas fibras das do músculo temporal.

Embora estes fascículos se encontrem bem diferenciados em suas inserções superiores, o mesmo não ocorre em sua inserção inferior, criando na zona média uma distribuição mista das fibras, o que alguns autores descrevem como um terceiro fascículo.

FIGURA 1.22: Músculo masseter.

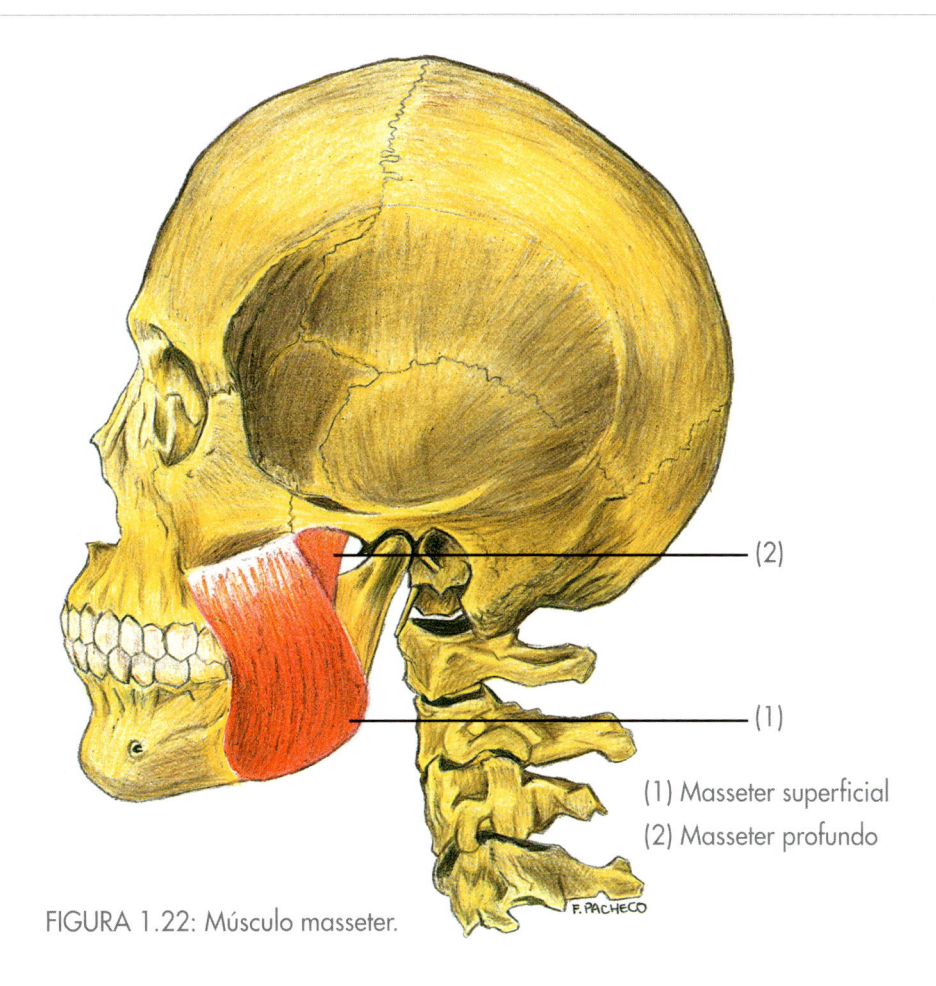

(1) Masseter superficial
(2) Masseter profundo

Pelas características de suas inserções no osso, podemos considerar este músculo como um músculo multipenado.

É um músculo poderoso que permite uma grande eficácia mastigatória. A distribuição de suas fibras faz supor uma atividade deste músculo não somente nos movimentos de fechamento, mas também em pequenos deslocamentos, tanto em sentido lateral como anterior. Durante a elevação da mandíbula, é sinérgico com as fibras anteriores do temporal e o músculo pterigóideo interno e seus antagonistas são os músculos depressores da mandíbula, a gravidade e o peso das vias respiratórias. O fascículo profundo, durante a retrusão, é sinérgico com as fibras posteriores do temporal e é antagônico ao fascículo inferior do músculo pterigóideo externo.

Irrigação

É determinada por artérias superficiais e profundas, sendo as primeiras as ramificações da artéria facial e da transversa da face. As profundas são as ramificações da artéria maxilar interna e da transversa da face.

Inervação

Está inervado pelo nervo massetérico, o qual nasce da ramificação temporomassetérica do maxilar inferior.

Músculo Pterigóideo Interno

Está localizado por dentro do ramo do maxilar inferior, também sendo denominado masseter interno, pela similaridade em suas inserções.

Sua inserção de suporte está localizada em toda a extensão da fossa pterigóidea e na face posterior da apófise piramidal do osso palatino.

A partir dali, dirige-se para baixo, para trás e para fora, até o ângulo mandibular, tendo suas inserções de ação no ângulo interno e na face interna do ramo ascendente do maxilar inferior, geralmente até o orifício de entrada do conduto dentário inferior.

Pode possuir um fascículo suplementar, que tem suas inserções de suporte na apófise piramidal do osso palatino e, em outros casos, pode dar origem ao músculo estiloglosso. Pode fundir-se, ainda, com o periestafilino externo e emitir um fascículo em direção ao ligamento estilomaxilar (TESTUD). Pelas características de suas inserções, este é um músculo multipenado em ambas as inserções.

A orientação das fibras nos faz prever que este músculo intervém nos movimentos de fechamento mandibular e permite um ligeiro deslizamento anterior. Nos movimentos de elevação da mandíbula, seus sinergistas são o fascículo anterior do músculo temporal e o músculo masseter. É sinergista do pterigóideo externo durante a protrusão mandibular. Atuando unilateralmente na lateralidade, é sinérgico com o pterigóideo externo adjacente e antagônico com os pterigóideos externo e interno do lado oposto. No movimento de fechamento mandibular, seus antagonistas são os músculos depressores, a gravidade e o peso das vias respiratórias

Irrigação

Encontra-se irrigado pela artéria pterigóidea interna, que pode ser ramificação da palatina ascendente ou da artéria facial, podendo existir afluência de ramificações da maxilar interna.

Inervação

Está inervado pelo nervo pterigóideo interno, ramificação do nervo maxilar inferior.

Músculo pterigóideo externo

Está situado por fora do músculo pterigóideo interno, na fossa zigomática. Possui dois fascículos claramente diferenciados. O mais inferior deles possui sua inserção de suporte na face externa da apófise pterigóidea e na apófise piramidal do osso palatino.

De seus dois fascículos, somente o inferior tem sua inserção na apófise pterigóidea. Ao contrário, o fascículo superior tem sua inserção de suporte na base do crânio, na ala maior do esfenóide, na zona onde este constitui a porção do teto da fossa zigomática.

Possui inserções de suporte secundárias na crista temporal do esfenóide e no tubérculo esfenoidal.

A inserção de tração do fascículo superior encontra-se distribuída entre o disco articular (30% das fibras) e a cabeça de côndilo (70% das fibras). Estas inserções trazem dúvidas quanto à denominação que sempre lhes tem sido dada, de fascículo superior do músculo pterigóideo externo, pois consideramos, ao contrário, que seria mais apropriado denominá-lo de músculo *esfenoidal* ou *esfenodiscal*.

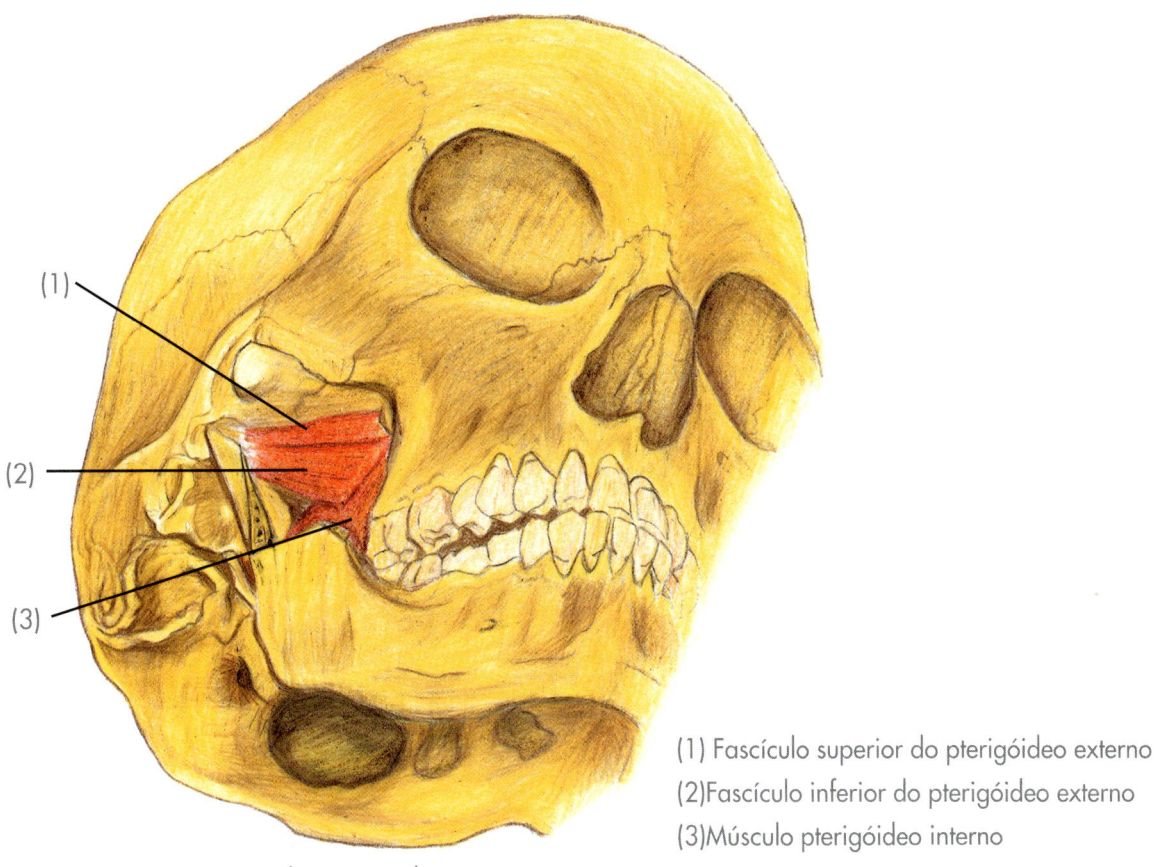

FIGURA 1.23: Músculos Pterigóideos.

(1) Fascículo superior do pterigóideo externo
(2) Fascículo inferior do pterigóideo externo
(3) Músculo pterigóideo interno

A inserção de tração do fascículo inferior insere-se na cabeça do côndilo e na parte súpero-interna do colo do mesmo.

Suas inserções de suporte são do tipo multipenado, enquanto que as de ação são unipenadas.

O fascículo inferior atua na abertura mandibular em sinergismo com o ventre anterior do digástrico e os supra-hióideos. O masseter, o pterigóideo interno e as fibras anteriores do temporal são seus antagonistas neste movimento. Em contração bilateral, atua no movimento de protrusão, em sinergismo com o fascículo superficial do músculo masseter e com o pterigóideo interno. Nos movimentos de lateralidade para o lado oposto, atua em sinergismo com o pterigóideo interno do mesmo lado, com o fascículo superficial do masseter do lado oposto e com as fibras posteriores do temporal do lado oposto.

O fascículo superior exerce uma tração para diante sobre o disco articular, durante o fechamento mandibular. Seu antagonista é o fascículo superior do ligamento bilaminar superior.

Irrigação

Encontra-se irrigado pela artéria maxilar interna ou por uma ramificação da meníngea média, as quais dão origem a uma ramificação denominada interpterigóidea, a qual corre entre ambos os fascículos musculares (Salomón) (TESTUD, L. 1962), penetrando posteriormente na cabeça do côndilo.

Inervação

Encontra-se inervado por uma ramo do nervo temporal, ramificação do maxilar inferior.

MÚSCULOS LATERAIS DO PESCOÇO

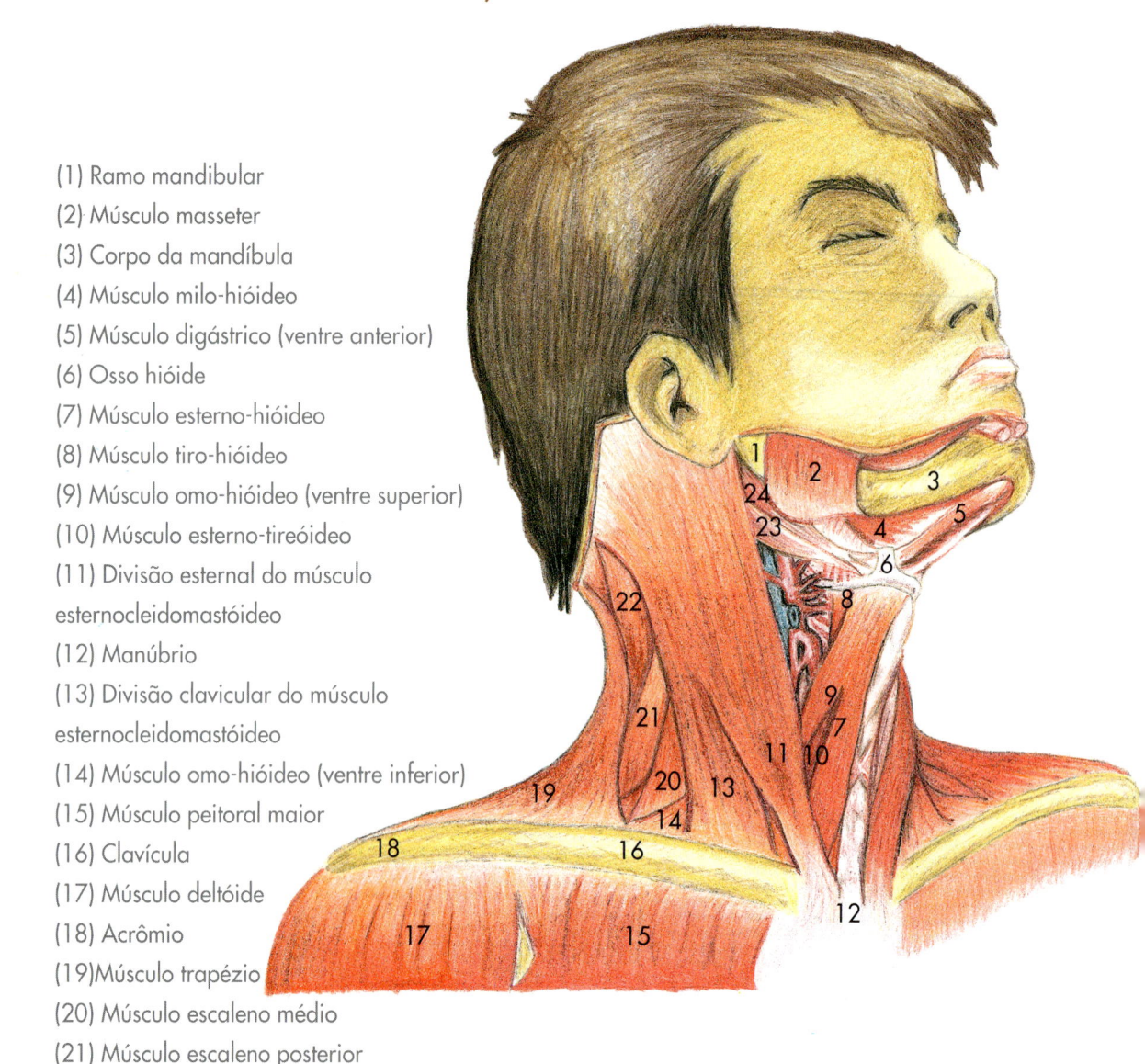

(1) Ramo mandibular
(2) Músculo masseter
(3) Corpo da mandíbula
(4) Músculo milo-hióideo
(5) Músculo digástrico (ventre anterior)
(6) Osso hióide
(7) Músculo esterno-hióideo
(8) Músculo tiro-hióideo
(9) Músculo omo-hióideo (ventre superior)
(10) Músculo esterno-tireóideo
(11) Divisão esternal do músculo esternocleidomastóideo
(12) Manúbrio
(13) Divisão clavicular do músculo esternocleidomastóideo
(14) Músculo omo-hióideo (ventre inferior)
(15) Músculo peitoral maior
(16) Clavícula
(17) Músculo deltóide
(18) Acrômio
(19) Músculo trapézio
(20) Músculo escaleno médio
(21) Músculo escaleno posterior
(22) Músculo esplênio
(23) Músculo digástrico (ventre posterior)
(24) Músculo estilo-hióideo

FIGURA 1.24: Músculos laterais do pescoço.

Músculo cutâneo do pescoço

É um músculo superficial, situado logo abaixo da pele, por cima do esternocleidomastóideo. Dirige-se desde o tecido celular subcutâneo das regiões subclavicular e acromial até a região mandibular, na qual suas fibras se inserem, na pele da zona do mento, na linha oblíqua do maxilar, com o depressor do lábio inferior (triangular dos lábios) e com o quadrilátero da mandíbula, chegando alguns feixes até a pele da comissura labial. Cumpre um papel importante na expressão fisionômica. Movimenta para baixo a pele do mento e o lábio inferior, também pode enrugar a pele do pescoço e levantar a do tórax.

Inervação

É feita pelo nervo facial através de seu ramo cervicofacial.

Músculo digástrico

Este músculo estende-se desde a base do crânio até o osso hióide e daí à zona central do maxilar inferior. Caracteriza-se por possuir dois fascículos unidos por um tendão intermediário que se insere no osso hióide. Isto determina a existência de dois fascículos com características funcionais distintas. Ambos possuem uma inervação diferente. O fascículo anterior possui sua inserção na mandíbula, próxima da linha média, sendo este fascículo o único músculo da região supra-hióidea inervado por uma ramificação do trigêmeo. O fascículo posterior insere-se, pelo lado interno da apófise mastóidea, na ranhura digástrica, próximo à inserção do músculo esternocleidomastóideo.

Portanto, as inserções deste músculo, sob o ponto de vista funcional, sofrerão variações segundo os movimentos realizados. Assim, por exemplo, no movimento de abertura bucal, o fascículo anterior tomará inserção de suporte no osso hióide, sendo este sustentado espacialmente pelos músculos infra-hióideos, deslocando a mandíbula, a partir desta posição, para baixo e para trás.

Durante a deglutição, ao contrário, tomará a mandíbula como inserção de suporte e contribuirá para a elevação do hióide durante o processo.

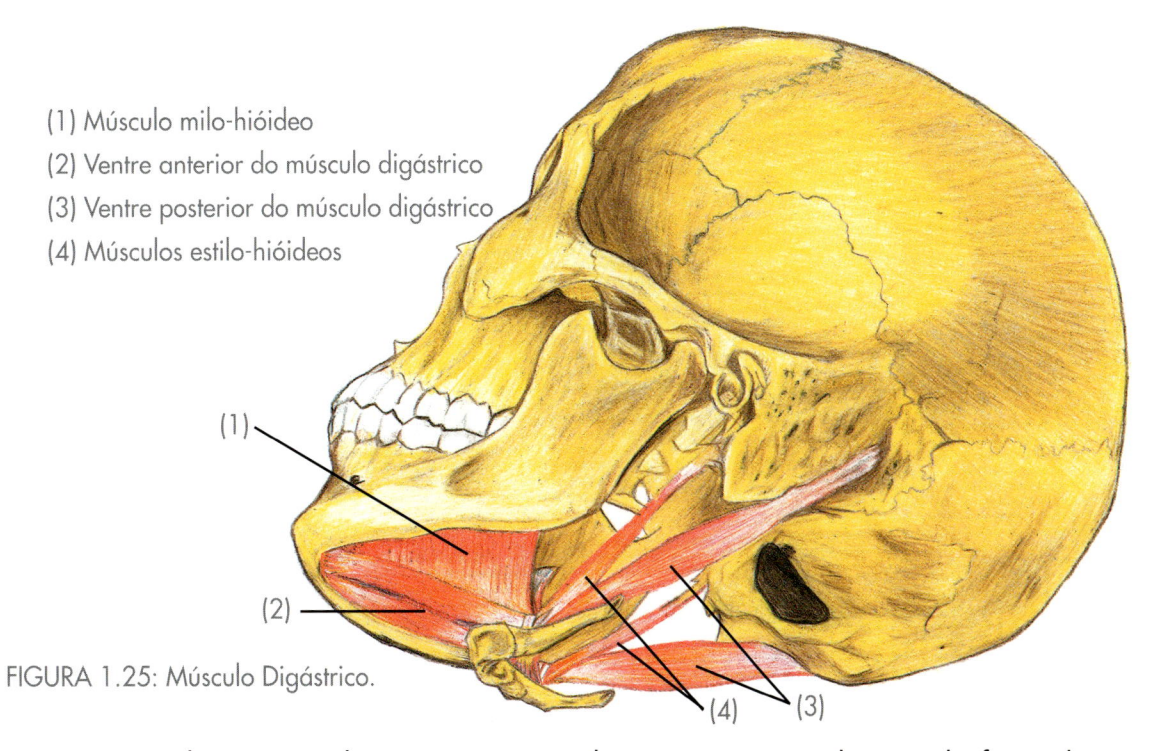

(1) Músculo milo-hióideo
(2) Ventre anterior do músculo digástrico
(3) Ventre posterior do músculo digástrico
(4) Músculos estilo-hióideos

FIGURA 1.25: Músculo Digástrico.

O tendão intermediário possui, inicialmente, a mesma direção do fascículo posterior, inserindo-se próximo ao tendão do músculo estilo-hióideo, curvando-se, em seguida, para continuar-se com as fibras musculares do fascículo anterior.

Suas inserções são do tipo unipenado, ao nível do hióide, e multipenado, no mastóideo e na mandíbula.

Em alguns casos, o músculo pode dirigir-se diretamente, a partir da base do crânio, até a sínfise do maxilar, existindo, então, um longo tendão de inserção que vai até o osso hióide.

Foram descritas, também, inserções do ventre posterior no ângulo do maxilar inferior, fascículos supranumerários no ventre anterior, existindo inclusive um músculo denominado por Testud como mento-hióideo, o qual se dirige do osso hióide à sínfise do mento.

Esta inserção por meio de um tendão intermediário não é fácil de explicar sob o ponto de vista filogenético, de onde se crê que o mesmo é produto da fusão de dois músculos existentes nos mamíferos superiores.

No movimento de abertura mandibular, o ventre posterior atua com um movimento de retrusão, do qual são sinergistas as fibras posteriores do músculo temporal e o fascículo profundo do masseter. O ventre anterior intervém no movimento de abertura, em sinergismo com o fascículo inferior do pterigóideo externo, os músculos infra e supra-hióideos e a gravidade. Os músculos elevadores são antagonistas durante a abertura bucal.

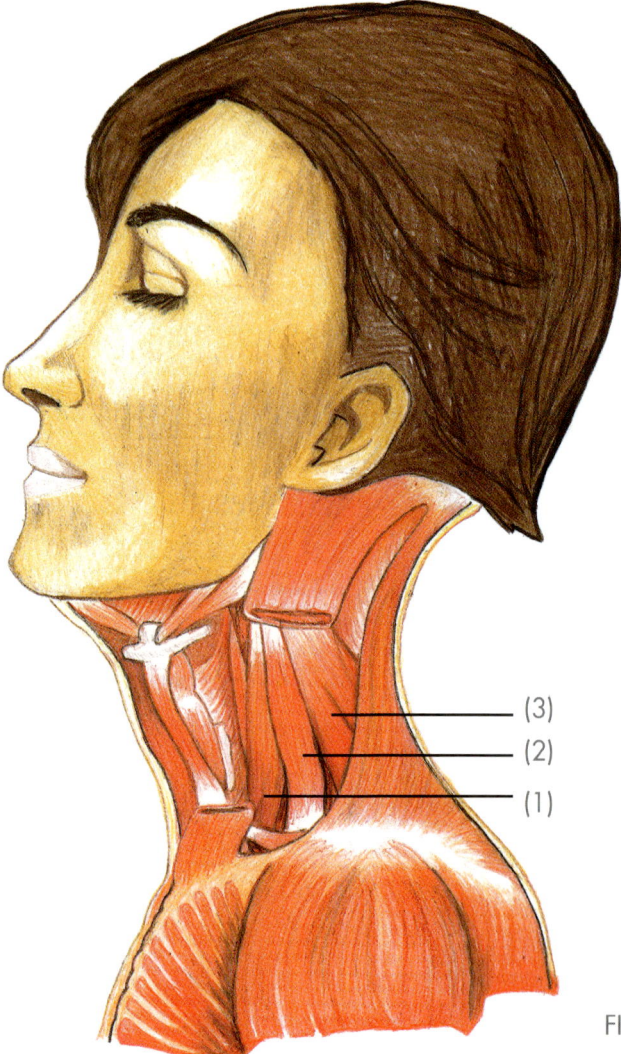

(1) Músculo escaleno anterior
(2) Músculo escaleno médio
(3) Músculo escaleno posterior

FIGURA 1.26: Músculos escalenos.

Irrigação

A irrigação está assegurada, no ventre posterior, por ramificações das artérias occipital e auricular posterior, enquanto que no ventre anterior é realizada por ramificações da submentoniana.

Inervação

Os diferentes fascículos deste músculo possuem distintas inervações. O fascículo posterior está inervado por uma ramificação do facial e do nervo glossofaríngeo, enquanto que o ventre anterior encontra-se inervado pelo milo-hióideo, ramificação do dentário inferior do maxilar inferior (terceira ramificação do nervo trigêmeo).

Músculo esternocleidomastóideo

É um músculo robusto, que se estende desde a parte anterior e superior do tórax até a apófise mastóidea, atravessando, em sentido diagonal, a região ânterolateral do pescoço, logo abaixo da pele.

Caracteriza-se por possuir sua inserção de suporte no tórax, dividida em dois fascículos: um interno, que tem sua inserção na clavícula, e outro fascículo denominado externo, que se insere no manúbrio do esterno.

O fascículo esternal ou externo, que se insere na face anterior do manúbrio, apresenta as características de um músculo unipenado, adotando sua inserção de tração na face externa da apófise mastóidea e na porção externa da linha curva superior do osso occipital.

O fascículo clavicular ou profundo tem características de músculo multipenado, tem sua inserção de suporte "no quarto interno da clavícula" e, a partir dali, divide-se em duas orientações distintas. As fibras mais anteriores vão fixar-se na apófise mastóidea, tanto em seu vértice como em sua borda anterior, sendo este grupo de fibras o mais numeroso. As fibras posteriores dirigem-se à zona de inserção do feixe esternal, com o qual se confundem, e vão unir-se, em sua inserção, com o músculo trapézio.

Neste músculo foram descritos, também, fascículos que se inserem por diante da apófise mastóidea, no pavilhão auditivo, no ligamento estilomaxilar e na apófise transversa do atlas.

Existe uma variedade de inserção, descrita por Wood, na qual o músculo supranumerário toma inserção de suporte na clavícula e inserção de tração na linha curva superior do occipital (30% dos casos). Muitos autores admitem que, na realidade, ela está formada por quatro fascículos (esternomastóideo, esternooccipital, cleidomastóideo e cleidooccipital).

Quando a contração é bilateral, flexionam o pescoço e movimentam a cabeça para a frente, aproximando o queixo do tórax e controlam a hiperextensão do pescoço. São sinergistas com o músculo trapézio ao estabilizar e fixar a posição da cabeça no espaço, durante os movimentos mandibulares. Elevam a caixa torácica durante a inspiração, em sinergismo com os músculos escalenos.

Na contração unilateral, o esternocleidomastóideo atua em sinergismo com o músculo trapézio homolateral na inclinação da cabeça e do pescoço para o mes-

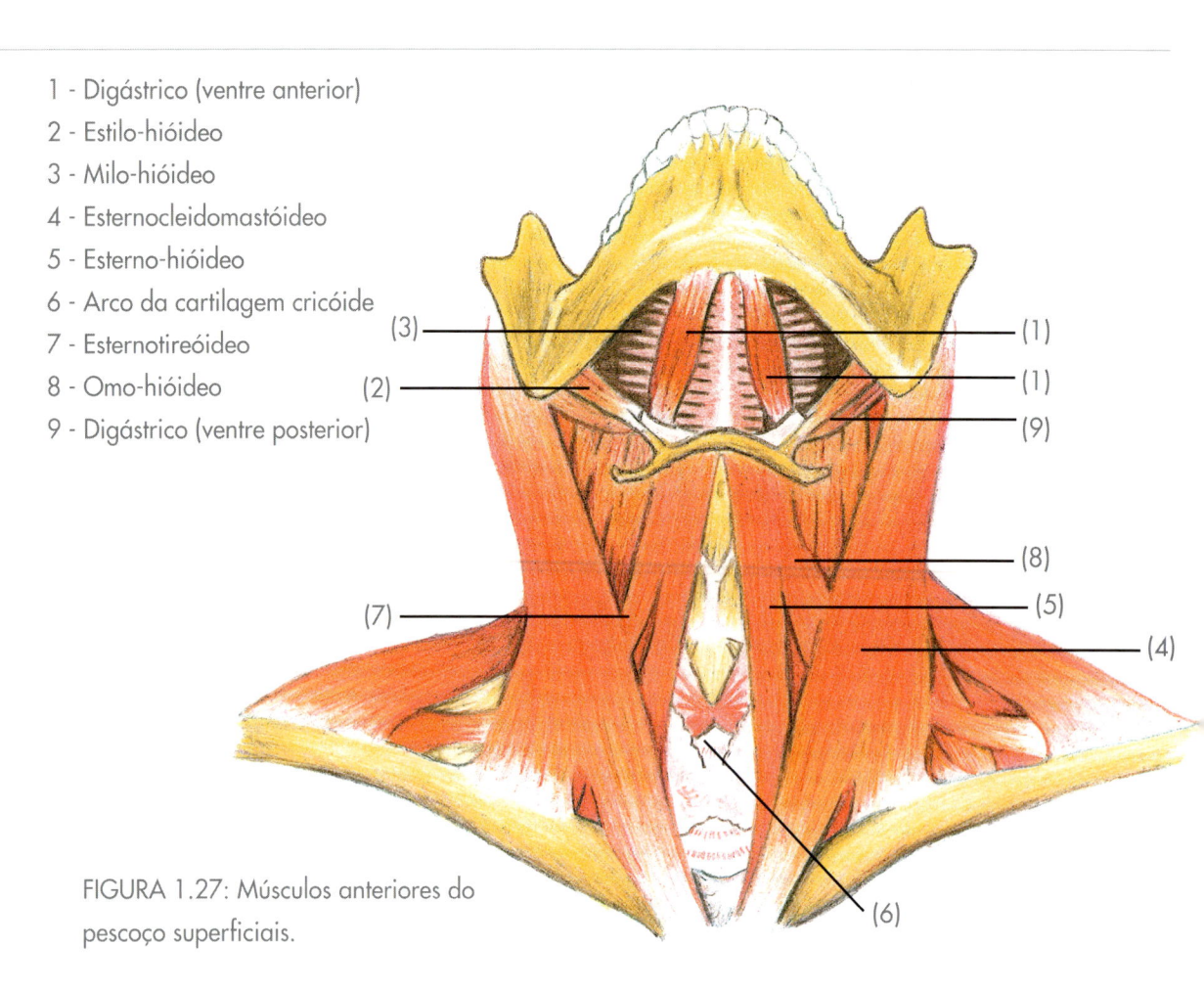

1 - Digástrico (ventre anterior)
2 - Estilo-hióideo
3 - Milo-hióideo
4 - Esternocleidomastóideo
5 - Esterno-hióideo
6 - Arco da cartilagem cricóide
7 - Esternotireóideo
8 - Omo-hióideo
9 - Digástrico (ventre posterior)

FIGURA 1.27: Músculos anteriores do pescoço superficiais.

mo lado. Também são sinérgicos em limitar o movimento de inclinação contralateral da cabeça e do pescoço. A divisão esternal é antagonista do fascículo esternal contralateral na rotação da cabeça.

Irrigação

É realizada pelas artérias esternocleidomastóideas superiores, medianas e, algumas vezes, inferiores.

A artéria esternocleidomastóidea superior é, geralmente, ramificação da artéria occipital, enquanto que a artéria mediana pode ser ramificação da tireóidea superior, da carótida externa ou da tireóidea inferior.

No terço superior do músculo, podem existir artérias acessórias, provenientes da artéria auricular posterior. De maneira oposta, próximo das inserções inferiores podem existir afluentes da artéria supra-escapular e da cervical transversa.

Inervação

É realizada por dois nervos, o espinhal e o segundo cervical, embora tenham sido descritas anastomoses com o plexo cervical, o terceiro par cervical e o hipoglosso maior, o qual, em algumas oportunidades, envia uma ramificação.

Músculos escalenos

Estes músculos formam uma estrutura triangular que se estende dos processos transversos das vértebras cervicais às duas primeiras costelas, existindo três variedades de músculos, que são todas do tipo unipenado.

1. Escaleno anterior:
Tem sua inserção nos tubérculos anteriores, vértebra cervical (C3 a C6), enquanto que a inserção inferior está localizada no tubérculo da face superior da primeira costela (Tubérculo de Lisfranc).

2. Escaleno médio:
Inserem-se nos tubérculos anteriores das apófises transversas das seis últimas vértebras cervicais (C2 a C7). Sua inserção inferior encontra-se na primeira costela, por trás dos escalenos anteriores, existindo, às vezes, inserções na segunda costela.

3. Escaleno posterior:
A inserção destes músculos está localizada no tubérculo posterior das apófises transversas, da quarta à sexta vértebra cervical (C4 a C6). Sua inserção inferior está localizada na borda superior e na face anterior da segunda costela.

Testud descreve os escalenos médio e posterior como dois feixes do escaleno posterior.

Se tomam inserção de suporte na coluna vertebral, elevam as costelas em sinergismo com o esternocleidomastóideo, atuando como músculos inspiradores. Tomando como inserção de suporte as costelas e atuando bilateralmente, ajudam a flexionar o pescoço. Atuando unilateralmente, flexionam o pescoço para o lado de contração. Os escalenos são importantes estabilizadores do pescoço. Os escalenos contralaterais são antagonistas na estabilização e na flexão lateral do pescoço.

Irrigação
É realizada pela artéria escalênica, que pode ser um ramo da subclávia ou da escapular inferior ou, ainda, da cervicointercostal.

Inervação
O escaleno anterior está inervado por ramificações anteriores do terceiro, quarto, quinto e sexto nervos cervicais.

Os escalenos médio e posterior recebem ramificações do terceiro e do quarto nervos cervicais.

Músculo omo-hióideo

É um músculo digástrico localizado em ambos os lados do pescoço e que se dirige da escápula ao hióide.

É dividido por um tendão intermediário em dois ventres, um anterior e outro posterior.

Este músculo tem sua inserção de suporte na borda superior da escápula e dali se dirige para sua inserção de tração, na haste maior e na porção mais externa do corpo do hióide.

A função deste músculo não é clara e tem sido descrita a ausência do mesmo tanto de maneira parcial como total. Quando isto acontece, o tendão intermediário toma inserção na aponeurose cervical. Em outros casos, a inserção superior pode superar a inserção no hióide e unir-se ao milo-hióideo e ao estilo-hióideo.

As inserções deste músculo são do tipo multipenado.

Sua contração é sempre bilateral, em sinergismo com os outros músculos infra-hióides, estabilizam o osso hióide durante a deglutição, abaixando o hióide, em antagonismo com os supra-hióideos, que o elevam. Os infra-hióideos, indiretamente, também atuam como depressores mandibulares.

Irrigação
O fascículo superior se encontra irrigado pela tiróide superior, enquanto que o inferior recebe ramificações da supra-escapular e da cervical transversa.

Inervação
Ambos os fascículos encontram-se inervados pela asa do hipoglosso, com filetes provenientes dos três primeiros pares cervicais.

Músculo reto lateral da cabeça
É um músculo situado em ambos os lados da articulação atlantoccipital.

Tem inserção na apófise transversa do atlas e na apófise jugular do occipital.

É considerado como o músculo inter-transverso do primeiro espaço. Exerce a mesma ação que os músculos inter-transversos, isto é, inclinam a coluna cervical em sua direção. Quando a contração é bilateral, fixam firmemente cada vértebra à vértebra seguinte, tendendo a transformar, por sua ação comum, as vértebras cervicais em uma coluna rígida.

Irrigação
É feita por ramificações da artéria vertebral e da tireóidea inferior, ambas colaterais ascendentes da artéria subclávia.

Inervação
É inervado por uma ramificação do primeiro nervo cervical.

MÚSCULOS POSTERIORES DO PESCOÇO
Músculo trapézio
É o mais superficial dos músculos da região posterior do tronco. É formado por fibras superiores, mediais e inferiores, que podem atuar independentemente.

Este músculo possui, como o músculo digástrico, inserções de suporte e de tração, variáveis segundo a função. De modo geral, poderíamos dizer que este músculo toma inserções de suporte no terço superior da coluna vertebral, a partir do ligamento cervical posterior (que se estende desde a protuberância occipital externa à apófise espinhosa da sexta vértebra cervical e da apófise espinhosa da sétima vértebra cervical às onze primeiras vértebras dorsais). As inserções de tração dividem-se em três fascículos distintos.:

1. Fascículos superiores: dirigem-se de cima para baixo, de maneira oblíqua, inserindo-se na clavícula, em sua face anterior, e na borda posterior da mesma.
2. Fascículos médios: dirigem-se horizontalmente para o acrômio da escápula.
3. Fascículos inferiores: dirigem-se, de forma oblíqua, de baixo para cima, inserindo-se na metade final da espinha da escápula.

Atuando de forma unilateral, as fibras superiores do trapézio elevam o ombro, inclinam o pescoço e a cabeça lateralmente, para o mesmo lado em que se contraem e ajudam na rotação extrema da cabeça para o lado oposto. É sinergista do esternocleidomastóideo. É antagonista com o elevador da escápula e as fibras superiores do serratus anterior, durante a rotação da escápula. Atuando em forma bilateral, as fibras superiores podem estender a cabeça e o pescoço, mas somente contra resistência.

As fibras do trapézio médio aduzem e, portanto, retraem a escápula (movem-na para a linha média). Também auxiliam a flexão e adução do braço ao ombro, ajudando a girar a escápula para inclinar a fossa glenoidal para cima.

As fibras do trapézio inferior, retraem a escápula e giram a fossa glenoidal para cima, rebaixando a borda vertebral da escápula. Estas fibras também auxiliam a flexão e a abdução do braço.

Em resumo, os efeitos do trapézio sobre os movimentos escapulares são: a elevação da escápula ativa as fibras do trapézio superior e do médio; a retração (adução) ativa todas as suas fibras; a depressão emprega as fibras inferiores e a rotação envolve principalmente as fibras superiores e inferiores.

Atuando o músculo inteiro de forma unilateral, gira a escápula e dirige a fossa glenoidal para cima, eleva e retrai a escápula, e estende a cabeça e o pescoço enquanto gira a mandíbula para o lado oposto.

Atuando bilateralmente, o músculo inteiro conduz a

1 - Apófise espinosa
2 - Músculo trapézio
3 - Músculo semi-espinhal
4 - Músculo esplênio da cabeça
5 - Músculo elevador da escápula

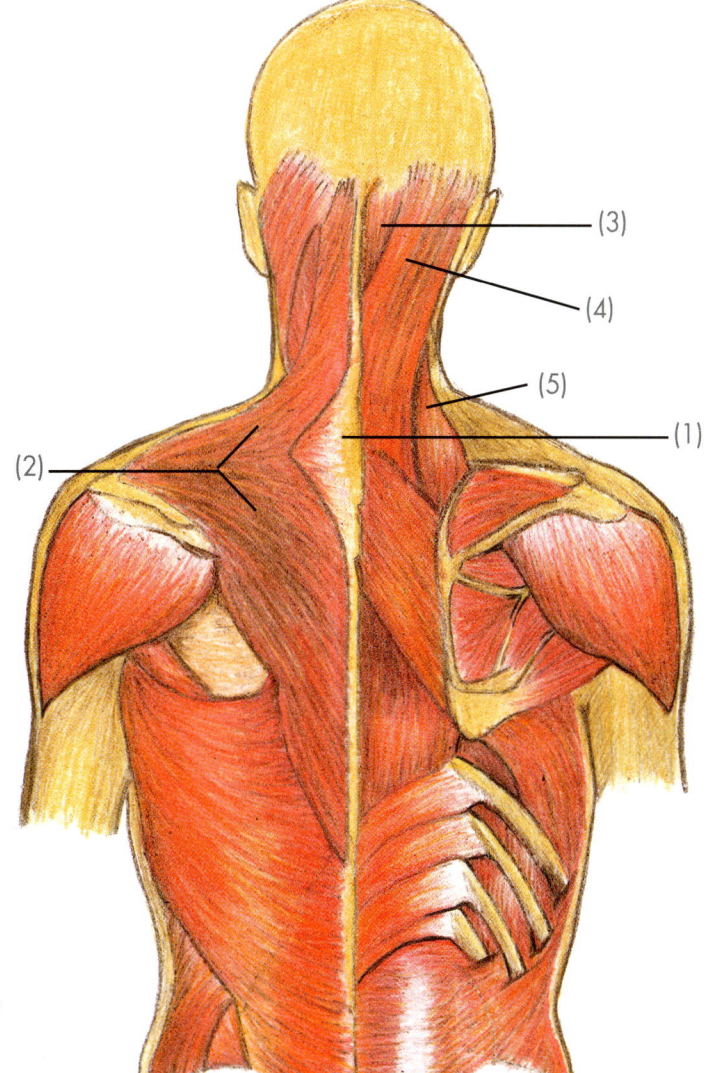

FIGURA 1.28: Músculos posteriores do pescoço.

extensão da espinha cervical e torácica. Pode levantar o corpo inteiro suspenso pelos membros superiores (ação de trepar).

Pelas características de suas inserções, é um músculo multipenado.

Irrigação

É feita pela artéria trapezoidal que é ramificação da cervical transversa ou da cervical posterior, e por ramificações da escapular posterior, a supra-escapular, as intercostais e a occipital.

Inervação

Possui inervação múltipla feita por uma ramificação da espinhal, por uma ramificação do plexo cervical profundo denominada do trapézio, por ramos posteriores do segundo nervo cervical, por ramos do terceiro e do quarto par cervical.

Músculo esplênio

Está localizado abaixo do trapézio e do esternocleidomastóideo, tomando inserção de suporte no terço inferior do ligamento cervical posterior e nas apófises espinhosas da sétima cervical e das quatro ou cinco primeiras dorsais, assim como nos ligamentos interespinhosos correspondentes. A partir daqui, estende-se obliquamente para cima e para fora, dividindo-se em seguida em duas porções desiguais, uma interna e outra externa. A porção interna, mais volumosa, dirige-se para a cabeça (esplênio da cabeça) e termina em sua inserção de ação nos dois terços externos da linha curva occipital superior, na porção mastóidea do temporal que se segue e na face externa da apófise mastóidea, para trás e por baixo do esternocleidomastóideo. A porção externa, um pouco menor que a precedente,

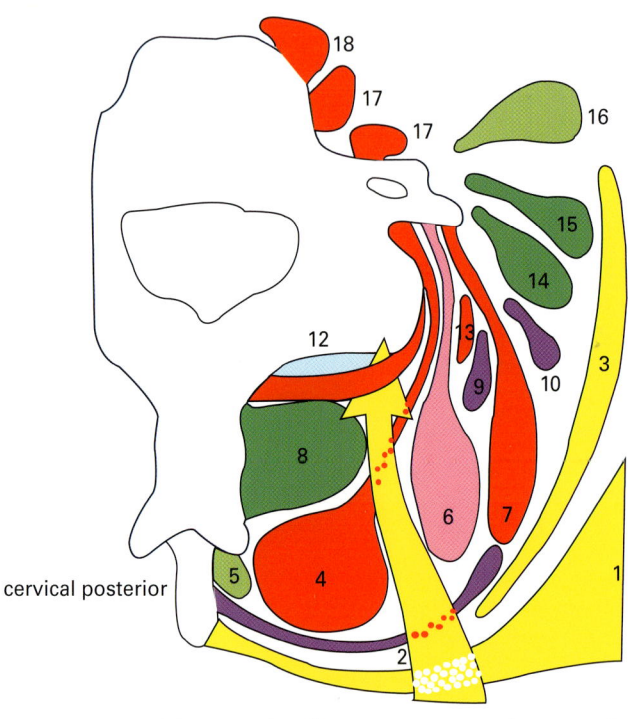

FIGURA 1.29: Músculos do pescoço – corte horizontal. Corte transversal da coluna cervical média. Acesso às zonas de irritação assinalado com uma seta.
Fonte: DVORAK. J. DVORAK.V. Medicina Manual.

1. M. trapézio
2. M. esplênio da cabeça
3. M. esternocleidomastóideo
4. M. semiespinhal da cabeça
5. M. interespinhal cervical
6. M. complexo menor, porção craniana
7. M. angular da escápula
8. M. semiespinhal cervical
9. M. complexo menor, porção cervical
10. M. esplênio do pescoço
11. M. multífido
12. Ms. rotatórios
13. M. longo dorsal, porção cervical
14. M. escaleno posterior
15. M. escaleno médio
16. M. escaleno anterior
17. M. longo anterior da cabeça
18. M. longo do pescoço

passa pela frente desta ao dirigir-se para a coluna vertebral. É o esplênio do pescoço, que tem sua inserção de ação formada por dois feixes distintos nas apófises transversas do atlas e a do áxis.

Testud faz referência à ausência deste músculo em alguns cadáveres.

Pelas características de suas inserções, é um músculo multipenado.

Na contração unilateral, gira a cabeça para o mesmo lado, em sinergismo com o elevador da escápula. Também provoca um movimento de inclinação lateral da cabeça.

Funcionando bilateralmente, estes músculos inclinam a cabeça para trás, sendo mutuamente antagônicos com respeito aos outros dois movimentos de rotação e inclinação lateral. Por extensão, seus antagonistas são os músculos cervicais anteriores e os esternocleidomastóideos. Seu principal sinergista é o complexo maior.

Irrigação

É feita pela artéria esplênica, ramificação da artéria occipital ou da cervical transversa (ramificação da subclávia), recebendo também ramificações das artérias dorso-espinhais das cinco primeiras intercostais.

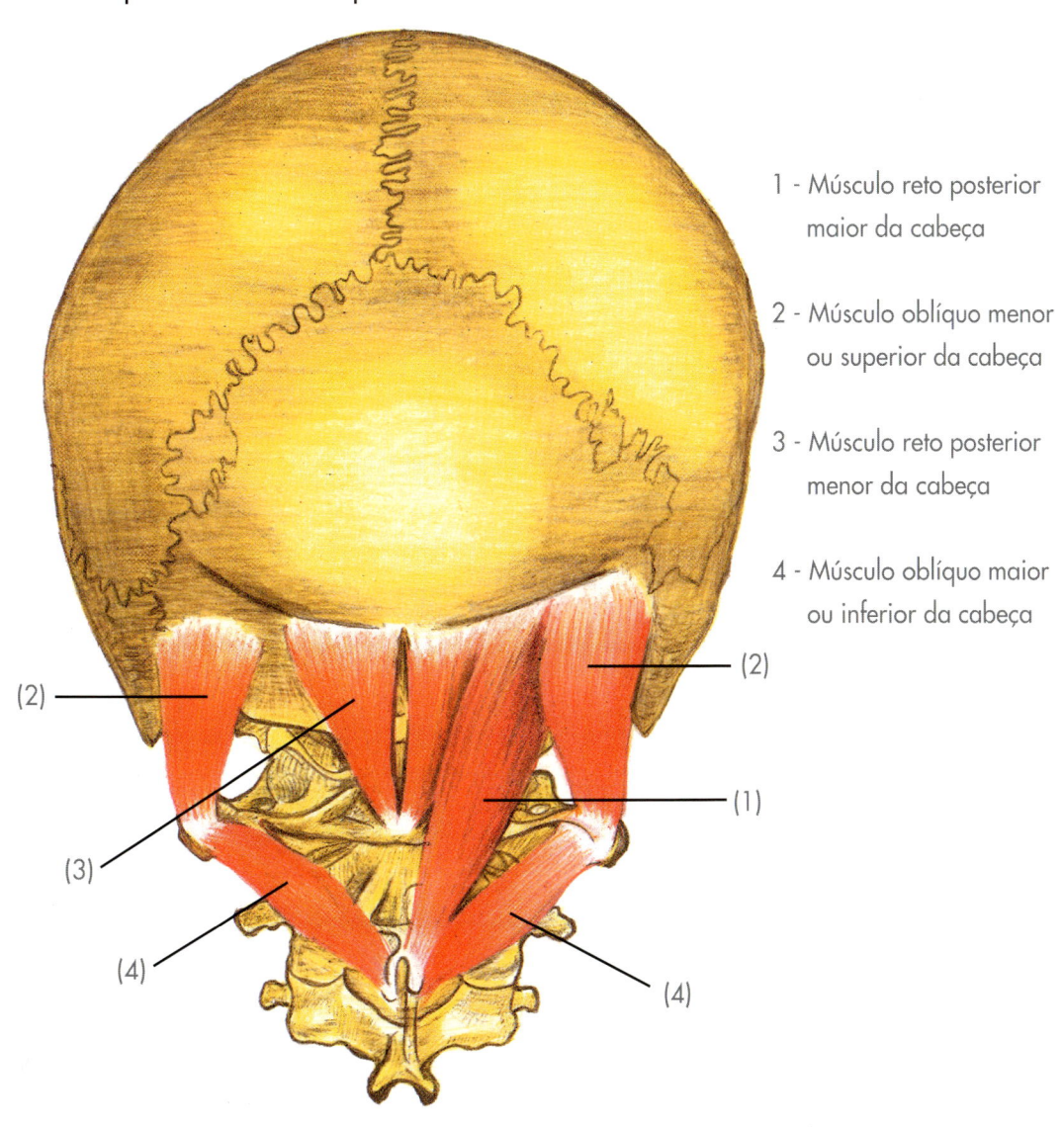

1 - Músculo reto posterior maior da cabeça

2 - Músculo oblíquo menor ou superior da cabeça

3 - Músculo reto posterior menor da cabeça

4 - Músculo oblíquo maior ou inferior da cabeça

FIGURA 1.30: Musculatura sub-occipital

Inervação

Tanto a porção correspondente à cabeça como a corresponde ao pescoço, encontram-se inervadas pelo nervo occipital superior e por ramificações posteriores dos nervos cervicais C4 a C8.

Músculo complexo maior

É um músculo localizado de ambos os lados da linha média que, como o esplênio, ocupa toda a linha da nuca e a parte superior do dorso, tendo suas inserções de suporte:

1. nas apófises transversas das cinco primeiras vértebras dorsais;
2. nas apófises articulares e transversas da cinco últimas vértebras cervicais;
3. nas apófises espinhosas da sétima cervical e das duas primeiras dorsais.

As inserções de tração estão localizadas na nuca, mais precisamente na zona rugosa situada entre as duas linhas curvas do occipital.

Este músculo também é denominado digástrico da nuca, por possuir um tendão intermediário na altura da sexta e da sétima vértebra cervical.

Em sinergismo com o esplênio, move a cabeça para trás com uma força considerável em relação ao seu desenvolvimento. Na extensão da cabeça é sinérgico também com o complexo menor, os músculos occipitais e o trapézio. Se a contração é unilateral, gira a cabeça para o lado oposto. Seus antagonistas são os flexores da cabeça, especialmente o esternocleidomastóideo, atuando bilateralmente.

Irrigação

É realizada por duas colaterais da artéria occipital e por afluentes da cervical profunda (ramificação da artéria subclávia).

Inervação

Encontra-se inervado pelo nervo occipital maior e ramos posteriores do terceiro, quarto e quinto pares cervicais.

Músculo complexo menor

É um músculo plano e simétrico, localizado por fora do anterior, e que possui suas inserções de suporte nas apófises transversas das cinco últimas vértebras cervicais e, às vezes, na primeira dorsal. As inserções de tração estão no vértice e na borda posterior da apófise mastóidea.

Pelas características de suas inserções é um músculo multipenado.

Na contração bilateral inclina a cabeça para trás, em sinergismo com o esplênio, o complexo maior, o longo do pescoço e o elevador da escápula. Seus antagonistas são os músculos pré-vertebrais. Na rotação do pescoço, atua em sinergismo com o esplênio e o elevador da escápula do lado oposto. Quando contrai um só lado, provoca uma inclinação lateral.

Irrigação

É realizada por ramificações da artéria cervical profunda.

Inervação

Encontra-se inervado pelo nervo occipital maior e ramos posteriores do terceiro, quarto e quinto nervo cervical.

Músculo Cervical Transverso

É um músculo bilateral, plano, que une as apófises transversas das últimas cervicais com as primeiras vértebras dorsais.

Possui suas inserções superiores nos tubérculos posteriores das apófises transversas das cinco últimas vértebras cervicais, chegando, em alguns casos, até às apófises transversas do áxis e do atlas. Suas inserções inferiores encontram-se nas apófises transversas das cinco primeiras vértebras dorsais.

Este músculo estende a coluna cervical em sinergismo com o complexo maior, inclinando-a lateralmente, quando a contração ocorre de um lado somente.

Irrigação
É irrigado por ramos da cervical profunda, que é colateral externa da artéria subclávia.

Inervação
Este músculo encontra-se inervado pelas últimas ramificações posteriores dos nervos cervicais e dos primeiros dorsais.

1. M. longo do pescoço (porção caudal)
2. M. intertransverso anterior cervical
3. M. escaleno anterior
4. M. intertransverso posterior cervical (porção lateral)
5. M. escaleno médio
   M. angular da escápula
   M. esplênio do pescoço
   M. longo dorsal, porção cervical
   M. complexo menor
6. M intertransverso posterior cervical (porção média)
7. M. complexo menor, porção craniana
8. M. semiespinhal da cabeça
9. M. rotatório
10. M. multífido
11. M. semiespinhal cervical
12. M. interespinhal cervical

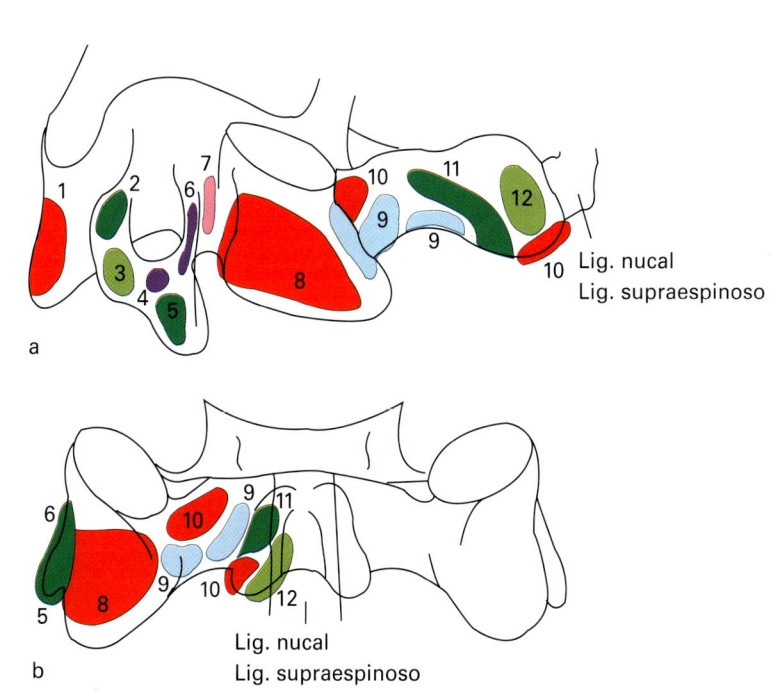

FIGURA 1.31: Inserções musculares nas vértebras cervicais
Fonte: DVORAK J. DVORAK V. Medicina Manual.

Músculo rombóide

É um músculo romboidal, como seu nome sugere, que se localiza na região inferior da nuca e na superior da região dorsal. Insere-se na porção inferior do ligamento cervical, na sétima cervical e nas cinco primeiras vértebras dorsais, em suas apófises espinhosas, ainda que alguns autores assinalem que suas inserções podem estender-se desde a quarta vértebra cervical até a oitava dorsal. Daí dirige-se à borda espinhal da escápula e a toda a extensão desta borda, situada sob a espinha.

Em sua contração, eleva a escápula para dentro, em um movimento pendular, de tal modo que aproxima seu ângulo inferior da linha média, enquanto o ombro baixa. Atua em sinergismo com o elevador da escápula e o trapézio superior na elevação daquela. Também é sinérgico com o elevador da escápula, porém oposto ao trapézio na rotação desta.

Irrigação
Está irrigado pelas seis primeiras artérias intercostais e pela artéria escapular posterior, também chamada cervical transversa, que é colateral externa da artéria subclávia.

Inervação
Está inervado por filetes do plexo cervical e por ramos do plexo braquial

MÚSCULOS DA NUCA
Músculo reto posterior maior da cabeça
Este músculo conecta a segunda vértebra cervical, ou áxis, ao osso occipital.

Sua forma é triangular e estende-se desde a apófise espinhal do áxis, até a proeminência rugosa do occipital. Sua ação varia se a contração for bilateral, permitindo a extensão da cabeça. A articulação atlantoaxial permite 45° de rotação para qualquer lado. O reto posterior maior, em sinergismo com o músculo oblíquo maior em contração unilateral, gira a cabeça para o lado da atividade muscular. Também atua em sinergismo com o esplênio do mesmo lado e o esternocleidomastóideo do lado oposto.

Irrigação
Encontra-se irrigado pela artéria cervical profunda e, às vezes, por ramos da artéria vertebral.

Inervação
Encontra-se inervado por uma ramificação do primeiro nervo cervical (suboccipital).

Músculo reto posterior menor da cabeça
Está situado por dentro do reto maior, suas fibras são praticamente verticais e conectam o atlas com o crânio.

Possui suas inserções superiores na zona rugosa inferior, localizada por baixo da linha curva inferior do occipital, enquanto que sua inserção superior se encontra no tubérculo posterior do atlas. A articulação atlantoccipital permite aproximadamente 10° de flexão e 25° de extensão. O reto posterior menor, em sinergismo com o oblíquo menor, permite o movimento de extensão da cabeça. Também atua em sinergismo com o complexo maior. Os antagonistas da extensão são o longo do pescoço e o reto anterior maior.

Irrigação
Sua irrigação é assegurada pela artéria cervical profunda.

Inervação
É realizada por uma ramificação do primeiro par cervical.

Músculo oblíquo maior da cabeça

É um músculo que se estende desde a face lateral da apófise espinhal do áxis até as regiões posterior e inferior da apófise transversa do atlas. Atua em sinergismo com o reto posterior maior da cabeça, na rotação da cabeça para o lado da contração.

Irrigação
É irrigado pela artéria subclávia através de sua ramificação, a artéria cervical profunda.

Inervação
Encontra-se inervado pelo primeiro par cervical e pelo nervo occipital maior.

Músculo oblíquo menor da cabeça

Insere-se na cúspide da apófise transversa do atlas, de onde se dirige à sua inserção no occipital, inserindo-se um pouco acima e por fora da inserção superior do reto maior. Em sinergismo com o reto posterior menor permite a extensão da cabeça, dando-lhe um ligeiro movimento de inclinação lateral.

Irrigação
Irrigam-no a cervical profunda e a artéria vertebral.

Inervação
É inervado pelo primeiro nervo cervical.

Músculo angular do omoplata

Também chamado de elevador da escápula, está situado na parte lateral da nuca, entre o ângulo superior da escápula e a metade superior da coluna cervical.

Insere-se por um lado no ângulo superior da escápula e/ou na porção da borda espinhal situada acima da espinha. A partir daqui, divide-se em quatro ou cinco feixes divergentes que se inserem: o mais elevado na apófise transversa do atlas e os demais nos tubérculos posteriores das apófises transversas das quatro vértebras seguintes.

O elevador da escápula, quando tem sua inserção de suporte no pescoço, gira a escápula e logo a eleva em sinergismo com o trapézio superior. Por exemplo, quando se elevam ou encolhem os ombros, quando se suporta um peso diretamente pela cintura, ou quando se levanta um peso com a extremidade superior. Os músculos *latissimus dorsi* e o serratus anterior são antagonistas na elevação da escápula. O elevador da escápula, em sinergismo com o rombóide maior e o menor, giram a fossa glenóidea das escápulas para baixo, unindo seus ângulos inferiores, posteriormente.

Quando sua inserção de suporte é na escápula, a contração unilateral atua na rotação do pescoço para o lado de contração, em sinergismo com o esplênio da cabeça e o escaleno médio.

Quando a contração é bilateral, limita e controla a flexão cervical.

Irrigação
É irrigado por uma ramificação da cervical ascendente, pela escapular inferior, pela cervical transversa e pela sub-escapular.

Inervação

Encontra-se inervado por um ramo do plexo braquial, com filetes do quarto e do quinto nervo cervicais.

MÚSCULOS HIÓIDEOS
Músculo esterno-cleido-hióideo

Este músculo corresponde à região denominada infra-hióidea, sendo o mais superficial dos músculos desta região.

Adota sua inserção de suporte em duas zonas distintas, por tendões do tipo multipenado, sendo a primeira destas o extremo interno da clavícula e o ligamento esternoclavicular posterior. Por outro lado, insere-se no esterno e na primeira cartilagem intercostal.

Sua inserção de ação está localizada na borda inferior do osso hióide, podendo existir um fascículo que se desprende deste músculo em direção ao milo-hióideo.

Em sinergismo com os outros músculos infra-hióideos rebaixa o osso hióide. Seus antagonistas são os músculos supra-hióideos.

Irrigação

É irrigado pela tireóidea superior e por colaterais da tireóidea inferior.

Inervação

É inervado por ramos dos três primeiros nervos cervicais e pela asa do hipoglosso maior.

Músculo esternotireóideo

É um músculo largo, acinturado, bilateral, com inserções multipenadas, localizado por baixo do músculo esternocleidoióideo, cuja inserção de suporte está situada na face posterior da primeira cartilagem intercostal e na face posterior do manúbrio do esterno até a linha média, enquanto que suas inserções de tração ancoram-se nos dois tubérculos da face externa da cartilagem tireóidea e no cordão de ligamento que une estes dois tubérculos.

Testud descreve inserções desde a clavícula, inserções costais até a terceira costela, fusão de ambos os músculos, direito e esquerdo, fusão com o constritor inferior da faringe.

O músculo esternotireóideo desce à laringe e, por seu intermédio, ao osso hióide.

Irrigação

É irrigado pelas artérias tireóidea superior e inferior.

Inervação

É inervado pela asa do hipoglosso.

Músculo tíre-hióideo

É um músculo quadrado que continua seu precedente, na mesma direção. Tem sua inserção de suporte nos tubérculos da cartilagem tireóidea e no cordão de ligamento que os une e, a partir daí, dirige-se à sua inserção de ação na borda inferior do corpo e da asa maior do hióide.

Descende ao osso hióide, e, se este se encontra fixo pela contração de seus elevadores, eleva a laringe.
Irrigação
É feita por ramificações da artéria lingual e da artéria tireóidea superior.
Inervação
É realizada por ramos do nervo tireóideo.

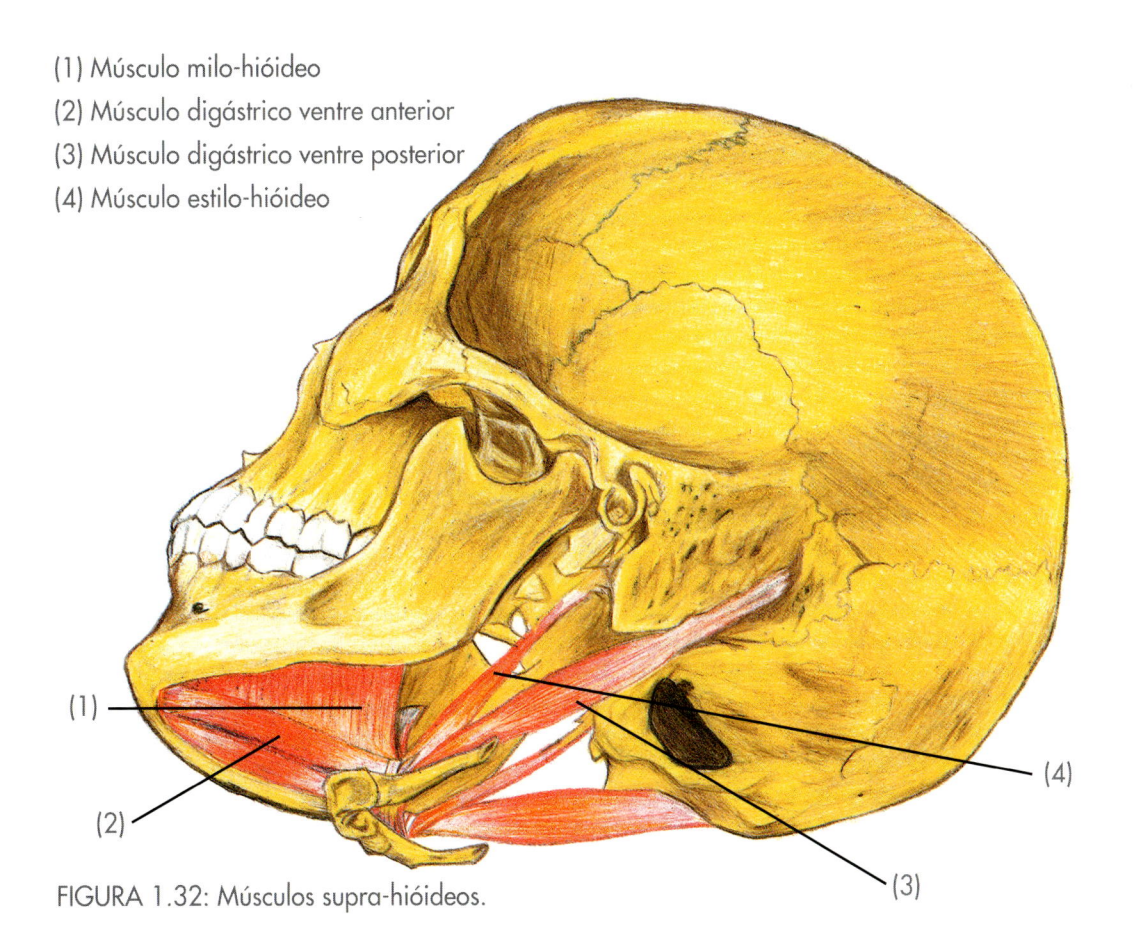

(1) Músculo milo-hióideo
(2) Músculo digástrico ventre anterior
(3) Músculo digástrico ventre posterior
(4) Músculo estilo-hióideo

FIGURA 1.32: Músculos supra-hióideos.

Músculo milo-hióideo

É um músculo plano que constitui parte do piso da boca, tendo sua inserção na mandíbula, na linha oblíqua interna. Sua inserção inferior encontra-se na face anterior do osso hióide e em uma aponeurose central denominada linha branca supra-hióidea, que é uma decussação de fibras musculares do milo-hióideo direito e do esquerdo e se estende desde o hióide até a sínfise da mandíbula.

Este músculo deprime a mandíbula quando o osso hióide está fixo e eleva o hióide quando a mandíbula está fixa, no processo de deglutição. Atua em sinergismo com o ventre anterior do digástrico e o genioióideo. Seus antagonistas são os elevadores, durante o movimento mandibular, e os infra-hióideos, durante a fixação da mandíbula.

Irrigação
É realizada por ramificações da artéria submentoniana, pela artéria milo-hióidea e por ramificações da lingual.

Inervação

Encontra-se inervado pelo nervo milo-hióideo, o qual é um ramo do dentário inferior.

Músculo gênio-hióideo

É um músculo par, de forma cilindróide, inserido em ambos os lados da linha média.

Possui suas inserções superiores nas apófises geni-inferiores, enquanto que as inferiores se encontram localizadas na parte média da face anterior do osso hióide.

Este músculo pode fusionar-se com o genioglosso e o hioglosso.

Atua sinergicamente com os outros supra-hióideos na elevação do hióide, quando a mandíbula está fixa e na depressão mandibular quando o hióide está fixo por ação de seus antagonistas, os músculos infra-hióideos. Os músculos elevadores da mandíbula são seus antagonistas durante a depressão mandibular.

Irrigação

É realizada por ramos da artéria lingual e da sublingual.

Inervação

É realizada por filetes do hipoglosso maior.

Músculo estiloglosso

É um músculo delgado e longo. Tem sua inserção de suporte na apófise estilóide e nas partes próximas ao ligamento estilomaxilar. A partir dali, suas fibras dirigem-se para baixo e adiante. Antes de chegar à sua inserção de ação, divide-se em três grupos de fascículos: os fascículos inferiores, que se introduzem entre as duas porções do hipoglosso, e prolongam-se em parte com o lingual inferior e em parte com o genioglosso; os fascículos médios, que seguem a borda da língua até a ponta; e os fascículos superiores, que terminam no septo lingual. Ao contrair-se, o estiloglosso dirige a língua para cima e para trás, aplicando-a fortemente contra o palato velar.

Irrigação

Encontra-se irrigado pela artéria lingual, que é colateral da carótida externa.

Inervação

É realizada pelo nervo facial e pelo hipoglosso maior.

Músculo estilofaríngeo

É um músculo longo e delgado, estreito e arredondado em sua parte superior e largo e delgado em sua parte inferior. Forma, junto com o estiloglosso e o estilo-hióideo, o ramalhete de Riolano. Tem sua inserção de suporte no lado interno da base da apófise estilóide, de onde suas fibras se dirigem para a parede externa da faringe e chegam à sua inserção de ação, na aponeurose faríngea, na borda externa da epiglote e na borda posterior da cartilagem tireóidea. Ao contrair-se, eleva a faringe e a laringe.

Irrigação
É irrigado por ramificações da faringe inferior e, acessoriamente, por ramificações da pterigopalatina, palatina inferior, e da tireóidea superior.
Inervação
Encontra-se inervado pelos nervos glossofaríngeo e pneumoespinhal.

Músculo estilo-hióideo
Tem sua inserção de suporte na base da apófise estilóide e sua inserção de ação na face anterior do corpo do osso hióide. Este músculo tem seu percurso paralelo ao ventre posterior do digástrico, o qual forma um orifício denominado orifício do digástrico para dar-lhe passagem, próximo à sua inserção anterior. Em caso de agenesia deste músculo, tem-se verificado aumento da espessura do ventre posterior do digástrico.

Segundo Testud, é importante salientar que podem existir músculos supranumerários, relacionados com este. Entre os mais freqüentes, podemos assinalar: o estilomaxilar, que une o vértice da apófise estilóide ao ângulo mandibular; o denominado hiomandibular, que se estende do hióide ao ângulo mandibular; o occipitoióideo, que se dirige do occipital ao hióide; e o petroióideo, unindo o temporal ao hióide.

Ao contrair-se, traciona o osso hióide para cima e para trás. Seus antagonistas são os músculos infra-hióideos.
Irrigação
Sua irrigação está dividida em três partes: a superior, por ramificações da auricular superior; a média, por uma ramificação da carótida interna; e o terço inferior, por ramificações da lingual.
Inervação
Encontra-se inervado por uma ramificação do facial.

MÚSCULOS PRÉ-VERTEBRAIS
Músculo reto anterior maior da cabeça
É o mais superficial dos músculos pré-vertebrais. Está localizado frente ao forame occipital e une a apófise basilar com os tubérculos anteriores da terceira, quarta, quinta e sexta vértebras cervicais. Este músculo pode possuir fascículos inseridos no atlas e no áxis.

Flexiona a cabeça sobre a coluna cervical, e as primeiras vértebras cervicais sobre as seguintes, em sinergismo com o longo do pescoço. Na contração unilateral, provoca uma ligeira rotação para o lado da contração. É antagonista do esplênio e do complexo maior.
Irrigação
Encontra-se irrigado pela artéria cervical ascendente (ramificação da tireóidea inferior, que é colateral ascendente da artéria subclávia), por ramificações da artéria vertebral e por ramificações da faríngea inferior (colateral da carótida externa).

Inervação
Encontra-se inervado por ramos do plexo cervical profundo.

Músculo reto anterior menor da cabeça
É pequeno e quadrilátero, situado na região pré-vertebral, entre o occipital e o atlas.

Insere-se superiormente na face inferior da apófise basilar, e por sua inserção inferior, na face anterior das massas laterais do atlas e da apófise transversa do mesmo. Sua ação é permitir a flexão da cabeça, tomando como referência o atlas. Na contração unilateral, dá-lhe uma ligeira inclinação lateral.

Irrigação
É efetuada por ramificações da artéria vertebral, da cervical ascendente, ambas ramificações da subclávia e por ramos da artéria faríngea inferior.

Inervação
É inervado por ramos do primeiro nervo cervical.

Músculo longo do pescoço

(1) Reto lateral da cabeça
(2) Apófise transversa do atlas
(3) Reto anterior maior da cabeça
(4) Elevador da escápula
(5) Escaleno médio
(6) Escaleno anterior
(7) Escaleno posterior
(8) 1ª Costela
(9) Serratus maior
(10) Porção oblíqua inferior do longo do pescoço
(11) Porção vertical do longo do pescoço
(12) Porção oblíqua superior do músculo longo do pescoço
(13) Reto anterior menor da cabeça

FIGURA 1.33: Músculos anteriores profundos do pescoço.

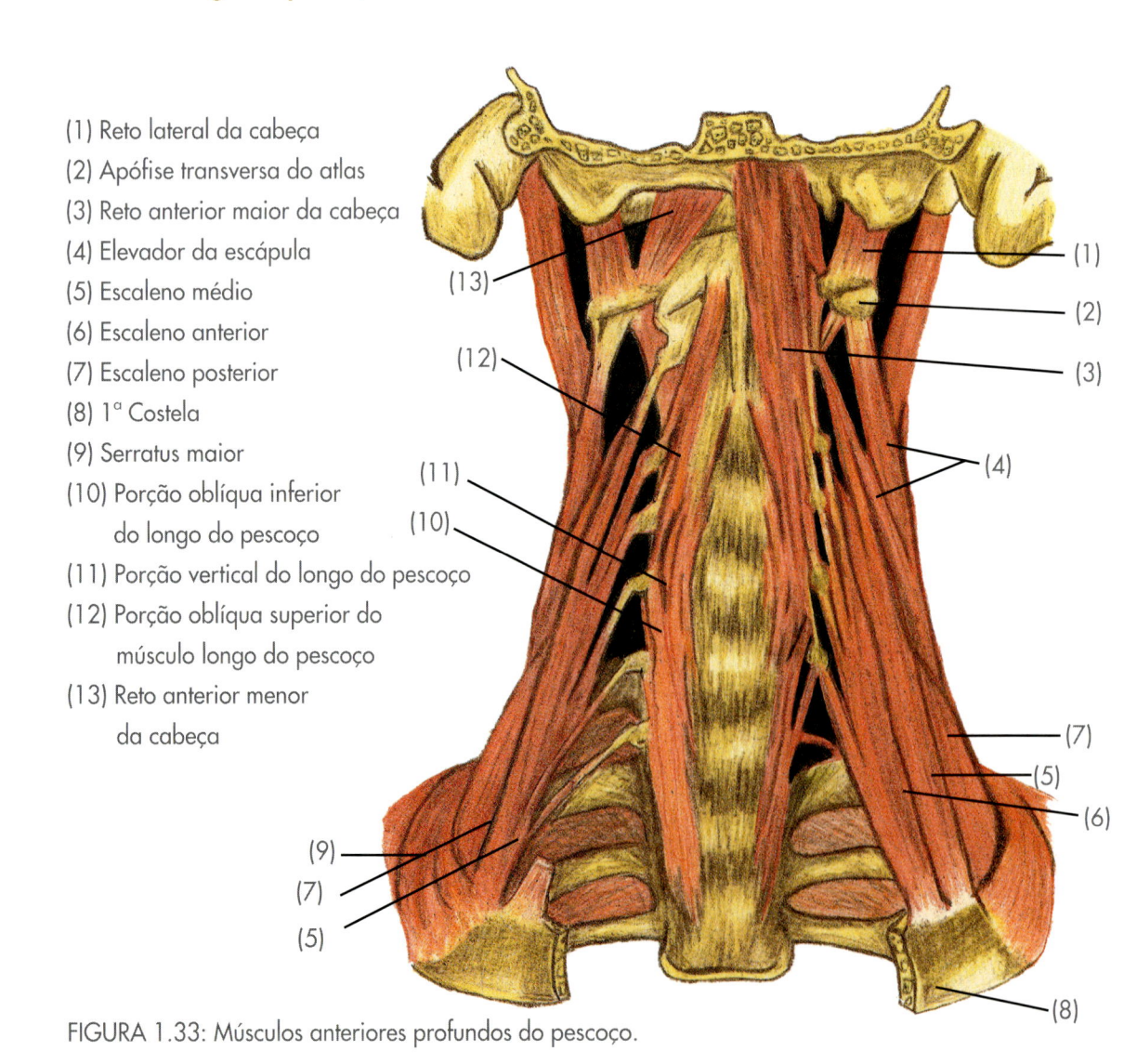

É um músculo longo e delgado que se estende desde o atlas até a terceira vértebra dorsal, por baixo do reto anterior maior.

Possui três regiões de inserção distintas:

1. Desde o tubérculo anterior do atlas até os tubérculos anteriores da terceira à sexta vértebras cervicais.

2. Dos corpos da segunda e da terceira vértebra dorsal até os tubérculos anteriores da quarta e da quinta vértebras cervicais.

3. Das quatro últimas vértebras cervicais, na crista do áxis e no tubérculo anterior do atlas ao corpo das três primeiras dorsais.

Na contração bilateral, é flexor da coluna cervical em sinergismo com o reto anterior maior da cabeça. Na contração unilateral, dá-lhe uma inclinação lateral. É antagônico do complexo maior e do esplênio.

Irrigação

É produto de ramificações da tireóidea inferior e da artéria vertebral.

Inervação

É realizada pelos três primeiros nervos cervicais.

É subministrada pelos quatro primeiros nervos intercostais.

SISTEMA PROPRIOCEPTIVO

O sistema proprioceptivo é representado no sistema ósseo-muscular por distintos elementos, que permitem registrar e regular as funções do mesmo. Esta percepção é denominada, de forma genérica, propriocepção e é parte integrante do sistema de automatização dos movimentos. Esta automatização forma-se a partir da criação de engramas funcionais, por meio dos quais, diante da necessidade de um movimento, este se produz sem a intervenção das estruturas cerebrais superio-

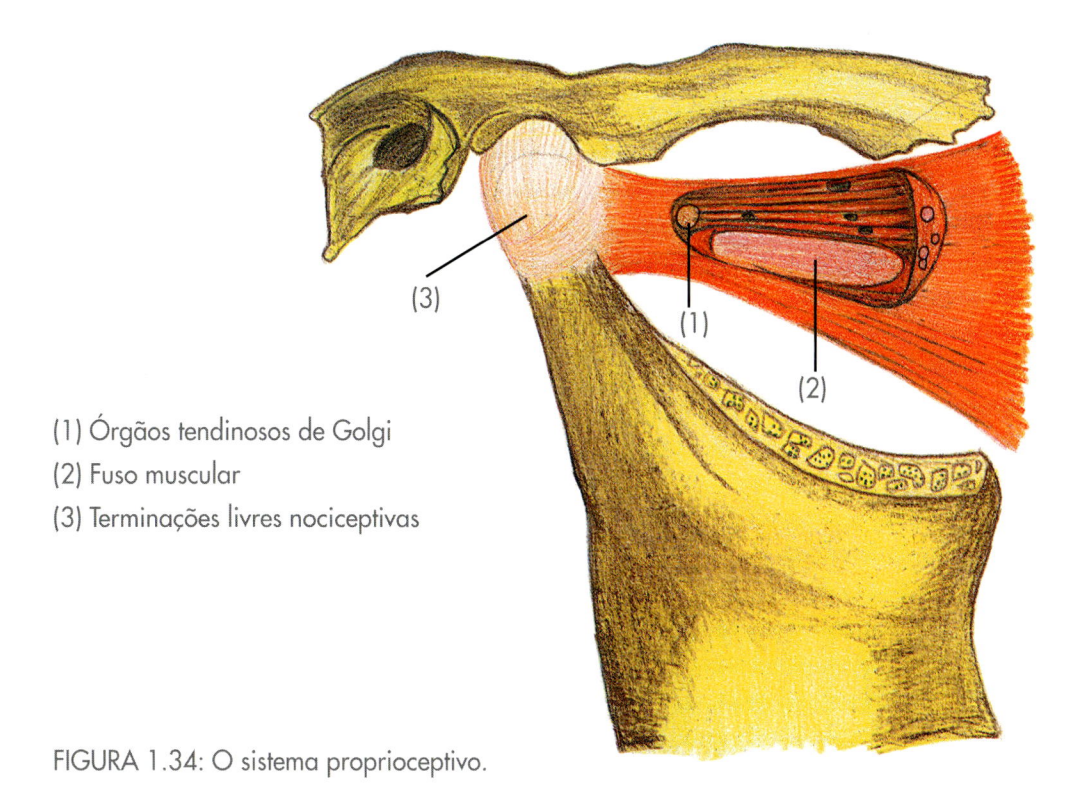

(1) Órgãos tendinosos de Golgi
(2) Fuso muscular
(3) Terminações livres nociceptivas

FIGURA 1.34: O sistema proprioceptivo.

res. Estes engramas requerem, ao nível do sistema nervoso central, não só o conhecimento da posição dos elementos constitutivos, mas também o grau de força e de pressão suportado pelos mesmos. Por meio destas funções, o organismo pode regular os movimentos e preservar a integridade do sistema.

No sistema estomatognático, a propriocepção encontra-se presente não só nos músculos e nas articulações, mas também no periodonto, a fim de proteger a articulação dentária, a qual habitualmente denominamos oclusão.

A propriocepção nos músculos craniocervicomandibulares

Dentro dos músculos existem dois tipos fundamentais de proprioceptores, que são o fuso muscular e os órgãos tendinosos de Golgi. O fuso muscular, segundo Cooper e Daniel, é formado por várias fibras musculares estriadas modificadas, denominadas fibras intrafusais, rodeadas por uma cápsula fusiforme com uma extensão total de 5 a 10mm. Estas fibras intrafusais são em número de 6 a 12 e entre elas existem dois tipos distintos, denominados: fibras do saco perinuclear e fibras da cadeia nuclear.

Rodeando estas fibras, encontram-se grandes quantidades de terminações nervosas sensoriais, que são de dois tipos: dinâmicas e estáticas, com terminações que rodeiam as fibras intrafusais.

Estas terminações possuem seus corpos neurais no núcleo mesencefálico, enquanto que as terminações periféricas seguem junto aos nervos motores, que enviam seus axônios desde o núcleo mastigatório.

Os neurônios sensitivos primários, normalmente, estão localizados em gânglios fora do sistema nervoso central, sendo a única exceção os neurônios que constituem o núcleo trigeminal mesencefálico.

A propriocepção no órgão dental

As fibras que irrompem no periodonto possuem características distintas, sendo estas ainda diferentes das fibras nervosas encontradas na polpa.

Em peças histológicas obtidas das regiões canina e incisiva de cães, pode-se observar a presença de fibras mielínicas com uma secção entre 5 e 8µ, com terminações livres em forma de anel.

Também existem fibras que possuem estruturas mais complexas em suas terminações, semelhantes aos corpúsculos de Ruffini, do tato.

Foram encontradas, ainda, fibras amielínicas que se assemelham às terminações livres existentes na pele.

Todos estes neurônios possuem seus corpos neurais no Gânglio de Gasser, embora existam provas que indicam a possibilidade de que a real localização dos neurônios periodontais encontra-se no núcleo mesencefálico do V par ou nervo trigêmeo.

Entre os receptores periodontais, podemos descrever os receptores fisiológicos e os receptores nociceptivos. Os receptores fisiológicos detectam as forças que se aplicam ao dente, como havia descrito Pfaffmann (1939). Os mesmos são sensíveis à intensidade da força aplicada, seja horizontal ou vertical, ao nível coronário.

Estas terminações nervosas podem ser descritas pelo ponto de vista fisiológico, em três grupos:

Receptores de atividade espontânea;
Receptores de adaptação lenta;
Receptores de adaptação rápida.

Todos estes receptores apresentam uma grande especificidade quanto à direção da força, a qual é, aparentemente, o fator desencadeante do impulso.
Estes receptores encontram-se inervados por fibras mielínicas.
Os receptores nociceptivos encontram-se conectados a fibras de pequeno calibre, que podem ser mielínicas ou amielínicas.

FISIOLOGIA

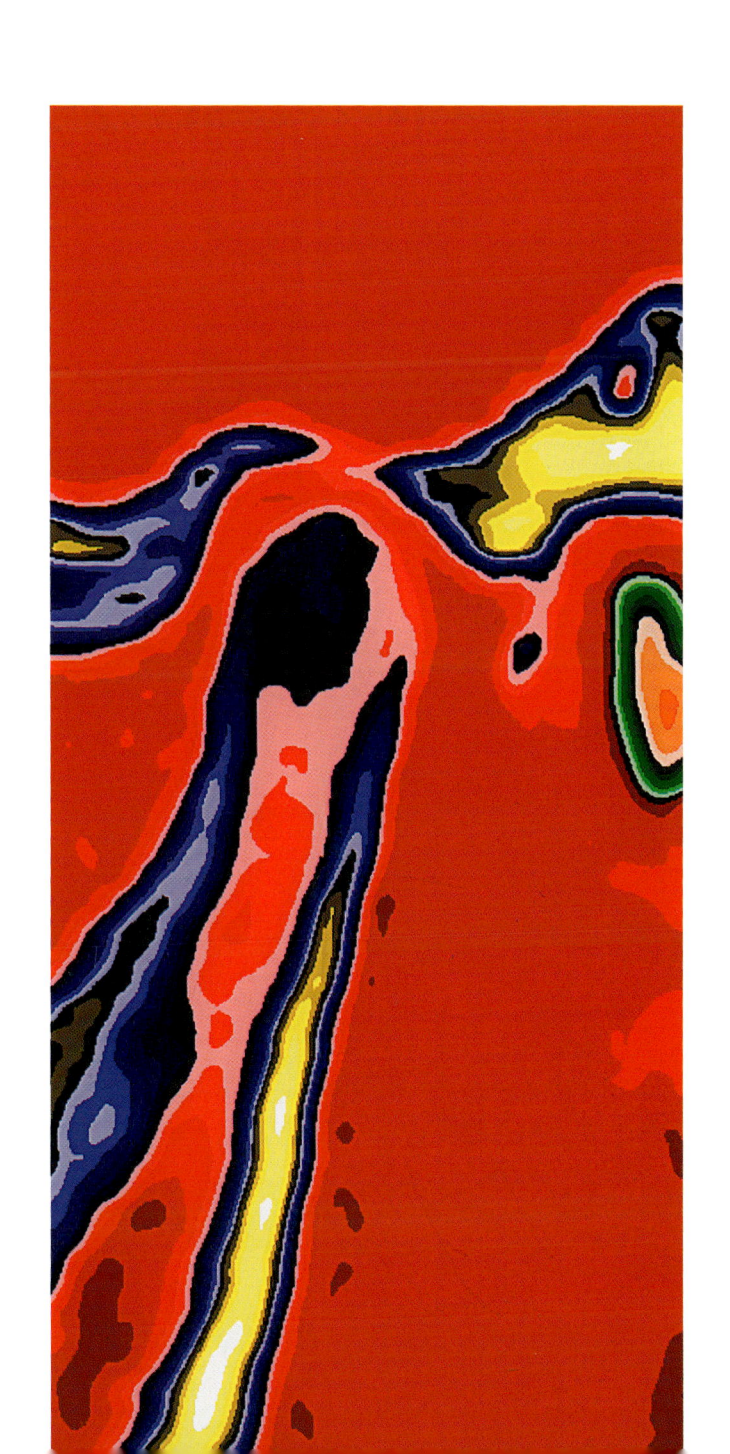

Capítulo II

FISIOLOGIA DO MOVIMENTO MANDIBULAR

Sempre se falou da importância do equilíbrio muscular durante a função, mas, na realidade, existem dois momentos nos quais o equilíbrio muscular é fundamental. Um desses momentos ocorre durante as funções orais e o outro, não menos importante, ocorre durante a posição da mandíbula em repouso.

O chamado equilíbrio muscular é determinado por uma precisa inter-relação entre forças musculares e proprioceptores, definido por McConail, que escreveu: "não se mobilizam mais fibras do que aquelas necessárias para estabilizar ou mover um osso contra a gravidade ou outras forças que a ele se oponham". Com este princípio, o autor quer assinalar que nos movimentos mandibulares, somente é utilizada a menor quantidade de fibras necessárias para se conseguir um movimento.

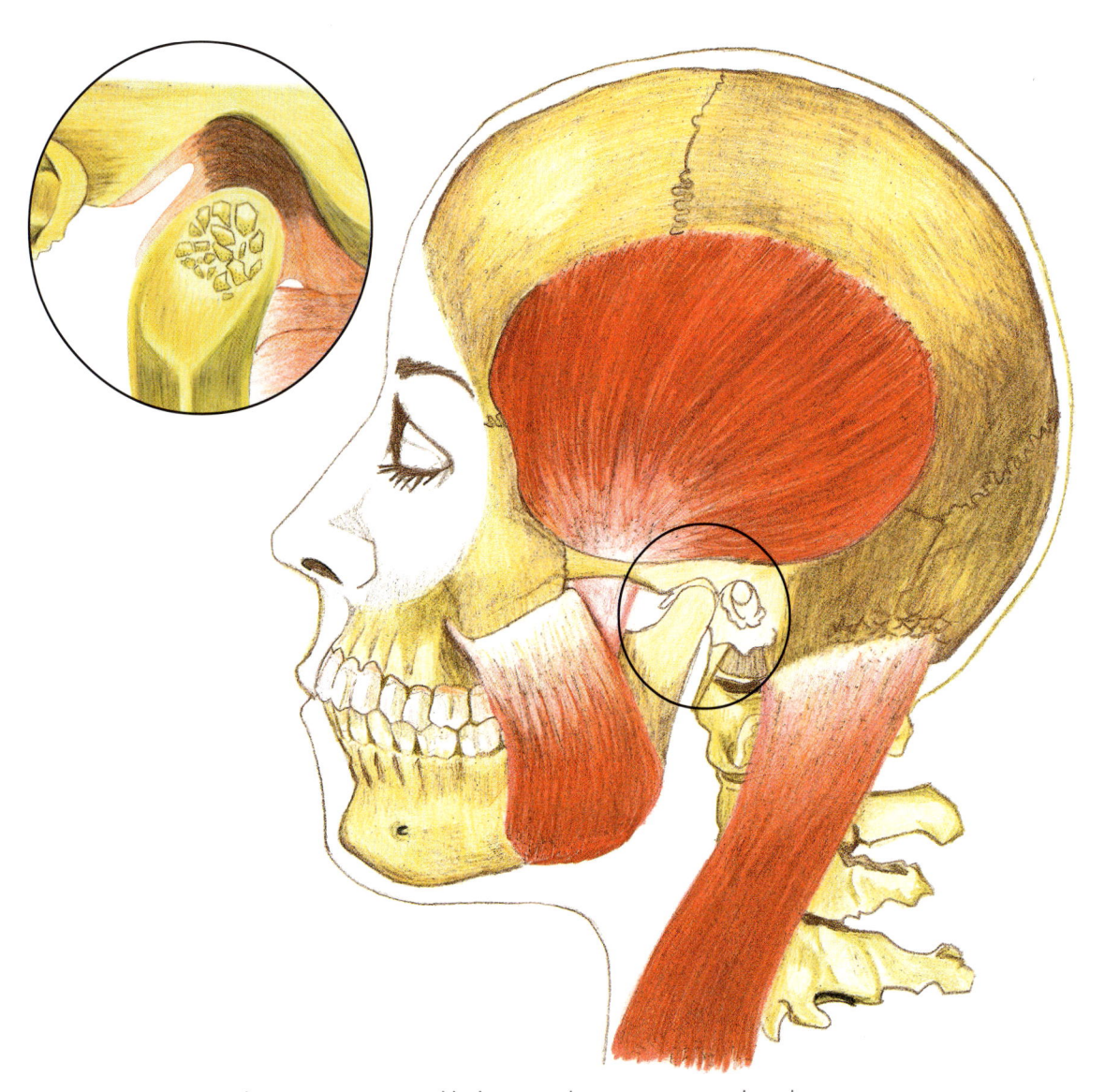

FIGURA 2.1: A articulação temporomandibular em relação à posição da cabeça.

POSIÇÃO DE REPOUSO MANDIBULAR

O maciço craniofacial é composto por numerosos ossos, unidos entre si por suas suturas. A mandíbula é produto da união precoce de dois ossos que, por sua vez, encontram-se articulados, por meio de ambas as articulações temporomandibulares, ao crânio.

Para completar a complexidade deste quadro, a mandíbula articula-se com o maxilar superior por meio dos contatos intermaxilares das 32 peças dentárias. Isto nos faz compreender a diversidade de fatores que podem influir na oclusão máxima ou habitual.

A posição de repouso, ao contrário, está determinada apenas pelo comprimento dos músculos e seu tônus muscular postural.

O primeiro deles é determinado por fatores genéticos, enquanto que o tônus muscular é produto da contração parcial dos distintos feixes musculares, podendo o mesmo ser influenciado pela posição postural do indivíduo e por fatores tensionais psicológicos.

Posição de repouso em indivíduos sãos

Jankelson a define como aquela posição na qual os tônus musculares se acham em perfeito equilíbrio. Clinicamente, é a posição na qual a mandíbula se encontra suspensa no espaço pelos músculos craniocervicomandibulares, em um indivíduo são, de pé, com a vista posta em um ponto distante situado na mesma altura dos olhos. Nesta posição, o indivíduo se encontra em repouso e com um espaço de cerca de 1,5 a 2 mm entre as arcadas superior e inferior, sendo este espaço denominado espaço livre interoclusal. A transição entre a posição de repouso e a posição de oclusão habitual deve configurar uma linha reta nos três sentidos do espaço, coincidente com as trajetórias musculares.

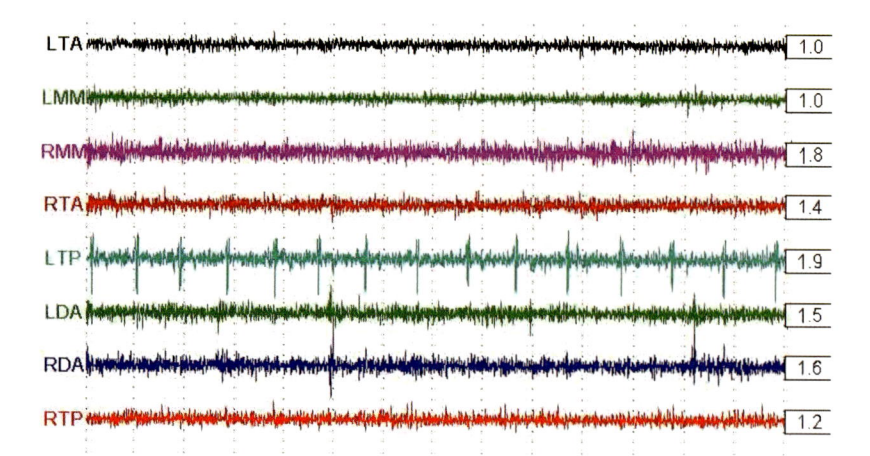

FIGURA 2.2: Registro eletromiográfico basal.

Portanto, a posição mandibular de repouso encontra-se regulada pelo sistema neuromuscular, o qual toma referentes exocorporais e referentes intracorporais.

Entre os primeiros, podemos citar a visão e os órgãos do equilíbrio. Entre os segundos, os proprioceptores situados no periodonto, músculos, articulações e ligamentos.

Além do mais, o sistema nervoso central toma, também, como referência as vias aferentes provenientes de distintas funções como, por exemplo, os referentes das vias digestivas e respiratórias superiores; a língua, durante a mastigação e a deglutição, etc.

Todos estes elementos servem como indicadores para o sistema nervoso determinar a localização correta da mandíbula em sua posição de repouso, que podemos definir como a posição da mesma quando nenhuma de suas funções dinâmicas está sendo levada a cabo e na qual o sistema nervoso central, a partir dos referentes proprioceptivos pode manter a mandíbula estável e com a menor atividade muscular possível. Esta posição deve permitir que as vias respiratórias superiores mantenham-se livres, possibilitando que a faringe se conserve sem obstruções, uma vez que existe um reflexo proprioceptivo que o assegura. O mesmo encontra-se determinado pela face dorsal da língua, a qual se relaciona com o sistema nervoso central, determinando-se um movimento da mesma para a frente pela ação dos genioglossos, associados nesta função pelos constritores da faringe.

Portanto, o sistema nervoso central, através de seus sensores de dióxido de carbono, influi na determinação da posição mandibular de repouso.

De modo contrário, durante a deglutição, os proprioceptores que se situam na face súpero-anterior da língua e no periodonto regulam sua função. Mas na deglutição a mandíbula cumpre a função de suporte dos músculos supra-hióideos, para permitir a elevação da cartilagem hióidea durante a mesma, quando a posição de repouso encontra-se interrompida e substituída por uma posição articular interdentária.

Durante a fonação, a posição mandibular e os movimentos da mesma encontram-se influenciados pela percepção auditiva.

Em síntese, podemos ressaltar que a posição mandibular é influenciada pelas vias aéreas superiores, as vias digestivas superiores, a língua, os proprioceptores periodontais, articulares, tendinosos, musculares e pelos sentidos do equilíbrio e visão. Quando o equilíbrio de todos estes sistemas determina uma posição de repouso mandibular, surge entre as arcadas dentárias — ou entre os maxilares, em pacientes edêntulos —, um espaço denominado espaço livre interoclusal, cuja dimensão pode variar conforme o paciente, assim como o mesmo pode ter valores considerados patológicos.

A posição de repouso não é uma posição estática, mas, ao contrário, é influenciável pela posição da cabeça.

Durante muitos anos, buscou-se sistemas efetivos para determinar o espaço livre interoclusal, mas somente com a aparição dos aparelhos computadorizados pôde-se realizar medições precisas (Ver em "*Métodos de diagnóstico*").

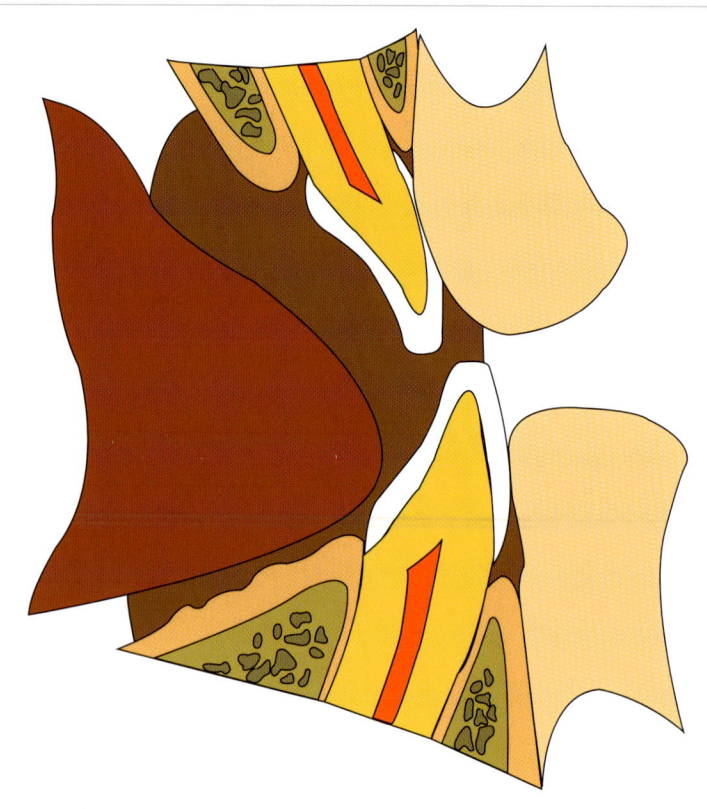

FIGURA 2.3: Posição de repouso, segundo Alonso. Modificado de **Alonso, AA, Albertini, JS, Bechelli, AH : Oclusión y diagnóstico en rehabilitación oral. Ed. Panamericana. Buenos Aires. 1999.**

Alguns autores sustentam que esta posição é mantida pelas estruturas elásticas que circundam a articulação, embora outros autores considerem-na mantida apenas pela extensão dada aos músculos pela titina e pela elasticidade dos tecidos moles.

O conceito atual, dados os conhecimentos mais modernos a respeito, faz-nos reconhecer o tônus muscular como o responsável pela posição de repouso da mandíbula.

FATORES QUE INFLUEM NA POSIÇÃO DE REPOUSO MANDIBULAR

Muitos fatores podem influir na posição de repouso mandibular e, conseqüentemente, produzir mudanças no espaço livre interoclusal. Os mais citados na literatura são a posição da cabeça, efeitos ambientais, sentido da visão e a influência dos proprioceptores.

Modificações da PRM por influência da posição da cabeça

Estes pesquisadores sustentam a teoria de que a posição de repouso é mantida pela quantidade variável de fibras ativas, nos diferentes músculos mandibulares. Eles demonstraram, tanto em animais como em humanos, que a atividade muscular decresce quando a mandíbula se encontra em repouso.

Ainda assim, observações realizadas em pessoas obrigadas a dormir em posição sentada demonstraram um aumento do espaço livre interoclusal. Isto nos leva a considerar duas teorias distintas:

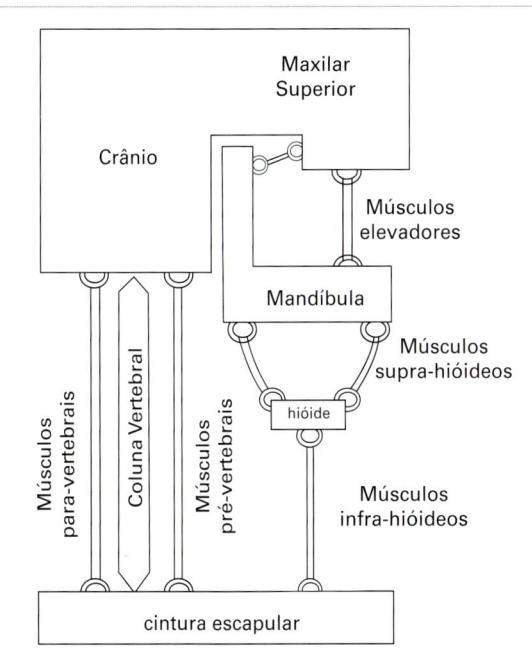

FIGURA 2.4: Diagrama mecânico do equilíbrio estomatognático. Fonte Hartmann F, Cucchi G. Les dysfounctions cranio mandibulaires SADAM. Nouvelles implications medicales. Springer Verlag. Paris 1993

1. Ao se produzir o relaxamento dos músculos durante o sono, a força da gravidade atua sobre a mandíbula, produzindo a descida da mesma, até o alongamento máximo dos músculos.

2. O relaxamento dos músculos cervicais (especificamente os músculos da nuca) encontra-se diretamente relacionado com a posição mandibular, portanto, as posições da cabeça e do pescoço seriam diretamente responsáveis pela localização espacial da mandíbula.

Em experiências clínicas por nós realizadas, utilizando um eletromiógrafo computadorizado e eletrodos de superfície, pudemos observar claramente as variações nos registros que se produziam em nível muscular, variando o paciente de uma posição em pé para outra, sentado em uma poltrona, na cadeira odontológica, ou reclinado sobre esta.

Outros autores comprovaram que a injeção de anestesia no músculo temporal anterior diminui a atividade muscular na posição de repouso, durante 30 minutos.

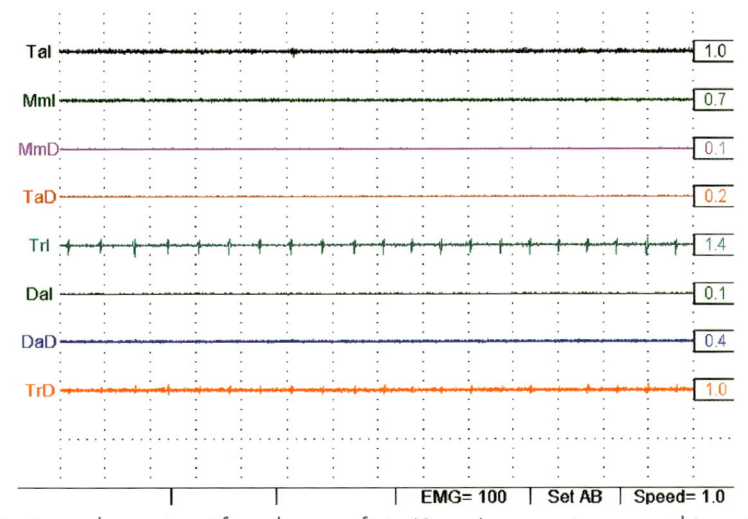

FIGURA 2.5: Registro eletromiográfico de superfície (Semg) em paciente com hipoatividade dos músculos mastigadores primários em repouso.

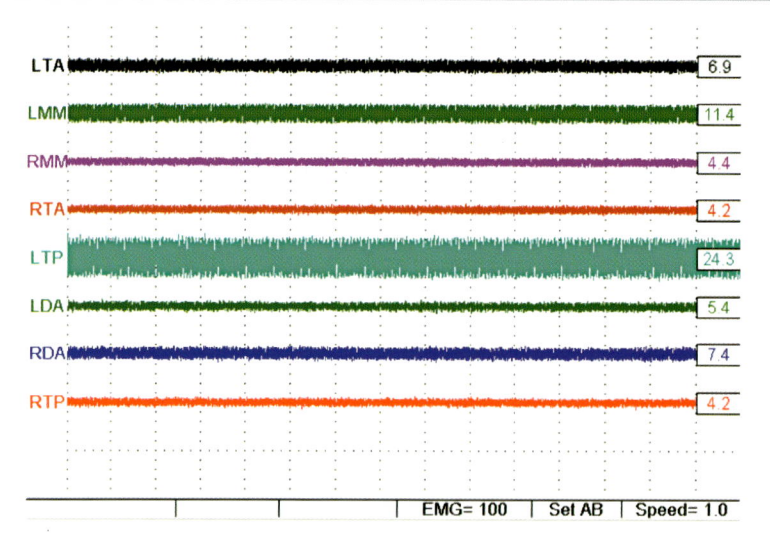

FIGURA 2.6: Registro eletromiográfico de superfície (Semg) em paciente com hiperatividade dos músculos mastigadores primários em repouso.

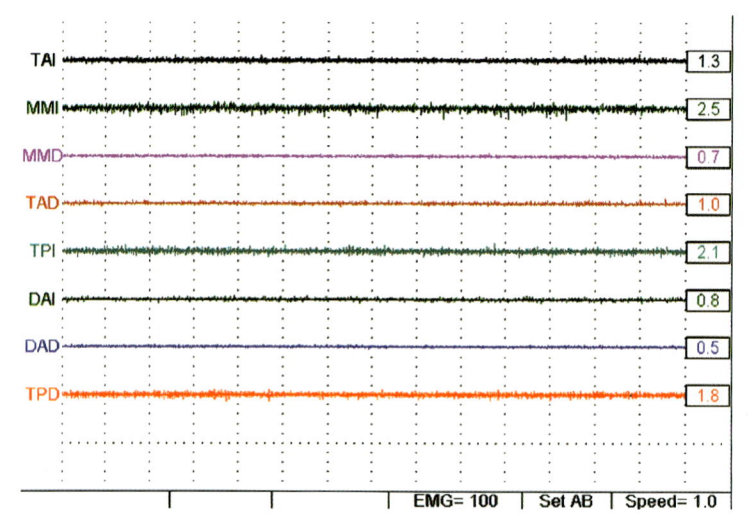

FIGURA 2.7: Paciente com hipoatividade dos músculos mastigadores primários em repouso por fratura do colo do côndilo direito.

Muitos estudos neurológicos realizados sobre a relação do sentido de equilíbrio demonstraram sua influência sobre os músculos antigravidade dos membros, o que parece prever a existência de uma relação direta entre os centros neuronais motores que situam tridimensionalmente a mandíbula e os centros de equilíbrio.

Modificações da PRM por influência do sentido da visão

Outra percepção sensorial que influi na posição de repouso mandibular (PRM) é a visão. Se compararmos a PRM de um indivíduo no instante em que lhe solicitamos que feche os olhos, poderemos observar um rebaixamento mandibular.

Kawamura e Fujimoto encontraram um incremento de até 2mm ao solicitarem aos pacientes que fechassem os olhos durante o registro, resultados que não foram confirmados por nós.

Estudos realizados em macacos demonstraram uma diminuição da atividade do temporal anterior, coincidente com o fechamento dos olhos (Miller). Alguns autores consideram este efeito associado com o relaxamento dos músculos da nuca, por não se verem os mesmos forçados a manter uma ação de suporte da cabeça durante esse período.

Outros autores têm encontrado modificações significativas nos registros, diminuindo somente a intensidade da luz ambiental. Yem, em seus estudos relativos ao *stress*, utilizou *flashes* luminosos para produzi-lo, obtendo um aumento da atividade muscular como resposta aos mesmos.

Importância dos proprioceptores na PRM

Embora a visão e a posição da cabeça sejam os elementos que mais influem na localização mandibular, é impossível deixar de mencionar o papel dos proprioceptores no controle dos impulsos musculares que a posicionam. Estes proprioceptores encontram-se conectados com os centros nervosos por meio de vias de condução que podem ser mono ou polissinápticas.

Estas vias de condução nervosas modificam os centros nervosos que inervam os músculos elevadores da mandíbula, baixando seus limiares de estimulação e tornando as sinapses mais excitáveis.

TRAJETÓRIA DE FECHAMENTO

A trajetória de fechamento é o percurso realizado durante o deslocamento da mandíbula, quando esta passa de sua posição de repouso (PRM) à posição de oclusão habitual. Esta trajetória é o resultado dos diversos vetores de contração muscular, os quais determinam uma linha de deslocamento mandibular, que leva a mandíbula a uma posição de contato com seu antagonista.

Este eixo ou trajetória de fechamento deve coincidir com os padrões neuromusculares que a originam, já que, não sendo assim, estaríamos em presença de uma discrepância oclusoneuromuscular que trará desequilíbrios funcionais correlacionados, tanto locais como a distância.

Características da trajetória de fechamento

A trajetória de fechamento mandibular é, normalmente, uma linha reta em sentido tanto ântero-posterior como sagital, com uma amplitude total oscilando entre 40 e 50 mm. Esta linha pode apresentar, nos últimos 10 ou 15 mm, um arco de circunferência, sem que isto signifique nenhum tipo de patologia.

Alguns autores ressaltam a importância da abertura, mas antes de considerar estes valores, é necessário ter em conta as características físicas do paciente, visto que um paciente hiperlasso pode apresentar uma abertura de 40 mm, e esta ser para ele uma limitação severa, já que equivaleria a uma abertura de 28 a 30 mm em um paciente normal.

O trajeto de fechamento deve ser coincidente com o de abertura e sua velocidade de deslocamento deve estar compreendida entre 250 e 450 mm por segundo.

Estas medições são muito facilmente realizáveis por meio dos aparelhos computadorizados, uma vez que estes nos permitem realizar grande quantidade de medições de alta qualidade, em um só movimento de abertura e fechamento.

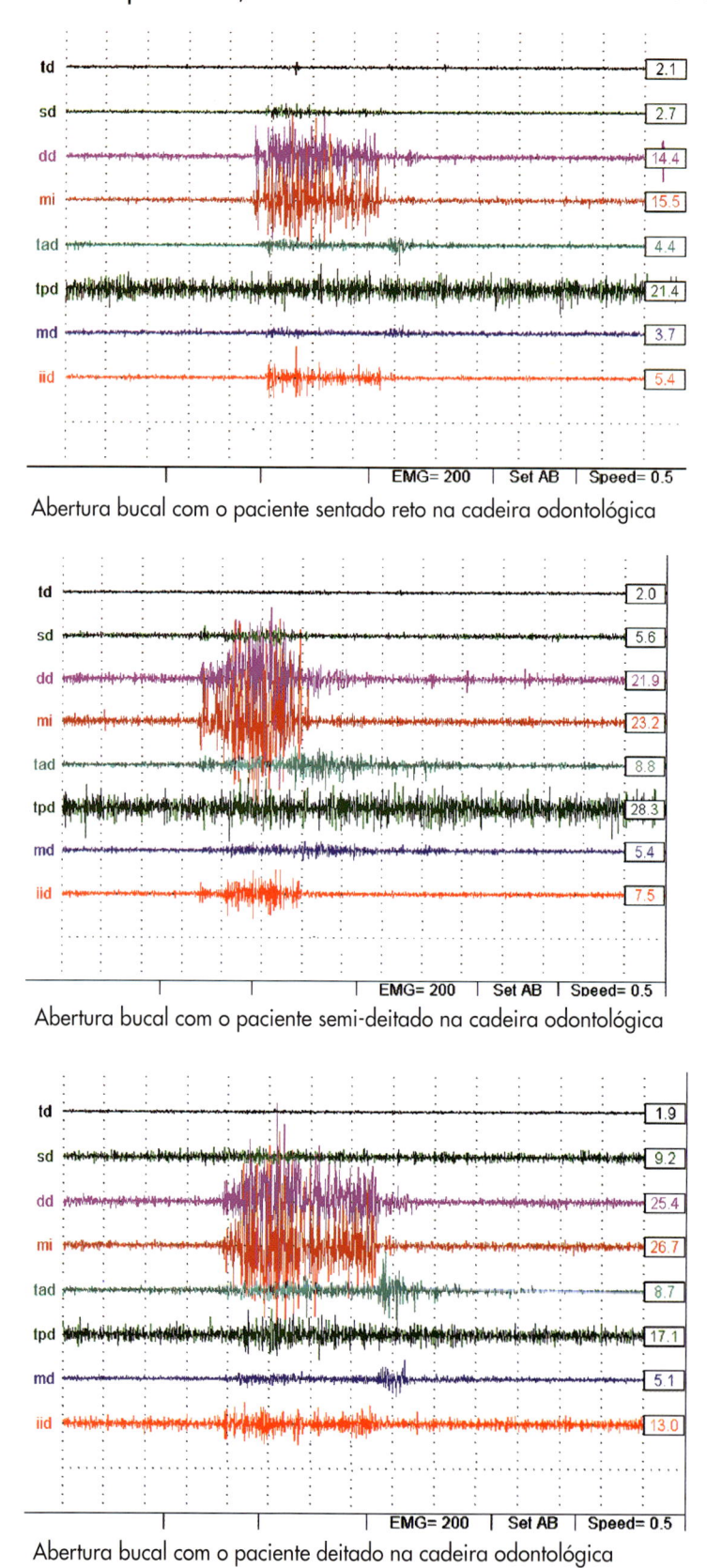

Abertura bucal com o paciente sentado reto na cadeira odontológica

Abertura bucal com o paciente semi-deitado na cadeira odontológica

Abertura bucal com o paciente deitado na cadeira odontológica

FIGURA 2.8: Variações da atividade muscular no indivíduo, segundo a posição de seu corpo.

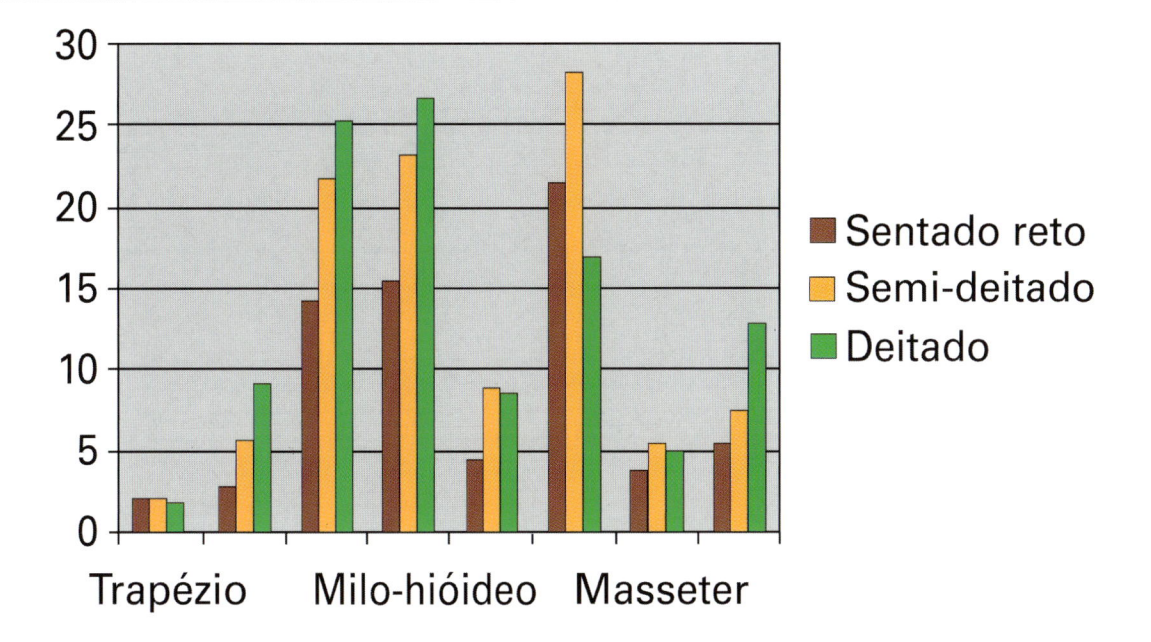

FIGURA 2.9: Variação da atividade muscular segundo a posição do paciente.

Patologia da trajetória de fechamento

A trajetória de fechamento pode apresentar alterações de tamanho, de direção, de forma, e em sua velocidade.

Alterações de tamanho:

Conforme dissemos, a trajetória de fechamento mandibular pode apresentar alterações em seu tamanho, produto da diminuição da abertura. Esta diminuição pode ser produto de alterações no interior da articulação, ou fora dela.

Estas alterações podem afetar o deslocamento mandibular nos três sentidos do espaço. A relação ântero-vertical, durante a abertura, deve manter a seguinte relação: a cada 2 mm de deslocamento vertical devemos obter 1 mm de deslocamento ântero-posterior a resultante posterior.

Alterações de direção:

O ciclo de abertura e fechamento pode ser um importante sinal de disfunção temporomandibular, sendo o desdobramento deste ciclo resultante de uma falha de coordenação entre o componente dentário e o componente muscular.

a) Abertura anterior, com respeito à trajetória de fechamento:

Fala-nos de uma oclusão construída em uma posição anterior, com respeito aos vetores musculares de fechamento. Esta alteração pode ter sua origem em interferências oclusais no setor posterior e, entre elas, pode ser devida à extrusão compensadora de alguma peça dental, ante a falta de seu antagonista.

b) Abertura posterior, com respeito à trajetória de fechamento:

Esta patologia é determinante de uma oclusão construída posteriormente, em relação aos vetores musculares de fechamento.

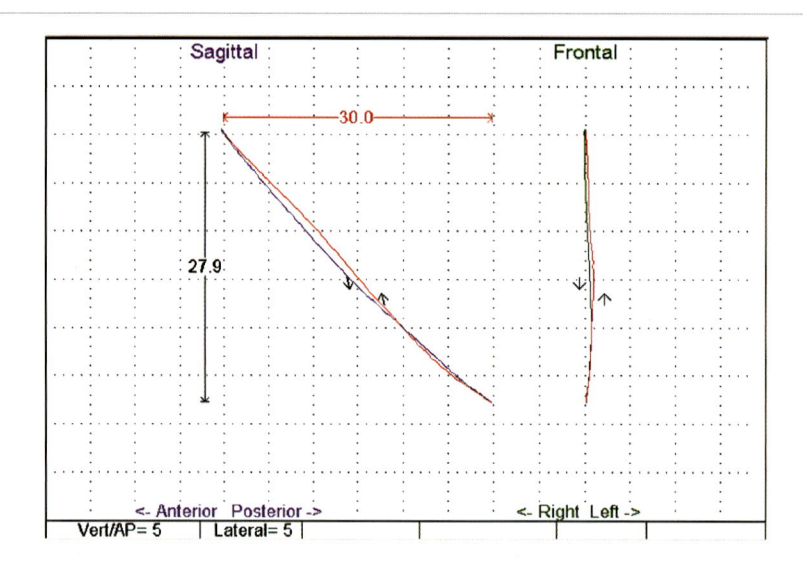

FIGURA 2.10: Gráfico de abertura do indivíduo são.

Esta alteração costuma ter sua origem em interferências oclusais situadas no setor anterior. Uma das razões mais comuns desta patologia é uma localização alterada da guia incisiva.

c) Abertura e fechamento cruzados:

Este traçado costuma dever-se a uma alteração intra-articular, muito freqüentemente a um estalo produzido por uma luxação anterior redutível do disco articular, possivelmente associada a uma guia incisiva mal-situada, no sentido ântero-posterior.

d) Abertura vertical:

É característica de pacientes com uma mordida profunda, cuja origem pode ser uma extrusão do setor anterior ou uma intrusão dos setores posteriores.

Alterações da forma:

Em alguns casos, a alteração deste registro inclui não apenas o sentido ântero-posterior mas também o transversal, gerando modificações tridimensionais denominadas alterações de forma.

Estas modificações são produto de graves alterações no sistema muscular, associadas ou não a patologias intra-articulares ou, em outros casos, resultante de problemas neurológicos severos.

Alterações da velocidade:

Os gráficos de velocidade de abertura são um importante referencial do estado de funcionamento dos músculos, já que nos dá conta dos impulsos proprioceptivos do sistema.

Um sistema proprioceptivo são pode realizar movimentos musculares a grande velocidade, dando-nos gráficos similares a um círculo ligeiramente aplanado, próximo dos movimentos máximos de abertura e fechamento (Figura 2.16).

Por outro lado, ao produzir-se um desequilíbrio no sistema muscular, ou uma disfunção do mesmo, os movimentos perdem sua velocidade, dando origem a um sintoma denominado bradicinesia. Este caracteriza-se por uma perda de velocidade de maneira errática, estando, em alguns casos, associado a patologias intra-articulares.

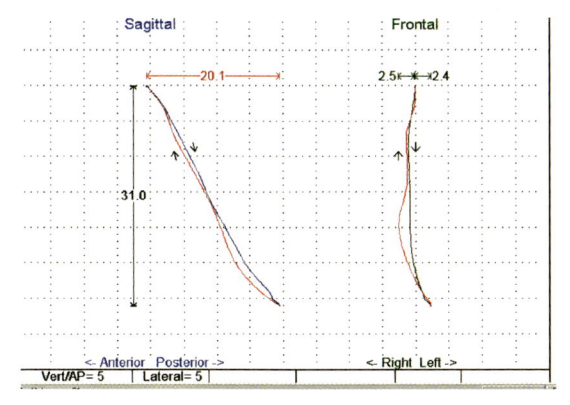

FIGURA 2.11: Abertura com cruzamento da linha média.

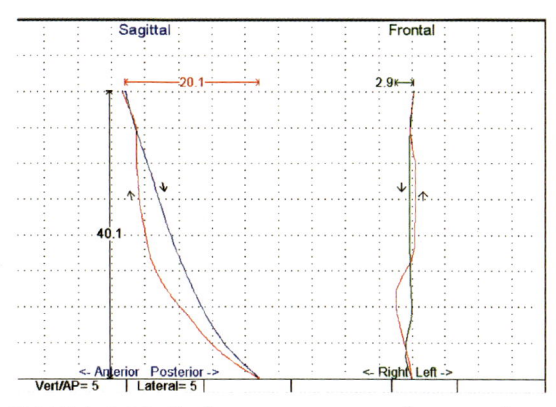

FIGURA 2.12: Fechamento com interferência da guia incisiva.

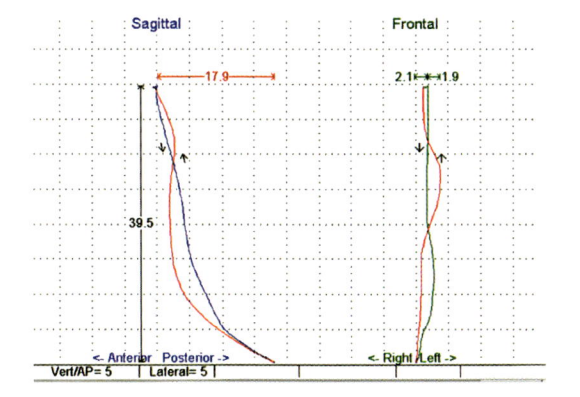

FIGURA 2.13: Fechamento com desvio em "S".

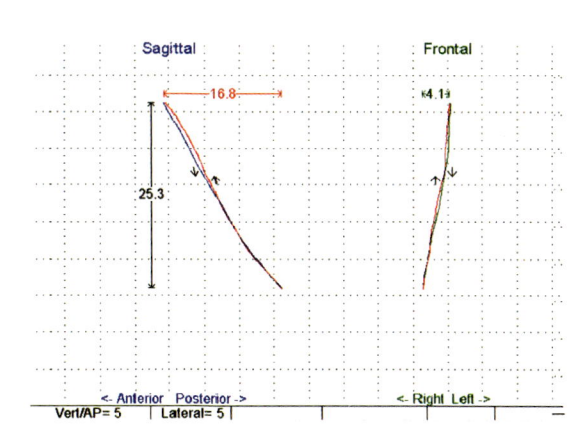

FIGURA 2.14: Abertura e fechamento com desvio lateral.

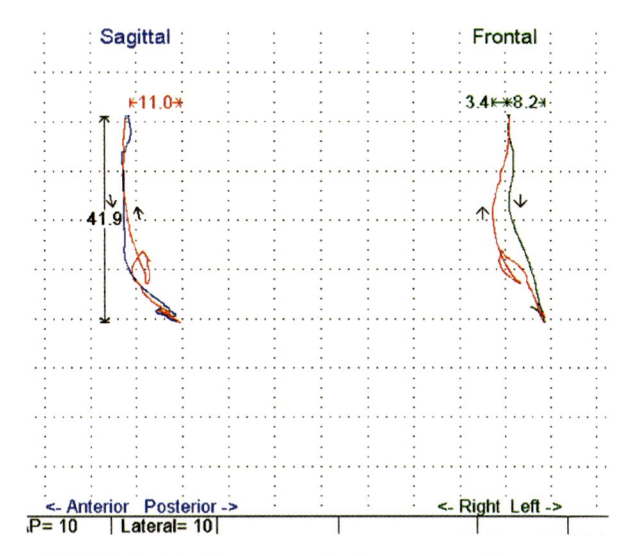

FIGURA 2.15: Abertura e fechamento caóticos.

BIOMECÂNICA DA CONTRAÇÃO MUSCULAR

Assim como os músculos esqueletais são imprescindíveis para determinar e manter a postura e os movimentos de nosso corpo, os músculos do Sistema Estomatognático são os reguladores, não só da posição mandibular, mas também de seus movimentos.

Apesar das descrições clássicas, não poderemos entender o funcionamento deste sistema se não dirigirmos nosso ponto de vista para além dos chamados músculos mastigadores e considerarmos o sistema estomatognático como o vértice de uma coluna, na qual não só uma base defeituosa pode trazer a sua própria derrocada, mas também temos de ter clareza de que uma carga excessiva em seu capitel pode trazer alterações em seu equilíbrio, as quais alteram sua totalidade.

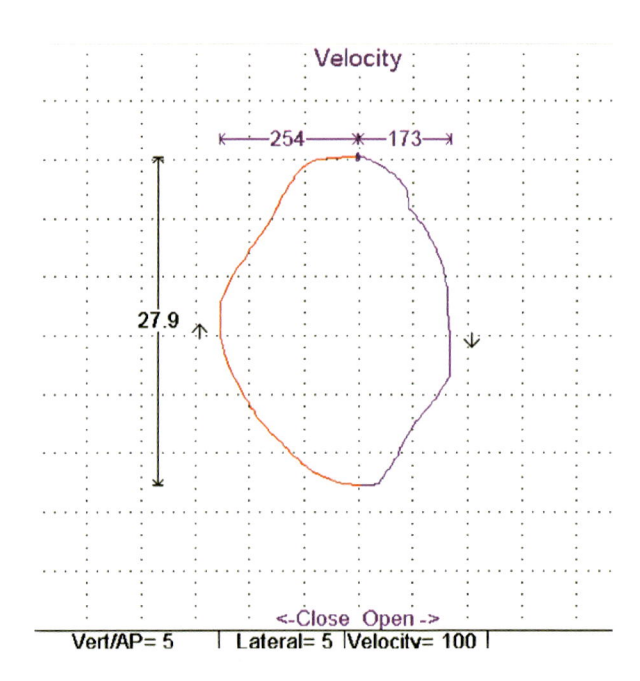

FIGURA 2.16: Gráfico ideal de velocidade de abertura.

Para tanto, ampliamos nossos estudos sobre os músculos, incluindo aqueles que têm inserções na cintura escapular, já que consideramos que muitos deles comportam-se como músculos mastigadores secundários, que se encontram ligados às alterações de função que podem ocorrer no sistema estomatognático. Sem dúvida, então, toda patologia que possa surgir na articulação temporomandibular influirá no correto funcionamento das massas musculares de todos aqueles músculos que se encontram relacionados com a cintura escapular.

A mandíbula possui 27 músculos nela inseridos, dos quais alguns se inserem para permitir que ela realize os movimentos necessários, enquanto outros tomam-na como suporte para deslocar outras estruturas distantes. Os músculos efetores da mandíbula efetuam forças capazes de deslocar a mesma, gerando não somente translações simples da mandíbula, mas também torques ou torções sobre esta, que variam segundo os pontos de aplicação destas forças.

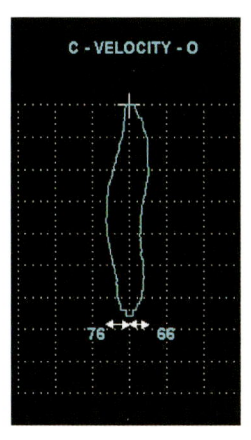

FIGURA 2.17 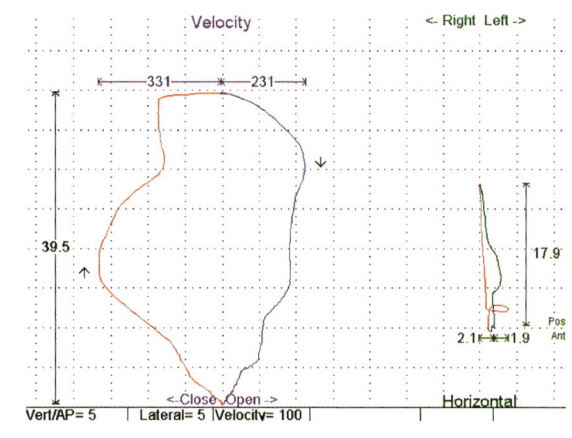   FIGURA 2.18

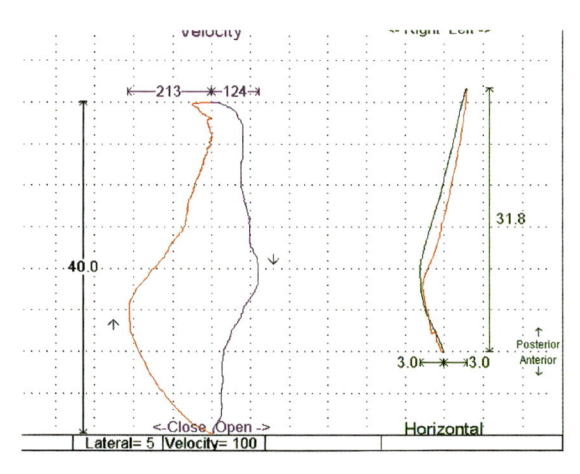

FIGURA 2.19 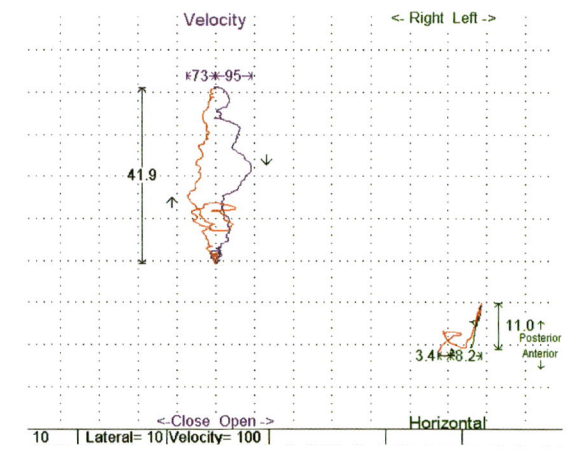   FIGURA 2.20

FIGURAS 2.17-20: Modificações da velocidade de abertura associadas a alterações patológicas nos movimentos mandibulares.

Portanto, devemos esclarecer o conceito de que todo movimento de translação gerado pelos músculos traz, ao par, um movimento de rotação. Este movimento de rotação é produto de um eixo variável, cujo centro, contrariamente ao que durante anos se sustentou, não se encontra situado na cabeça do côndilo, mas, ao contrário, no centro do ramo ascendente da mandíbula, nas proximidades da entrada do conduto dentário inferior.

Por outro lado, embora os músculos desenvolvam forças resultantes da contração de suas fibras, devemos recordar que toda contração implica na rotação intrafibrosa de seus componentes, a qual se transforma em um vetor de força. Estes vetores de força, ao produzirem mudanças na posição dos elementos de suporte, produzem mudanças rotacionais, dando origem a torques ou movimentos de rotação cujo eixo não é constante.

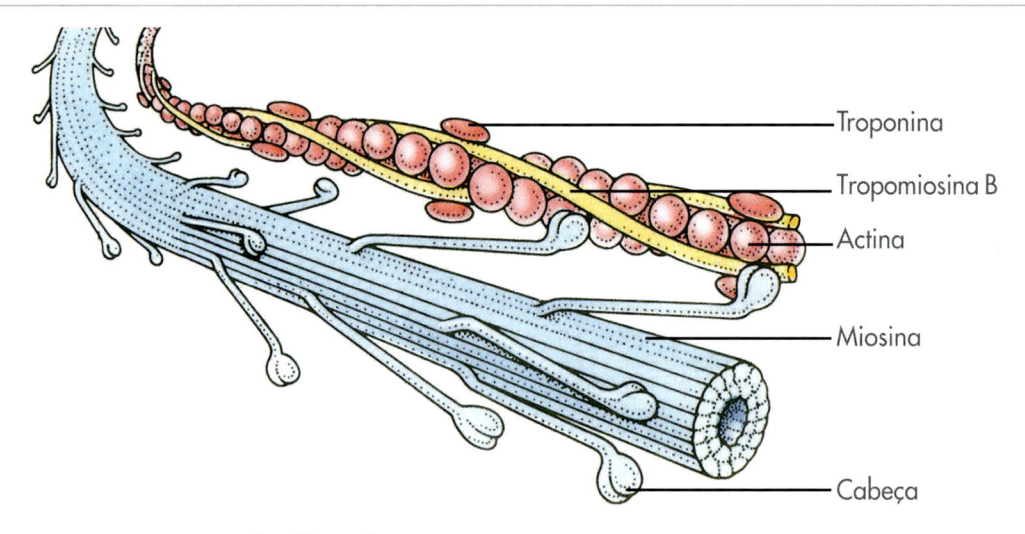

FIGURA 2.21: Estrutura das fibras de actina e miosina.
(CAYMAN, CHARLES. The Human Body. DK Publishing).

Ao analisarmos, então, o movimento de abertura mandibular, podemos determinar a existência de dois pontos de deslocamento. O primeiro deles, e o mais estudado, é o côndilo mandibular o qual, como todos sabemos, desloca-se para a frente, sobre a vertente posterior do zigoma até sua cúspide, à qual, em alguns casos, ultrapassa. O segundo é o ângulo goníaco, que se desloca para trás com a mesma orientação e em sentido oposto ao do seu vetor de fechamento.

É fácil compreender, então, que o centro de deslocamento mandibular deve se encontrar em algum ponto eqüidistante aos anteriormente mencionados.

Estes conceitos fizeram HYLANDER (1983) questionar os momentos de rotação descritos nos músculos craniomandibulares, depois de estudar os deslocamentos mandibulares em relação com os músculos masseter e pterigóideo interno e o momento de contração destes músculos.

Gibbs, por outro lado, demonstrou que, durante a mastigação, tanto o côndilo do lado de trabalho, como o do lado de equilíbrio, sofrem a força muscular, como resultado das forças de torque produzidas. É, então, de se supor que a distribuição de forças geradas pelos músculos faz-se, de igual maneira, sobre os dentes e sobre as articulações temporomandibulares.

Se bem que isto seja particularmente certo na oclusão habitual, este conceito não se realiza durante a mastigação, visto que a força gerada durante a mesma encontra-se condicionada por diferentes fatores, entre eles a consistência da substância interposta à mastigação, o lado de trabalho, o lado de equilíbrio, etc.

Os modelos matemáticos e cibernéticos desenvolvidos demonstram que, pelo contrário, a carga aplicada durante a mastigação atua, especificamente, sobre diferentes setores da arcada e da mandíbula. Estes modelos servem para verificar os efeitos que podem produzir as mudanças de altura maxilar ou o adiantamento mandibular, sobre a distribuição de forças. Por meio deles, observou-se que o ponto central da oclusão é dado pela cúspide mesiobucal do primeiro molar superior, sendo este o ponto de equilíbrio com respeito aos músculos temporais e masseteres.

CONCEPÇÃO TRIDIMENSIONAL DAS FORÇAS MANDIBULARES

As forças musculares são fundamentais na determinação da localização de nosso corpo. Os músculos craniocervicomandibulares são fundamentais para a realização de funções imprescindíveis à vida, tais como a mastigação e a deglutição.

Não menos importante, porém, é o papel destes músculos na determinação da posição postural e no andar do indivíduo. Este implica uma atividade constante dos músculos, durante o deslocamento de nosso corpo, partindo do conceito das forças rotatórias durante a translação, as quais fazem com que nem todas as partes de nosso corpo se desloquem simultaneamente. Isto obriga à determinação de forças resultantes de diferentes fascículos, produto da confluência das contrações de diferentes fibras musculares.

Para entender este conceito, tomaremos como exemplo o músculo masseter, fascículo anterior, o qual, sabemos, tem sua inserção de suporte no arco zigomático. Dali, as fibras dirigem-se para baixo e para trás, para tomar sua inserção de ação na face externa do ramo ascendente do maxilar inferior, até chegar à borda inferior e ao ângulo goníaco.

Ao se produzir sua contração, este músculo realizará a elevação e o adiantamento da mandíbula, produto este do vetor de deslocamento do músculo citado. Mas se considerarmos a contração das fibras mais superficiais e a compararmos com a das mais profundas, dar-nos-emos conta de que, na realidade, as fibras mais profundas determinam um vetor de fechamento oblíquo à face externa do ramo ascendente, e não paralelo à mesma, como é o das fibras mais externas do músculo.

Este conceito, associado à distribuição das fibras musculares dentro do músculo, obriga-nos a desenvolver a idéia de vetores musculares, em lugar dos conceitos clássicos dos movimentos mandibulares lineares. É a partir desta idéia que Grant, ao analisar os movimentos mandibulares determina múltiplos centros de rotação durante a contração dos mesmos.

Gibbs assinalou que o centro de translação observado frontalmente dependia do côndilo do lado de trabalho sobre o qual se realizava o movimento. Hylander, colocando sensores nos tecidos peri-articulares de macacos, demonstrou que as forças suportadas na região estavam diretamente relacionadas com as forças exercidas, podendo-se determinar a presença de forças tanto de compressão como de estiramento. Desse modo, pôde observar a presença de forças compressivas sobre a articulação temporomandibular, seja na mastigação, seja no contato incisivo ou molar. Além do mais, pôde observar que, geralmente, as forças do lado de equilíbrio são maiores que no lado de trabalho.

Assim, observamos que a contração dos músculos não se produz nem em forma simétrica, nem sincrônica, visto que esta contração varia segundo o lado de trabalho e as características individuais do paciente.

Este conceito, denominado ordem de disparo muscular (*firing order*), descreve-nos movimentos de balanceamento nos movimentos mandibulares, os quais se encontram muito longe dos conceitos clássicos de oclusão, que consideram os movimentos mandibulares retilíneos e sincrônicos. Portanto, se criássemos um modelo ideal no qual existisse um só molar, a carga das forças musculares durante a oclusão seria distribuída sobre este molar e os côndilos mandibulares direito e esquerdo.

Do ponto de vista muscular, as forças oclusais desenvolvidas do lado de trabalho em relação às do lado de equilíbrio são, em muitos casos, três vezes superiores. Com o desenvolvimento de modelos computadorizados das forças mastigatórias, as funções biomecânicas dos músculos do sistema estomatognático têm de ser estudadas por meio de modelos cibernéticos, que nos permitam avaliar e analisar as forças, tanto em sua direção quanto em sua magnitude (Smith).

Portanto, para conseguirmos modelos eficientes, não devemos nos conformar com simples vetores que representem os músculos em seu conjunto, mas, ao contrário, devemos ter uma representação detalhada dos distintos fascículos musculares. Estes modelos deverão permitir a modificação dos vetores de força segundo a localização dos contatos oclusais e poder analisar, de maneira dinâmica, as mudanças de intensidade das forças segundo a resistência dos alimentos ou do volume a mastigar. Tais modelos nos permitirão estudar a carga real das forças sobre os côndilos.

FISIOLOGIA DO CRESCIMENTO DOS MÚSCULOS CRANIOCERVICOMANDIBULARES

Logo depois do nascimento, os músculos craniocervicomandibulares sofrem mudanças que vão além do simples crescimento. Estes músculos, durante o crescimento, apresentam uma mudança em seu tamanho, complexidade e orientação. Estudos realizados por CARLSON, em 1983, utilizando análises cefalométricas com marcadores radiopacos em músculos masseteres de macacos, demonstrou modificações nestes músculos.

Neles pôde-se verificar que, embora a mandíbula cresça para adiante e para baixo, o crescimento muscular era proporcionalmente maior, dado que o músculo cresceu 65% em um período de dois anos e meio. Assim, pôde-se observar uma migração das inserções musculares para trás e para cima.

Embora parte desta modificação seja causada ou cause as mudanças estruturais do crescimento mandibular, isto implica uma modificação das inserções musculares sub-periósticas, durante o crescimento. Estas mudanças têm sido estudadas implantando-se cilindros de gelatina de prata em diferentes profundidades dos músculos em crescimento e observando-se seu deslocamento, até a idade adulta. No seguimento da investigação, demonstrou-se que aqueles implantes colocados no meio do músculo conservavam a relação com o mesmo, enquanto os que foram colocados mais profundamente sofriam um deslocamento anterior em relação à posição inicial no músculo (Dorf).

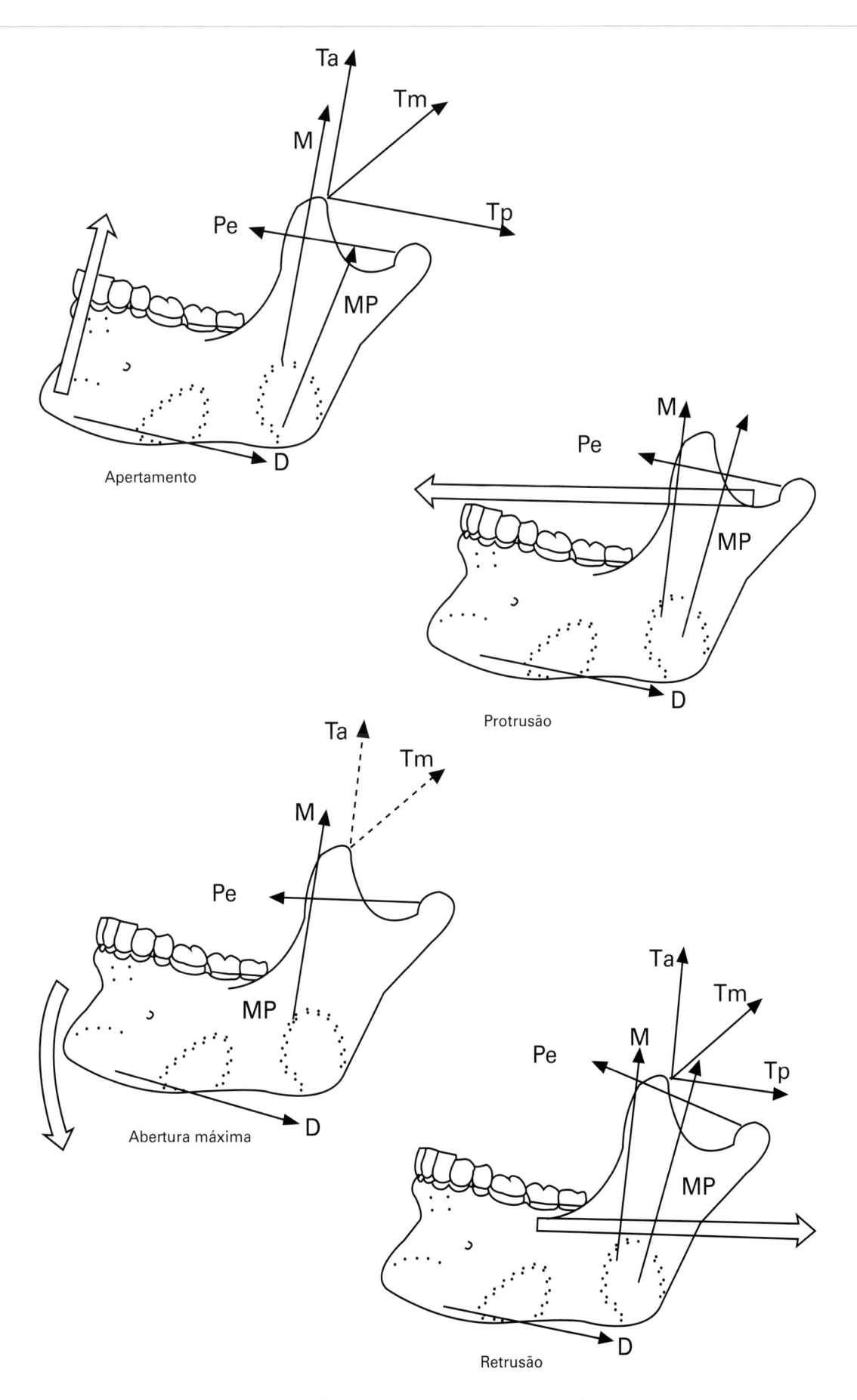

FIGURA 2.22: Atividade muscular durante os movimentos mandibulares.
Fonte: Craniomandibular muscles de Arthur Miller.

FISIOLOGIA DA ARTICULAÇÃO TEMPOROMANDIBULAR

Para compreender a fisiologia desta articulação, devemos ter uma noção bastante clara do difícil equilíbrio da mesma. As razões para isto são, primeiramente, as pressões que suporta e, em segundo lugar, o fato de que o outro extremo deste sistema são as peças dentárias.

1. Os músculos mastigadores podem produzir forças entre 100 e 500kg/cm, cujo impacto distribui-se sobre os dentes e sobre a articulação temporomandibular. Dado que esta força não se encontra mecanicamente distribuída, de maneira simétrica, entre as peças dentárias e a articulação temporomandibular, é importante compreender a intensidade da mesma. Se tratarmos de fazer uma analogia com as articulações dos joelhos, as quais são, teoricamente, as que mais força suportam no corpo humano, é sabido que toda pessoa cujo peso exceda os 100kg, apresentará inconvenientes ou alterações nas mesmas. Se fizermos um cálculo proporcional da carga suportada pela articulação do joelho, cujo menisco é cerca de 8 a 10 vezes maior, em volume, que o disco articular da articulação temporomandibular, esta última seria capaz de suportar, sem inconvenientes, pesos superiores aos 400kg. Sem dúvida, cargas desta intensidade seriam impossíveis de suportar por outro tecido vivo.

2. A peças dentárias são, sem dúvida, o limite ou ponto de detenção das forças musculares. Este limite oclusal não deve funcionar mecanicamente, mas, contrariamente ao que sustentam as escolas oclusionistas, este sistema de regulagem das forças musculares é controlado neurologicamente, através dos proprioceptores existentes no periodonto, nos tendões e nos músculos. Quando o equilíbrio destas estruturas se altera, aparecem facetas e fissuras nas superfícies dentais, prova definitiva do desequilíbrio neuromuscular existente.

É, então, importante que o leitor compreenda as tremendas pressões sob as quais se encontra sujeita a articulação temporomandibular e a importância de manter seu equilíbrio, uma vez que os danos precoces existentes (passíveis de serem reconhecidos nas superfícies oclusais) passam despercebidos na estrutura interna da ATM.

O equilíbrio hídrico é, em parte, o segredo da resistência desta articulação às pressões. Isto porque a mesma é constituída por três componentes que, através das leis da hidráulica, absorvem as forças a ela transmitidas.

A primeira característica é a existência de dois compartimentos estanques hidraulicamente separados, que são os compartimentos glenóideo e condíleo. Estes dois compartimentos encontram-se banhados pelo líquido sinovial, o qual está composto por um ultrafiltrado plasmático e por ácido hialurônico, que assegura sua correta lubrificação.

O segundo componente consiste nas macromoléculas higroscópicas que se encontram em suspensão no líquido sinovial. Estas substâncias têm a característica de permitir a saída da água por elas absorvida, ao serem submetidas à pressão. Com esta liberação de água, produz-se a absorção da energia transmitida.

O terceiro componente é o tecido que recobre as superfícies articulares e que permite também a transumação de líquido da substância intersticial, líquido que é logo reabsorvido pelas estruturas que o rodeiam, em um tempo aproximado de 2 segundos.

Por esta razão, o correto equilíbrio hídrico é imprescindível para um bom funcionamento e conservação da articulação temporomandibular. O seu líquido sinovial necessita, para sua formação, um correto funcionamento do disco articular, já que seu deslocamento abre o ligamento bilaminar posterior, permitindo que a zona retrodiscal encha-se com líquido intersticial. Ao produzir-se o deslocamento posterior da cabeça do côndilo (durante o fechamento mandibular), o ligamento retrodiscal atuará como bomba propelente, fazendo com que o líquido passe como ultrafiltrado plasmático aos compartimentos intra-articulares.

Este líquido, na próxima abertura bucal, será deslocado para a porção anterior da articulação para ser eliminado através do pólo articular anterior.

Este fluxo hídrico constante lava as superfícies articulares, permite a reidratação e gera uma diluição das substâncias indesejáveis para posterior eliminação. Quando este equilíbrio se altera, ocorre, na articulação, a acumulação de resíduos com alteração da mobilidade do disco articular e, finalmente, um processo degenerativo, cujas características descreveremos mais adiante.

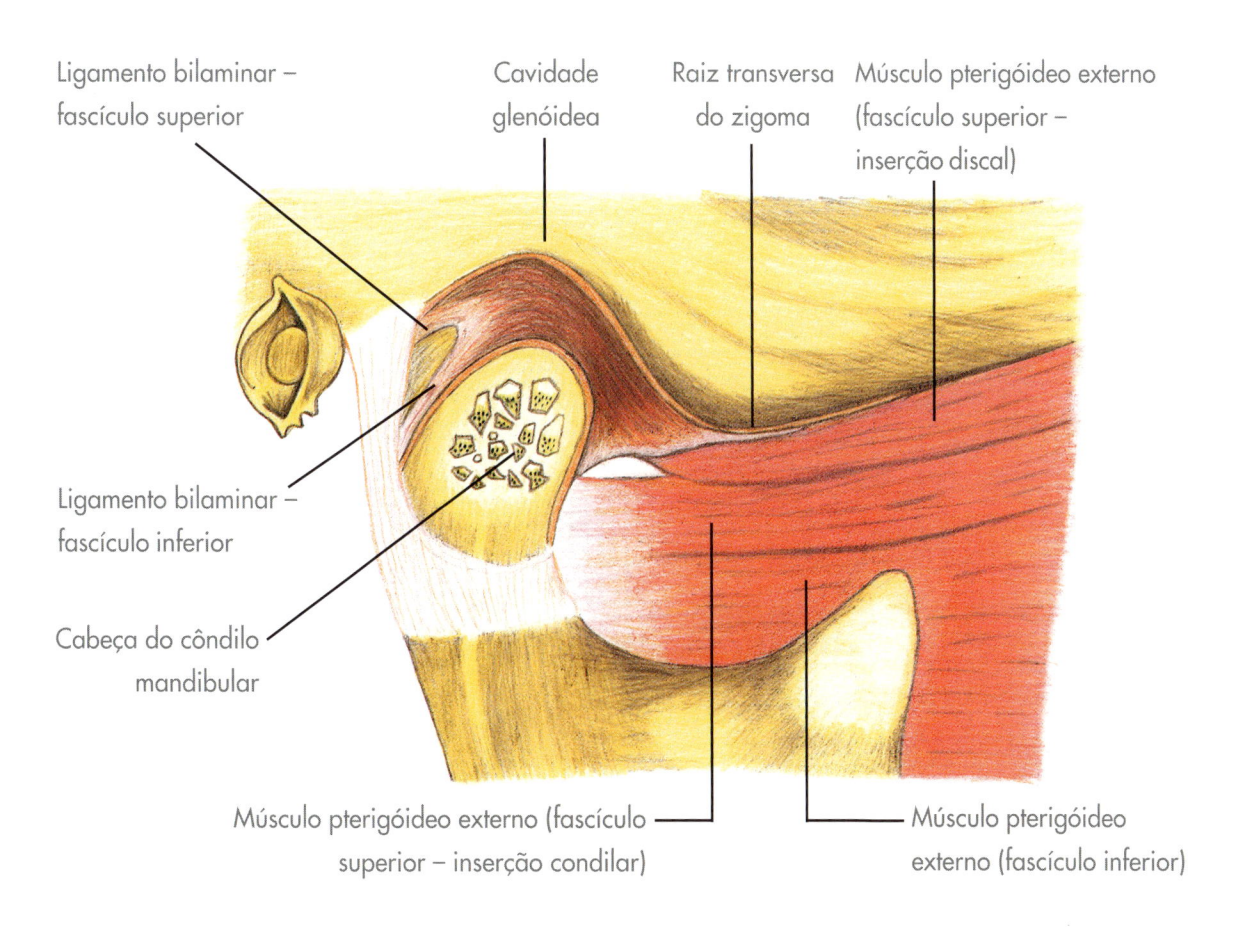

FIGURA 2.23: Representação esquemática da articulação temporomandibular.

FISIOLOGIA MUSCULAR

Os músculos craniocervicomandibulares caracterizam-se pela complexidade de sua anatomia, por sua neurofisiologia intrincada e pelas complexas reações nas quais costumam intervir.

Bioquimicamente, os estudos da atividade dos músculos craniocervicomandibulares têm-se realizado por meio de biópsias, tanto em humanos como em macacos. Este tipo de estudo enzimático dos processos funcionais permite-nos analisar e compreender não apenas a atividade muscular, mas também as mudanças adaptativas destes músculos aos distintos requerimentos funcionais desta musculatura.

Estes estudos permitem determinar, do ponto de vista enzimático, as características de distribuição das fibras musculares, tanto por suas propriedades como pela proporcionalidade de sua distribuição. Desta forma, podemos compreender mais profundamente a função que cada músculo ou que cada fascículo muscular cumpre no complexo e intrincado sistema estomatognático.

Embora os estudos histoquímicos tenham demonstrado que a maioria das fibras musculares possam ser agrupadas em três grupos musculares, os quais já foram aqui descritos anteriormente, a proporção das fibras presentes nos distintos músculos pode variar segundo a idade, o sexo e o tipo facial dos indivíduos. Em estudos realizados por Erikson, que tomou 6 indivíduos do sexo masculino e com idades compreendidas entre 19 e 25 anos, encontrou-se que, embora a maioria dos fascículos tivesse composição mista, formados por fibras do tipo I e do tipo IIB, existiam alguns fascículos formados por um único tipo de fibra. A presença destes fascículos poderia ser a explicação para certas dores pontuais, que perduram em alguns pacientes, apesar de já haver desaparecido a maior parte dos outros sintomas.

Os estudos histoquímicos dos músculos craniocervicomandibulares em macacos são abundantes na literatura, sendo os mais estudados os da variedade *Macaca mulata*. Nestes, determinaram-se as mudanças na composição proporcional das fibras durante as trocas dentárias e com a aparição dos caninos maiores.

Nestes estudos, pode ser demonstrada a presença de fibras de tipo I, IIA e IIB, tanto nos fascículos superficiais dos músculos masseteres, temporais anteriores e posteriores. Nos machos, determinou-se uma baixa proporção de fibras do tipo I e IIA nos músculos temporais anteriores e posteriores, existindo, ao contrário, uma grande quantidade de fibras IIB. Nas fêmeas, pelo contrário, encontrou-se uma preponderância de fibras do tipo I.

Na análise das fibras do masseter também pode-se observar uma distribuição distinta segundo os sexos, dado que no fascículo anterior dos machos encontrou-se um predomínio das fibras do tipo I, enquanto que no fascículo posterior pode-se observar uma distribuição homogênea de fibras dos três tipos. Nas fêmeas, a proporção de fibras do tipo I é similar em ambos os fascículos e, em geral, apresentaram elas uma distribuição mais homogênea que nos machos.

Nos trabalhos de Erikson sobre a distribuição das fibras dos pterigóideos externos em humanos, encontrou este não só diferenças entre o fascículo superior e o inferior de tais músculos, mas também em diferentes seções dos mesmos. Apesar disto, pode-se determinar uma supremacia de fibras do tipo I.

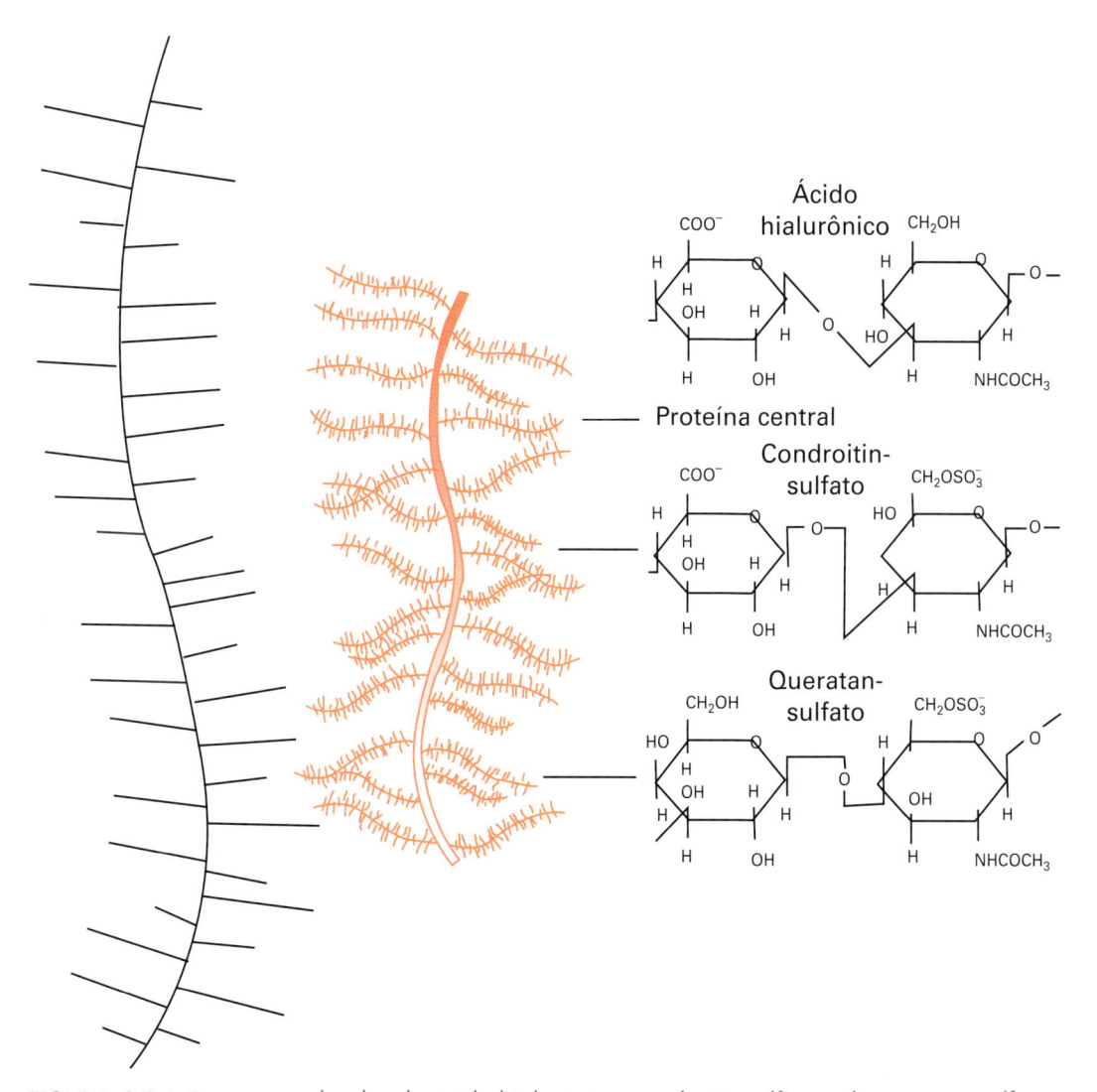

FIGURA 2.24: Estrutura molecular do ácido hialurônico, condroitin-sulfato e do queratan-sulfato.

CONDIÇÕES QUE DETERMINAM A VARIAÇÃO NOS TIPOS DE FIBRAS NOS MÚSCULOS CRANIOCERVICOMANDIBULARES

A modificação dos tipos de fibras musculares nos músculos craniocervicomandibulares é possível sob determinadas condições relacionadas com a função. Uma das causas que podem levar, paralelamente, a estas modificações é a perda de peças dentárias, razão que, presumivelmente, acarreta a diminuição da capacidade de gerar forças oclusais.

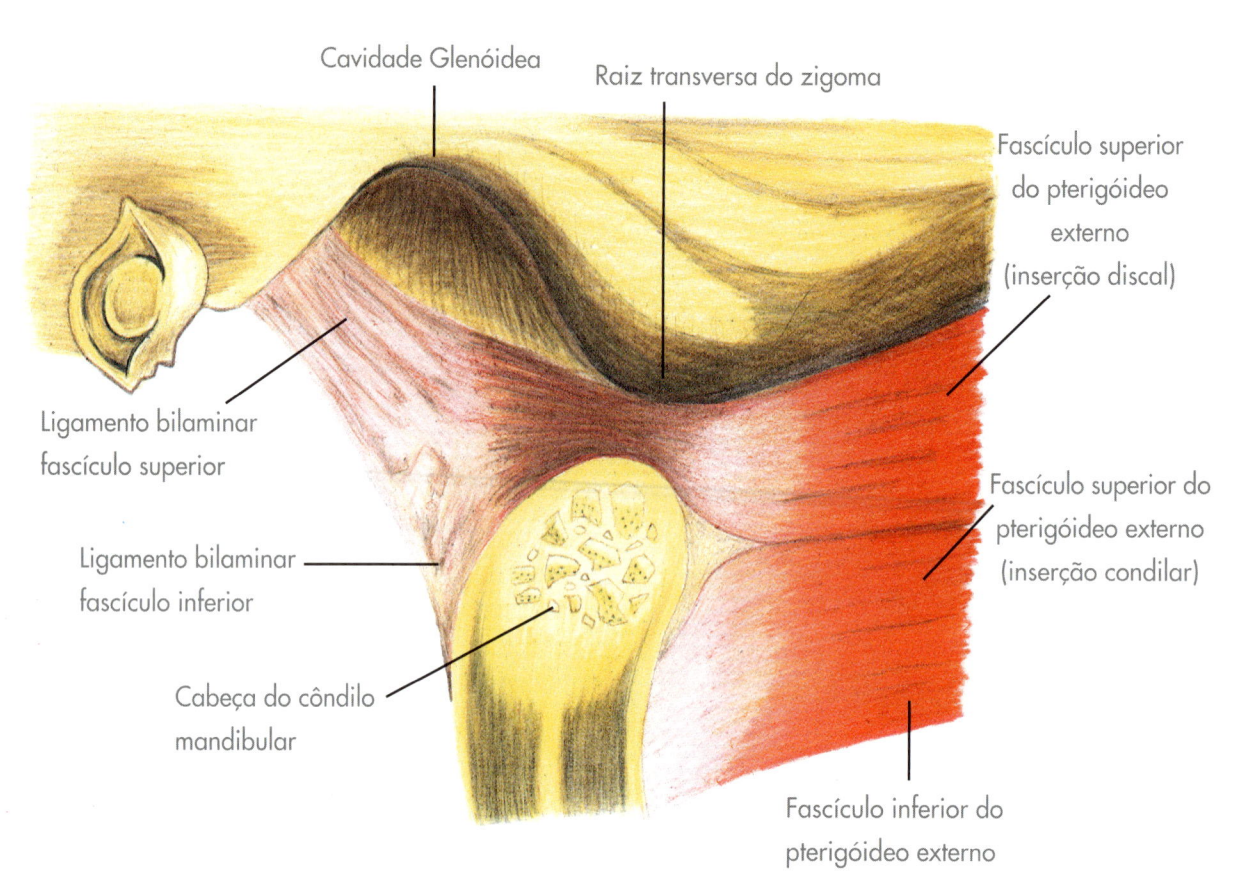

FIGURA 2.25: Fisiologia da abertura bucal.

Isto não só produz uma modificação dos tipos de fibras predominantes, as quais passam de fibras do tipo IIB a fibras do tipo I, verificando-se, mesmo assim, uma diminuição do diâmetro das fibras.

Sem dúvida, as alterações musculares que se produzem nos pacientes com patologias nas articulações temporomandibulares levam à produção de um espasmo muscular preventivo, que traz uma diminuição na capacidade de contração muscular, determinando processos patológicos dos quais nos ocuparemos mais adiante (Miller).

Estas transformações, portanto, estão relacionadas com uma equação constituída pelos requerimentos funcionais e as possibilidades funcionais de ação.

Outras teorias ressaltam a relação entre os tipos de fibras musculares com as características da excitação nervosa, a qual modificaria os tipos de fibras de miosina do tipo II para o tipo I, dado que a aplicação de correntes elétricas de 10 Hz em gatos enervados produz um aumento de enzimas mitocondriais, enquanto diminui a quantidade de glicogênio. Por outro lado, se a intensidade elétrica aumenta em 50 Hz, os resultados observados são opostos, ou seja, diminui a quantidade de enzimas mitocondriais e aumenta a quantidade de glicogênio.

Alguns autores assinalam que o tipo de fibra muscular está diretamente relacionado com o neurônio motor que a inerva (ROBBINS).

FISIOPATOLOGIA

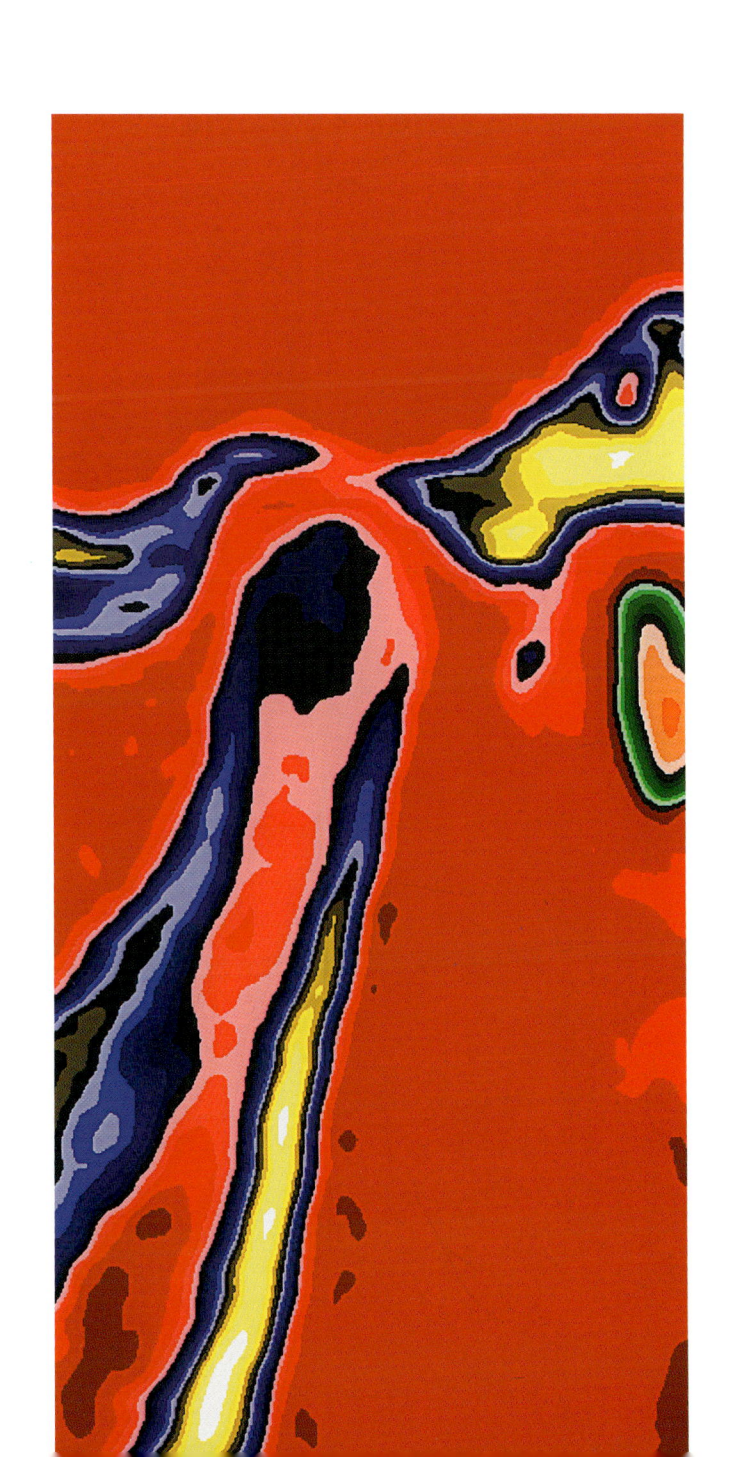

Capítulo III

FISIOPATOLOGIA DA ARTICULAÇÃO TEMPOROMANDIBULAR

O estudo da fisiopatologia da articulação temporomandibular engloba as alterações intrínsecas ou intra-articulares da mesma; as alterações periarticulares, que podem não apenas gerar uma patologia intra-articular mas também levar-nos, em muitos casos, a um erro de diagnóstico; e, finalmente, ao estudo das patologias sistêmicas que podem ter representação intra-articular ou influir na evolução posterior de nossos pacientes.

PATOLOGIAS INTRA-ARTICULARES

As patologias intra-articulares podem envolver os elementos ósseos, as estruturas dos tecidos moles, ou ambos. Estas patologias são produtos de diferentes noxas ou fatores etiológicos, os quais, como acontece com toda estrutura viva, trazem consigo lesões que, conforme a capacidade reparadora dos tecidos, podem ser reversíveis ou não.

Pelos conceitos anteriormente apresentados, é fácil compreender que para podermos determinar as possibilidades de nosso tratamento devemos levar em conta três fatores, que são: tipo de noxa ou agressão, intensidade e localização da mesma, e características individuais do paciente.

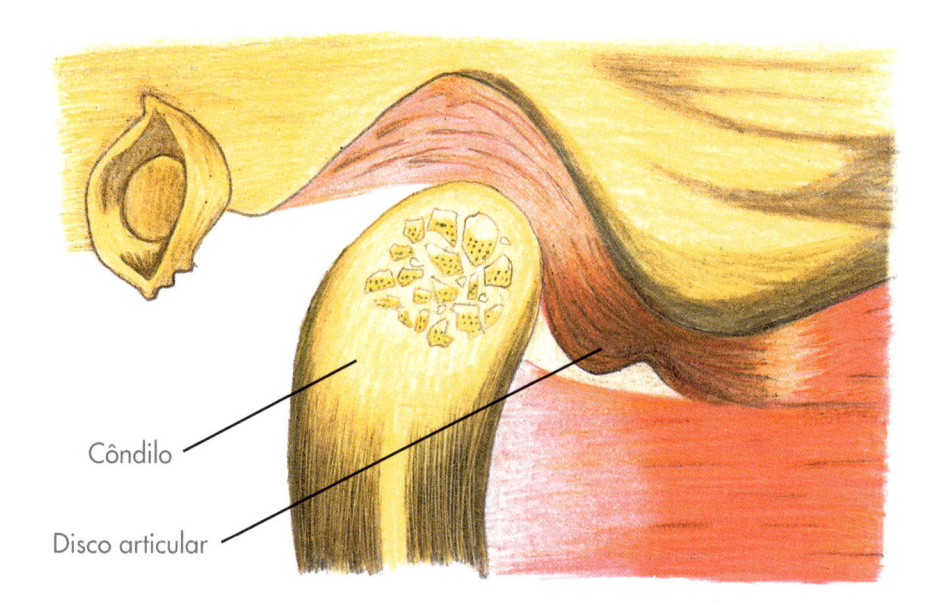

FIGURA 3.1: Luxação anterior do disco articular.

ALTERAÇÕES DAS ESTRUTURAS ÓSSEAS

As alterações das estruturas ósseas podem acometer a cabeça do côndilo mandibular, a cavidade glenóidea e a raiz transversa do zigoma.

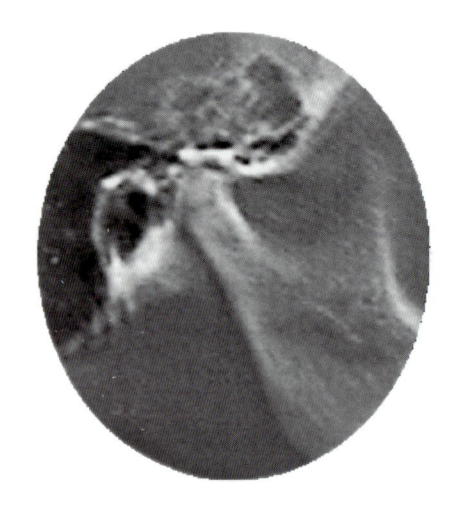

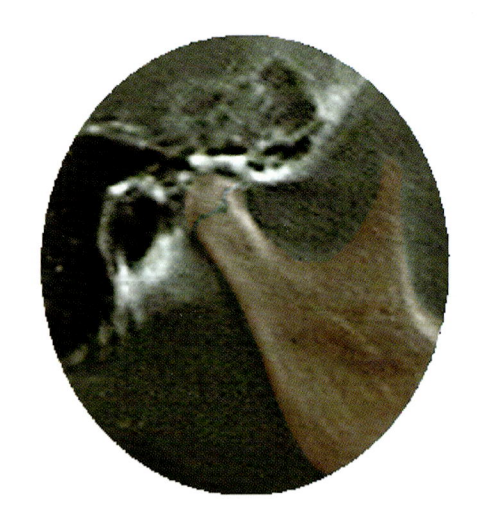

FIGURA 3.2: Fratura condilar alta.

Alterações da cabeça do côndilo mandibular

As alterações no côndilo mandibular podem manifestar-se na forma ou na posição do mesmo.

Alterações de forma:

Entre as alterações de forma do côndilo, podemos observar, através de estudos por imagens, modificações na orientação, alterações de superfície, alterações no interior do mesmo e alterações de volume.

•**Alterações na orientação do côndilo**

Apresentam-se em pacientes que tenham sofrido golpes na região mentoniana, sejam eles ântero-posteriores, verticais ou laterais. Podemos observar, nestes casos, uma deformação da cabeça do côndilo, em forma curva, com uma concavidade anterior a qual, em alguns casos, pode ser tão importante que produz uma compressão da região retrodiscal, produzindo severa sintomatologia. Esta patologia pode apresentar-se com uma relação côndilo-discal aparentemente sã, naqueles pacientes nos quais as estruturas do disco articular não tenham sido afetadas pelo traumatismo.

Estas alterações encontram seu fator etiológico nos primeiros anos de vida do paciente, sendo esta patologia uma seqüela comum de traumas ocorridos entre os 3 e os 9 anos de idade.

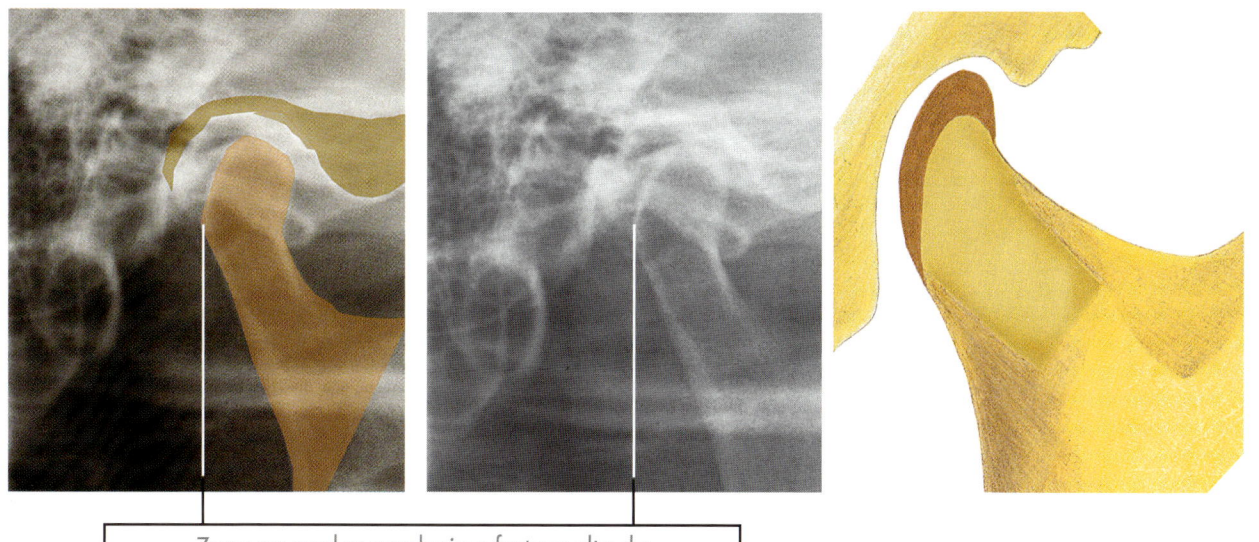

Zona na qual se produziu a fratura alta da cabeça do côndilo.

FIGURA 3.3: Imagem radiológica de um paciente de 22 anos que sofreu um golpe no queixo, aos 5 anos de idade. Esquema modificado, tomado de Enlow.

• **Alterações da superfície do côndilo**

As alterações de superfície que podem mais comumente se apresentar são as facetas, as erosões, as depressões e os osteófitos.

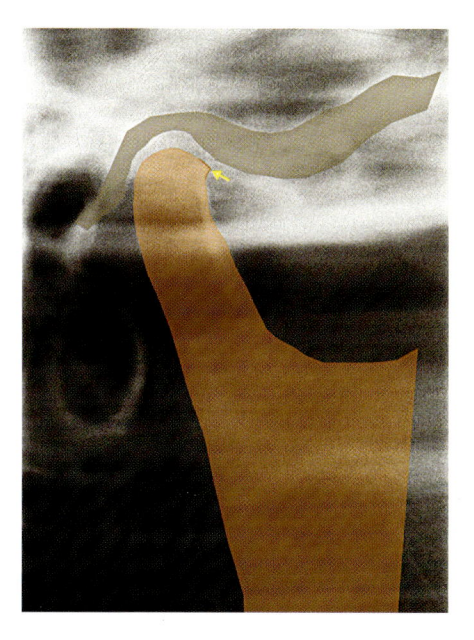

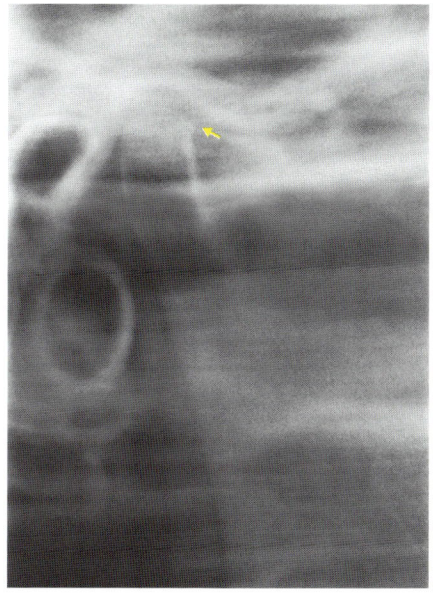

A seta está marcando o osteófito.

Período precoce da formação de um osteófito.

FIGURA 3.4: Cabeça do côndilo com processo degenerativo.

a) As facetas

Denominamos facetas as alterações da superfície condilar que possuem um aplanamento de sua superfície, podendo elas apresentar-se nas faces anterior, superior ou posterior do côndilo.

As facetas da face anterior podem ser observadas nos estalos e crepitações articulares, tendo as mesmas diferentes graus de importância, segundo o dano que possam produzir. Nas facetas severas da face anterior, o profissional deve ter sempre em conta a possibilidade de encontrar-se em presença de um paciente com história familiar de problemas reumáticos.

As facetas da face superior foram observadas em pacientes que tenham sofrido quedas verticais que possam estar associadas a lesões do disco articular. Também encontramos estas imagens em pacientes que tenham sofrido tifo na infância.

As facetas na face posterior costumam apresentar-se em pacientes com deslocamento posterior do côndilo e, em alguns casos, pode-se observar uma impressão do côndilo na face posterior da cavidade glenóidea. Esta imagem é, muitas vezes, observada em pacientes hiperlassos.

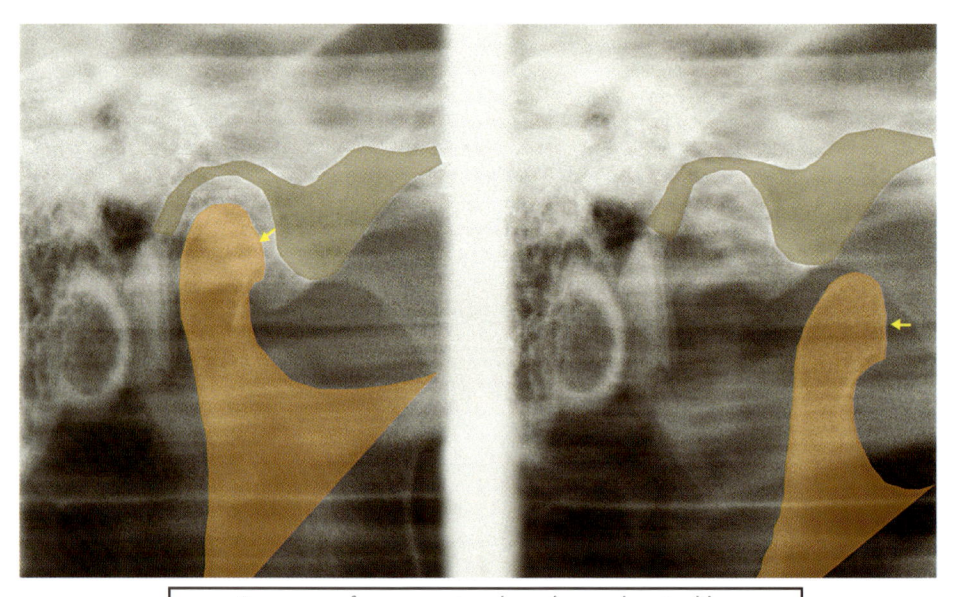

Faceta na face anterior da cabeça do côndilo.

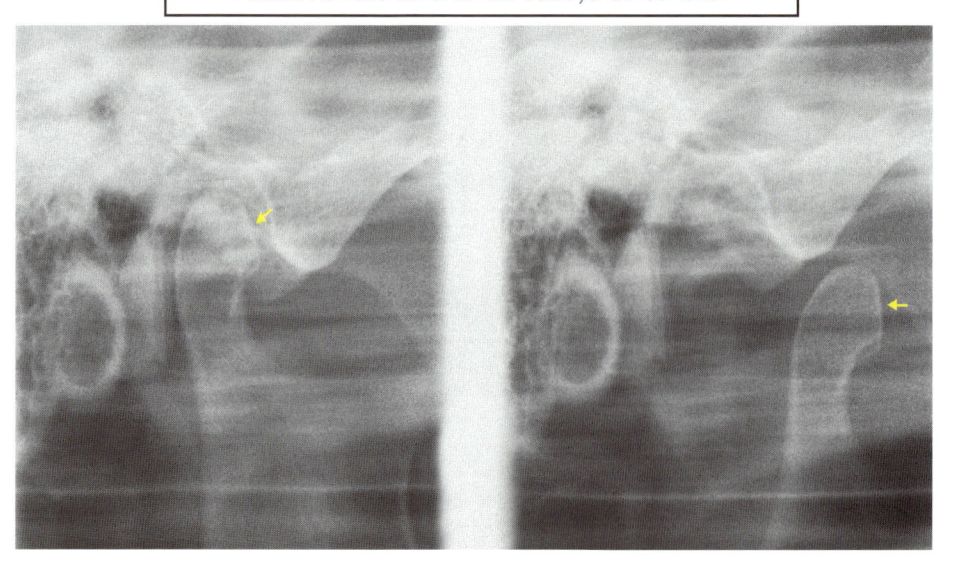

FIGURA 3.5: Faceta na face anterior da cabeça do côndilo.

b) As erosões

Denominamos erosões aquelas facetas em que observamos a produção de uma perda volumétrica da cabeça do côndilo, podendo apresentar-se, ou não, lesão do leito subcondral. São mais freqüentes na face anterior e costumam ser características das afecções reumáticas ou produtos de processos infecciosos de longa data, os quais não se encontram ativos.

c) As depressões

Denominamos depressões as perdas de substância da cabeça do côndilo que não se encontram representadas por superfícies planas. Podem, as mesmas, apresentar diferentes graus de importância, desde pequenos aprofundamentos da superfície condilar, até verdadeiras cavernas. Nós a encontramos associadas a processos infecciosos e, especialmente, a pacientes que relatam antecedentes de infecções por estreptococos ß-hemolíticos.

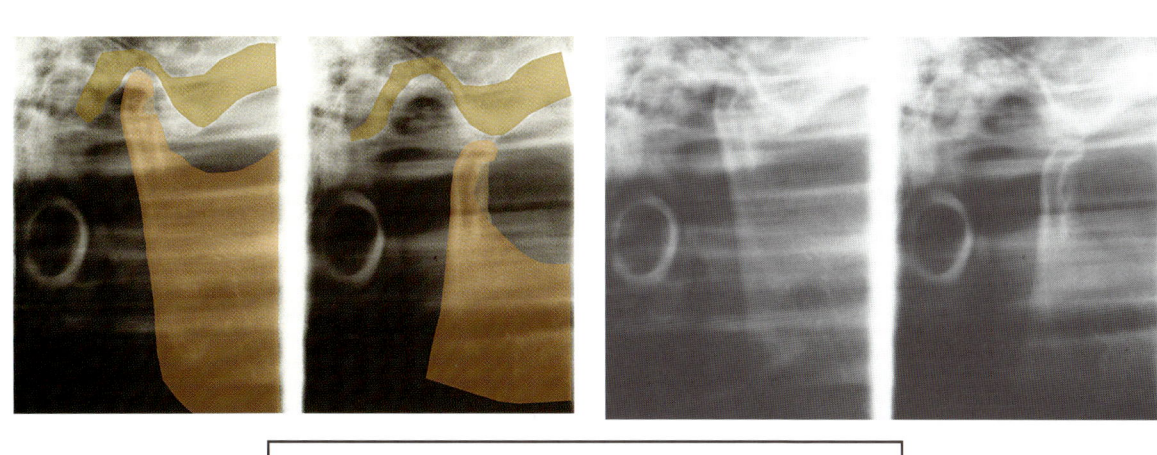

Seqüela de uma infecção causada por estreptococo ß-hemolítico

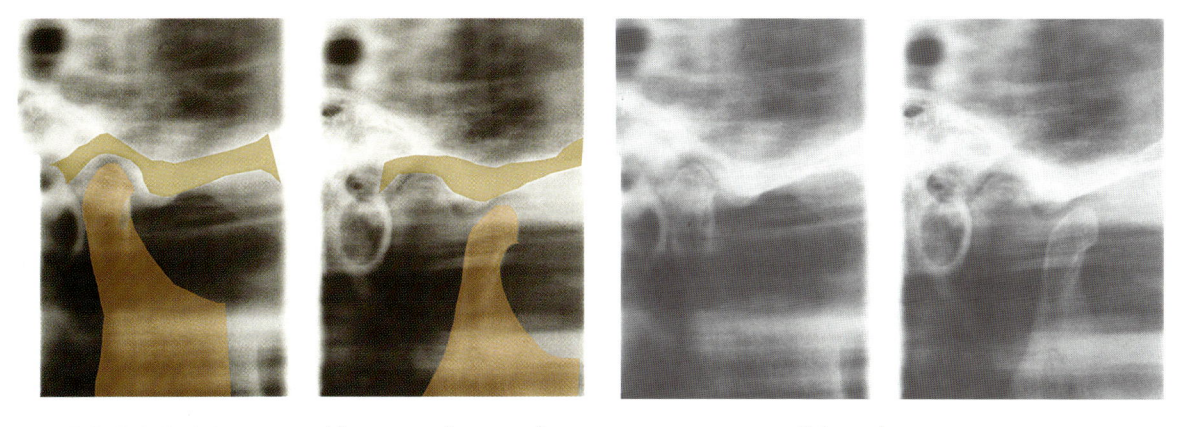

FIGURA 3.6: Lesão condilar causada por infecção por estreptococo ß-hemolítico.

d) Os osteófitos

Denominamos osteófito uma estrutura patognomônica dos processos degenerativos, caracterizada pela formação de uma proeminência puntiforme na face anterior dos côndilos mandibulares, que apresenta uma estrutura óssea constituída por osso compacto, o qual ostenta características especiais que recordam o marfim, razão pela qual é denominado *ebúrneo*. Esta estrutura, em si, nos indica a presença de um processo degenerativo intra-articular no qual o disco articular se encontra perfurado ou ausente.

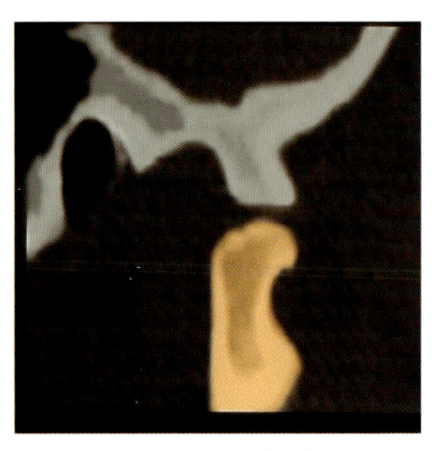

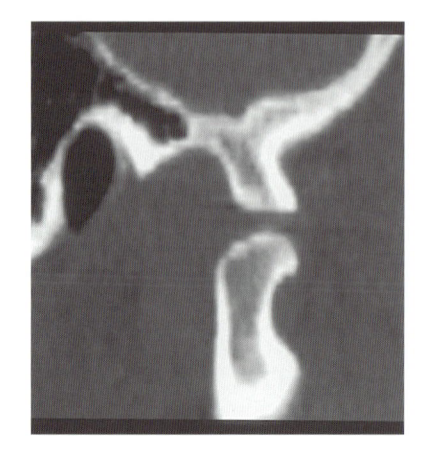

FIGURA 3.7: Osteófito no côndilo direito.

Alterações da cavidade glenóidea

Dentre as patologias estruturais que podemos encontrar na cavidade glenóidea, podemos ressaltar as seguintes:

a) Os aprofundamentos

Embora, em muitos casos, possamos confundir o excessivo desenvolvimento da raiz transversa do zigoma com aprofundamentos da cavidade glenóidea, em alguns casos pode-se observar um importante adelgaçamento do teto da mencionada cavidade, chegando, algumas vezes, a insinuar-se o seu contorno na base do crânio. Este quadro costuma estar associado à perda de peças dentárias no passado.

Adelgaçamento do teto articular

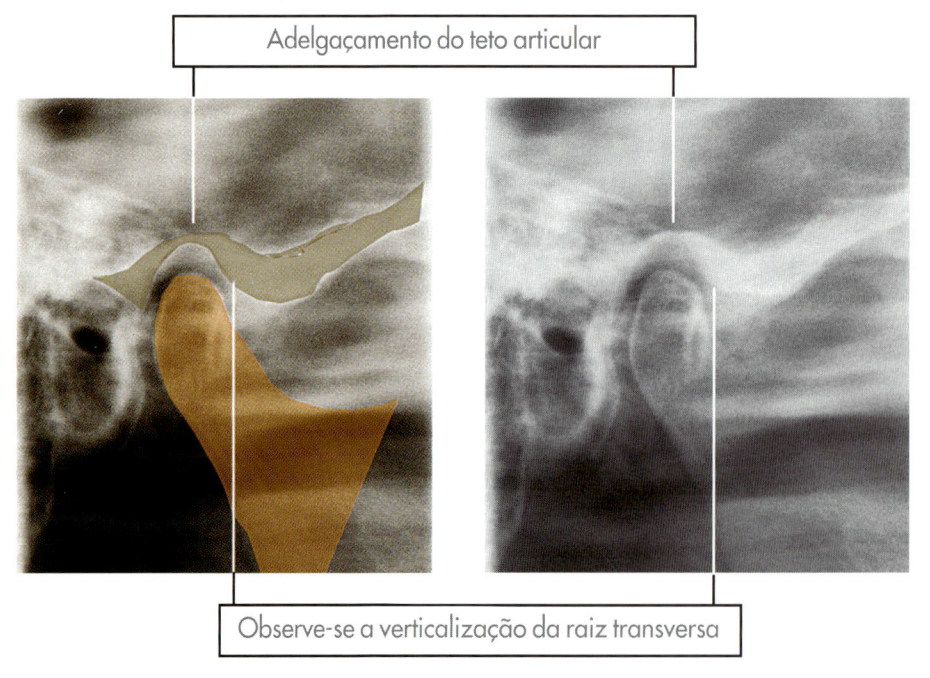

Observe-se a verticalização da raiz transversa

FIGURA 3.8: Alteração da cavidade glenóidea.

b) As perfurações

As perfurações da cavidade glenóidea podem ter diferentes dimensões, que alcançam desde 2 ou 3 mm até mais de 5 mm. Em alguns casos, pode-se observar a presença de uma aparente membrana que os recobre e, em outros casos, a mesma não é observável. O fator etiológico desta alteração estrutural são os traumatismos severos, como acidentes automobilísticos, mas já pudemos observar este tipo de lesão em pacientes jovens e sem antecedentes traumáticos,

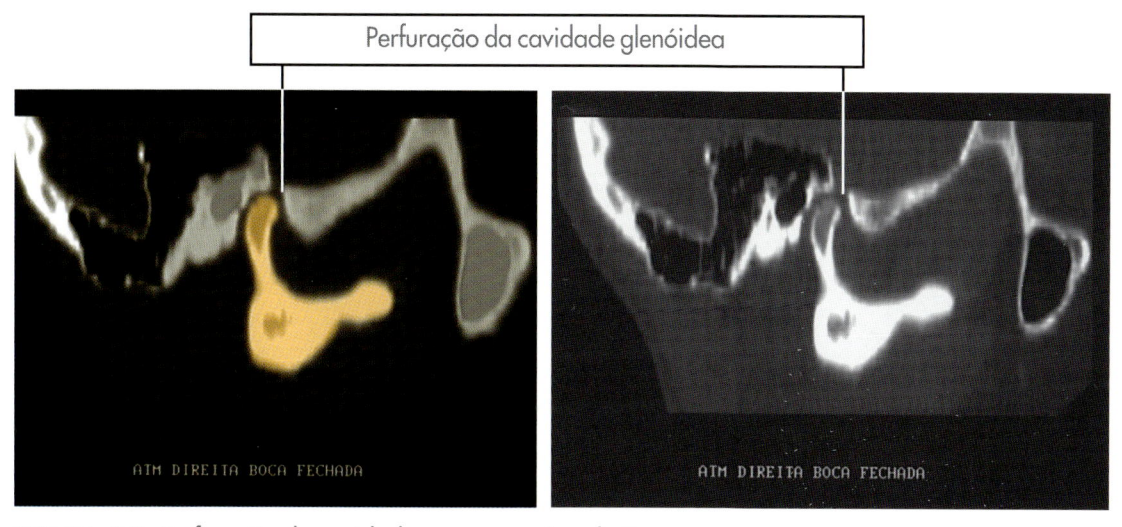

FIGURA 3.9: Perfuração de cavidade em um menino de 9 anos.

Alterações na raiz transversa do zigoma

Entre as alterações da raiz transversa, podemos encontrar as que se apresentam no sentido vertical e no sentido horizontal.

a) Alterações no sentido vertical

Dentre as alterações no sentido vertical, podemos observar a presença de hipertrofias ou excessos no desenvolvimento da raiz do zigoma, dando ao profissional a impressão de que há um aprofundamento da cavidade glenóidea. Nestes casos, é necessário observar a espessura da cortical da cavidade glenóidea, a qual se encontra conservada. Encontramos este tipo de característica nos pacientes que possuem uma grande sobremordida e que correspondem ao grupo masseterino.

Em outros casos, esta estrutura pode apresentar reabsorções de forma circular, que correspondem à imagem da cabeça do côndilo. Estas imagens encontram-se presentes em alguns processos degenerativos e naqueles pacientes que, apresentando algum grau de patologia articular, foram submetidos a uma avanço mandibular.

b) Alterações no sentido horizontal

A raiz transversa do zigoma, em alguns casos, apresenta uma erosão horizontal, que faz com que ele perca a sua forma típica — juntamente com a cavidade glenóidea, toma a forma de um S itálico recostado –, característica da articulação temporomandibular sã. Estes processos erosivos que se encontram presentes em quadros degenerativos, podem apresentar diferentes intensidades, chegando em algumas oportunidades a haver o desaparecimento completo desta estrutura.

Este tipo de alteração é encontrada nas seqüelas de processos infecciosos, de naturezas distintas.

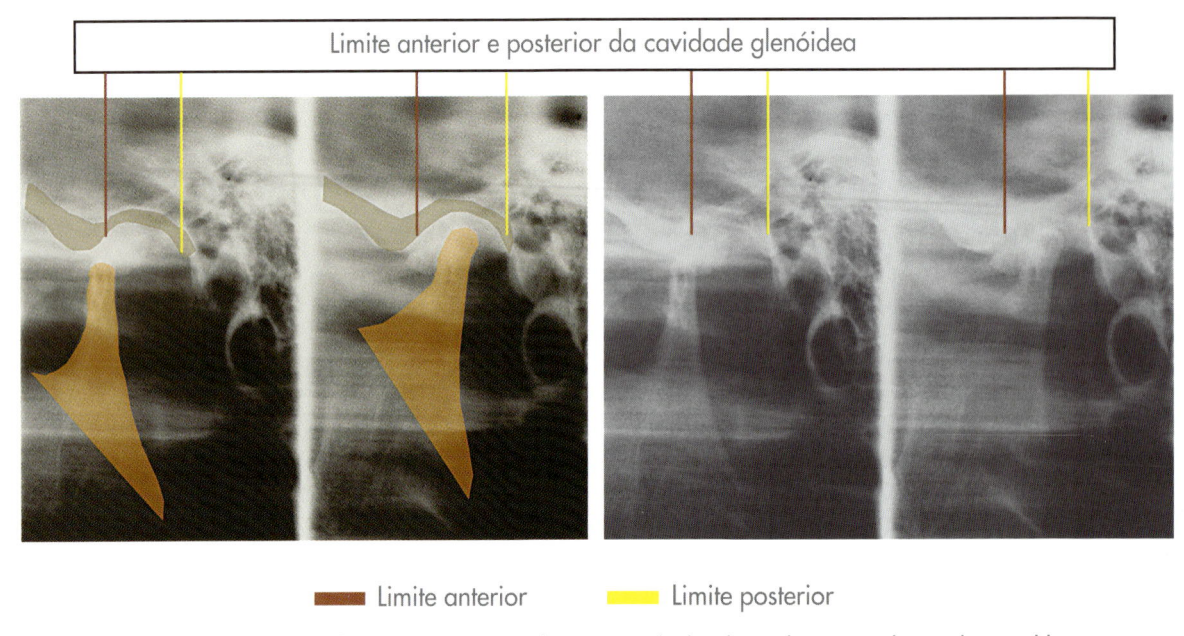

FIGURA 3.10: Processo degenerativo que afeta a cavidade glenóidea e a cabeça do côndilo.

ALTERAÇÕES DOS TECIDOS MOLES

As alterações das estruturas moles podem envolver os ligamentos intra-articulares, os ligamentos externos e o disco articular. Estas alterações podem ser devidas a diferentes fatores etiológicos, que vão desde os fatores oclusais e/ou traumáticos, até lesões sistêmicas que podem afetar toda a articulação de nosso corpo.

Alterações dos ligamentos intra-articulares

Como já descrevemos no capítulo I, na articulação temporomandibular existem ligamentos encarregados de manter e conter o disco articular em uma posição ortostática em relação à cabeça do côndilo. Estes são os ligamentos disco-condilares externo e interno. De ambos os ligamentos, o mais suscetível de apresentar patologias é o ligamento disco-condilar externo, cuja alteração permite o deslocamento medial do disco articular. O mesmo pode ser encontrado com danos resultantes de seqüelas pós-traumáticas e oclusais.

O ligamento disco-condilar interno, ao contrário, é muito mais resistente e encontra-se alterado em processos degenerativos muito importantes.

Alterações dos ligamentos externos

As lesões mais comuns destes ligamentos são as dos denominados ligamentos bilaminares posteriores. Estes ligamentos têm como função realizar a relocação do disco articular em sentido sagital, a fim de manter a relação disco-condilar correta no movimento de fechamento mandibular. Devemos lembrar que este ligamento é antagonista do músculo pterigóideo externo.

Este ligamento pode ser afetado por diversas causas que alterem sua estrutura. Estas podem ser:

Pregueamento do disco articular

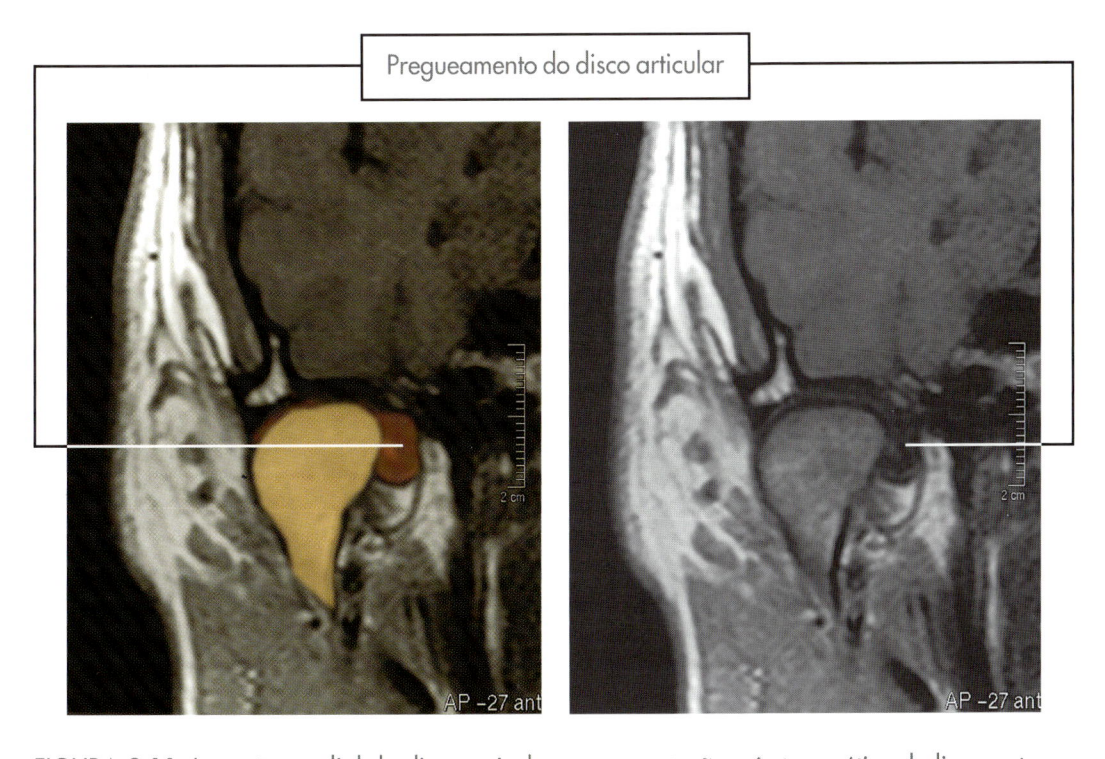

FIGURA 3.11: Luxação medial do disco articular por amputação pós-traumática do ligamento disco-condilar externo.

1. Traumáticas: este ligamento pode ser lesionado por golpes diretos sobre o queixo, que transmitam sua força a este ligamento, produzindo a seção parcial ou total do mesmo. Em outros casos, o mesmo pode ver-se alterado por deslocamentos bruscos da mandíbula, tal como ocorre em movimentos em "chicote" da extremidade cefálica, em acidentes automobilísticos. Nestes casos, vê-se deslocada bruscamente para diante no primeiro momento do impacto e, a seguir, volta bruscamente para trás, produzindo um golpe de látego que pode, segundo a intensidade do impacto, lesionar a articulação temporomandibular e as vértebras cervicais. Esta patologia articular é agravada pela utilização dos colarinhos cervicais que, embora reduzam a sintomatologia por imobilidade cervical, produzem uma compressão na região temporomandibular.

2. Infecciosas: também observamos alterações deste ligamento em pacientes que registram antecedentes de processos infecciosos crônicos no ouvido médio, os quais podem influir, através do ligamento de Pinto, sobre as inserções do ligamento bilaminar na cesura petrotimpânica ou de Glaser, debilitando-as.

3. Hiperlassidão: os pacientes hiperlassos possuem um grau de deslocamento articular maior, que facilita os deslocamentos distais mandibulares. Estes deslocamentos podem levar a cabeça do côndilo para além do limite distal do disco articular, gerando a compressão do ligamento, o qual, não estando preparado para suportar a pressão mastigatória, gera a compressão das fibras, levando à amputação parcial ou total do referido ligamento.

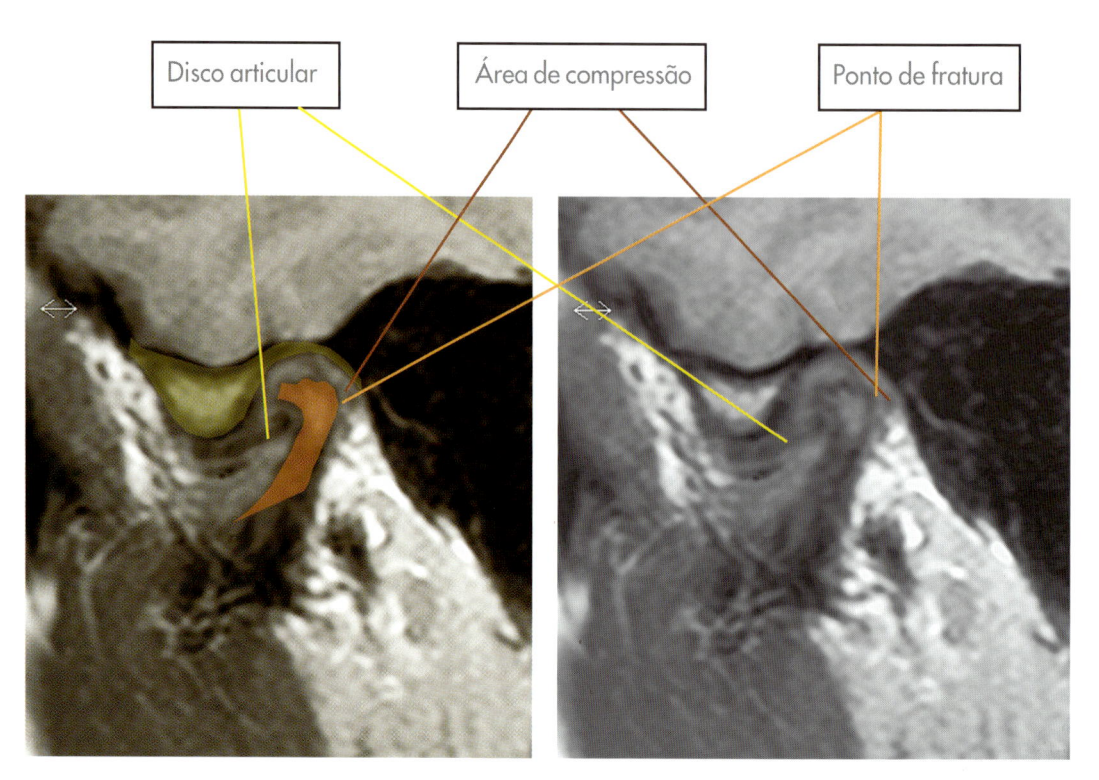

FIGURA 3.12: Luxação anterior pós-traumática do disco articular.

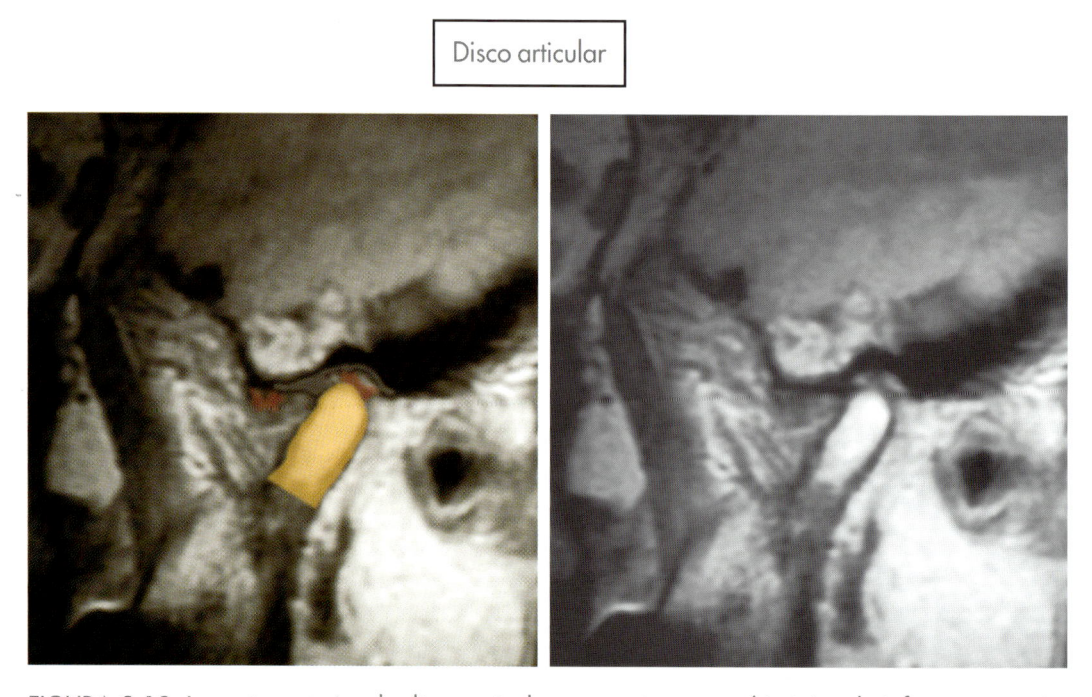

FIGURA 3.13: Luxação anterior do disco articular em paciente com histórico de infecções repetidas do ouvido médio.

4. Oclusais: os deslocamentos mandibulares produzidos por alterações na situação da guia incisiva, produzem um deslocamento condilar distal, que tira a cabeça do côndilo mandibular de sua relação ideal côndilo-discal, gerando também uma alteração no ligamento bilaminar, conforme descrito anteriormente. Este mesmo efeito pode acontecer quando os caninos se acham situados em discrepância com relação aos padrões musculares. Esta discrepância dentomuscular pode nos causar deslocamentos laterais da mandíbula, os quais podem produzir, em nível articular, o deslocamento condilar distal unilateral.

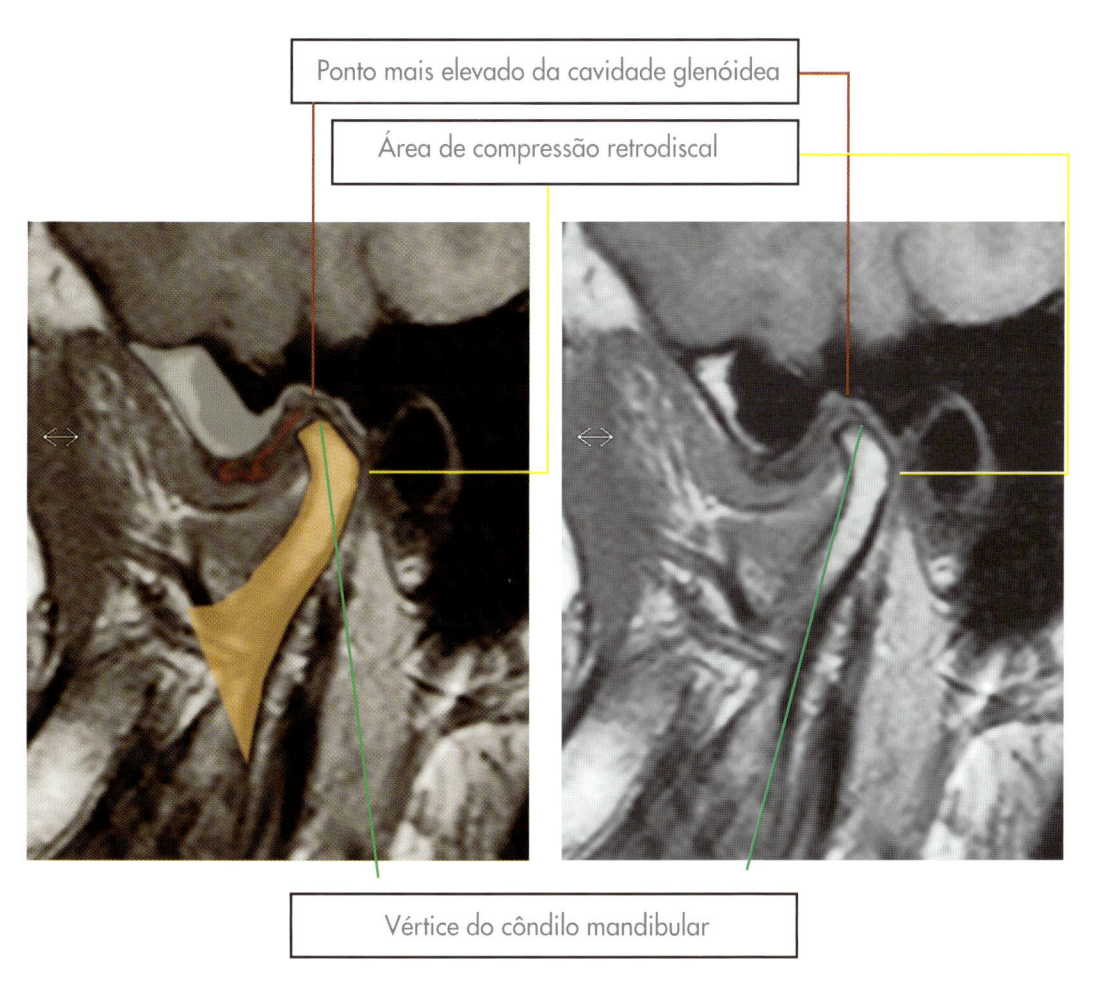

FIGURA 3.14: RNM de paciente com deslocamento pós-traumático distal do côndilo mandibular, o qual gera uma luxação anterior do disco articular.

5. Sistêmicas: este ligamento, por estar constituído por tecido conjuntivo diferenciado, pode ser alterado por patologias autoimunes, que, de maneira sistêmica, afetam todas as articulações de alguns pacientes.

A lesão destes ligamentos produz a luxação anterior do disco articular, dando origem à aparição de lesões intra-articulares. Estas lesões podem ter sua origem no desequilíbrio hídrico intra-articular, primariamente, e, posteriormente, pelo fato de pôr em contato as superfícies ósseas mandibulares e temporais, que não se encontram preparadas para manter um contato direto.

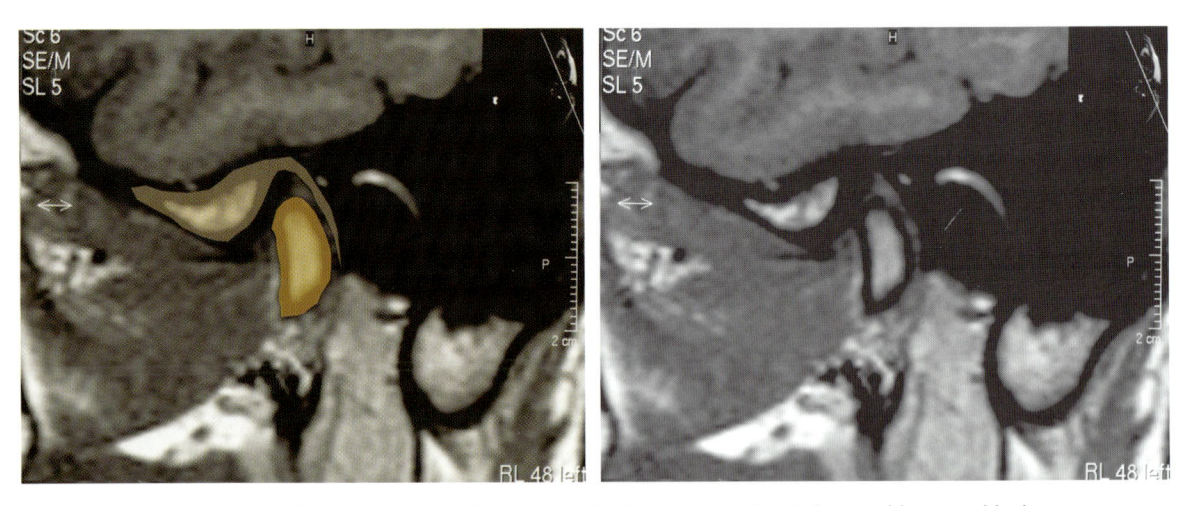

FIGURA 3.15: RNM de paciente hiperlasso com deslocamento distal do côndilo mandibular.

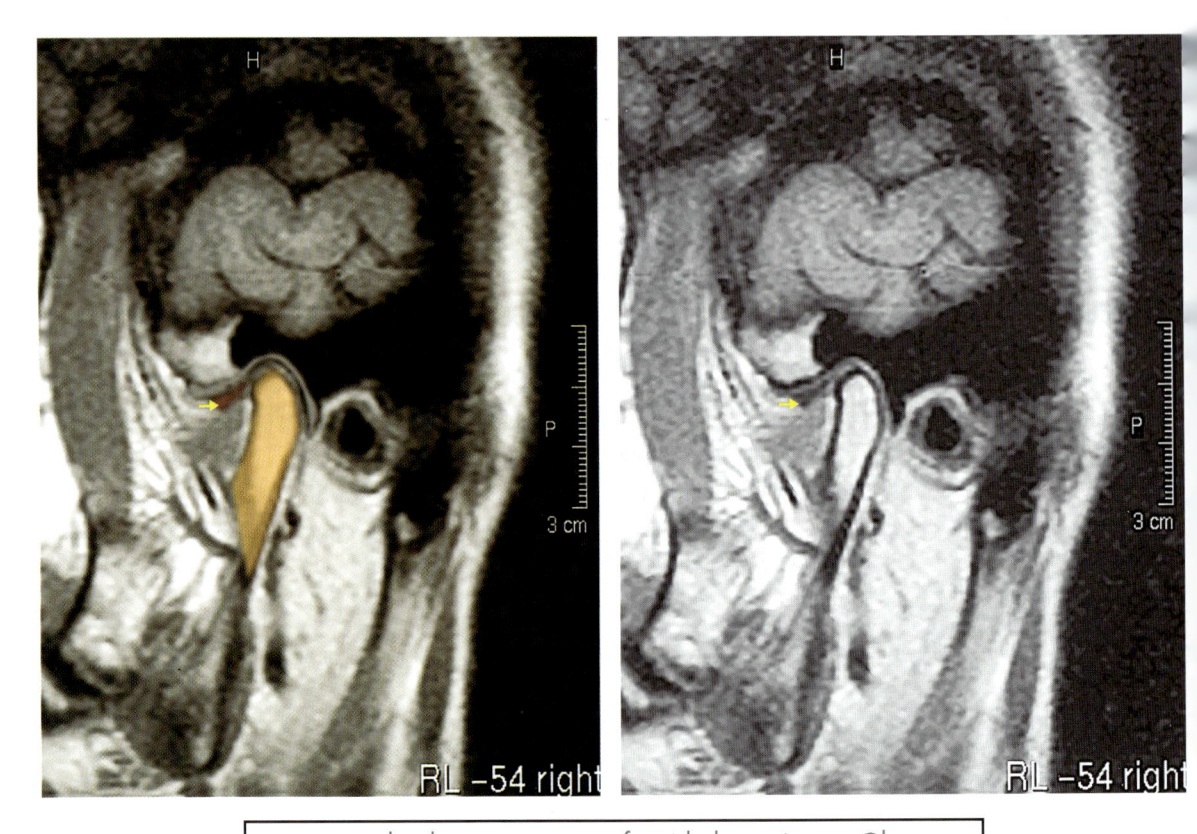

Disco articular de paciente com enfermidade autoimune. Observe-se o adelgaçamento do disco articular.

FIGURA 3.16: Paciente que padece de enfermidade autoimune e sintomatologia articular.

Nos casos em que a lesão envolva também o ligamento disco-condilar externo, produzir-se-á, no paciente, uma luxação anterior (por lesão do fascículo bilaminar posterior) e medial (por lesão do ligamento disco-condilar externo), dando origem às denominadas luxações ântero-mediais do disco articular.

Alterações do disco articular

Durante muitos anos, atribuiu-se ao disco articular a responsabilidade pelas patologias que se apresentam no dia-a-dia de nossos consultórios. Assim, pretendíamos classificar as patologias a partir de um ponto de vista simplista, atribuindo, simplesmente, às patologias intra-articulares a hierarquia da enfermidade, quando elas, em si, são apenas sintomas, seja de seqüelas causadas por lesões traumáticas ou do efeito localizado de uma patologia sistêmica. À luz dos conhecimentos atuais, não podemos continuar acreditando que a descrição de uma patologia intra-articular constitui, em si, um diagnóstico. Por este motivo, as descrições das patologias intra-articulares como a luxação anterior de um disco articular, seja ela redutível ou não, deixam de constituir um diagnóstico para transformarem-se em descrições simples e sumárias de um sinal. Por tal motivo, se não realizarmos o diagnóstico das causas que motivaram essa luxação discal, não poderemos determinar o prognóstico de nosso paciente e as possibilidades de êxito ficarão ao critério da sorte. É fácil compreender, então, que se confundirmos a lesão de um ligamento produzida por uma enfermidade sistêmica, com uma lesão produzida por uma interferência oclusal, nosso desgaste seletivo, por si só, não resolverá o problema mas, ao contrário, destruirá uma superfície dentária que, com os conhecimentos e materiais atuais, não terá condições de ser reparada eficientemente.

Alterações da localização

O disco articular pode apresentar alterações em sua localização distribuídas nas três dimensões espaciais, razão porque descreveremos neste livro apenas as mais comuns. Queremos, além disso, recordar o leitor que estas patologias geram não só lesões mecânicas, mas também um desequilíbrio hídrico, que produz patologias por si mesmo e traz uma diminuição na capacidade de reparação dos tecidos.

As alterações vistas com mais freqüência, são:

a) Luxação anterior com redução

Denominamos luxação anterior com redução o deslocamento, neste sentido, do disco articular, o qual volta a manter uma relação correta com o côndilo, num segundo momento da abertura.

Esta alteração é perceptível clinicamente como um estalo ou crepitação, associado a um desvio na abertura, quando é unilateral, e como uma severa limitação da mesma, quando ele é bilateral. À inspeção clínica, podemos encontrar dor na zona retrodiscal, mediante a manobra da palpação intrameatal (*ver o capítulo sobre diagnóstico*). Esta alteração na relação disco-condilar correta produz uma compressão da região retrodiscal, a qual, como já descrevemos, apresenta um rico plexo nervoso, cuja compressão produz dor e espasmos musculares preventivos no paciente.

Esta lesão pode incluir um ou dois ligamentos, sendo os mais comumente danificados o bilaminar posterior e o lateral externo, dando esta lesão origem a uma luxação ântero-medial do disco articular. À inspeção com o estetoscópio ou com o *doppler*, podemos observar a presença de crepitação e de um rangido na articulação temporomandibular afetada.

b) Luxação anterior sem redução

Denominamos luxação anterior sem redução o deslocamento anterior do disco, que não se reloca no segundo período da abertura. Nestes casos, as lesões são mais severas e, se observarmos o disco articular por meio da ressonância magnética, poderemos constatar que o mesmo se acha deslocado tanto em oclusão como durante a abertura, dobrando-se durante a abertura, para adotar uma posição que recorda a forma de uma mariposa.

Esta lesão encontra-se clinicamente associada à crepitação e pode apresentar limitação na abertura ou não. Em muitos dos casos que observamos na clínica, verificamos que esta lesão pode não provocar limitação na abertura.

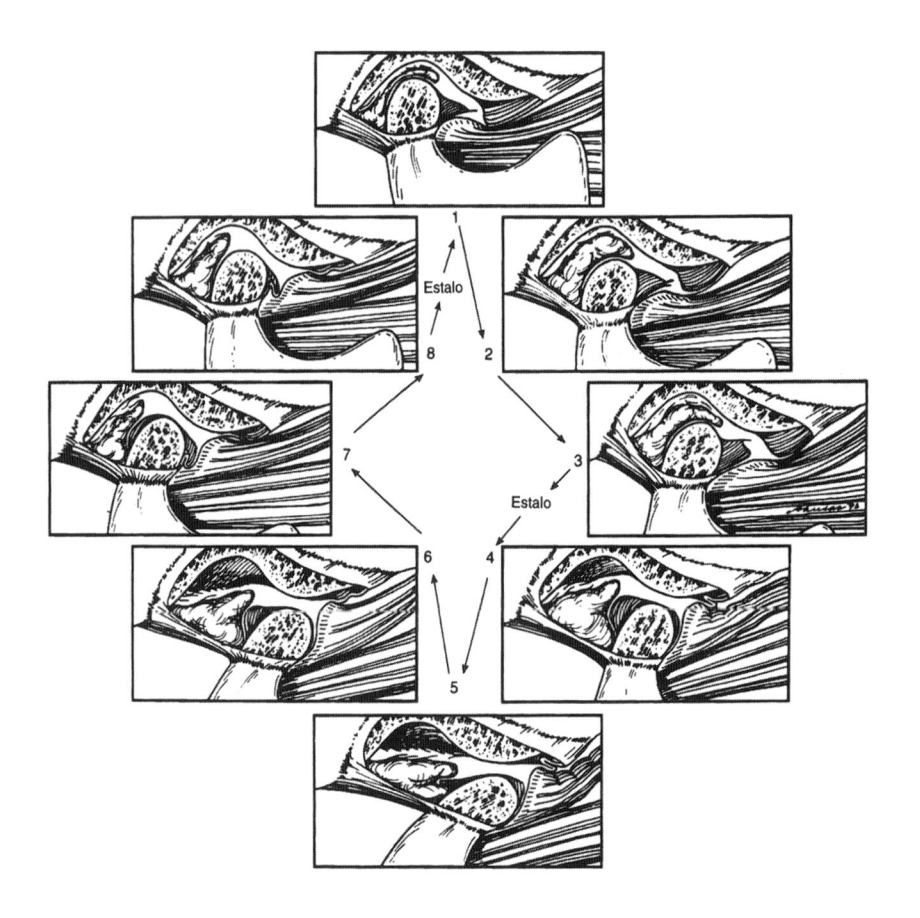

FIGURA 3.17: Luxação anterior com redução do disco articular. JEFFREY P. OKERSON.

Alterações na estrutura

O disco articular encontra-se constituído por fibras de colágeno distribuídas em todos os sentidos, seguindo um padrão horizontal. Tal estrutura está preparada para suportar grandes pressões, razão pela qual é acelular. Apesar disso, sob determinadas condições, podem surgir alterações em sua estrutura, as quais foram descritas por alguns autores e negadas por outros.

a) Aparição de centros cartilaginosos

Na literatura, alguns autores assinalam a aparição de centros cartilaginosos dentro do disco articular, como resposta adaptativa a forças excessivas ou como elemento de reparação nos processos degenerativos.

Oclusão máxima

Disco articular

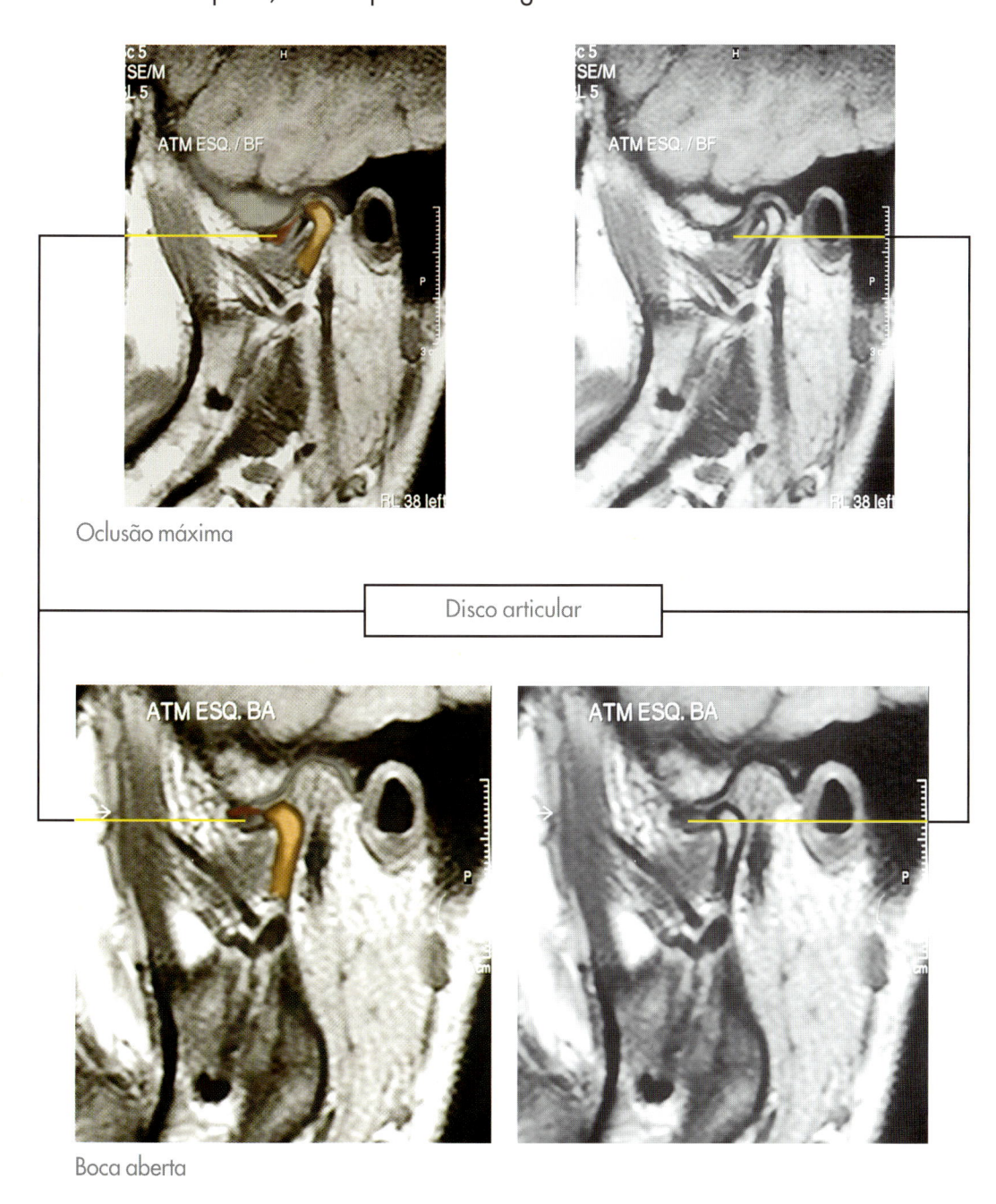

Boca aberta

FIGURA 3.18: Luxação anterior do disco articular sem redução em abertura.

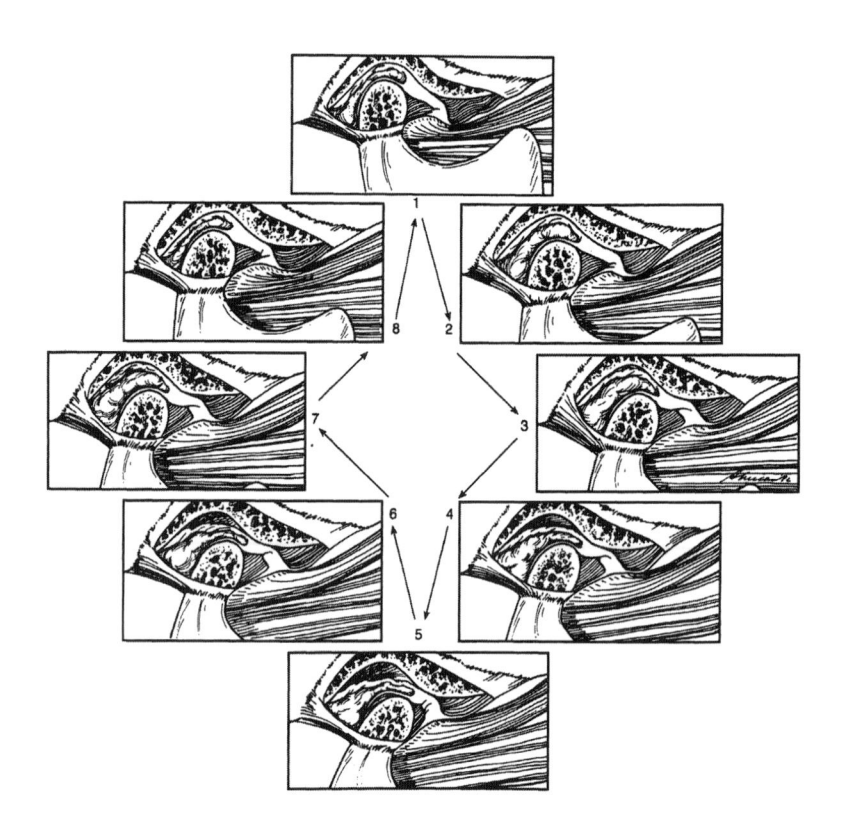

FIGURA 3.19: Luxação anterior sem redução do disco articular. JEFFREY P. OKERSON

Outros autores assinalam que estes centros cartilaginosos são, na realidade, células em processo de degeneração higroscópica e não centros ou núcleos cartilaginosos.

b) Perfurações discais

As perfurações do disco articular podem apresentar-se em várias dimensões. Estas se encontram sempre situadas na porção média do mesmo, região onde a espessura do disco é menor. Alguns autores assinalam que estas perfurações são, na verdade, uma distensão das fibras colágenas e não uma verdadeira secção das mesmas. Esta patologia produz, no interior da articulação temporomandibular, dois problemas ou alterações, que justificam seu estudo. O primeiro deles consiste no fato de que a lesão cria uma comunicação entre o compartimento condilar e o glenóideo, rompendo assim os espaços estanques que absorvem parte das forças envolvidas nas funções e parafunções orais.

O segundo destes inconvenientes é o de que ela põe em contato duas superfícies ósseas que não estão preparadas para isso.

Encontramos perfurações do disco articular como seqüelas de traumatismos e, em alguns casos, como produto de processos infecciosos. Pessoalmente, não cremos que as mesmas possam surgir como produto de forças oclusais excessivas ou traumas oclusais, visto que a porção média do disco articular não corresponde à zona articular de trabalho. Alguns autores admitem que a mesma pode produzir-se nos casos em que os discos apresentam aderências que impossibilitem seu deslocamento normal.

FISIOPATOLOGIA MUSCULAR

A fisiopatologia muscular forma parte importante do ciclo de dor das patologias temporomandibulares.

Disco articular

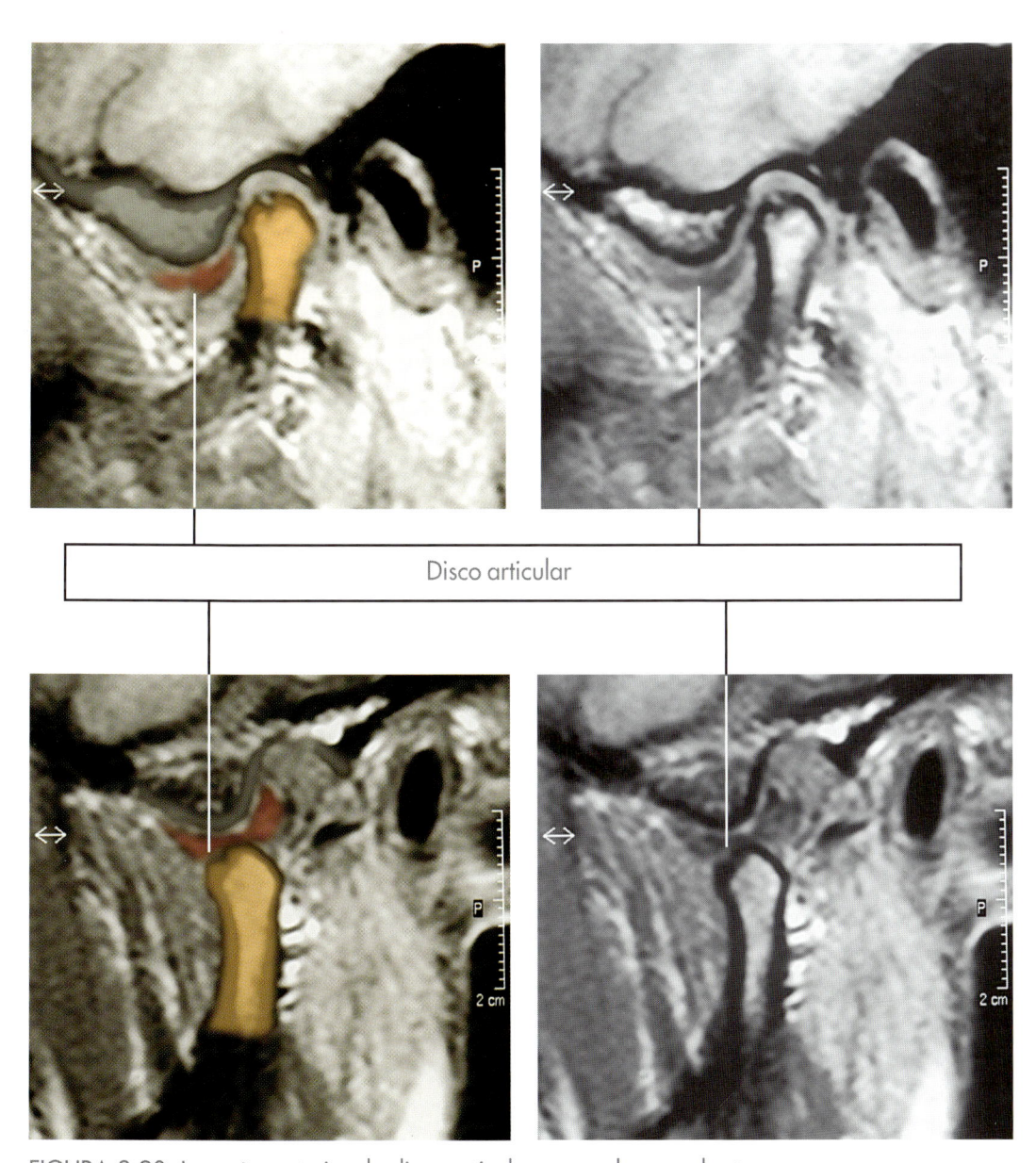

FIGURA 3.20: Luxação anterior do disco articular que reduz em abertura.

Existem, porém, patologias sistêmicas que podem estar associadas às patologias das articulações temporomandibulares. Estas afecções confundem, muitas vezes, não só o diagnóstico, mas também a avaliação da evolução do caso. Assim, em muitos casos de patologias do colágeno, podem apresentar-se sintomas de origem artrálgica e, em outros, miálgica, que confundem não só o profissional, mas também o paciente.

As dores musculares são uma causa muito comum de inadaptação e incapacitação na sociedade atual.

Embora exista uma grande quantidade de patologias que podem afetar a musculatura estriada, os fatores etiológicos que as produzem foram classificados em várias oportunidades. Destas patologias, a dor miofascial e a fibromialgia têm ocupado grande parte da literatura existente. Por este motivo, descreveremos, neste livro, apenas aquelas que tivemos oportunidade de observar em nossa prática diária, ou algumas que têm seu fator etiológico na articulação temporomandibular. Estas podem ser classificadas, do ponto de vista pedagógico, em locais e sistêmicas.

PATOLOGIAS LOCAIS

Denominaremos patologias locais aquelas cujo agente etiológico afeta a articulação temporomandibular ou estruturas vizinhas. Das patologias locais, sem dúvida o espasmo muscular preventivo é a mais freqüente.

Espasmos musculares preventivos

Origina-se nos arcos reflexos proprioceptivos pônticos, os quais promovem a inibição da atividade muscular. Esta inibição tem por objetivo realizar um bloqueio neuronal da atividade muscular motora, a fim de evitar a mobilização da articulação danificada. Este bloqueio tem sua ação inibidora, aparentemente, na substância cinzenta reticular e nos núcleos supratrigeminais, os quais, de forma discriminada, bloqueiam a atividade motora.

Esta diminuição da atividade leva a uma hipoatividade basal, claramente determinável por meio da eletromiografia, mas nem sempre fácil de ser determinada clinicamente.

Em algumas oportunidades, os músculos podem apresentar zonas sensíveis à palpação (*tender point*) ou pontos de maior rigidez, em massa musculares denominadas popularmente de "nós". Alguns autores relatam a existência dos denominados "pontos-gatilho" (*trigger point*). Em nossa prática, nunca encontramos resposta dolorosa à distância a partir da compressão desses pontos. Ao contrário, temos observado como os conceitos de dor se cumprem, na descrição anamnésica do paciente, de forma reiterada. Possivelmente, isto se deva a nosso respeito pela dor do paciente, ao qual, como dizia Marañon, "devemos tratar como a um cavaleiro da távola redonda", em referência à suavidade de nossas manobras de palpação e inspeção. Ainda que tenha visto, em algumas oportunidades, meus mestres fazerem dobrar-se de dor um paciente, ao comprimirem um ponto-gatilho, isto tem sido feito sempre devido à necessidade pedagógica de demonstrar aos colegas o efeito produzido pela compressão sobre os feixes musculares alterados em suas dimensões, por contração das fibras extrafusais.

Este espasmo muscular preventivo traz uma diminuição da mobilidade, produzindo um menor fluxo sangüíneo, com conseqüente hipóxia. Esta exige do músculo, conforme já descrevemos, que ele recorra ao ciclo anaeróbico de Krebs, para obter ATP (adenosina-trifosfato), imprescindível para a contração muscular, produzindo-se, portanto, uma acumulação de ácido lático, metabólito que precisa de mobilidade para permitir sua drenagem.

Desta forma, perpetua-se um ciclo patológico que conduz a uma menor atividade muscular e à dor de origem intramuscular, denominada *mialgia*.

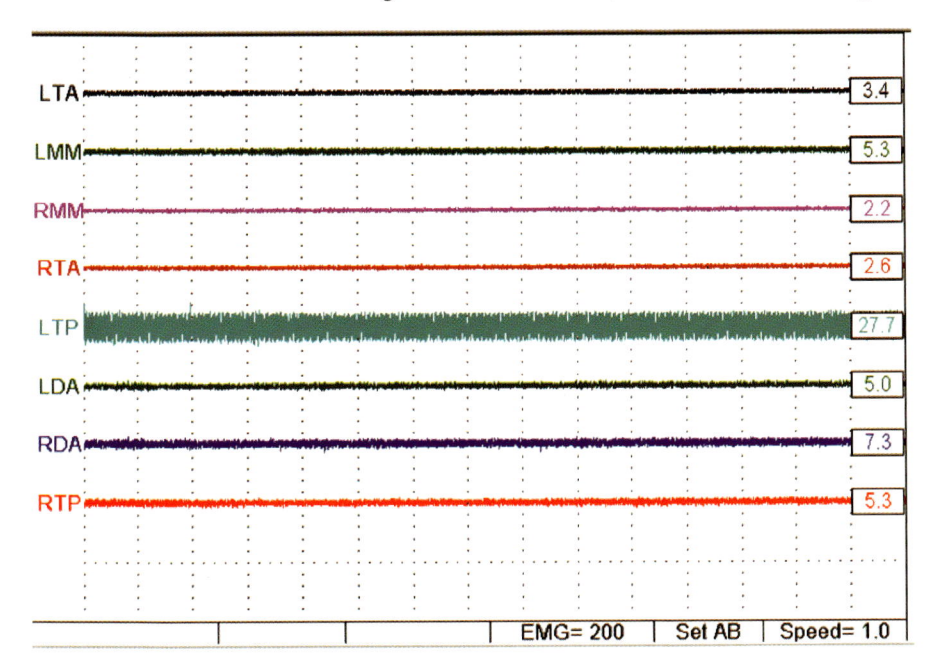

FIGURA 3.21: Espasmo muscular do músculo temporal posterior esquerdo, como conseqüência de uma picada de inseto e sua posterior infecção.

Espasmo muscular

O espasmo muscular primário é pouco freqüente nos músculos mastigadores primários do complexo craniocervicomandibular. Mesmo em pacientes bruxômanos, nos quais a atividade muscular se acha aumentada 3 a 4 vezes mais que naqueles que não o são, não é possível observar a presença desta patologia muscular. A possível razão para isto é que, a não ser que o bruxismo não esteja associado ou tomando parte de uma síndrome neurológica primária, os períodos de hiperatividade são seguidos de períodos de repouso, os quais permitem a reposição dos metabólitos necessários para o correto funcionamento muscular, e a drenagem dos metabólitos.

Trismo

O trismo é a maior expressão do espasmo muscular. Tem sua origem em lesões estruturais severas, as quais podem existir nas estruturas do próprio músculo ou em elementos anatômicos próximos.

Assim, podemos observar trismos pela injeção de anestésico naquelas infiltrações tronculares do nervo dentário inferior, nas quais o operador atravessa as fibras musculares do pterigóideo interno.

Em outros casos, observamos a presença de trismos em conseqüência de complicações pós-cirúrgicas de alveolites subseqüentes à extração de terceiro molar.

No primeiro caso, existe uma lesão direta do músculo ou de suas estruturas de revestimento. No segundo, o trismo é produto das substâncias de desagregação do processo infeccioso, presentes no alvéolo após a extração.

Em outras oportunidades, observamos ainda, trismos secundários a processos tumorais parotidianos que invadem as massas musculares, gerando uma contração espasmódica dos músculos masseter e/ou pterigóideo interno.

Também podem ocorrer seqüelas pós-irradiação, no tratamento ionizante de patologias neoplásicas da laringe, faringe ou da região parótida. Em todas estas patologias, existirá uma contração muscular involuntária que impossibilita o funcionamento normal não só da articulação temporomandibular do lado afetado, mas também do lado oposto.

Miosite

A miosite, como seu nome indica, corresponde a um processo inflamatório do tecido muscular. A característica desta patologia é a presença constante de dor que se agrava com a atividade muscular. Esta inflamação não é comum nos períodos iniciais da dor muscular, devendo-se sua aparição a três fatores etiológicos distintos. Segundo sua origem, podemos classificá-la em infecciosa, traumática e idiopática.

a) Infecciosa

Tem sua origem em um processo infeccioso de origem local, o qual chega aos componentes conjuntivos do músculo, produzindo uma infecção focalizada.

Segundo Sarnar, pode ser produzida por contaminação bacteriana, micótica, viral e por parasitas. Dentre os vírus que podem atuar ao nível local, os mais comuns são os vírus da herpes.

As contaminações infecciosas locais podem ter sua via de entrada através de ferimentos perfurantes e de picadas de certos insetos. Também podem ocorrer em manobras iatrogênicas, com o ingresso de microorganismos através de punções realizadas com agulhas, sem a correta desinfecção prévia da zona de aplicação.

A miosite de origem fúngica mais comum é a produzida pela actinomicose, cuja contaminação costuma ocorrer por via oral, sendo possível também a contaminação por via cutânea.

Em certas regiões tropicais, existem parasitas que, introduzindo-se por via cutânea, invadem o tecido celular subcutâneo, podendo gerar lesões nos músculos subjacentes.

b) Pós-traumática

Origina-se em um trauma aplicado diretamente sobre o músculo. Naqueles casos em que a intensidade do trauma seja suficientemente importante, como nas feridas cortantes, a cicatrização do mesmo produzirá uma degeneração dos tecidos, com o conseqüente processo de regressão tissular, sendo o músculo, portanto, substituído por tecido conjuntivo fibroso, dando origem a uma brida cicatricial. Esta terá um caráter irreversível, gerando na estrutura muscular uma faixa conjuntiva, a qual, em muitos casos, poderá restringir o funcionamento mandibular.

c) Idiopática

Denominaremos deste modo aquelas miosites cuja origem não é reconhecível em nenhuma das entidades previamente descritas. Estas miosites podem ter sua origem em contrações musculares prolongadas, as quais produzem no músculo um processo inflamatório, produto da acumulação de substâncias de desagregação. Por esta razão, ao realizar uma biópsia nem sempre encontramos os elementos característicos de um processo inflamatório.

ALTERAÇÕES ENDÓCRINAS MAIS COMUNS	
ACROMEGALIA	Poliartrite Miopatia Mialgia
HIPERTIREOIDISMO	Mialgia Fibromialgia Miopatia
HIPOTIREOIDISMO	Fibromialgia Poliartrite Mialgia Miopatia
HIPERPARATIREOIDISMO	Pseudogota Dor lombar
INSUFICIÊNCIA SUPRA-RENAL	Fibromialgia Artralgia Derrames articulares

PATOLOGIAS SISTÊMICAS

Muitos são os fatores ou patologias que podem produzir sintomas dolorosos em nível muscular. Por esta razão, descreveremos apenas as mais comuns.

Fibromialgia

Esta patologia pode estar associada a muitas outras, entre elas, dor generalizada, alterações do sono, cansaço crônico, moléstias relacionadas aos movimentos musculares, parestesias e cefaléias. Os trabalhos realizados sobre esta patologia englobam desde abordagens psicossociais até estudos por meio de biópsias.

a) Alterações musculares:

Os sintomas dolorosos não são produzidos no interior das fibrilas, visto que as mesmas não apresentam receptores de dor. Prova disso é a ausência de dor nos processos degenerativos, uma vez que as distrofias musculares não apresentam dor. Em um estudo realizado sobre 107 pacientes afetados por polimiosite e dermatomiosite, apenas 56% deles apresentavam dor.

A presença de fatores inflamatórios, ao contrário, excita os proprioceptores e induz uma diminuição do limiar da dor.

Durante a contração muscular, a pressão sangüínea intramuscular aumenta (4-6 mmHg, em repouso, para 30-40 mmHg, quando em atividade) a valores superiores aos da pressão capilar (15-18 mmHg). Isto poderia comprometer a circulação capilar nas camadas profundas dos músculos. Este fato deve estar associado a alterações do funcionamento capilar, que deixa de produzir a vasodilatação compensatória, que deve restabelecer o fluxo circulatório normal.

A isquemia e a hipoxia acidental e não repetida não produzem dor. Mas podem produzi-la se o músculo sujeito a estas condições for submetido a situações de esforço.

Isto se dá pela ação negativa da hipoxia no metabolismo do ATP, nos processos de relaxamento muscular e na integridade da fibra muscular.

b) Microcirculação em pacientes com fibromialgia

As experiências realizadas para determinar a quantidade de oxigênio existente, em nível muscular, em pacientes sãos e com fibromialgia, determinou, nos primeiros, uma concentração de oxigênio inferior e com valores similares aos de uma hipoxia.

Isto pode ter suas origens nas alterações da circulação capilar ou em espasmos musculares preventivos dos músculos alterados.

As experiências realizadas com bloqueadores das vias aferentes simpáticas, produzem um aumento da microcirculação com diminuição da dor nos pontos-gatilho.

Os estudos realizados por meio da microscopia eletrônica, dos danos endoteliais das paredes vasculares, encontraram danos maiores nos pacientes que sofriam dor. Nas porções descendentes do músculo trapézio, encontrou-se uma proliferação mitocondrial nas chamadas fibras vermelhas. Esta proliferação é tomada por alguns autores como distúrbios oxidativos do metabolismo.

Algumas experiências encontraram uma diminuição da concentração de ATP nas fibras do tipo II. Todas estas alterações produzem inconvenientes no relaxamento, que podem ser observados eletromiograficamente, por um relaxamento em meseta.

Síndrome da fadiga crônica

Um mesmo paciente, apresenta grande quantidade de pontos dolorosos. Por tal razão, alguns autores sustentam que esta síndrome corresponde a uma representação clínica distinta da fibromialgia.

Atualmente, acredita-se que a mesma corresponde a uma alteração na atividade mitocondrial, cuja insuficiência trará uma alteração na síntese do ATP (adenosina-trifosfato) Outros autores ressaltam a relação com fatores de alteração ambiental, ou ecógenos, que alteram os ciclos naturais do sono. Esta patologia afeta, fundamentalmente, as mulheres, as quais descrevem entre os sintomas rigidez e dor generalizada nos músculos, "cotovelo de tenista", bursite do ombro, enxaqueca, intestino irritável, alterações do sono, grande fadiga ao levantar-se e dor na articulação temporomandibular.

Alterações endócrinas

As alterações endócrinas podem ser o ponto de origem de dores, tanto articulares como musculares. Estas não possuem um motivo único e, muitas vezes, claro para explicar as razões que geram esta sintomatologia. Este fator, muito comum na clínica diária, é, em geral, deixado de lado quando se trata de estabelecer o diagnóstico diferencial entre os sintomas e o fator etiológico que dá origem aos mesmos.

Polimiosite idiopática

É uma lesão inflamatória sistêmica do músculo esquelético. A mesma caracteriza-se por uma debilidade crônica dos músculos. Poder estar associada a uma erupção cutânea, sendo por esta razão considerada uma das doenças do colágeno.

Esta enfermidade costuma apresentar um primeiro pico na infância, com posterior desenvolvimento na idade adulta. Caracteriza-se pela presença de disfagia, afonia e erupção cutânea.

Distrofia muscular miotônica

Esta enfermidade caracteriza-se pela presença de uma contração prolongada, com hipertrofia muscular, a qual é seguida por uma atrofia e degeneração dos músculos envolvidos. Esta enfermidade pode comprometer os músculos da face e do pescoço. A atrofia dos músculos faciais cria, no paciente, uma expressão fria e inexpressiva. A alteração dos músculos laterais e posteriores do pescoço produz uma inclinação posterior da cabeça. A lesão dos músculos que intervêm na fonação e na deglutição confere ao paciente uma voz anasalada.

Estes pacientes apresentam uma luxação mandibular recidivante, com a presença de mordida aberta anterior. A avaliação eletromiográfica identifica uma hipoatividade muscular acentuada, durante as funções orais.

Miastenia gravis

Esta enfermidade desgraçadamente comum é produto de alteração das placas motoras, as quais sofrem um distúrbio na transmissão da acetilcolina.

Os sintomas iniciais podem ser ptose palpebral, diplopia, debilidade dos músculos faciais, cervicais, glossofaríngeos e mastigatórios. Nos períodos iniciais da enfermidade, os pacientes podem queixar-se de cansaço durante a mastigação. Nos períodos mais avançados da doença, pode apresentar-se atrofia dos músculos pterigóideos, masseteres e temporais. A atrofia dos músculos elevadores traz, ainda, uma "queda" da mandíbula, com abertura constante da boca e gotejo salivar.

ENFERMIDADES DA TRANSMISSÃO NEUROMUSCULAR

Falhas da transmissão neuromuscular podem ser resultantes de qualquer dos seguintes acontecimentos:

1. Ausência de adesão ou de transporte da acetilcolina através do nervo terminal;
2. Acetilcolinesterase reduzida ou ausente, a qual normalmente inibe a acetilcolina excessiva na fenda sináptica primária;
3. Inibição competitiva no sítio receptor da acetilcolina.

A *miastenia gravis* é uma doença relativamente comum, associada quase sempre com anticorpos contra o receptor da acetilcolina, que destroem o sítio receptor localizado sobre a membrana pós-sináptica. Em conseqüência disto, a liberação da acetilcolina é ineficaz. Os potenciais de placa terminal estão reduzidos em tamanho, mas não em número, refletindo a menor disponibilidade de sítios receptores. O paciente descreve fadiga muscular induzida por exercício, a qual se resolve com o repouso. Os sintomas pioram à medida em que avança o dia e melhoram com o sono. Pode afetar qualquer músculo esquelético. A maioria dos pacientes tem diplopia, ptose palpebral, disartria, disfagia, disfonia e dificuldade na mastigação.

A debilidade pode dificultar a elevação dos braços. Os músculos não parecem estar afetados e o tônus muscular mantém-se dentro dos valores normais.

São descobertos anticorpos séricos contra a ACh em mais de 90% dos pacientes. O EMG é um recurso útil para o diagnóstico. Em torno de 5% dos pacientes com *miastenia gravis* têm um timoma detectável por tomografia computadorizada ou Ressonância Nuclear Magnética.

Síndromes miotônicas

Esta enfermidade é um transtorno sistêmico herdado com uma incidência de 3 em 500.000 nascimentos.

Sua aparição produz-se entre os 15 e os 30 anos, podendo ser em muitos casos leve, ou só afetar o paciente de maneira parcial.

Em sua forma mais grave, o paciente apresenta ptose palpebral bilateral, adelgaçamento e escassa mobilidade dos músculos faciais, associada à calvície frontal. Os músculos temporais e esternocleidomastóideos encontram-se afinados.

Eletromiograficamente, pode-se constatar uma dificuldade no relaxamento muscular. Os pacientes carecem de arreflexia osteotendinosa.

Esta patologia encontra-se associada a cataratas, esterilidade, cardiopatias e, em alguns casos, retardo mental.

Miotonia congênita
Esta enfermidade também foi denominada *doença de Thomsen*.

É um transtorno autossômico dominante benigno, o qual se caracteriza por miotonia, rigidez muscular, no início e ao final do exercício, produzindo uma hipertrofia dos músculos afetados.

Miopatias inflamatórias
•Polimiosite
A polimiosite é a mais comum das miopatias inflamatórias. Em geral, é de início agudo, mas pode apresentar-se na forma subaguda ou crônica. É característica a debilidade muscular. Pode apresentar sensibilidade à palpação e dor. A creatina-quinase sérica, habitualmente, acha-se elevada e o EMG mostra alterações inespecíficas, com fibrilação e elevada atividade. Em geral, a biópsia muscular é o método de diagnóstico recomendado. Pode aparecer em forma isolada ou com o lupus eritematoso sistêmico, a artrite reumatóide ou a dermatomiosite. Isto nos permite situar esta enfermidade como associada a qualquer patologia reumática.

O tratamento com corticosteróides geralmente é benéfico. Pode-se fazer o acompanhamento dos níveis de creatina-quinase, assim como a melhora clínica, para monitorar a dosagem e a duração do tratamento.

•Dermatomiosite
A dermatomiosite é uma variante da polimiosite com afecção cutânea associada. Alguns autores, ao contrário, consideram-na como entidade separada. O processo patológico afeta os pequenos vasos sanguíneos em lugar de afetar primariamente a fibra muscular, produzindo um processo isquêmico e inflamatório, habitualmente nas fibras situadas na borda dos fascículos musculares (atrofia ou necrose perifascicular).

•Miosite com corpo de inclusão
A miosite com corpo de inclusão aparece caracteristicamente em pacientes idosos e tem uma progressão lenta mas incessante. Em geral, a debilidade é mais pronunciada distalmente e os reflexos osteotendinosos podem desaparecer. Os pacientes habitualmente não melhoram com corticosteróides.

•Sarcoidose
A sarcoidose é um transtorno granulomatoso multissistêmico de causa desconhecida, que afeta com maior freqüência os adultos jovens. Embora não exista nenhum órgão do corpo imune à sarcoidose, a enfermidade compromete mais freqüentemente os pulmões, o sistema reticuloendotelial, a pele, os olhos e o miocárdio.

Não foi possível isolar nenhum agente infeccioso nem inflamatório, de maneira constante, em pacientes com sarcoidose.

A lesão histológica fundamental da sarcoidose consiste na formação de um granuloma não-caseoso e compacto, composto por células epiteliais de disposição radiada, de algumas células multinucleadas gigantes e de uma infiltração linfocítica de pouca magnitude. A observação inicial de alergia cutânea na sarcoidose parece dever-se à ausência de linfócitos imunoefetores. A linfopenia é um traço marcante da enfermidade. As células imunoativas encontram-se ocupadas em combater o processo inflamatório, o que implica no fato de que as células residuais na circulação periférica são insuficientes para induzir uma reação cutânea.

Aproximadamente um terço dos pacientes com sarcoidose apresentam um quadro inespecífico de febre, astenia, anorexia, perda de peso, calafrios, dores musculares e sudorese noturna. A sarcoidose, invariavelmente, deve ser incluída no diagnóstico diferencial de um quadro de febre de causa desconhecida.

A lesão ocular mais freqüente é a uveíte granulomatosa. Outras lesões oculares possíveis são os folículos conjuntivais, o aumento de tamanho das glândulas lacrimais e a queratoconjuntivite seca.

O comprometimento do sistema nervoso central, observável clinicamente, ocorre em menos de 10% dos pacientes, mas a incidência de neurossarcoidose clínica pode ser mais elevada.

A sarcoidose pode afetar também os músculos, mas raramente ocasiona debilidade.

•Parasitoses sistêmicas

As parasitoses sistêmicas no músculo podem produzir debilidade, sensibilidade à palpação e dor. As mais comuns são a triquinose e a cisticercose. Pode-se suspeitar delas pelos achados clínicos ou pela presença de calcificações dos tecidos moles. É necessária a biópsia muscular para sua confirmação.

Miopatias metabólicas

As *miopatias metabólicas* são pouco comuns e, habitualmente, autossômicas recessivas. A fadiga e a intolerância ao exercício associam-se, às vezes, com câimbras musculares, dor e mioglobinúria. Com o tempo desenvolve-se a debilidade.

As *glicogenoses* raramente produzem miopatia clínica. A *doença de McArdle* é um transtorno geralmente recessivo, em que existe deficiência de miofosforilase, enzima esta relacionada com a síntese do glicogênio. O exercício é seguido comumente por câimbras, dor e debilidade. Os pacientes descrevem fadiga muscular quando da mastigação, chegando, em alguns casos, a dificultar a mesma. A mioglobinúria pode produzir lesões renais. A prova de exercício mostra ausência de elevação normal do lactato sérico depois do exercício isquêmico.

A *deficiência de fosfofrutoquinase* apresenta-se de maneira similar à deficiência de miofosforilase na *doença de McArdle*. Ocorre deficiência de fosfofrutoquinase que pode detectar-se no músculo por meio de um estudo histoquímico ou bioquímico enzimático específico.

•Enfermidades por acúmulo de lipídeos

A deficiência de carnitina pode ser sistêmica, com manifestações generalizadas, ou localizada no músculo. Nesta última, que é autossômica recessiva, os pacientes descrevem debilidade progressiva com exacerbações ocasionais e, com freqüência, apresentam anomalias cardíacas associadas.

A biópsia muscular pode revelar um depósito excessivo de lipídeos. A deficiência de carnitina-palmitil-transferase é observada, habitualmente, em varões jovens, que descrevem crises de dor muscular e mioglobinúria depois do exercício prolongado. A biópsia muscular pode ser normal. O diagnóstico requer estudos histoquímicos específicos.

A *deficiência de miadenilato desaminase* pode ser demonstrada na biópsia muscular por meios tanto histoquímicos como bioquímicos. Os únicos sintomas podem ser câimbras e dor com o exercício. Entretanto, não está claro se este achado histoquímico tem alguma importância clínica real.

As *miopatias mitocondriais* caracterizam-se pela intolerância ao exercício, com uma elevação pronunciada nos níveis de lacticidemia, com relativamente pouco exercício. Algumas apresentam também características miopáticas restritas aos músculos extra-oculares. Podem apresentar-se sintomas que afetam o sistema nervoso central, como epilepsia mioclônica, ou afecções semelhantes a acidentes vasculares cerebrais. A biópsia muscular pode mostrar a presença de *fibras vermelhas rompidas* e, por microscopia eletrônica, mitocôndrias anormais que, freqüentemente, contêm grandes inclusões cristalinas.

A *hipertermia maligna* é um transtorno genético incomum que aparece com a exposição a certos anestésicos inalatórios, que produzem liberação excessiva de íons cálcio do retículo sarcoplasmático. Esta liberação produz hipercontração dos músculos, rigidez grave e aumento pronunciado da temperatura corporal. Esta enfermidade pode ser fatal, de modo que é obrigatório efetuar uma investigação da história familiar em pessoas que vão submeter-se à anestesia geral. Podem estar ausentes os sintomas musculares, embora alguns pacientes com miopatia centronuclear tenham demonstrado apresentar tendência à hipertermia maligna. O diagnóstico é difícil e pode requerer técnicas especiais, incluindo a exposição de um feixe muscular a soluções de cafeína e anestésicos inalatórios para determinar a contratilidade.

•Anorexia

Os transtornos alimentares centrais da anorexia nervosa e da bulimia nervosa representam um espectro de anomalias com características clínicas superpostas. Ambos os transtornos caracterizam-se pela preocupação com respeito ao peso e cerca de metade dos pacientes com anorexia nervosa apresentam comportamento bulímico.

A Associação Psiquiátrica Norte-americana especifica os critérios para o diagnóstico da anorexia nervosa, que podem ser resumidos em: recusa a manter o peso acima de 85% do peso corporal ideal; medo da obesidade; imagem corporal distorcida e, em mulheres, amenorréia por, pelo menos, três meses.

-Etiologia e patogenia

Desconhece-se os fatores que desencadeiam ou perpetuam a anorexia nervosa. Embora as comunicações médicas sobre a anorexia nervosa remontem ao século XVII, o ideal da sociedade sobre a magreza influi na decisão de controlar o peso. Muitos pacientes com anorexia nervosa começam sua dieta depois de terem se confrontado com a necessidade de perder peso.

As teorias bioquímicas sobre a origem da anorexia nervosa concentraram-se nos neurotransmissores que afetam o controle do apetite. Por exemplo, a atividade dos opióides endógenos no líquido cefalorraquidiano (LCR) é maior nos pacientes com anorexia nervosa quando eles ostentam baixos pesos. A concentração de opióides endógenos diminui quando se recupera o peso.

A etiologia da bulimia tampouco é conhecida. As crises de ingestão compulsiva, com freqüência, apresentam-se em momentos de *stress* ou de depressão.

Metade das pessoas com anorexia nervosa desenvolve uma conduta bulímica. Comparados com os pacientes que simplesmente estão se privando de alguns alimentos, os pacientes bulímicos com anorexia nervosa apresentam recaptação de serotonina diminuída no sistema nervoso central, detectado por concentrações mais baixas, no LCR, de seu metabólito. Uma deficiência de serotonina tornaria os pacientes mais suscetíveis à ingestão compulsiva.

-Incidência

A prevalência da anorexia nervosa durante toda a vida é de cerca de 0,5%. Apenas 4% a 10% dos casos são homens.

A bulimia nervosa manifesta-se em 1% a 2% dos adultos jovens. A conduta bulímica é muito mais comum que a bulimia nervosa.

-Características clínicas

As características comportamentais da anorexia nervosa são mais notáveis pela persecução obsessiva da magreza, pela alteração da auto-imagem corporal e pela negação da enfermidade. Os pacientes com conduta bulímica tendem a ser mais extrovertidos, mais impulsivos, mais ativos sexualmente, com uma prevalência superior no uso do álcool e de outras drogas do que aqueles que simplesmente restringem a ingestão de alimentos. Entre os pacientes com anorexia nervosa ou bulimia é mais comum a depressão. As manifestações clínicas da anorexia nervosa são conseqüência do jejum, somado a qualquer das condutas associadas, como a ingestão compulsiva, os vômitos ou o abuso de laxantes e diuréticos. Alguns pacientes com bulimia nervosa manifestam conseqüências mais leves do jejum intermitente. Cerca de 20% das pacientes com bulimia nervosa também apresentam amenorréia e em torno de 20 a 40% têm oligomenorréia. A disfunção menstrual pode estar relacionada com o semi-jejum intermitente.

A osteoporose na anorexia nervosa pode conduzir a fraturas vertebrais por compressão ou fraturas por tensão. A depleção de nutrientes e os baixos níveis do fator de crescimento insulinóide também podem ser responsáveis pelas perdas ósseas. Os pacientes são propensos, ainda, à litíase renal.

A conduta que consiste na ingestão compulsiva de alimentos seguida de vômitos, associa-se com erosões dentais, perimólise e intumescimento da glândulas parótidas. É muito comum a presença de dor facial, que pode confundir-se com algias similares às existentes nas patologias da articulação temporomandibular.

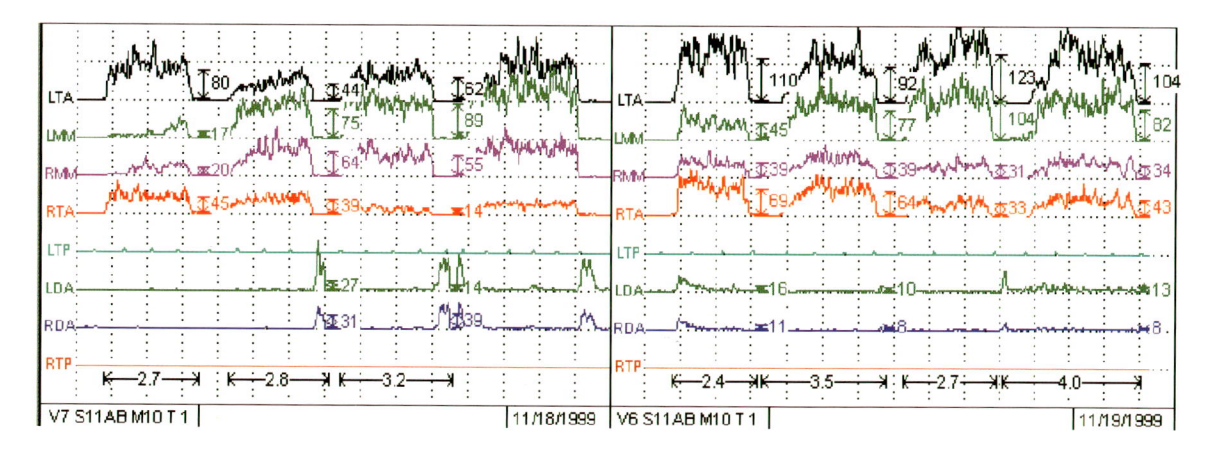

FIGURA 3.22: Registro eletromiográfico em paciente anoréxica pré e pós-ingesta de glicogênio.

-Achados laboratoriais

A deficiência de estrogênio e a amenorréia são conseqüências da secreção diminuída de hormônio liberador das gonadotrofinas hipotalâmicas (GnRH). Uma hipótese liga as concentrações aparentemente elevadas de hormônio corticotrófico (CTH) no encéfalo, presentes na anorexia nervosa, com o conhecido efeito supressor do CTH sobre a liberação do hormônio gonadotrófico.

A secreção de gonadotrofina também está reduzida nos homens com anorexia nervosa. Os baixos níveis séricos de testosterona podem contribuir para os sintomas de impotência e perda da libido. A função tireoideana na anorexia nervosa assemelha-se à da síndrome da doença eutireóidea. A conversão periférica da tiroxina a triiodotironina (T3) está diminuída.

As baixas concentrações de glicose sérica, via de regra, são bem toleradas no jejum; entretanto, a hipoglicemia acha-se associada com o coma e morte em vários pacientes com anorexia nervosa. Ademais, os pacientes com anorexia nervosa têm uma secreção diminuída ou errática de vasopressina em resposta a desafios osmóticos. Alguns pacientes manifestam *diabetes insipidus* parcial. São comuns os aumentos de uréia sangüínea. O jejum provoca uma perda de sódio, potássio e magnésio corporal total. Ao voltarem a alimentar-se, são comuns os edemas periféricos. O abuso de laxantes e de vômitos induzidos pode contribuir para a hipovolemia e para a hipopotassemia grave.

As alterações cardiovasculares da anorexia nervosa incluem adelgaçamento do ventrículo esquerdo e tamanho diminuído das câmaras cardíacas. Os pacientes manifestam hipotensão arterial e volume-minuto cardíaco reduzido. As arritmias podem ser letais. O uso repetido de ipecacuanha para provocar vômitos pode gerar uma miocardiopatia fatal.

As alterações gastrintestinais da anorexia nervosa incluem vazão gástrica e motilidade intestinal diminuídas, associadas com uma sensação exagerada de plenitude gástrica, dor abdominal e constipação. As transaminases hepáticas podem estar aumentadas na anorexia nervosa devido à infiltração lipídica do fígado.

É possível observar um ligeiro aumento da creatina-fosfoquinase sérica e alterações eletromiográficas compatíveis com miopatias em pacientes com anorexia nervosa.

As características dermatológicas incluem lanugo, dermatite asteatósica, cabelos e unhas quebradiços e carotenodermia.

-Evolução e diagnóstico

Os estudos sobre a evolução da anorexia nervosa constatam que 40% dos pacientes recuperam-se por completo, 30% melhoram e 30% permanecem cronicamente enfermos.

Com o restabelecimento do peso, podem haver graus variáveis de recuperação psicológica e física. A maior parte das manifestações físicas regride com o aumento de peso, mas os transtornos menstruais tendem a continuar naquelas pacientes que apresentam condutas alimentares anormais.

O tratamento psiquiátrico da anorexia nervosa consiste em combinações de terapia individual, grupal e familiar. A assessoria nutricional e o acompanhamento médico são importantes.

A evolução da bulimia nervosa não foi tão bem estudada. Cerca de 20% das pessoas experimentam a anorexia nervosa. A fluoxetina tem sido usada para induzir os pacientes a episódios de ingestão compulsiva de alimentos, em ensaios clínicos em duplo-cego.

FATORES ETIOLÓGICOS

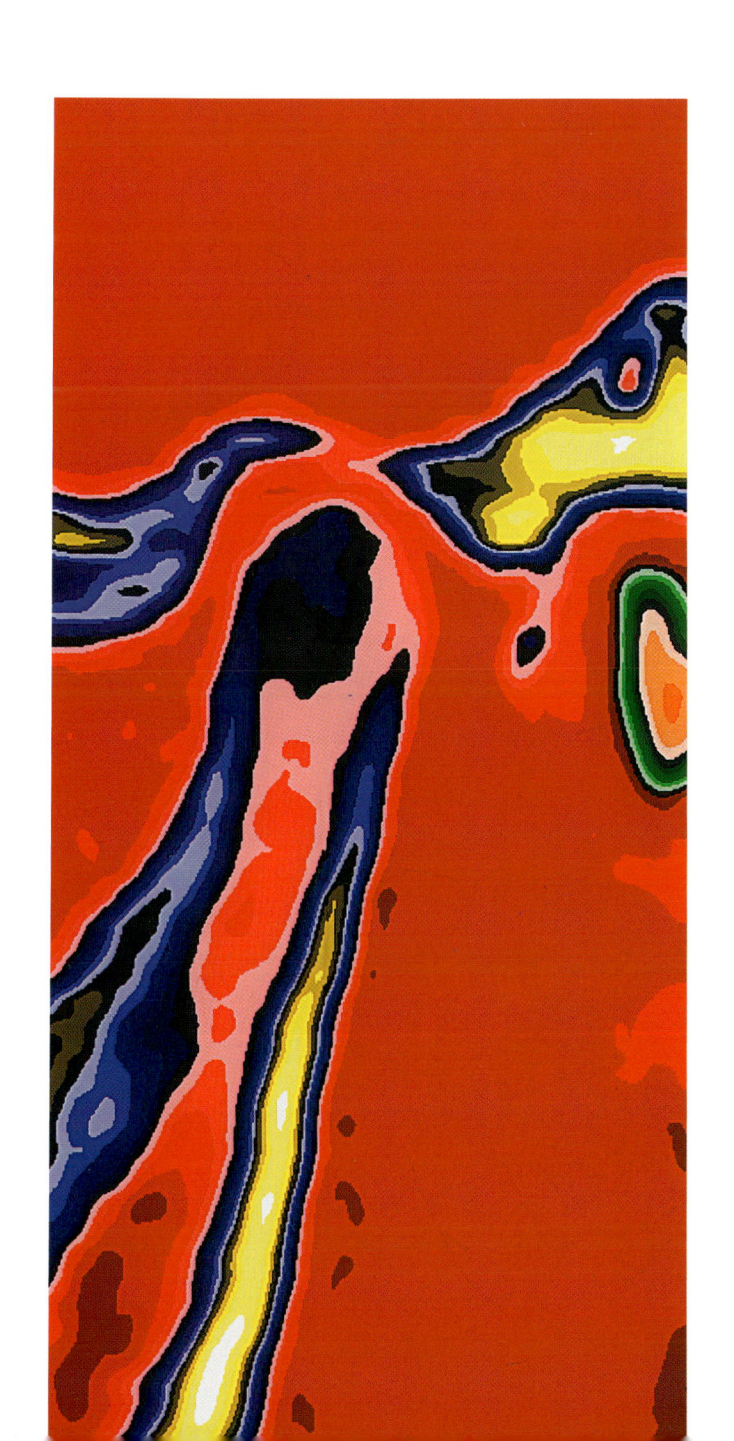

Capítulo IV

FATORES ETIOLÓGICOS DAS PATOLOGIAS INTRA-ARTICULARES

Durante muitos anos, os odontólogos acreditaram que o único fator etiológico das patologias temporomandibulares residia na oclusão e na alteração de certos cânones oclusais, únicos causadores destas afecções.

Hoje em dia, estamos muito distantes destes conceitos, dado que à luz dos conhecimentos atuais, pretender tratar os efeitos secundários de uma patologia sistêmica sobre a articulação temporomandibular com terapêuticas oclusais carece de toda base científica.

As patologias da articulação temporomandibular podem evidenciar como fatores etiológicos tanto os efeitos de agentes sistêmicos como locais. Por tal motivo, e considerando a influência dos fatores imunológicos em muitas artropatias sistêmicas, é que acreditamos necessário inteirar o leitor acerca de certos mecanismos imunitários, cujo conhecimento é imprescindível para a compreensão destas patologias.

RESPOSTA IMUNOLÓGICA

A imunidade é a resposta de nosso organismo a tudo o que lhe é estranho.

Este processo imunitário inclui um reconhecimento dos constituintes de nosso organismo para, então, poder reconhecer aqueles elementos que nos são estranhos. Estes elementos invasores, quando aparecem no interior de nosso organismo, são identificados por ele e desencadeiam uma resposta imunológica. Aos elementos capazes de desencadear a resposta imunológica denominamos antígenos.

A reação imunológica desencadeia a produção de anticorpos, constituídos por polissacárides ou proteínas, que possuem a capacidade de aderir ao agente desconhecido, neutralizando-o. As proteínas e os polissacárides de nosso corpo são reconhecidas como tais durante os últimos anos de vida fetal e durante os primeiros dias de vida, já que o sistema imunológico não se encontra totalmente desenvolvido. A partir deste período, todo elemento que ingressar no interior do corpo será identificado e considerado como um agente agressor.

Porém, em algumas pessoas, variações na composição dos tecidos fazem com que o sistema imunológico não mais os reconheça, gerando uma resposta imunológica contra eles. Um exemplo deste fenômeno é a sensibilidade produzida pelo contato químico de algumas substâncias com a pele.

Esta alteração pode ser produzida por radiações que provoquem uma modificação na estrutura de nossas proteínas, como os raios X ou a radiação ultravioleta.

PATOLOGIAS SISTÊMICAS

As patologias sistêmicas cujos efeitos repercutem na articulação temporomandibular têm sido profusamente descritos na literatura, podendo ser classificadas em alterações do colágeno, alterações metabólicas e alterações bacterianas.

ARTROPATIAS MAIS COMUNS QUE AFETAM A ATM

Artrites bacterianas
Streptococcus b-hemolíticos;
Staphilococcus aureus;
Tuberculose;
Artrite gonocócica;
Tifo.

Artrites por colagenopatias
Artrite reumatóide;
Artrite crônica juvenil;
Artrite psorítica;
Lupus.

Artrites por microcristais
Cristais de ácido úrico (gota);
Cristais de pirofosfato de cálcio (falsa gota);
Cristais de hidroxiapatita;
Cristais de oxalato de cálcio;
Artrite hemofílica;
Ocronose.

Artrite degenerativa
Artrose.

PATOLOGIAS SISTÊMICAS DO COLÁGENO

Embora as patologias do colágeno possam todas repercutir na articulação temporomandibular, nesta obra faremos referência apenas àquelas que, por sua incidência, nos tocou observar em consultas clínicas. Os tecidos conjuntivos, como assinala Fawcett, são uma série de tecidos cuja característica fundamental é a de terem sua origem no mesênquima embrionário.

Estas patologias caracterizam-se por abranger uma grande quantidade de enfermidades, cuja terminologia e freqüência dificultam seu reconhecimento.

Artrite reumatóide

A artrite reumatóide é uma enfermidade sistêmica de origem desconhecida, caracterizada por provocar inflamação crônica das articulações e que produz a destruição progressiva, com diferentes graus de deformidade e incapacitação funcional das mesmas. As primeiras descrições desta enfermidade foram realizadas em 1800, embora seus autores ainda não a distinguissem de outras doenças articulares. A primeira menção detalhada a esta afecção foi realizada por Nichols e Richardson, em 1909, quando descobriram 65 casos de artrite deformante não-tuberculosa, a qual denominaram artrite proliferativa. O termo artrite reumatóide foi dado a esta enfermidade em 1942.

É uma doença de distribuição universal, que apresenta uma prevalência de 0,3% da população, embora em algumas raças apresenta uma incidência mais elevada. As mulheres sofrem da doença com uma freqüência três vezes superior à dos homens. Não obstante, nas formas soropositivas e erosivas da enfermidade, desaparece esta preponderância.

•Etiologia

Os fatores que desencadeiam esta enfermidade são desconhecidos, mas existem dados estatísticos que demonstram uma direta relação com quatro fatores, que são os genéticos, os iniciadores, os perpetuadores e os imunorreguladores.

•Fatores iniciadores

A existência de um agente infeccioso como fator iniciador da artrite reumatóide não pôde ser demonstrada.

Dentro das estruturas articulares, o colágeno de tipo II, presente na cartilagem articular, tem comportamento antigênico por estar em um tecido avascular. Cabe assinalar que, embora o disco da articulação temporomandibular não seja constituído por cartilagem, o colágeno do tipo II encontra-se presente no mesmo. Por outro lado, não devemos esquecer que a cabeça do côndilo apresenta, esta sim, um revestimento cartilaginoso.

Em animais de laboratório, foi possível induzir a artrite mediante a injeção deste tipo de colágeno e em enfermos com artrite reumatóide detectaram-se anticorpos anticolágeno, cujos níveis estão relacionados com a severidade da mesma. Em segundo lugar, o fator reumatóide poderia atuar como fator perpetuador, uma vez que sua presença no soro relaciona-se com formas mais severas da artrite reumatóide.

•Fatores imunorreguladores

Os estudos histológicos da membrana sinovial, na artrite reumatóide, mostram um tecido hipertrófico que apresenta uma importante neovascularização, infiltração mononuclear inflamatória, composta por macrófagos circundados por linfócitos e hiperplasia da camada periférica de sinoviócitos.

As citocinas produzidas por estas células são abundantes no tecido e líquido sinovial. Os linfócitos do infiltrado são, em sua maioria, T2 e apresentam em sua membrana moléculas que os identificam como células de memória. Além disso, são células ativadas, uma vez que ostentam em sua superfície moléculas de ativação.

No microambiente sinovial, as múltiplas interações célula-célula e célula-proteínas estão reguladas pela liberação de citocinas e inibidores de citocinas, em nível local.

A alteração dos mecanismos imunorreguladores na artrite reumatóide, permite a persistência e cronificação da inflamação, em nível articular.

Clínica

Em cerca de 55-70% dos pacientes, a enfermidade começa de forma insidiosa. Posteriormente, produzem-se as manifestações articulares que costumam afetar, de forma simétrica, as articulações metacarpofalângicas e interfalângicas proximais e os carpos. As grandes articulações, quando afetadas, costumam fazê-lo mais tardiamente. Uma das principais manifestações é a rigidez matutina das articulações afetadas. Visto que a artrite reumatóide relaciona-se estreitamente com o grau de inflamação articular, sua duração constitui um bom indicador de atividade da enfermidade.

Em torno de 10% dos pacientes apresentam uma forma aguda no início da doença. Nesta forma inicial, a afecção não costuma ser simétrica e aparecem intensas dores musculares, acompanhadas de alteração do estado geral, com perda de peso, astenia, dificuldade para mastigar e febrículas.

Existem formas iniciais da enfermidade, intermediárias entre as duas anteriores, nas quais os sintomas aparecem no decurso de dias ou de poucas semanas.

O curso da doença geralmente caracteriza-se pela presença de reagudizações e de remissões, cujo padrão evolutivo varia de uns doentes para outros. Podem ser classificadas, segundo sua evolução, em:
a) intermitente, que se caracteriza pela presença de períodos de desaparecimento parcial ou total dos sintomas, durante os quais o paciente requer pouco tratamento;
b) remissão clínica prolongada, que com freqüência é manifestação de um princípio agudo e, em outras ocasiões, trata-se de um único surto de pouca duração;
c) progressiva, nas quais o padrão evolutivo denota maior agressividade.

A aparição de sintomas bilaterais é, geralmente, constante. Em um estágio mais avançado, como conseqüência da inflamação articular crônica, pela debilidade e atrofia dos músculos intrínsecos e extrínsecos da mão e por ruptura dos tendões, produzem-se as deformidades típicas da artrite reumatóide.

Outro achado freqüente é a presença de nódulos reumatóides nos tendões da mão, preferentemente nos flexores dos dedos e adutores dos polegares.

Cotovelos

São afetados com freqüência, embora quase nunca o façam nas fases iniciais da enfermidade. A manifestação mais precoce e freqüente é a dificuldade para estender completamente a articulação e a diminuição do grau de mobilidade.

Quadris

Em uma grande quantidade de pacientes os quadris estão envolvidos: aparece dor na região inguinal e, algumas vezes, nas nádegas.

Joelhos

São, entre as grandes articulações, as que mais freqüentemente são afetadas. Por sua acessibilidade, a presença de sinais de inflamação é detectada com rapidez.

Tornozelos

Os tornozelos estão, geralmente, comprometidos nas formas progressivas e evoluídas.

Articulação atlantoaxial

A complicação de maior risco é a subluxação atlantoaxial, cujo primeiro sintoma é a presença de dor cervical que se irradia até a região occipital.

Articulação temporomandibular

Na investigação clínica, podemos perceber a presença de crepitação, sintomatologia esta que pode ser uni ou bilateral.

•Alterações extra-articulares

-Nódulos reumatóides

Aparecem em 20-30% dos pacientes. Se pequenos, apresentam-se fixos firmemente ao periósteo e, quando crescem, adquirem maior mobilidade. Habitualmente, são indolores. Ocasionalmente, podem aparecer em múltiplas localizações, sobre as apófises espinhais, hélix e antihélix do pavilhão da orelha, couro cabeludo, calcanhar e sacro em pacientes com afecção severa e evolução intensa.

A localização nos tendões é, também, habitual e, neste caso, são freqüentes no tendão de Aquiles e nos tendões flexores da mão, onde sua presença pode provocar o característico "dedo em gatilho".

A presença de pericardite é freqüente e, na maior parte dos casos, assintomática. A evolução costuma ser favorável, embora, em raras ocasiões, pode produzir obstrução cardíaca ou pericardite constritiva. O tratamento deve ser cirúrgico.

A manifestação pulmonar é mais freqüente e costuma ser assintomática. O líquido apresenta características de exsudato, com aumento de proteínas.

O derrame freqüentemente melhora quando a enfermidade articular também melhora.

Nódulos reumatóides pulmonares localizam-se com maior freqüência nos lóbulos superiores. Os pacientes costumam apresentar tosse seca e dispnéia rapidamente progressiva que, em certas ocasiões, pode sugerir a existência de tromboembolia pulmonar. Seu aparecimento piora notavelmente o prognóstico do paciente.

As manifestações neurológicas mais importantes são as neuropatias por estrangulamento que sofrem os nervos mediano, tibial posterior e cubital, em sua passagem pelos túneis do carpo, tarso e canal epitroclear, respectivamente, quando as mencionadas localizações apresentam sinovite crônica importante.

Outras manifestações são a polineurite associada à vasculite e a mielopatia cervical por subluxação atloaxóidea. Ao nível muscular, já se disse que a artrite reumatóide produz debilidade e atrofia muscular, podendo existir miosite durante seu curso. Apresentam-se, também, sintomas gerais em pacientes com artrite severa de ampla evolução.

Outros achados são: anemia intensa, linfadenopatias, perda de peso, hiperpigmentação de partes expostas ao sol, infecções freqüentes e úlceras nas pernas, de origem vascular.

A patologia mais freqüente é a queratoconjuntivite seca, devida à síndrome de Sjögren secundária. Outras manifestações menos freqüentes são: esclerite, episclerite e nódulos reumatóides na esclera que podem acabar produzindo escleromalácia perfurante.

•Patologia associada no curso da artrite reumatóide

Pelo menos 25% dos pacientes com artrite reumatóide sofrem da síndrome de Sjögren secundária. A amiloidose secundária aparece naquelas formas da enfermidade que apresentam uma atividade inflamatória persistente e prolongada. Provoca alterações devido a depósitos nos rins (proteinúria), fígado (colestase), coração (insuficiência cardíaca) e intestinos (diarréias).

As complicações farmacológicas são freqüentes e serão mencionadas posteriormente. As infecções concomitantes podem aparecer pela própria natureza debilitante da enfermidade e pelo emprego de fármacos imunossupressores (glicocorticóides, citostáticos) no controle das formas mais severas.

No tratamento da artrite reumatóide, deve-se ter em conta que se trata de procedimento empírico, porque se desconhece o agente etiológico e os mecanismos patogênicos não estão claramente definidos.

Este tratamento deve ser individualizado, porque o curso clínico da doença é variável e seu prognóstico geralmente imprevisível, o que obrigará a controles periódicos da moléstia com a finalidade de se estabelecer mudanças terapêuticas na resposta ao tratamento e para prevenir efeitos indesejáveis do mesmo.

O repouso é imprescindível para aqueles pacientes com surto poliarticular e quadro constitucional.

•Prognóstico

A maior parte dos pacientes apresentam um curso clínico intermitente e só 20-25% têm remissões prolongadas. A evolução articular agressiva apesar do tratamento ou o abandono terapêutico, em certos casos confinam 10% dos pacientes com seqüelas irreversíveis à cadeira de rodas.

Não existem marcadores prognósticos que possam aplicar-se de maneira generalizada, mas a presença, em estágios precoces da doença, de certas características clínicas relaciona-se com um curso clínico desfavorável: altos títulos de fator reumatóide, nódulos subcutâneos, sinovite agressiva e persistente, apesar da administração de medicamentos, pinçamento e erosão articulares precoces e atividade sistêmica importante.

No decurso de sua evolução, a aparição de complicações articulares (luxação atlantoaxial) ou extra-articulares (pulmonar, vasculite necrotizante, síndrome de Felty), a presença de amiloidose secundária e a iatrogenia severa obscurecem notavelmente o diagnóstico. Embora os dados sejam contraditórios, a expectativa de vida destes pacientes parece estar diminuída em relação à da população em geral. A debilidade generalizada, uma maior suscetibilidade às infecções e as complicações extra-articulares ou derivadas do emprego de fármacos poderiam ser as causas desta maior mortalidade.

Artrite crônica juvenil

Também denominada artrite proliferativa, é a mais comum das enfermidades reumáticas em crianças e uma causa importante de incapacitação. Constitui um grupo heterogêneo de enfermidades e, por isso, numerosos grupos de trabalho foram criados para definir critérios de diagnóstico e classificação. Recentemente, sugeriu-se que estes critérios deveriam ser ampliados, já que os pacientes incluídos em um grupo ou subgrupo determinado poderiam compartilhar características de outro, que podem modificar a evolução da doença.

A incidência é de 12/100.000 crianças/ano e a prevalência de 56/100.000 crianças. A distribuição por sexo e idade varia segundo as diferentes origens.

Etiopatogenia

Ambas, etiologia e patogenia, são desconhecidas na artrite crônica juvenil. Observa-se, também, uma relação entre certos determinantes antigênicos desta afecção e os distintos subgrupos. Sintomas como a rigidez matutina e a dor noturna não serão expressas com facilidade por crianças. No início da enfermidade, estes poderão apresentar uma atitude de proteção das articulações dolorosas, recusa a andar ou a engatinhar e aumento da irritabilidade. A presença destes sinais e sintomas só poderá ser suspeitada mediante a observação cuidadosa e a entrevista com os pais.

•Artrite crônica juvenil de início sistêmico

Representa 20% dos casos. Durante os picos febris, as crianças apresentam um aspecto de moléstia severa, permanecendo surpreendentemente bem no resto do dia. *Erupção cutânea* aparece em 95% dos casos.

•Diagnóstico diferencial da artrite crônica juvenil

Podem apresentar artralgias ou artrite acompanhadas de febre. Afeta os joelhos, os tornozelos, os pulsos e a coluna cervical. A *hepatomegalia* é menos freqüente, embora uma moderada alteração da função hepática possa estar presente. A *miocardite* e a *endocardite* são de ocorrência excepcional. As *alterações neurológicas* podem ser produzidas por outros fatores associados (salicilismo, febre alta, infecções virais). Durante os períodos de atividade da moléstia, produz-se *atraso do crescimento*. O crescimento não pode ser completo se persistir, durante anos, uma atividade inflamatória severa. Quando a atividade da doença cessa, inicia-se a recuperação da estatura.

A velocidade de hemossedimentação (VHS) e a proteína C reativa (PCR) estão muito elevadas e são bons marcadores da atividade da afecção. A ferritina está elevada na enfermidade ativa, assim como os níveis de imunoglobulinas e de complemento. O fator reumatóide (FR) e os anticorpos antinucleares (AAN) são negativos.

Na metade das crianças atingidas, a moléstia evolui com vários surtos sistêmicos para entrar, posteriormente, em um período de remissão. A maioria dos meninos recupera-se completamente, com mínima seqüela articular, enquanto cerca de 30 a 40% desenvolvem poliartrite crônica com incapacidade funcional moderada a severa.

Cerca de 5 a 7,4% das crianças com ACJ desenvolve amiloidose (menos freqüentemente na América do Norte), a qual é mais comum nas formas sistêmicas com uma enfermidade de evolução longa, e obscurece o prognóstico. A morte ocorre em 2 a 4% das crianças e suas principais causas são a falência renal e as infecções.

CLASSIFICAÇÃO DE STEINBROCKER

Estágio I

Paciente com capacidade funcional completa, que pode realizar qualquer tipo de tarefa habitual

Estágio II

Paciente que é capaz de realizar seus trabalhos habituais, apesar de apresentar dor ou limitação de movimentos em uma ou mais articulações

Estágio III

Paciente cuja capacidade funcional o impede de realizar algumas ou todas as atividades de seu trabalho habitual ou higiene pessoal

Estágio IV

Paciente com grande incapacitação, que o mantém confinado na cama ou em cadeira de rodas.

•Artrite crônica juvenil poliarticular soronegativa

Representa 25% dos casos. Ocorre em qualquer idade, com um ligeiro predomínio feminino. Manifesta-se com *poliartrite simétrica* de joelhos, tornozelos e articulações interfalângicas proximais e distais. São freqüentes a cervicalgia com limitação da mobilidade do pescoço, a tenosinovite dos flexores da mão e a afecção temporomandibular. As manifestações extra-articulares são menos comuns, agudas e persistentes que nas formas sistêmicas. A artrite pode ter um curso monocíclico, mas persistente durante anos, com um bom prognóstico funcional.

•Artrite crônica juvenil poliarticular soropositiva

É considerada como o equivalente da artrite reumatóide do adulto. Representa 10% dos casos de ACJ e afeta meninas a partir dos oito anos. Produz-se uma poliartrite em pequenas articulações das mãos e pés, joelhos, quadris e, tardiamente, podem afetar os cotovelos. O prognóstico funcional é pobre, já que em 50% dos casos a artrite segue um padrão destrutivo similar ao da artrite reumatóide do adulto. A afecção dos quadris confere incapacitação funcional importante. Pode-se produzir subluxação atlantoaxial, insuficiência aórtica e amiloidose, embora esta última ocorra com menor freqüência do que na forma sistêmica.

•Artrite crônica juvenil oligoarticular precoce

Vinte e cinco por cento dos casos de ACJ correspondem a esta forma, em que há um predomínio marcante sobre meninas menores de seis anos de idade. A artrite acomete, geralmente, as grandes articulações (joelhos, tornozelos, cotovelos), respeitando, habitualmente, os quadris. O FR é negativo e em mais de 50% dos casos os AAN são positivos. Um quadro clínico idêntico produz-se nos casos de deficiência seletiva de IgA. Em um terço das crianças, a artrite persiste de forma mono ou oligoarticular, com um bom prognóstico funcional. A uveíte costuma aparecer durante os primeiros dois anos da enfermidade e, embora raramente, pode preceder a artrite. Nestes pacientes, os AAN são positivos em 65% dos casos e existe uma associação com o HLA-DRS.

•Artrite crônica juvenil oligoarticular tardia

Representa 15% da ocorrência total de ACJ. A artrite é periférica, com predomínio das extremidades inferiores. Em alguns casos, o sintoma inicial pode ser dor sacroilíaca e enfermidade axial. O FR e os AAN são negativos e em 75% dos casos está presente o HLA-B27. O prognóstico articular é bom em 60 a 70% das ocorrências. Alguns pacientes desenvolvem, na vida adulta, uma espondilite anquilosante, com afecção axial e dos quadris. Outros irão padecer de uma forma peculiar de oligo ou poliartrite nos membros inferiores, sem comprometimento sacroilíaco. Estas crianças podem desenvolver, posteriormente, uma afecção intestinal crônica ou uma artropatia psoríaca.

• **Artrite crônica juvenil oligoarticular inclassificável**

Neste subgrupo predominam as meninas e a artrite começa a se manifestar entre os 6 e os 10 anos. São afetados, com maior freqüência, os joelhos. Não existem episódios de iridociclite e o HLA-B27 e os AAN são negativos. O prognóstico é bom.

• **Manifestações clínicas**

O início da doença pode ser insidioso ou brusco, com sintomas inespecíficos como fadiga, mal-estar, perda de peso, anorexia e febre alta. A debilidade muscular proximal, simétrica, acompanhada de dor e rigidez, manifesta-se como quedas freqüentes e abandono das atividades que anteriormente a criança realizava. A pele é afetada de forma quase invariável. É também característica a presença de eritema, hipertrofia e descamação na superfície dorsal das articulações metacarpofalângicas e dermatomiosite das articulações interfalângicas proximais (pápulas de Gottrom) e, menos freqüentemente, nos joelhos, cotovelos e maléolos. As ulcerações cutâneas são de natureza vascular e evolução lenta. Podem associar-se à avasculite do trato gastrintestinal e indicam mau prognóstico. Finalmente, a *calcinose* é uma complicação tardia da pele e dos tecidos moles, que aparece em pacientes com enfermidade prolongada.

São muito pouco freqüentes as afecções renais.

O dado laboratorial de maior utilidade é a determinação das enzimas musculares, embora cerca de 10% dos casos não apresentem atividade enzimática. Em até por volta de 50% dos pacientes é possível detectar imunocomplexos circulantes.

• **Tratamento**

A base do tratamento são os corticosteróides, que vêm modificando drasticamente o prognóstico da enfermidade. Devem ser administrados tão prontamente quanto possível, na dose de 2 mg/kg/dia, por vezes em doses fracionadas.

Não se conhece nenhuma medida eficaz no controle da calcinose, exceto o tratamento precoce e agressivo da enfermidade.

Cerca de 80% dos pacientes recuperam-se em menos de dois anos. Em torno de 20% deles desenvolvem uma moléstia crônica continuada ou com várias recaídas.

Os fatores que favorecem um mau prognóstico são o retardo no início do tratamento, a vasculite cutânea extensa, o aparecimento brusco da doença, a afecção visceral e a severidade da vasculite.

Esclerose sistêmica

Menos de 2% dos casos começam na infância. Com exceção da doença de Raynaud idiopática familiar, é praticamente desconhecida na infância. A capilaroscopia permite detectar alterações microvasculares características da enfermidade, com dilatação de ramificações vasculares e perda de capilares. As afecções gastrintestinal e renal não diferem das do adulto. As complicações cardiopulmonares, embora um pouco menos freqüentes que em adultos, são a principal causa de morte. O tratamento não difere da forma empregada em adultos e é igualmente decepcionante.

Tem um começo brusco, com tumefação, rigidez e dor, sem eritema nem aumento da temperatura do tecido celular subcutâneo.

Fatores bacterianos

A ocorrência de fatores bacterianos como causas de alterações da articulação temporomandibular foi amplamente descrita. Os microorganismos comumente detectados são os estreptococos ß-hemolíticos, *Staphilococcus aureus*, bacilo de Koch, gonococos, vírus da influenza, rickétsias (como o agente causador do tifo), clamídias, entre outros. Estas afecções são comuns, podendo estar associadas a traumatismos de diferentes intensidades.

A afecção evolui, produzindo muitas vezes um processo artrítico agudo, o qual produz a destruição da cartilagem, inflamação, infiltração linfocitária e edema.

A dor nestes processos agudos da articulação temporomandibular nem sempre está presente, possivelmente pela inervação deficiente da região. Após o tratamento com o antibiótico correspondente, as seqüelas permanecem com as características de um processo artrósico. Em pacientes jovens, estas alterações podem ser revertidas na maioria dos casos com um tratamento adequado.

Os processos de reabsorção cartilaginosa e óssea, que podem afetar tanto a cavidade glenóidea quanto a cabeça do côndilo mandibular, produzirão o aparecimento de uma instabilidade oclusal secundária. Esta instabilidade não deve ser tratada com desgastes seletivos, uma vez que os mesmos reagudizam o processo.

Alterações locais

Denominamos alterações locais aquelas que envolvem a articulação temporomandibular e cujo fator etiológico tem origem na sua proximidade. Podemos classificar estes fatores etiológicos em traumáticos, oclusais, bacterianos e por efeito de radiações.

a) Fatores traumáticos: a incidência de seqüelas intra-articulares produzidas por este fator etiológico é muito grande, sendo a mesma a origem mais comum de patologias na articulação temporomandibular.

Os traumas produtores de lesões podem ser classificados em traumatismos locais, à distância, diretos e indiretos. As seqüelas pós-traumáticas na articulação temporomandibular são, sem dúvida, o fator etiológico mais comum nestas patologias.

Eles podem passar muitos anos sem apresentar nenhuma sintomatologia, tornando difícil, muitas vezes, que o paciente possa associá-los às dores mais recentes. Pelo contrário, este tipo de paciente costuma perambular por todo tipo de profissional, sem conseguir a remissão de seus sintomas. Em mais de uma oportunidade, aconteceu-nos de pacientes negarem antecedentes traumáticos, recordando-os depois ao retornar para casa ou ao comentar o fato com os seus familiares.

Em outras oportunidades, o paciente prefere negar o fato a fim de não ter de recordar ou relatar as circunstâncias nas quais possa ter ocorrido o mesmo (violações, traumas passionais nos adultos ou travessuras desconhecidas dos pais, no caso de crianças).

Estes traumas podem ter sido efetuados diretamente sobre a articulação mas, na maioria dos casos, têm sua região de impacto no corpo ou no ramo mandibular. A variação dos pontos de aplicação da força e o grau de intensidade da mesma produz vetores de força em diferentes sentidos, com diferentes seqüelas. Assim, por exemplo, um golpe lateral sobre a sínfise do queixo pode produzir uma lesão no ligamento côndilo-discal externo do mesmo lado ou uma fratura do colo do côndilo, no lado oposto ao do impacto.

Outro efeito traumatológico que apresenta freqüentes seqüelas intra-articulares é o denominado golpe em chicote (*coup d'lapin*, na literatura francesa, ou o denominado *whiplash*, na escola anglo-saxônica), em que, embora não exista impacto direto sobre a mandíbula, o deslocamento brusco da mesma gera lesões que podem envolver os ligamentos intra-articulares.

Também é de suma importância a idade na qual se produziu o trauma, visto que temos observado que golpes de pouca magnitude, em idade precoce, podem causar grandes lesões anos depois.

b) Fatores oclusais: estes fatores produzem, em muitos casos, alterações intra-articulares, mas a instabilidade oclusal, como veremos mais adiante, pode ser conseqüência de processos degenerativos da articulação e não seu fator etiológico.

As alterações oclusais podem ser classificadas, segundo sua localização, em anteriores e laterais; por suas características anatômicas em alterações de forma, de localização ou de tamanho e, finalmente, em primárias e secundárias.

A oclusão pode afetar a articulação temporomandibular por várias razões, mas fazemos questão de ressaltar, uma vez mais, que ao analisarmos a oclusão devemos ter clareza do diagnóstico intra-articular diante do qual estamos presentes. Assim, por exemplo, se estivermos diante de um paciente com uma seqüela de processo reumático, encontraremos uma instabilidade oclusal que é produto da reabsorção da cabeça articular, e não o contrário. Em outros casos, porém, a extrusão de uma peça dentária por extração de seu antagonista, gerará um deslocamento distal da mandíbula, produzindo um deslocamento no mesmo sentido da trajetória de fechamento. Este poderá desviar o côndilo para fora de sua relação côndilo-discal fisiológica. Isto, em alguns pacientes, produzirá um deslocamento disto-condilar que trará consigo uma luxação anterior do disco articular e originará um processo degenerativo. Por esta razão, fala-se do alinhamento tridimensional da oclusão, no qual os contatos dentários estão de acordo com as trajetórias musculares de fechamento. Se esta condição não é cumprida e existem peças dentárias que interferem na trajetória normal de fechamento, modificando o alinhamento tridimensional da oclusão, estaremos em presença de uma desarmonia dentomuscular, a qual produz uma irritação do sistema nervoso central, com respostas variáveis.

A interferência oclusal, então, produz também, neste caso, uma alteração postural da mandíbula, gerando uma patologia intra-articular. A estes contatos oclusais denominamos primários, por serem eles os produtores da patologia. Pelo contrário, se estivermos em presença de um paciente que apresente uma patologia articular sistêmica ou uma luxação pós-traumática anterior do disco articular, estes contatos serão interferências oclusais secundárias, visto que os mesmos surgem como produto da variação postural da mandíbula, efeito secundário às alterações das superfícies articulares.

c) Fatores bacterianos: os fatores bacterianos locais têm sua origem na pele e no ouvido.

d) Fatores relacionados aos efeitos da radiação: entre estes, podemos assinalar como os mais freqüentes as seqüelas pós-radiação no tratamento de tumores craniocervicofaciais.

ALTERAÇÕES OCLUSAIS

Os contatos oclusais podem estar situados em diferentes lugares da arcada.

Alterações laterais

Os contatos laterais podem estar situados em:

1) Setor canino: sem dúvida, as alterações de localização dos caninos são uma importante causa de desarmonias dentomusculares. A razão disto é a propriocepção especial que possui, em nível periodontal, esta peça dental. Prova de sua importância como estabilizador lateral da mandíbula na trajetória final de fechamento é a característica do osso, tanto cortical como esponjoso que o circunda. Conseqüentemente, alterações em sua correta localização tridimensional, de acordo com os componentes musculares, articulares e ósseos, podem acarretar um sem número de alterações. Estas podem incluir um espectro tão variado que vão desde a irritação dos núcleos sensíveis do trigêmeo, com a conseqüente irritação da substância cinzenta reticular, até deslocamentos laterais da mandíbula, os quais podem trazer consigo luxações discais intra-articulares.

2) Setor pré-molar: as alterações de localização neste setor podem produzir alterações posturais mandibulares, interferir no ciclo mastigatório habitual e na deglutição.

3) Setor molar: estas peças, segundo a maioria dos autores, demonstram seu maior valor no momento da mastigação, mas não podemos esquecer sua importância como suportes das forças musculares durante todas as funções orais. Elas permitem a descompressão de forças intra-articulares, servindo de salvaguarda da saúde intra-articular. Como existe, na literatura, grande quantidade de publicações que exploram exaustivamente os conceitos de oclusão, acreditamos desnecessário explanarmos sobre estes itens.

ALTERAÇÕES CAUSADAS POR HIPERLASSIDÃO

A hiperlassidão dos ligamentos é uma variação da normalidade que se caracteriza por determinar no paciente uma capacidade de deslocamento das articulações que, em muitos casos, excede os limites anatômicos das mesmas.

Esta característica articular apresenta caráter hereditário, sendo sua incidência mais freqüente no sexo feminino.

Parece estar relacionada com as características estruturais do colágeno, o qual possibilita uma grande distensão ligamentosa articular. Estas características não produzem alterações somente na articulação temporomandibular, mas também nos joelhos e nos cotovelos. Tais pacientes podem apresentar pés chatos e joelhos em contato (*genu valgum*) quando estão em pé, resultado da lassidão dos ligamentos colaterais medianos.

Esta característica articular existe em crianças até aproximadamente 12 anos de idade, aspecto que deve ser levado em conta nos tratamentos ortodônticos, pela possibilidade de gerar deslocamento articulares que serão lesivos no futuro de nosso paciente.

FIGURA 4.1

FIGURA 4.2

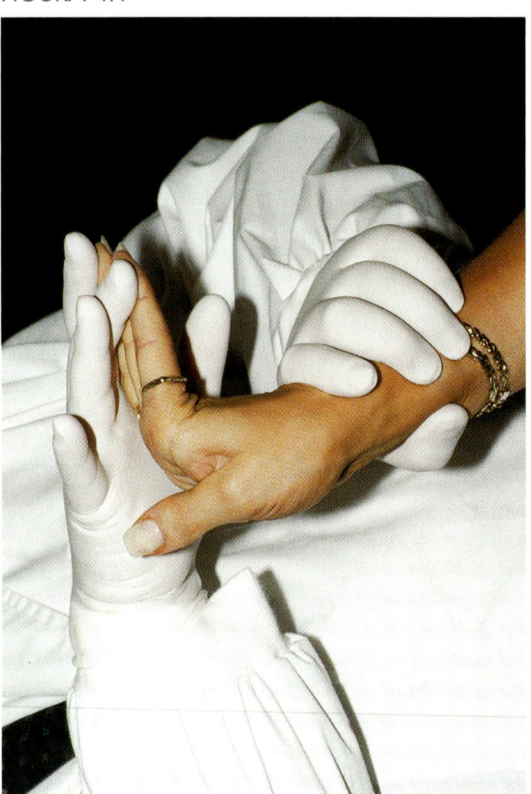

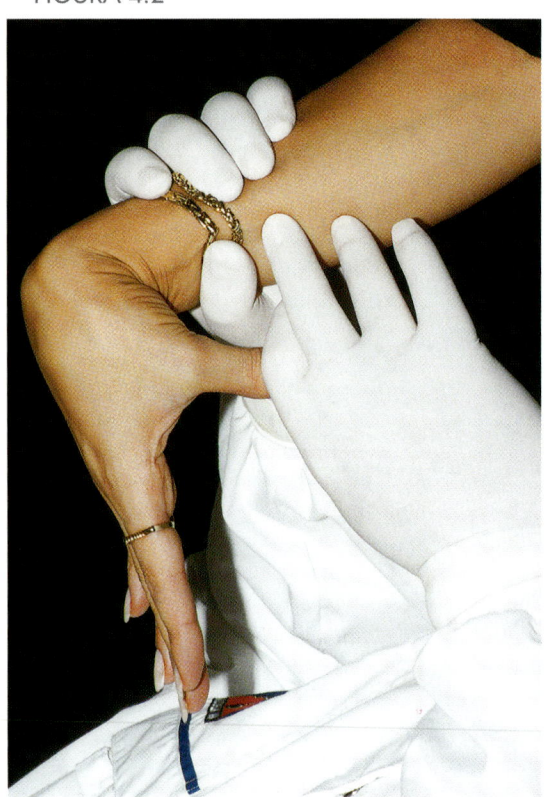

FIGURAS 4.1 e 4.2: Testes de hiperlassidão.

DIAGNÓSTICO

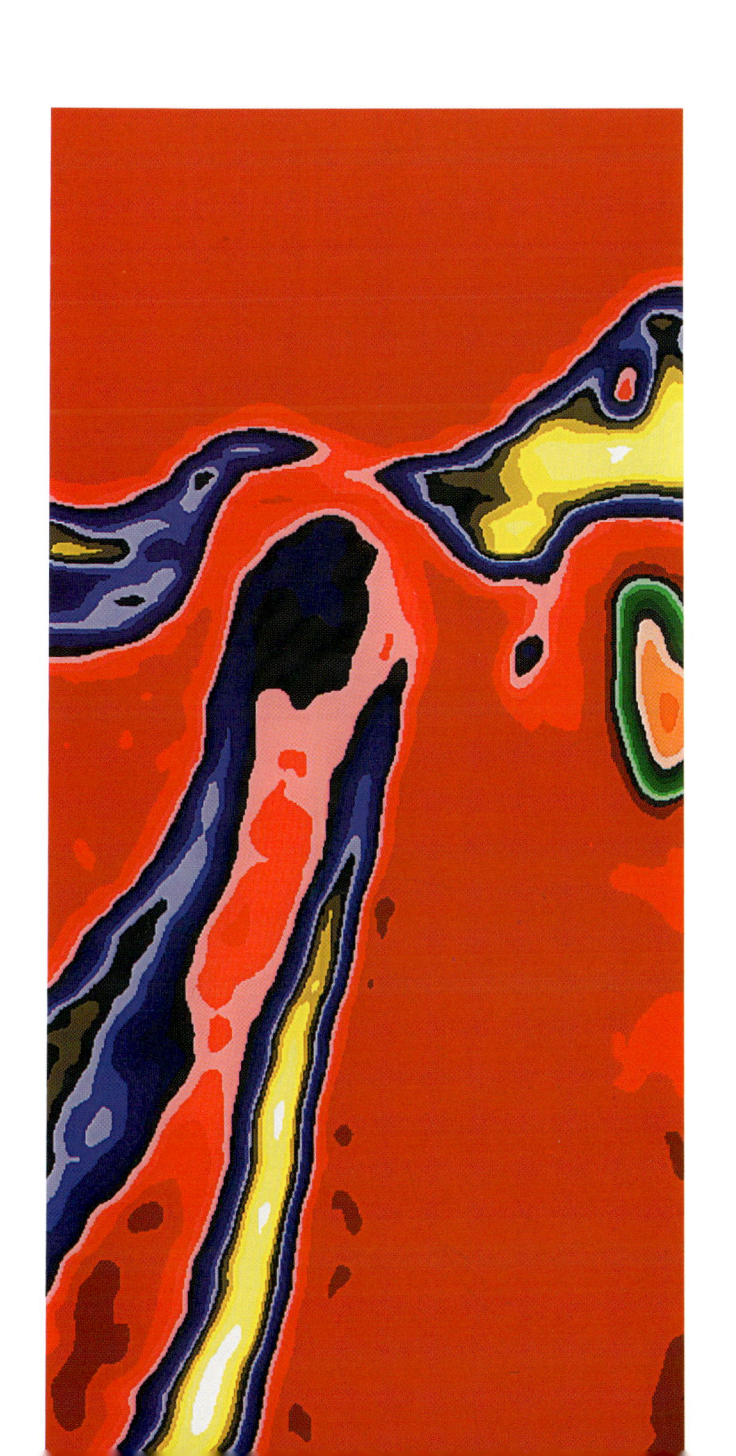

Capítulo V

DIAGNÓSTICO DAS PATOLOGIAS DA ARTICULAÇÃO TEMPOROMANDIBULAR

> O homem atual, filho de Homero, criador da precisão intuitiva; de Platão e Aristóteles, primeiros artífices da precisão conceitual; e de Galileu e Descartes, pioneiros da precisão mensurativa, não parece dispor de outros recursos para ser preciso.
>
> P. Lain Entralgo

O leitor, certamente, já terá clareza, pelo desenvolvimento dos capítulos anteriores, sobre a complexidade e a dificuldade do diagnóstico das patologias da articulação temporomandibular. Este é, sem dúvida, produto de um conhecimento profundo da anatomia, da fisiologia e da fisiopatologia, não somente das estruturas próximas à articulação temporomandibular, mas também daquelas que se encontram associadas ao seu funcionamento.

Para realizar o diagnóstico destas patologias, devemos recorrer a todos aqueles elementos que nos permitam chegar à determinação do fator etiológico que deu origem à doença em questão. A existência de patologias sistêmicas que afetam esta articulação, em alguns casos, limitará nossa possibilidade de ação na área local, dependendo, nestes casos, da evolução da mesma e do estado geral do paciente.

Nenhum diagnóstico é correto se não se orientar por uma concepção totalizante do paciente, razão pela qual, em todos os casos, devemos utilizar, como um guia do mesmo, uma história clínica que norteie, em nossa mente, a determinação de nosso diagnóstico.

HISTÓRIA CLÍNICA

Denominamos *história clínica* a narrativa completa ou parcial dos dados ou referências que o profissional obtém em sua relação com um determinado paciente. É também chamada de *patografia*. Se a nosografia é a descrição de uma patologia, a patografia é a descrição de um paciente individual. A história clínica constitui, segundo este conceito, o *documento fundamental e elementar* do saber profissional nas ciências que compõem a arte de curar. O caminho do progresso destas ciências está, por assim dizer, pavimentado pelas diversas fichas ou histórias clínicas geradas pelas diferentes escolas. Estas são o produto da formação pessoal de cada profissional, dependendo sua escolha dos parâmetros e/ou padrões de diagnóstico.

Portanto, conforme dissemos acima, a história clínica dá expressão escrita à experiência do profissional. Para conhecer com certo rigor a matéria da história clínica, nada melhor que um exame metódico dos diversos atos que, diante de um paciente em particular, vão constituindo esta experiência.

O primeiro contato

Devemos, antes de mais nada, considerar o momento do *primeiro contato* entre o profissional e o paciente. Esta relação pode começar sob as múltiplas formas com que a relação profissional-paciente se inicia: quarto de hospital, policlínica, consultório, etc. Com ela se produz sempre o encontro de um indivíduo a quem uma situação aflitiva em sua vida, produto da patologia de que padece, transforma em alguém necessitado de atenção. De outro lado, um ser humano, o profissional das ciências da arte de curar, capaz de prestar-lhe auxílio técnico.

Para analisar esta relação, devemos examinar com alguma atenção a estrutura interna, a realização técnica e a expressão desse "primeiro contato".

A *estrutura interna* da relação profissional-paciente é latente e reservada, desde o momento em que o paciente tem a idéia de recorrer ao profissional, renovada e patente desde que se encontra com este. Esta situação acha-se integrada por quatro componentes essenciais: o enfermo, o profissional, a enfermidade e os outros.

O primeiro contato com o profissional atualiza, no paciente:

a) sua necessidade de ajuda, produto do fato de sentir-se mal e, através de seu sofrimento, tomar consciência de que necessita de outrem para recuperar sua saúde perdida;

b) sua atitude ocasional frente ao profissional, atitude que sempre, até nos casos mais favoráveis, traz inicialmente consigo uma ambivalência entre a confiança e a desconfiança;

c) sua posição pessoal frente à própria enfermidade, quanto à influência da mesma na vida cotidiana;

d) sua experiência de outras situações similares, tanto próprias quanto alheias.

Mas é necessário dizer que estes quatro momentos acham-se sempre individual e socialmente condicionados.

Em seu primeiro contato com o paciente, o profissional, por sua vez, demonstra, com maior ou menor ênfase, para este:
a) sua disposição frente ao enfermo;
b) sua idéia, ao mesmo tempo consciente e inconsciente, acerca de sua capacidade pessoal como profissional;
c) sua capacidade para levar em frente o manejo do paciente.

Qualquer que seja a consistência última de sua realidade e, por conseguinte, à margem de qualquer ontologismo nosológico, a *patologia* atua na constituição da relação profissional-paciente (RPP), sob duas formas principais:
a) por um lado, é o que o enfermo apresenta ao profissional, através de seus sintomas e sinais, seja por meio do relato descritivo do mal que o abate, seja pelas respostas às perguntas do profissional;
b) é, por outro lado, a descoberta do profissional quanto ao agente mórbido que atua sobre o paciente, o qual gera, no mesmo, um diagnóstico duvidoso ou presuntivo, que é necessário aprofundar ou complementar. Para que a RPP siga um curso favorável, é preciso que, de algum modo, coincidam os interesses e caracteres de ambos os constituintes desta relação. De outro modo, instaura-se uma RPP conflitiva, com suas lamentáveis, e talvez funestas, conseqüências.

No primeiro contato entre o profissional das ciências da arte de curar e o paciente, atuam também *os outros* (familiares, outros profissionais, médicos, odontólogos, etc.), pessoas mais ou menos próximas ao paciente, diretamente relacionadas com o enfermo e sua patologia. Os outros podem estar presentes (tal é o caso quando o paciente traz um acompanhante) ou ausentes; nunca, porém, deixam de atuar na configuração da RPP. Estes nunca deixam de estar no primeiro plano da conexão entre o paciente e a sociedade e isto dá à RPP um caráter social, produto da quantidade de indivíduos que sobre ela intervêm.

Uma vez compreendida a sua constituição, a RPP realiza-se tecnicamente, desde o início, segundo três direções:
a) a cognoscitiva, ou o diagnóstico;
b) a operativa, ou o tratamento;
c) a afetiva, ou a transferência.

A essencial vinculação mútua destas três dimensões da RPP e a condição compartilhada de todas e de cada uma delas, forma uma parte indissociável da RPP. Buscar um diagnóstico é, por sua vez, embora o profissional não o queira reconhecer, tratar o paciente, estabelecer com este uma relação de transferência e orientar, de um modo ou de outro, o estabelecimento da condição ética da RPP.

Por outro lado, é realizar uma operação dual e compartilhada, porque, de algum modo, o paciente participa sempre do saber e, mais precisamente, é com o saber que, em última instância, pode dar-se o diagnóstico.

O primeiro contato entre o profissional e o paciente toma *expressão* através do olhar e da palavra. O olhar do paciente para o profissional e o olhar recíproco deste dão um *sentido visual* à expressão RPP. Esta não se inicia formalmente enquanto o paciente e o profissional não tenham fixado mutuamente o olhar.

Caso não se estabeleça esta relação direta, encontrar-nos-emos diante de uma relação que, do ponto de vista filosófico, seria muito próxima da que se estabelece na medicina veterinária. Em tal caso, a relação que se irá estabelecer não é uma relação profissional-paciente, mas, ao contrário, uma relação profissional-organismo. Esta relação pode também ser observada naqueles pacientes que recorrem a uma instituição pelo prestígio que ela tenha, e não a um profissional determinado. Nestes casos, é comum observar que os pacientes desconhecem o nome do profissional que os assiste, apesar de, em muitos casos, haver realizado longos tratamentos com ele.

É então, e só então, que a concepção biopatológica das ciências da arte de curar se acha plenamente justificada.

Mas ao olhar segue prontamente a palavra, o diálogo entre o profissional e o paciente; ao momento visual do encontro acrescenta-se o seu *momento verbal*, e a manifestação expressiva da RPP torna-se, assim, completa. Três são os principais ingredientes deste incipiente momento verbal da relação profissional-paciente: as palavras, os silêncios e as expressões paraverbais.

a) As palavras: fórmulas mais ou menos triviais de saudação e de recepção; apresentação oral da vivência da enfermidade, por parte do enfermo; frases de "abertura", por parte do profissional;

b) Os silêncios: silêncio acolhedor e expectante do profissional; silêncio indeciso ou perplexo do paciente;

c) As expressões paraverbais da comunicação humana: início de um suspiro; inspiração profunda; exclamação meio reprimida; arrastar de alguma consoante; nasalização de alguma vogal; breve interrupção, única ou repetida, da continuidade fonética da frase; a forma de olhar, etc.

Os psiquiatras Pittenger e Danehy, juntamente com o lingüista Ch. F. Kockett, ressaltaram a grande importância destes elementos expressivos, acessórios para uma compreensão final do primeiro contato entre o profissional das ciências da arte de curar e o enfermo. Este primeiro contato costuma ser decisivo, tanto para uma orientação certeira da exploração clínica e do diagnóstico nascente, mas, sobretudo, para resolver de modo favorável e confiante a já mencionada ambivalência afetiva do enfermo com respeito ao médico.

Uma atitude inicial incorreta frente ao diagnóstico pode ser, quase sempre, pronta e satisfatoriamente corrigida; um primeiro passo mal dado na sutil tarefa de conquistar a confiança do enfermo pode levar à quebra da RPP, antes mesmo desta se haver constituído.

Esta confiança, como todos sabemos, não depende *apenas* da competência técnica do profissional, mas é produto de uma condução carismática do paciente, a qual, em alguns casos, é intuitiva e, em outros, aprendida. Não será bom profissional aquele que não saiba olhar e ser olhado (há "olhares terapêuticos", como há "olhares imperativos" e "olhares diagnósticos"), falar e escutar (às "belas palavras" que Platão exigia do bom médico é necessário acrescentar hoje a nova, e talvez mais profunda, exigência dos silêncios acertados) e, por último, discernir com sensibilidade e bom tino os significados genéricos e pessoais de todos os componentes paraverbais da expressão.

A anamnese

Dá-se, entre os profissionais das ciências da arte de curar (PCAC), o nome de *anamnese* (do grego *anamnesis*, "ação de recordar, lembrança") ao diálogo entre o profissional e o enfermo, em que este declara, entre tudo o que lembra e sente, aquilo que julga importante para uma melhor descrição da enfermidade que lhe afeta.

Alguns autores preferem chamá-la *interrogatório*, denominação esta com a qual não concordamos, visto que, de acordo com nossa experiência, o paciente sempre sabe claramente quando começaram os sintomas.

Desde os tempos hipocráticos até hoje, a anamnese constitui um dos principais pilares do diagnóstico e do estudo da patologia. "Quando visitares um enfermo", escreveu Hipócrates em *De affectionibus*, "pergunta-lhe de que sofre, por que causa, desde quando".

A importância da anamnese pareceu ter entrado em grave crise durante a segunda metade do século XIX, quando a orientação puramente científico-naturalista da patologia fez com que muitos postulassem um saber médico atento apenas ao *visto* e ao *visível*: lesões anatômicas patognomônicas, diretamente contempladas ou inferidas através de sinais físicos, cifras mensurativas, traçados gráficos, etc. "O tempo empregado pelo clínico para fazer um bom interrogatório é tempo perdido para fazer um bom diagnóstico", ensinava, até 1890, um internista tão qualificado como Leube. Tal ilusão de uma *medicina sem palavras*, ou engenharia diagnóstica e terapêutica, não prosperou. Há muitos anos, já distante da utopia de Leube, dizia Marañón que se ele, como clínico, tivesse de escolher entre os dados procedentes de uma exploração objetiva e os resultados de uma boa anamnese, ficaria com os últimos.

Embora isto possa ser verdadeiro entre profissionais experientes, este conhecimento empírico pode ser muito perigoso em um profissional iniciante ou sem experiência. Na realidade, todos aqueles que possuímos certos anos de experiência na especialidade sabemos dos riscos que corre o paciente com estes diagnósticos aleatórios. Por outro lado, todos que vemos, diariamente, estas patologias ficamos assombrados ante a negativa de alguns profissionais a recorrer a elementos de diagnóstico indiscutíveis, que nos permitem discernir sobre o agente mórbido que deu origem à afecção, ponto este fundamental no momento de determinar o prognóstico e plano de tratamento de nosso enfermo.

Já os hipocráticos contrapuseram ao saber presuntivo que resulta da anamnese o sólido conhecimento diagnóstico que outorga a percepção sensorial através da palpação do corpo do paciente. Como sabemos, a ciência atual tem descoberto zonas suscetíveis de enfermidades no ser humano, perceptíveis pela audição verbal e pela observação clínica, como são as alterações psicológicas. Isto, sem dever em valor diagnóstico para a exploração objetiva, tem mantido, e ainda exaltado, em nosso século, o prestígio tradicional da anamnese nas ciências da arte de curar. Um exame atento da comunicação anamnésica obriga a distinguir nela duas ordens de resultados: os que o enfermo proporciona ao profissional dizendo-lhe algo; e os que lhe oferece não lhe dizendo nada, calando-se. Consideremo-los em separado:

1. O valor científico *do que o enfermo diz* tem dois componentes principais, um diagnóstico e outro terapêutico. Mediante a palavra falada, o homem chama ou evoca alguém (*função vocativa* da linguagem), diz algo a outrem (*função notificadora*) e nomeia a realidade (*função nominativa*). Tais são, segundo K. Bühler, as três funções principais da linguagem, e nelas tem fundamento real o aspecto diagnóstico da anamnese: o enfermo mostra-se como tal *chamando* o profissional, *dizendo* a este o que lhe sucede e *nomeando* o que sente dentro de si e o que recorda de sua enfermidade. Mas, como já apontei em outra parte, a estas três funções "para fora" da fala correspondem outras tantas funções "para dentro", para o interior do paciente:

a) a *função solidária* ou de companhia;
b) a *função tranqüilizadora*, ou catártica;
c) a *função esclarecedora*, ou de articulação interior.

Representadas, respectivamente, pelo chamar, o dizer e o nomear.

Chamando o profissional, dizendo-lhe algo de sua enfermidade e nomeando, à sua maneira, tudo que concerne a ela, o paciente sente-se acompanhado solidariamente, tranqüiliza-se e se esclarece, três sutis e subconscientes funções terapêuticas.

Abstraindo-nos metodicamente da realidade ao mesmo tempo dual e unitária que é o colóquio profissional-paciente, apenas por razões pedagógicas, atenhamo-nos agora apenas ao componente diagnóstico da anamnese.

Com suas próprias palavras, o que diz o enfermo ao profissional? A situação atual da patologia exige que se divida a resposta em duas partes: aquilo de que o enfermo é testemunha e aquilo de que ele é ator e, em certa medida, autor. Isto torna patente que há dois modos cardinais de anamnese, a *anamnese testemunhal* e a *anamnese interpretativa*.

a) Na *anamnese testemunhal*, o enfermo, convertido em espectador de si mesmo e mediante a retrospectiva do que foi a sua vida ou o exame do que ela está sendo, diz ao profissional algo do que em seu passado e em seu presente é suscetível de *contemplação objetiva*: "Vivo nos trópicos"; "Dói-me aqui e a dor é aguda"; "Quando criança, tive escarlatina"; "Aos quinze anos, incharam-me as articulações"; etc. O paciente fala de seu mundo e de seu corpo; e neste último caso, do que, no corpo, é aspecto exterior (uma mancha na pele, uma tumefação visível, etc.) ou sensação cinestésica por ele vivenciada (dor interna, náusea, sede, etc.). Não será inútil admitir que a cinestesia pode revestir-se de três formas expressivas, correspondentes a outros tantos níveis na diferenciação das vivências:

I. a *autonoção*: vaga e primária sensação do próprio corpo, simples sentimento do próprio "estar", seja como "bem-estar" ou como "mal-estar";

II. *autosensação*: especificação qualitativa e localizadora da sensação do próprio corpo: rudimentar qualificação vivencial do mal-estar como "dor aguda", "tensão interior" ou "vertigem"; localização vaga da dor;

III. a *notícia articulada*: sensação do próprio corpo, já suscetível de uma descrição precisa e detalhada.

A prática detida e reflexiva da anamnese permitirá ao médico obter declarações verbais correspondentes a todos estes níveis da posição testemunhal do enfermo frente a sua enfermidade.

b) Na *anamnese interpretativa*, o colóquio entre o profissional das ciências da arte de curar e o enfermo não é sempre pura anamnese testemunhal; ao contrário, pode ser — e desde Freud o é com freqüência — *anamnese interpretativa*, declaração do enfermo relativa àquilo de que, durante sua vida, ele é não só testemunha, mas também ator e autor.

Suponhamos que alguém tenha de falar com outra pessoa de seus projetos mais pessoais, de suas crenças mais autênticas, de seus sentimentos íntimos acerca de sua própria vida e das pessoas que estão à sua volta, de suas recordações mais secretas. Há ocasiões em que o paciente, fazendo um esforço mental, poderá situar-se como espectador ante sua própria intimidade e, falseando-a em alguma medida — porque falará de si mesmo como se falasse algo exterior a si —, poderá chegar a reduzi-la a uma série de "notícias objetivas". Haverá, também, ocasiões em que isto não será possível e, então, o paciente se verá obrigado a falar de si mesmo somente mediante alusões e rodeios. Mas ainda no melhor dos casos, a aparente objetividade de uma expressão como "eu sentia muito pouco respeito por meu pai", não será nunca equiparável à "objetividade" verdadeira da descrição testemunhal "saíram-me umas manchas vermelhas na pele". Neste segundo caso, existe a *visão direta*; no primeiro há, em troca, *interpretação* da própria vida, juízo de um fragmento de si mesmo através de tudo o que se é e quer ser; em síntese, transmutação interpretativa da própria realidade, conquanto cada homem é ator e autor do drama ou da comédia a que, em seu conjunto, pode ser sempre reduzida a biografia de uma pessoa. Mais ainda: quando uma vivência cinestésica tem certa conexão com o aspecto mais íntimo da própria realidade, a versão que dela chegará a dar quem a sente, não será meramente testemunhal; será, de alguma forma, também interpretativa. Seja testemunhal ou interpretativo, o colóquio anamnésico pressupõe o relato espontâneo do paciente, no qual ele relata sua verdade sobre a patologia que o aflige, e certa intervenção ordenadora do profissional, através das perguntas que ele faz ao paciente. Portanto, a inteligência e o tino do profissional manifestar-se-ão, durante a anamnese, pelo saber ouvir, saber interromper e saber interrogar. A pressa, a rispidez e a teimosia em um julgamento diagnóstico são os três inimigos fundamentais de uma boa anamnese clínica.

Além de falar, outras duas coisas faz o enfermo em seu diálogo com o profissional: cala e entrediz e, também assim, "diz" algo importante para o diagnóstico. Convém sublinhar o significado do *silêncio do enfermo* na anamnese. No transcurso da relação anamnésica, o enfermo pode calar-se e, quando isso ocorre, três são os principais tipos de silêncio:

1) O *silêncio deliberado*. O enfermo cala na intenção de ocultar um momento doloroso ou humilhante de sua vida, seja porque deseja esconder do profissional algo que julga inconfessável, como ocorre nos traumas laterais de mandíbula ocorridos durante violações ou nos dramas passionais.

Em outros casos, o paciente considera que tal incidente não é importante para o conhecimento científico da patologia de que padece. Um claro exemplo disto são os golpes sobre o queixo das crianças que começam a produzir sintomas apenas na adolescência.

Finalmente, o silêncio resultante da crença de que os sintomas de que se padece são produtos de outra patologia, como costuma acontecer nos pacientes que apresentam dores cervicais, os quais, em muitas oportunidades, são atribuídos a patologias cervicais, sem que existam alterações estruturais, seja de forma, seja de posicionamento das vértebras.

2) O *silêncio involuntário*. Produz-se naqueles pacientes que não sabem ou não entendem o que o profissional lhes pergunta, ou quando — e esta é a eventualidade mais freqüente — não conseguem trazer à mente algo que efetivamente deveria saber ou lembrar.

3) O *silêncio por incapacidade expressiva*. O enfermo quer dizer algo mas não encontra as palavras para dizê-lo, seja porque nele se encontra lesionado o mecanismo neurológico da expressão verbal (diversas afasias), seja por deficiência intelectual, patológica ou não, seja, por fim, em razão de alguma inibição de caráter afetivo (perplexidades ou confusões consciente ou inconscientemente originadas).

Entre o silêncio e a palavra do enfermo, encontra-se o rico domínio que constituem o *gesto* e os *elementos paraverbais da expressão*, tão importantes para o conhecimento vulgar e científico da afetividade humana e tão atentamente considerados, desde há alguns anos, tanto por psicólogos quanto pelos clínicos a quem deveras preocupa o problema de individualizar e personalizar seu julgamento diagnóstico.

Duas das regras anteriormente indicadas para o sucesso de uma boa anamnese — o *saber ouvir* e o *saber interrogar* — adquirem importância e significação muito singulares frente ao silêncio e frente aos elementos paraverbais da expressão do enfermo. A elas é necessário acrescentar outra, sem a qual não seria possível a compreensão psicológica e médica do gesto: *saber ver*. Os olhos do profissional devem ser sensíveis, tanto para perceber alterações na cor, na textura da pele, no volume ou na forma do corpo, quanto para penetrar com profundidade e sutileza na significação psicológica das atitudes e dos movimentos expressivos; empenho que, por sua peculiar condição, acha-se situado entre o recurso exploratório que os manuais de semiologia costumam chamar de "inspeção" e a anamnese propriamente dita.

O exposto, ao se falar do primeiro contato entre o profissional e o paciente, dá a conhecer o delicado conjunto de fenômenos expressivos a que deverá aplicar-se o "saber ouvir" e o "saber ver" do profissional durante a prática da anamnese.

EXAME CLÍNICO

Depois de praticada a anamnese, o profissional procede à *exploração objetiva* do paciente. É certo que também a anamnese testemunhal é "exploração objetiva", porque seu exercício converte o paciente em "objeto"; mas em tal caso, o paciente, conforme acabamos de ver, é objeto de si mesmo, de sua própria observação. A partir deste momento, porém, passa a sê-lo da observação do profissional.

Somente na medida em que a anamnese seja psiquiátrica, somente quando o profissional ouvir o paciente para discernir entre o caráter normal ou patológico do que está ouvindo, e não para aceitar como elemento de juízo o que o enfermo diz de si mesmo, só então a prática da anamnese será puramente "objetiva" do ponto de vista do explorador. Na anamnese testemunhal, um paciente de mente sã é *testemunha de si mesmo*; na anamnese psiquiátrica, todo enfermo é *ator de seu próprio transtorno mental* e como tal o vê e ouve o profissional das ciências da arte de curar.

A medicina hipocrática fez da percepção sensorial do corpo do enfermo o principal critério das profissões da arte de curar. Fiel a este venerável princípio, a exploração objetiva do profissional atual recorre aos sentidos para examinar a realidade somática do paciente (inspeção, tato, palpação, audição, percussão, auscultação imediata, diagnóstico por imagens) e procura, mediante análises diversas, traçados gráficos, provas funcionais, provas psicológicas e neurológicas, pôr em evidência o agente causal da enfermidade e penetrar na intimidade fisiológica, anímica e social do enfermo. Não é esta a ocasião de expor com detalhes a técnica e o alcance diagnóstico de todos estes métodos exploratórios; mas é, sim, para estabelecer as regras principais a que a exploração objetiva, tomada em seu conjunto, como diz Gorina, deve submeter-se.

São as seguintes:

a. Nunca a exploração do profissional tem uma importância puramente diagnóstica; tem, também, embora menos visível, uma indubitável importância terapêutica. A audição dos ruídos intra-articulares por meio do microfone de profundidade permite, por certo, conhecer, com maior ou menor precisão, o que está ocorrendo no interior da articulação temporomandibular, mas também permite que o paciente aprecie os ruídos do interior desta articulação e compreenda a seriedade de sua patologia;

b. Nunca o corpo do paciente chega a converter-se em puro objeto, no sentido em que o são os corpos inanimados que o físico e o químico estudam. Todas as manobras exploratórias, mesmo as técnicas mais puramente objetivas, como a observação dos movimentos de abertura e a auscultação, determinam no paciente uma reação viva, ao mesmo tempo biológica e pessoal. Por exemplo, na medicina, o resultado da auscultação dos ruídos cardíacos não depende *só* do estado anatômico do coração (lesões valvulares, etc.), depende *também* do estado afetivo do paciente e, portanto, de sua condição de pessoa. Em nossa especialidade, em muitos casos, os pacientes produzem intencionalmente movimento, a fim de produzir os ruídos que lhes causam preocupação, os quais nem sempre existem nos movimentos habituais. Portanto, o profissional realiza sempre mais que uma exploração *puramente* objetiva, uma exploração *fundamentalmente* objetiva.

c. Não apenas por razões de ordem ética, mas também por razões de ordem técnica — neste caso, de ordem diagnóstica —, deve ser o paciente tratado com a consideração máxima: "como um cavaleiro da Távola Redonda", segundo a máxima de Marañón. Na medida do possível, as manobras exploratórias do profissional devem começar como verdadeiras carícias, conscientes do potencial de dor que cada região é capaz de produzir.

d. Nunca a prática de uma manobra exploratória será tarefa inútil e, muito menos, simples curiosidade ou capricho de um sedento de saber. A exploração profissional deve ser sempre, segundo a certeira definição de Marañón, "um experimento fisiopatológico"; e assim como o pesquisador de laboratório só é um verdadeiro homem de ciência quando seu experimento realiza uma "idéia *a priori*", para usar a conhecida expressão de Claud Bernard, assim também o clínico somente será um verdadeiro profissional quando seus atos exploratórios responderem a um propósito cientificamente bem fundamentado; quando, para dizê-lo com uma expressão familiar, não forem "tiros no escuro".

e. Nunca deverá empreender uma manobra exploratória cuja técnica não conheça, ainda que teoricamente, com alguma suficiência;

f. Nunca deverá encarregar de uma exploração — radiográfica, bioquímica, etc. — pessoas cuja capacidade técnica não seja comprovada com absoluta certeza.

g. Nunca o profissional utilizará o resultado de uma exploração alheia se não tiver desse resultado um conhecimento próprio, ou seja, se não o tiver incorporado de modo coerente e razoável à sua visão pessoal do caso. Só assim poderá o clínico dominar intelectualmente o caso em questão, a fim de poder solicitar os elementos complementares do diagnóstico.

h. Finalmente, o senso comum e a clínica devem fazer-nos desconfiar daqueles estudos que não condigam com o exame clínico.

A anamnese é, sem dúvida, uma arte que se apóia nas bases científicas do conhecimento profissional, no correto interrogatório e no requerimento dos elementos complementares do diagnóstico que nos permitam completar o mesmo.

ESTRUTURA E REDAÇÃO DA HISTÓRIA CLÍNICA

As páginas anteriores mostram o curso real da experiência do profissional e, portanto, a matéria da história clínica. Devemos, agora, estudar como essa matéria se ordena estruturalmente em um relato patográfico e como este deve ser composto e redigido.

Uma história clínica completa — nem todas podem sê-lo — consta de cinco partes principais: o cabeçalho; os antecedentes; o estado atual; a evolução da patologia e o fim da enfermidade. Examinemo-las sucessivamente.

Cabeçalho da história clínica

Deve-se dar o nome de *cabeçalho* da história clínica o *descriptio subjecti*, ou seja, àquela parte, situada no começo da mesma, que contém todos os dados acerca do indivíduo enfermo que possam ter alguma importância para o julgamento do médico, na gênese e na configuração da enfermidade que o relato patográfico descreve. Ao nome do paciente (ou às suas iniciais, se a história está destinada a ser difundida em algum meio científico) deve ser acrescentado um claro relato de sua constituição somática e psíquica, e de sua situação histórico-social: sexo, idade, raça, nacionalidade, hábitos corporais, peculiaridades anímicas (inteligência natural, afetividade, imaginação, vontades particulares, etc.) e situação social (familiar, profissional, urbana, etc.). Tudo isto, como já disse, na medida em que tenha ou pareça ter alguma relação patogênica com a doença em questão. A patologia psicossomática tem demonstrado como muitas destas determinações da vida do paciente, irrelevantes para os patologistas de há poucos decênios, possui uma importância clínica muitas vezes decisiva.

Antecedentes

Das vicissitudes ocorridas na vida do paciente, entre seu nascimento e o momento em que ele se encontra com o profissional, a parte da história clínica denominada *antecedentes pessoais e familiares* recolhe todas as patologias importantes, tanto do paciente como de seus familiares mais próximos. A principal fonte dos antecedentes é, parece desnecessário dizer, o colóquio anamnésico; mas o profissional pode e deve utilizar-se de outros meios de informação: por exemplo, o testemunho dos familiares do paciente.

Com respeito aos antecedentes familiares, embora em muitos casos sejam eles importantes, não podem ser considerados concludentes ou excludentes das distintas patologias, visto que nem sempre podemos estar seguros de que nosso paciente seja filho ou filha de quem ele pensa ser.

Três partes principais compõem esta seção da história clínica:

a) os *antecedentes remotos*: relativos às etapas da vida do paciente, anteriores ao início da patologia atual;

b) a *aparição da patologia*: parte na qual o patógrafo deve firmar a data de tal aparecimento, seu momento biográfico (em que momento da vida do paciente iniciou-se o processo mórbido), os sintomas subjetivos e objetivos com que a enfermidade começou e, se parecer necessário, a atitude do paciente e de seu perfil humano frente à ela;

c) os *antecedentes próximos*: correspondentes ao período transcorrido entre o aparecimento da patologia e o primeiro contato com o profissional.

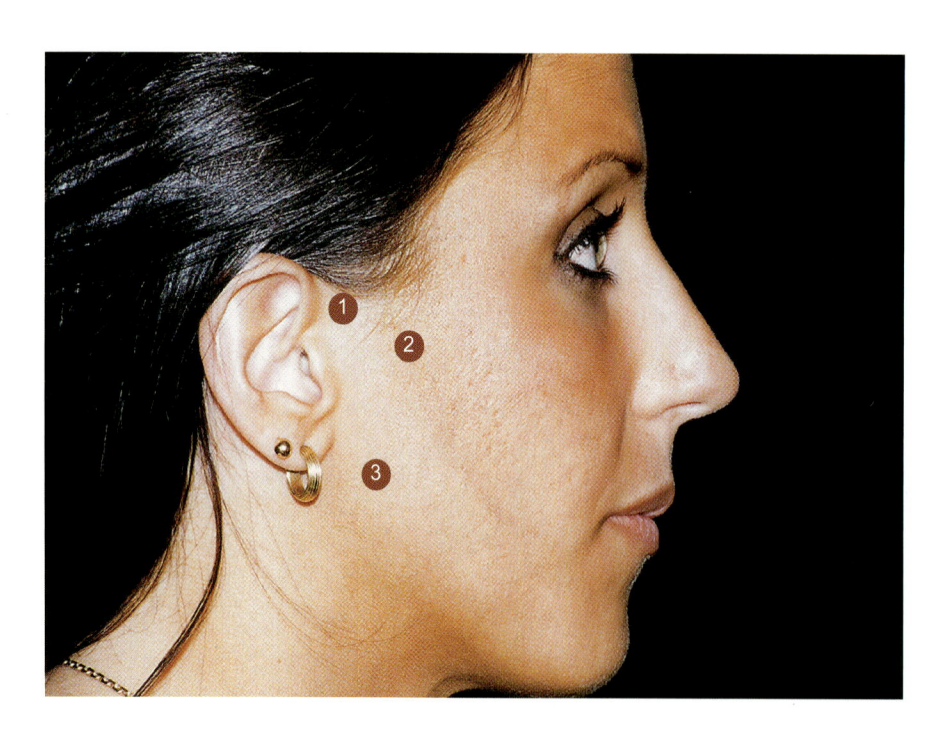

FIGURA 5.1: Palpação lateral externa, posicionamento dos dedos médio (1), indicador (2) e anular(3).

Estado atual

Sob a epígrafe de *estado atual*, a história clínica descreve a realidade do paciente no momento em que o profissional se encontra com ele. Uma parte dos dados recolhidos no *estado atual* procederá da anamnese (sintomas subjetivos, reação do paciente ao fato da patologia) e a parte restante, da exploração objetiva. A índole do processo mórbido decidirá qual destas duas partes deve ser a mais extensa e importante. A experiência médica a que aludem quase todos os demais itens — "Primeiro contato", "Anamnese", "Exploração objetiva", "Formulação e comunicação do diagnóstico", "Instituição do tratamento" — terá fiel e concisa expressão nesta seção do relato patográfico.

MANOBRAS DO EXAME CLÍNICO

O diagnóstico das patologias da articulação temporomandibular requer manobras de exame que lhe são próprias, cada uma das quais nos permite avaliar fatores etiológicos determinados. Estas poderão avaliar patologias locais ou a distância, permitindo-nos reconhecer determinados fatores clínicos, assim como reconhecer neles os reais agentes produtores dos sintomas apresentados por nosso paciente. Isto toma parte da busca pelo diagnóstico diferencial, o qual determina a oportunidade, nossas possibilidades de ação, o prognóstico de nosso paciente e o compromisso que podemos contrair com o mesmo. Por exemplo, se apresenta-se ao nosso consultório um paciente que padeça de uma patologia reumática sistêmica, devemos esclarecer-lhe que a evolução de seu caso estará determinada por seu estado geral. Portanto, naqueles períodos em que sua patologia sistêmica se exacerbar, os sintomas poderão reaparecer. Por outro lado, nunca realizaremos ajustes oclusais como tratamento adotado nestes pacientes.

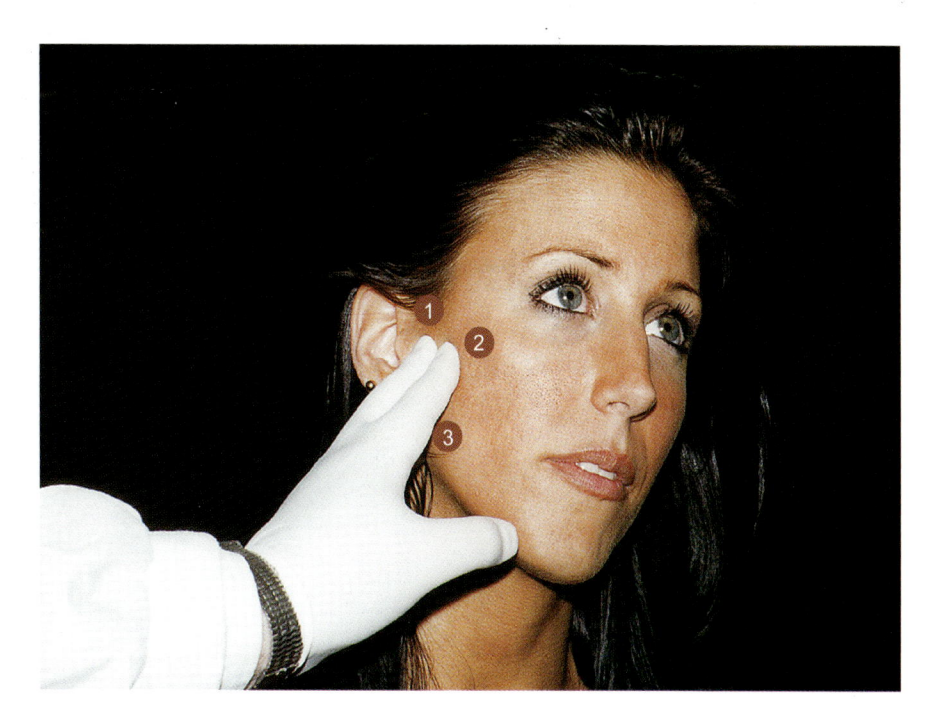

FIGURA 5.2: Correto posicionamento dos dedos médio (1), indicador (2) e anular (3) na palpação lateral externa em oclusão habitual.

Manobras do exame da articulação

Têm, as mesmas, como objetivo, avaliar clinicamente as características das articulações temporomandibulares de nosso paciente, e podem ser extraorais ou intraorais. As extraorais são a palpação lateral externa, a palpação intrameatal, a avaliação da mobilidade e a auscultação dos ruídos intra-articulares.

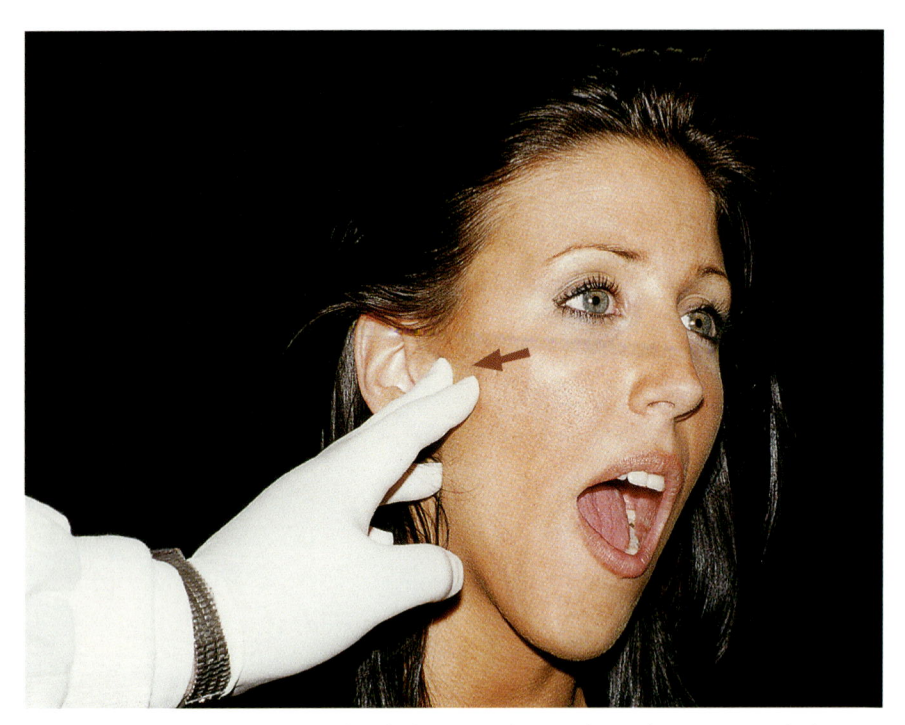

FIGURA 5.3: Posicionamento dos dedos na palpação lateral externa. O dedo indicador foi ligeiramente deslocado para permitir a visualização do côndilo, marcado com a seta vermelha. Observe-se o aprofundamento do dedo médio em relação à foto anterior.

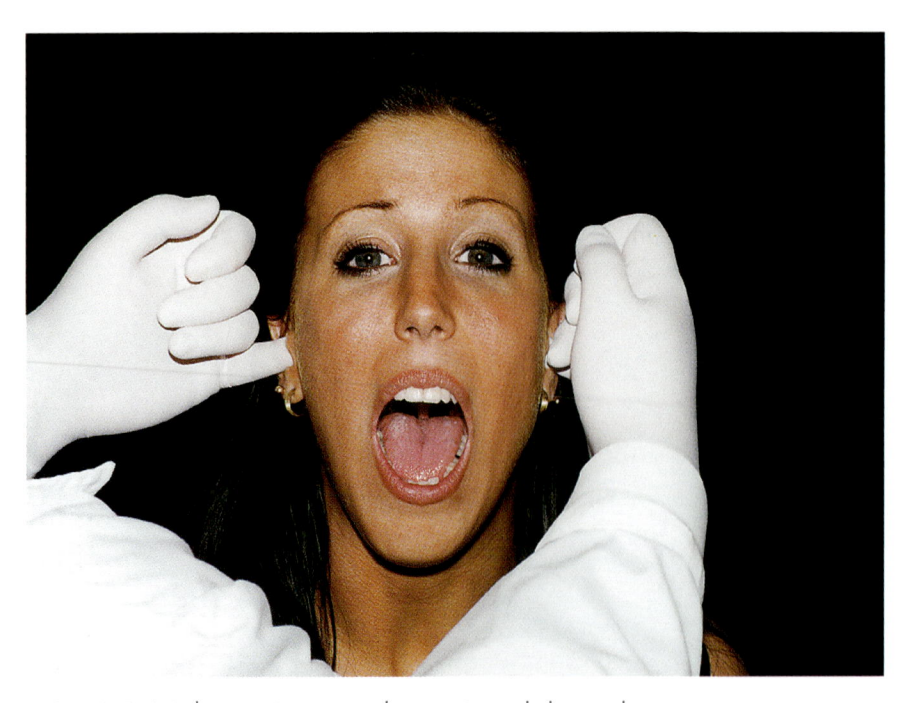

FIGURA 5.4: Palpação intrameatal na posição de boca aberta.

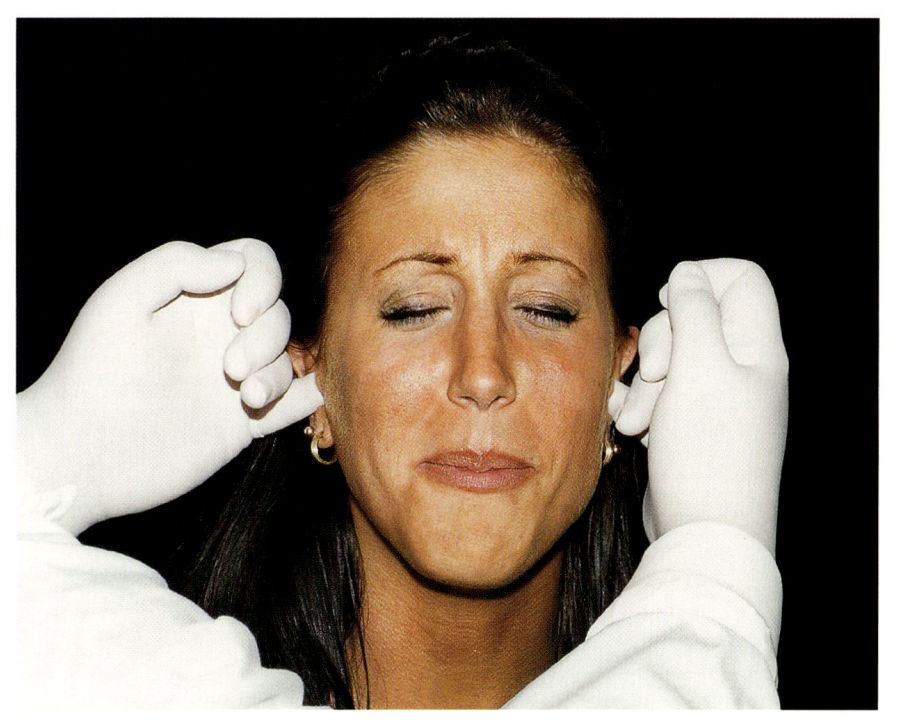

FIGURA 5.5: Palpação intrameatal na posição de boca fechada. Observe as mudanças de expressão produzidas pelo apertamento dentário.

1. Palpação lateral externa: esta manobra apresenta duas variantes distintas, que podem ser realizadas durante os movimentos de abertura, fechamento e lateralidade. A primeira delas consiste em colocar os dedos indicador e médio sobre a superfície cutânea da articulação temporomandibular. Faremos com que o dedo médio fique posicionado sobre o pólo externo do côndilo, enquanto o dedo indicador se posicionará na borda externa da raiz transversa do zigoma. O dedo anular será colocado sobre a borda posterior do ângulo mandibular. Com os três dedos colocados sobre as posições descritas, solicita-se ao paciente que realize movimentos suaves e lentos de abertura bucal. Na articulação sã, poderemos observar a aparição de um espaço vazio sob a superfície correspondente ao dedo médio e uma pressão interna sob a superfície coberta pelo dedo indicador. Além disso, poderemos observar uma compressão no local do dedo anular, produto do deslocamento distal do ângulo mandibular.

Em presença de alguma patologia, notaremos uma variação desta seqüência, sendo as variações possíveis as seguintes:

a) no movimento de abertura, não se verifica a aparição do espaço vazio por deslocamento anterior do côndilo, mas pode-se observar o deslocamento posterior do ângulo mandibular, o qual é característico das limitações de abertura causadas por fibrose intra-articular, deslocamentos posteriores do côndilo mandibular ou luxações anteriores do disco articular. Nestas circunstâncias, a abertura se produz por rotação e não por translação do côndilo mandibular.

b) No movimento de abertura, nota-se o aparecimento do espaço oco por deslocamento anterior do côndilo, mas sob a superfície tocada pelo dedo indicador pode-se sentir um pequeno salto, que é característico de uma luxação anterior com redução do disco articular, ou um deslocamento distal do côndilo mandibular, o qual se reassenta sobre o disco articular. Este salto é, muitas vezes, denominado estalo articular. Como vimos, este ruído intra-articular, descrito muitas vezes como uma patologia, é na verdade apenas um sintoma produzido por diferentes fatores etiológicos.

c) O aparecimento do ruído se produz no último momento da abertura máxima, na altura ou em frente ao dedo indicador. Este ruído é produto de uma subluxação do côndilo mandibular, adiante da raiz transversa do zigoma. Este ruído é, em geral, muito importante e audível sem a necessidade de estetoscópio. Costuma encontrar se presente em pacientes com características de hiperlassidão.

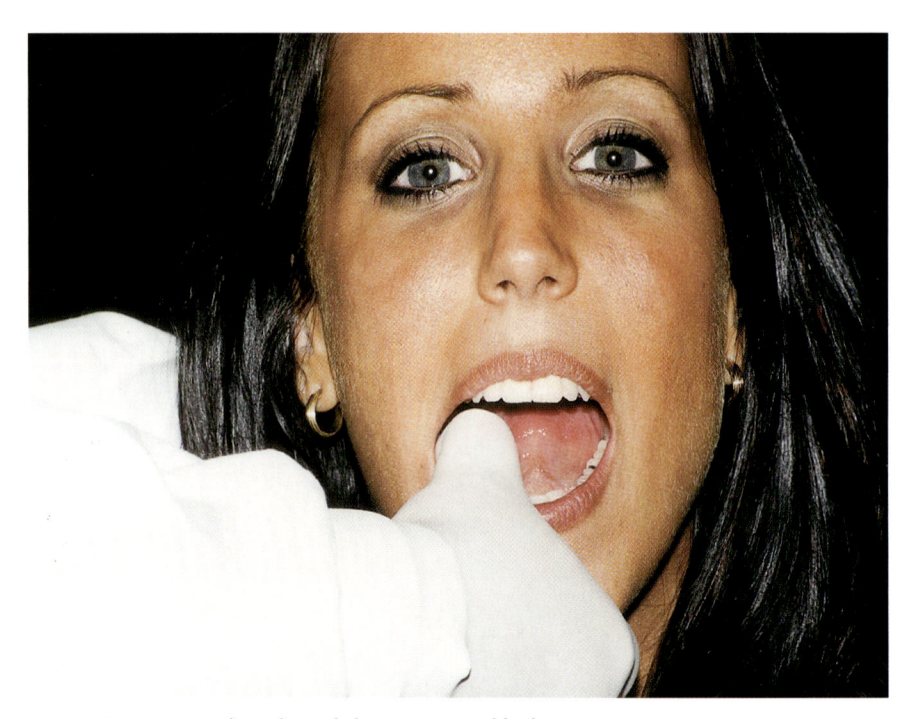

FIGURA 5.6: Manobra de mobilização mandibular.

Outros autores preconizam a realização da palpação apenas com o dedo indicador pressionando as regiões pericondilares, a fim de determinar as zonas álgicas, as quais se associam às distintas patologias. Nós preferimos este tipo de palpação dinâmica, visto que as palpações em busca de pontos de dor podem levar-nos a confusões pela possibilidade de compressão de planos musculares e cutâneos, que podem não ter relação com a patologia da articulação temporomandibular.

Alguns autores denominam esta sensibilidade dolorosa periarticular como capsulite.

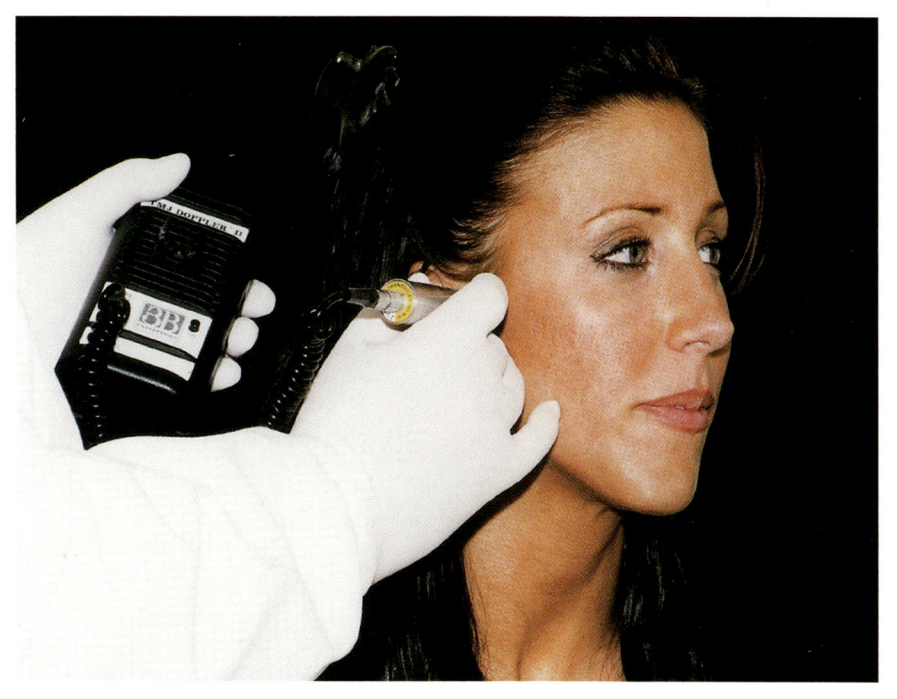

FIGURA 5.7: Auscultação dos ruídos intra-articulares por meio do microfone de profundidade.

2. Palpação intrameatal: consiste em colocar os dedos mínimos dentro dos condutos auditivos externos do paciente com a boca aberta, apoiando-os suave mas firmemente sobre a face anterior dos mencionados condutos, e solicitar-lhe que feche a boca até a posição de oclusão máxima. Em articulações temporomandibulares sãs, não se deve observar sinais de dor nem pressão sobre nossos dedos.

Em presença de patologia, notaremos o aparecimento de sintomas, sendo as variações possíveis mais comuns as seguintes:

a) presença de dor: o paciente comunica a ocorrência de dor no movimento de fechamento, produto da compressão das estruturas intra-articulares. Este sintoma encontra-se presente em luxações discais;

b) presença de dor e compressão: estes sintomas são produto da compressão da região retrodiscal, produto de um deslocamento distal do côndilo mandibular. Tanto esta patologia como a anterior são denominadas, por alguns autores, como retrodisquite;

c) presença de dor ao se introduzirem os dedos: nestes casos, devemos pensar em um processo infeccioso ou inflamatório de origem otológica;

d) em alguns pacientes, podemos perceber, durante o fechamento bucal, a suave pressão de um elemento intra-articular que se desloca para distal, o qual, subitamente, salta para mesial, desaparecendo. Esta sensação é característica de um estalo produzido por uma luxação anterior com redução do disco articular.

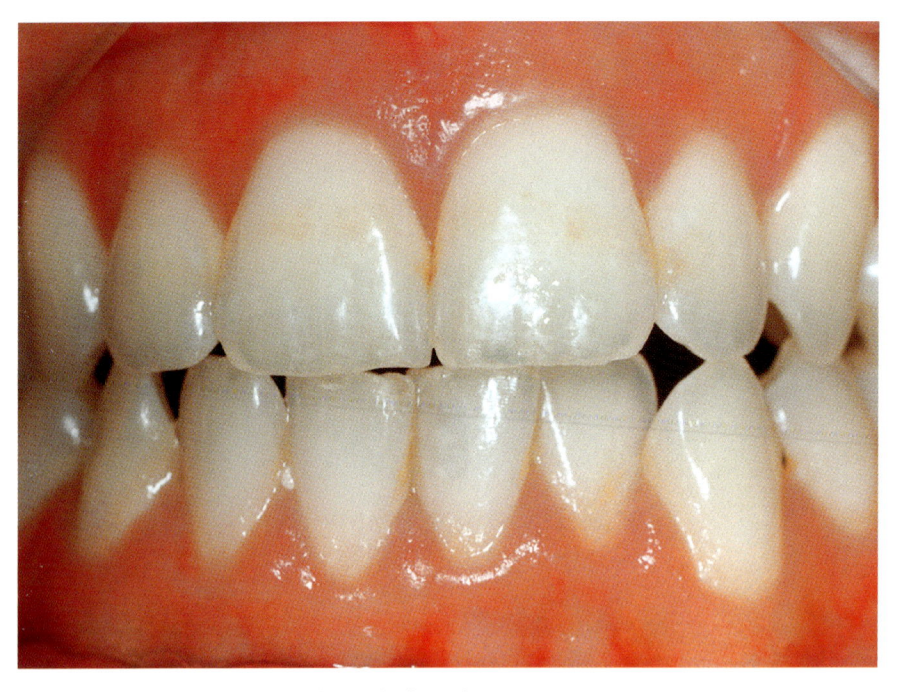

FIGURA 5.8: Paciente em oclusão habitual.

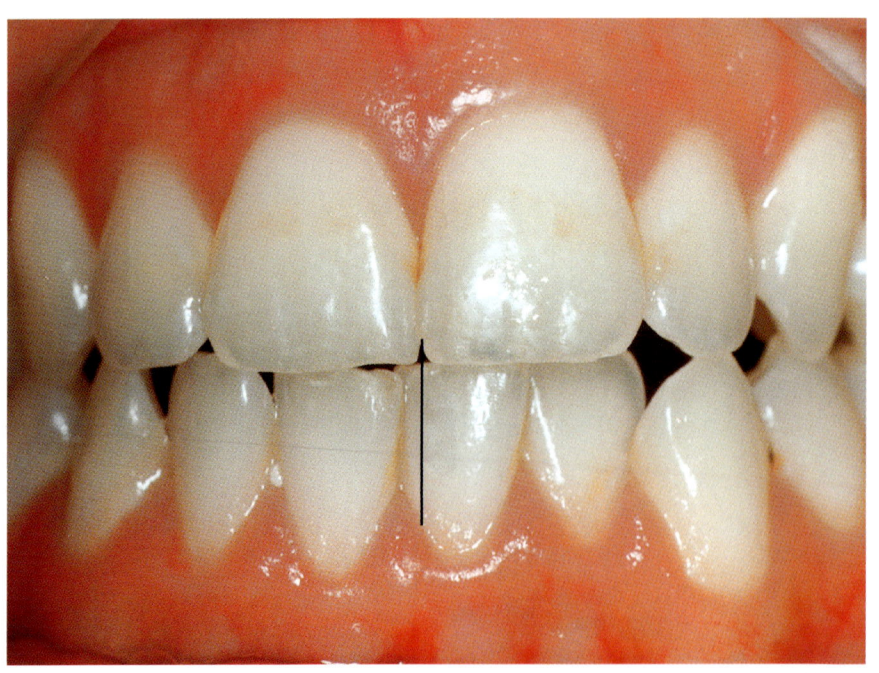

FIGURA 5.9: Marcação da projeção da linha média superior no incisivo inferior em oclusão habitual.

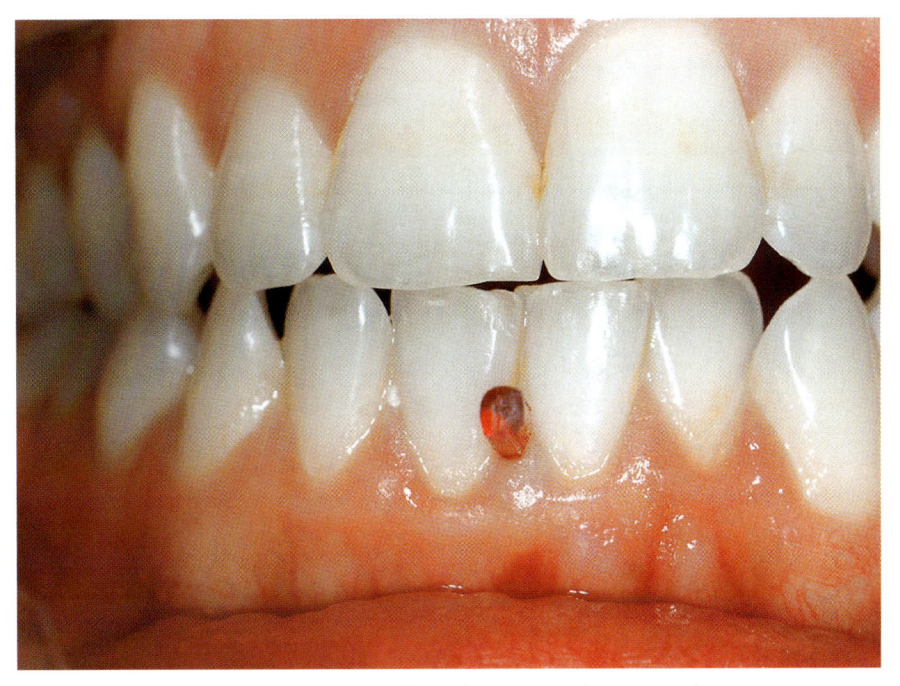

FIGURA 5.10: Mesma marcação utilizando uma cunha de madeira entre os incisivos centrais inferiores.

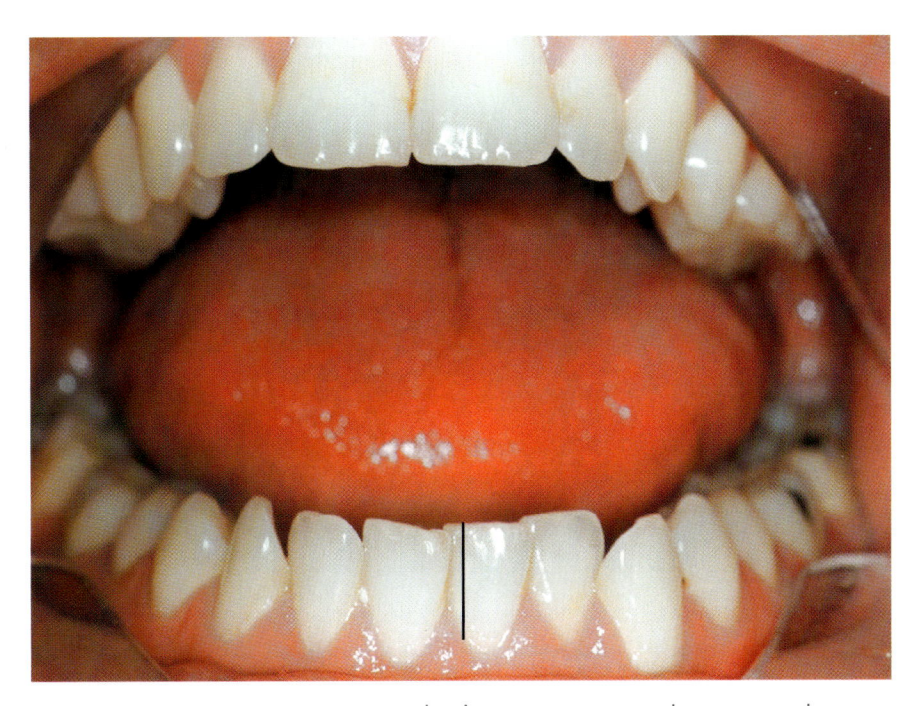

FIGURA 5.11: Paciente em posição de abertura máxima. Observe-se o desvio da linha de marcação para o lado esquerdo.

3. Valoração manual da mobilidade: consiste em segurar firmemente a mandíbula, colocando o dedo polegar sobre a superfície oclusal dos molares e pré-molares inferiores, enquanto imobilizamos com os outros dedos a borda inferior da mandíbula. Os dedos médio e indicador da outra mão, são situados sobre o pólo lateral da cabeça do côndilo e sobre a porção externa da raiz transversa do zigoma. A partir desta posição, e com a prévia solicitação ao paciente para que relaxe, tomamos o controle da mandíbula a fim de determinar a capacidade de movimentação da mesma. Esta manobra é muito difícil de realizar em pacientes com dor e possui, para nós, pouco valor diagnóstico.

4. Auscultação de ruídos intra-articulares: podemos realizá-la diretamente, visto que, em alguns casos, os ruídos são perceptíveis pelo ouvido humano. Também podemos recorrer ao auxílio de um estetoscópio colocado sobre a região, tendo a precaução de evitar os ruídos da pele, sobretudo em homens, uma vez que a barba pode nos fazer ouvir um ruído similar à crepitação. Um recurso que evita estes inconvenientes é o emprego de microfones de profundidade, os quais, por utilizarem um gel como intermediário, previnem este tipo de inconveniência. (*Ver* "Ruídos Articulares")

Existem manobras de exame intraoral que tomam a medida do âmbito de mobilidade, a observação da trajetória de abertura, abertura forçada bidigital e prova da espátula de madeira.

1) Âmbito de mobilidade: esta prova deve ser realizada durante os movimento de abertura e de lateralidade. Para realizar a valoração, devemos utilizar uma lapiseira com grafite mole (tipo 3B), com a qual devemos marcar, na face vestibular dos incisivos inferiores, a projeção da linha média superior e da borda incisal do incisivo superior.

a) Determinação do âmbito de abertura: solicitamos ao paciente que abra sua boca o mais amplamente possível e medimos a distância entre a marca e a borda incisal da peça dentária previamente marcada. Alguns profissionais realizam a medição diretamente da borda incisal superior à borda incisal inferior. Esse método induz a falsos diagnósticos, visto que não considera as características morfológicas de extrusão ou intrusão dentária. O âmbito de abertura deve estar entre 35 e 45mm, considerando-se valores inferiores como limitações na abertura. Nesta medição, devemos levar em conta as características articulares gerais, já que, como dissemos, um paciente hiperlasso que se encontra limitado poderá possuir uma abertura de 40mm, sendo considerado normal quando, pelo contrário, o mesmo deveria obter uma abertura de 55mm. Mas o âmbito de abertura, assim como qualquer dos parâmetros mensuráveis, só tem valor no contexto de um diagnóstico global que considere todos estes parâmetros, e não apenas alguns deles.

b) Avaliação dos movimentos de lateralidade: para determinar a capacidade dos movimentos laterais, utilizaremos a linha traçada a partir da projeção da linha superior, solicitando ao paciente que desloque sua mandíbula, até a posição máxima, para a direita. Nesta posição, marcaremos a projeção da linha média superior. A distância entre a linha inicial e a segunda linha traçada corresponderá à possibilidade ou âmbito de movimento lateral direito. Realizando a mesma operação do lado esquerdo, poderemos mensurar e registrar o âmbito de movimento lateral esquerdo.

2) Observação da trajetória de abertura: para observar a trajetória de abertura, devemos sempre estabelecer um ponto de referência nos tecidos duros. Estes pontos ou linhas de referência, traçados sobre tecidos moles, poderiam sofrer deslocamentos que nos poderiam induzir a um erro de diagnóstico.

Em alguns casos, sempre que os tecidos periodontais o permitirem, é conveniente introduzir uma pequena cunha de madeira ou de plástico entre os incisivos centrais inferiores, a qual permitirá observar os deslocamentos. Em pacientes portadores de prótese total, esta cunha pode ser afixada à face vestibular da mesma, por meio de cera adesiva ou resinosa. Desta forma, podemos avaliar mais facilmente a trajetória de abertura, a qual pode apresentar as seguintes alterações:

a) desvio unilateral em abertura: esta alteração costuma ser característica da luxação anterior aguda do disco articular unilateral;

b) desvio em "S" no começo da abertura: é uma alteração observada em luxações bilaterais;

c) desvio em "S" ao final da abertura: esta trajetória pode ser observada nas subluxações mandibulares.

Todos estes métodos de mensuração foram superados pelos métodos computadorizados, cuja precisão é de aproximadamente um décimo de milímetro. Por este motivo, e dadas as variações subjetivas da medição, os métodos aqui descritos podem ser utilizados por um clínico geral, mas são sem dúvida inaceitáveis na prática de um especialista.

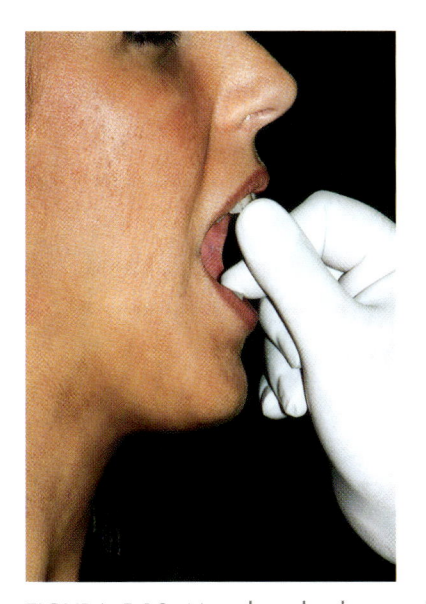

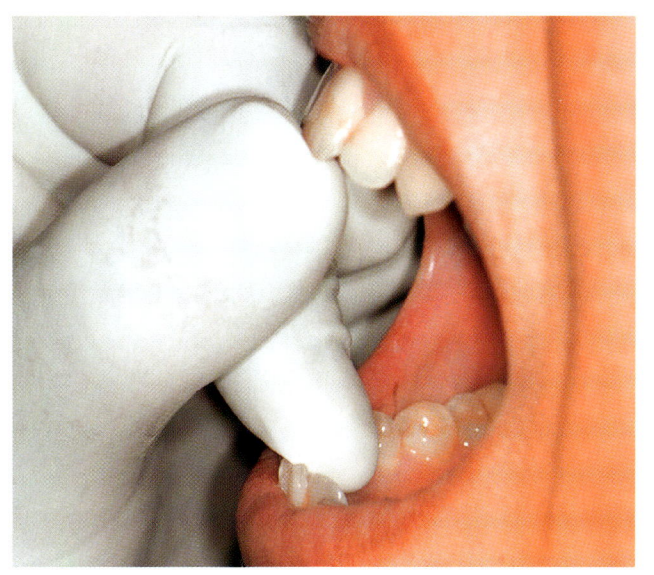

FIGURA 5.12: Manobra de abertura bidigital.

3) Abertura forçada bidigital: esta prova tem por finalidade determinar, nas limitações de abertura, se as mesmas têm origem óssea ou fibrosa. Esta prova consiste em colocar a polpa do dedo polegar na borda incisal dos incisivos superiores e o dedo indicador na borda incisal dos incisivos inferiores. Desta forma, forçaremos a abertura com uma manobra suave mas constante, na qual iremos aumentando progressivamente a força, sem causar dor ao paciente.

Se observarmos que com esta manobra podemos obter uma maior abertura, estaremos em presença de uma limitação produzida pelos tecidos moles; caso contrário, sua origem se encontra nos tecidos duros.

4) Prova da espátula de madeira: consiste em colocar uma espátula de madeira na região molar e solicitar que o paciente a morda, apertando seus dentes. Em articulações sãs, não deve haver contato dentário do lado oposto, uma vez que o disco articular deve suportar a força dos músculos.

Se, ao contrário, o contato ocorre, existe uma perda da correta relação disco-côndilo, determinando a existência de uma patologia do lado contralateral daquele em que foi colocada a espátula.

Todas estas provas permitem-nos determinar a existência ou não de uma patologia intra-articular e apenas mediante esta análise nos permitiremos recorrer aos elementos auxiliares do diagnóstico, os quais devem ser solicitados segundo os achados clínicos detectados na inspeção clínica. Nunca devemos pedi-los de forma rotineira, sem discernir sua necessidade diagnóstica, a não ser que esta solicitação forme parte de um protocolo de investigação clínica séria e cientificamente justificada.

É neste passo, então, que devemos decidir entre solicitar a nosso paciente, por exemplo, um ressonância nuclear magnética ou uma tomografia, uma vez que cada uma delas nos apontará dados distintos.

Antes de seguirmos adiante em nosso diagnóstico, creio ser necessário realizar uma interrupção em nosso relato técnico-científico para insistir em um dos pontos mais delicados da prática desta especialidade. Refiro-me à incumbência de nossa participação no tratamento de nosso paciente ante à pergunta: a dor que aflige nosso paciente tem origem na articulação temporomandibular? Ou a dor origina-se em outra patologia e estamos em presença de um paciente com duas patologias que doem ou projetam suas algias na mesma região?

Desgraçadamente, tenho visto concorrerem a meu consultório pacientes que apresentavam estalo articular associado a tumor da base do crânio, que era o verdadeiro produtor da sintomatologia.

Diante destes casos, vem-me à mente a máxima de William Solberg, que dizia: "estejam seguros de que o tempo que vocês gastam em seu tratamento não custe a vida de seus pacientes", em referência àqueles casos, que nos coube ver, em que os pacientes perambulam de consulta em consulta, sem um diagnóstico certeiro, e que acabam perdendo a vida em consequência de um processo tumoral que não foi detectado e tratado a tempo.

É por esta razão que vamos guiar o leitor apenas nos passos básicos que devem ser seguidos para determinar a competência de nossa ação no tratamento de nossos pacientes. Sem dúvida, as pautas que lhes forneceremos são básicas e incompletas, razão pela qual aconselhamos a leitura de textos específicos de neurologia, traumatologia e clínica médica.

ZONAS HABITUAIS DE LOCALIZAÇÃO DA DOR			
Cabeça	**Dentro da boca**	**Mandíbula**	**Pescoço**
Atrás da cabeça	Língua	Ângulo	Ombros
Sobre a cabeça	Garganta	Borda inferior	Omoplatas
Parietal	Palato mole	Sínfise	Braços
Occipital	Soalho bucal	Subsinfisário	
Órbita			
Periorbital			
Atrás dos olhos			
Ouvidos			
Nuca			
Nariz			
Face			
Em frente à orelha			
Maxilar superior			
Seio maxilar			
Fundo do sulco vestibular			
Paladar Subnasal			

DETERMINAÇÃO DAS ÁREAS DE DOR

Existem, no exame clínico, duas determinações de dor distintas. A primeira delas é, sem dúvida, aquela em que o paciente nos relata estar sentindo a dor, ou *dor relatada*; a segunda é a dor cuja localização podemos determinar por meio de distintas manobras, como por exemplo a palpação, a qual denominaremos *dor detectada*. Muitas vezes, uma delas não coincide com a outra, produto da irradiação da dor a distância, que pode existir nesta patologia.

Dor relatada

É aquela que nos é descrita pelo paciente e que pode ter suas origens em diferentes estruturas. Esta dor a que o paciente se refere pode ter origem em lesões cervicais, vasculares, musculares, etc. O grande inconveniente reside em que todas estas alterações podem estar causando dor na mesma região e esta, em alguns casos, pode resultar da somatória de pequenos fatores etiológicos que produzem um efeito em cascata denominado acumulação da dor.

Para se poder determinar a possível origem da dor, devemos contar com dois parâmetros fundamentais, que são a localização e as características da dor.

1) Localização da dor: quando se fala da localização da dor, é imprescindível que a mesma seja determinada com precisão. Relatos do paciente, como "dor na testa", devem ser necessariamente seguidos pela nossa interrogação: "em que parte da testa?". Devemos exigir do paciente precisão na localização da dor. Uma forma sensível de limitar a descrição do paciente é pedir-lhe que aponte o ponto da dor com um dedo, enquanto mantém o punho fechado. A partir desta delimitação, deve-se registrar esta referência em sua ficha, com a maior precisão possível. Aqueles pacientes que variam constantemente a localização da dor são, em geral, pacientes psicóticos ou padecem de algum tipo de neurose.

2) Características da dor: diversos são os fatores ou características a se levar em conta a respeito da dor. Entre eles, podemos considerar a intensidade, o caráter, a freqüência, a duração e a localização.

a) intensidade da dor:

Suave: denomina-se desta maneira aquelas algias que não afetam a vida diária;

Moderada: denominamos desta forma aquelas dores que produzem incapacidade laboral transitória;

Severa: impede a capacidade laboral e de relacionamento;

Intolerável: é uma dor lancinante, que faz com que o paciente perca o controle sobre si mesmo. Alguns pacientes afirmam pensar em suicídio;

Variável: a intensidade não é constante, apresentando períodos de maior ou menor intensidade.

b) caráter da dor:

Pulsante: como sua denominação descreve, pode ser comparada com os pulsos do coração;

Crescente: é uma dor que aumenta de forma progressiva, intensificando-se;

Paroxística/súbita: é uma algia que aparece de forma intempestiva, desaparecendo em seguida;

Aguda: é uma dor que aparece bruscamente;

Superficial: o paciente a descreve como uma dor localizada na superfície externa.

Profunda: o paciente a descreve como uma dor situada nos planos interiores da região dolorida;

Surda: denominam-se desta forma as dores profundas, de localização pouco precisa, porém constante;

Pressão: sensação similar à que se produz quando um peso ou força são exercidos sobre uma parte do corpo;

Elétrica: sensação dolorosa rápida, que se desencadeia intempestivamente;

Contorção: o paciente descreve uma sensação de contorção das estruturas envolvidas;

Irradiada: estende-se desde um determinado ponto até outros mais distantes;

Contínua: não apresenta períodos de repouso nem intermitências;

Pontada: sensação similar à produzida por um elemento que se crava em nosso corpo;

Variável: sua intensidade e períodos de aparecimento não são constantes;
Ardência: sensação urticante, similar à que ocorre com a picada de um inseto;
Ardente: a sensação é similar a uma associação entre a pontada e a ardência;
Formigamento: sensação de formigas caminhando sobre uma parte do nosso corpo;
Queimante: similar à produzida por uma queimadura.

c) freqüência da dor:
Constante: encontra-se presente de maneira contínua;
Intermitente: à aparição da dor seguem-se períodos de repouso;
Repetitiva: aparece em condições comuns de tempo e em circunstâncias similares;
Ocasional: não apresenta um padrão de ocorrência;
Pouco freqüente: aparece em circunstâncias excepcionais;
Diária: aquela que aparece uma vez ao dia;
Semanal: aquela que aparece pelo menos uma vez por semana;
Mensal: apresenta-se uma ou mais vezes durante o mês;
Horária: a que se apresenta de forma intermitente e mais de uma vez ao dia;
Em Minutos: aquela que se repete em períodos menores que uma hora.

d) duração da dor:
Segundos: dura um pequeno período de tempo;
Minutos: aquela que, controlada pelo relógio, dura mais de 60";
Horas: a duração da dor excede os 60';
Semanas: dura vários dias;
Variável: não apresenta um padrão específico.

e) localização da dor:
Unilateral: afeta um só lado do corpo;
Bilateral: a que envolve ambos os lados;
Referida: quando a área de origem da dor determinada pelo exame do operador não coincide com a posição descrita pelo paciente;
Localização indeterminada: o paciente não define de forma específica a localização da dor;
Sem padrão definido: aparece de maneira errática;
Cruzando a linha média: quando, tendo sua origem em uma estrutura, estende-se para o outro lado do corpo;
Difusa: manifesta-se não em um ponto, mas em uma região do corpo;
Irradiada: quando se estende para além de sua zona de origem;
Crescente: incrementa-se em diferentes circunstâncias;
Decrescente: diminui paulatinamente.

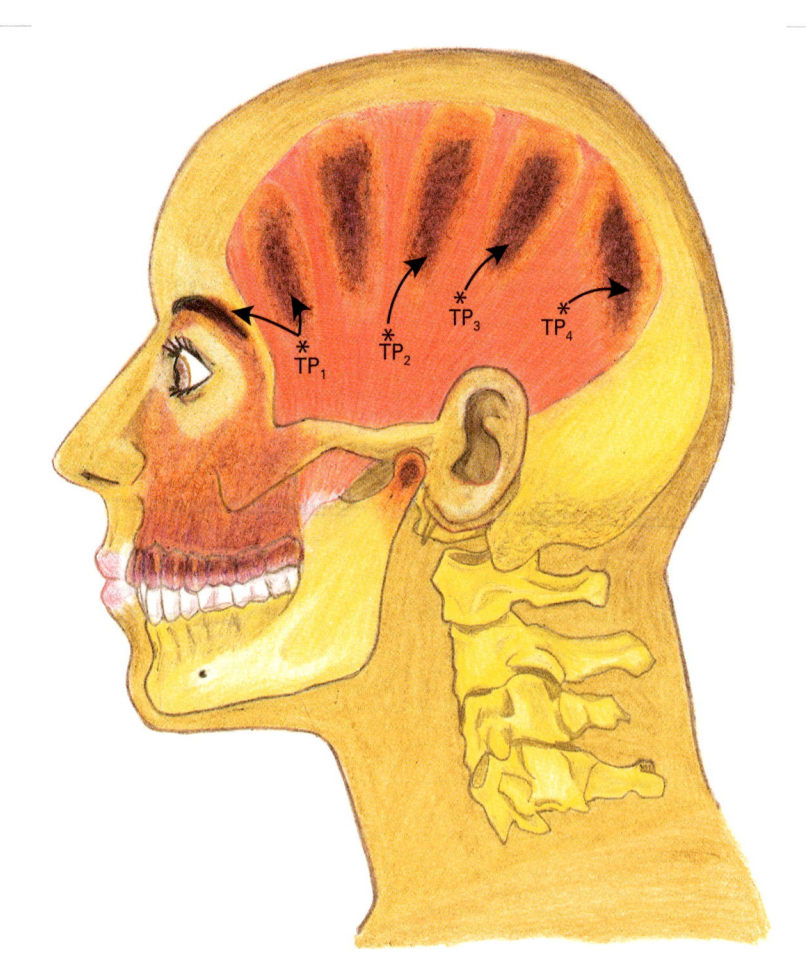

FIGURA 5.13: Área de dor referida do músculo temporal.

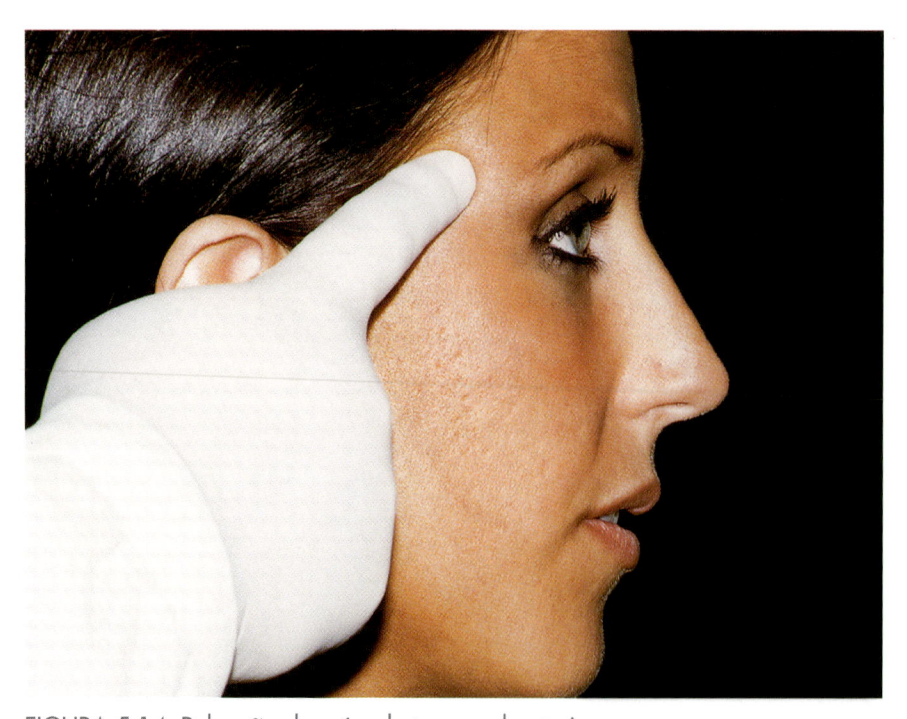

FIGURA 5.14: Palpação do músculo temporal anterior.

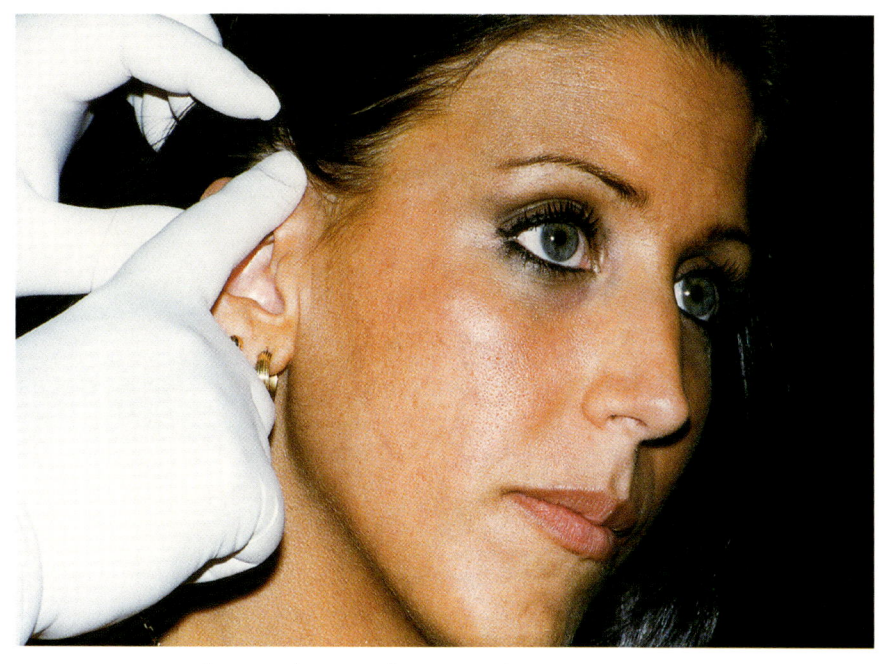

FIGURA 5.15: Palpação do músculo temporal posterior.

Palpação muscular

Os desequilíbrios musculares existentes nestas patologias fazem com que as mesmas formem parte da entidade patológica que tratamos de diagnosticar.

ÁREA DE DOR REFERIDA DO MÚSCULO MASSETER.

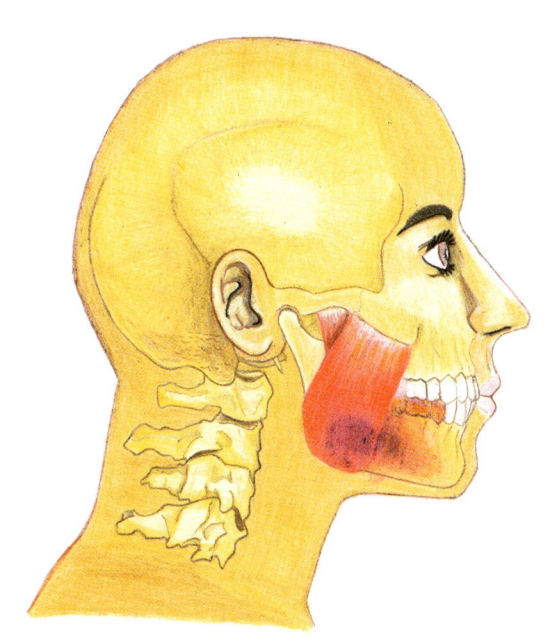

FIGURA 5.16a: Fascículo superficial do músculo masseter.

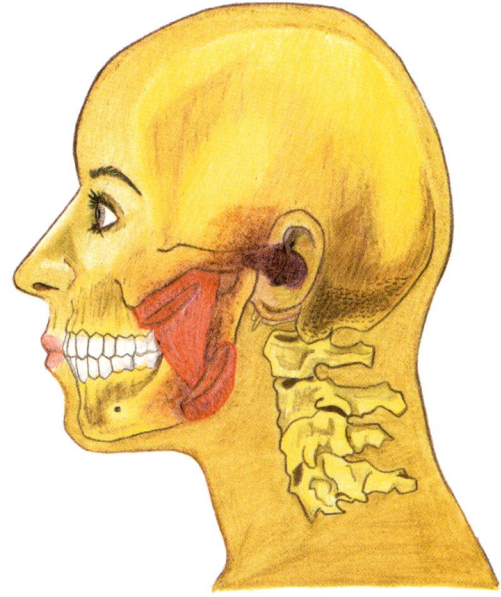

FIGURA 5.16b: Área de dor referida do fascículo profundo do músculo masseter.

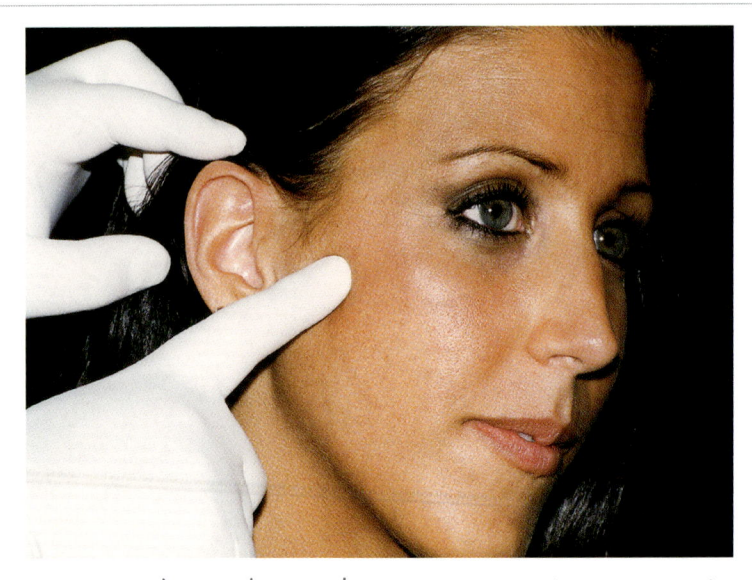

FIGURA 5.17: Palpação do músculo masseter em sua inserção superior.

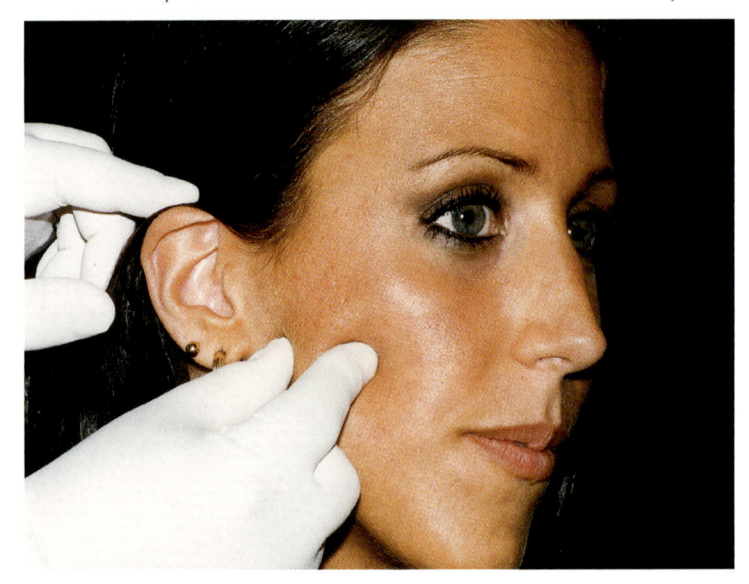

FIGURA 5.18: Palpação do músculo masseter em sua profundidade.

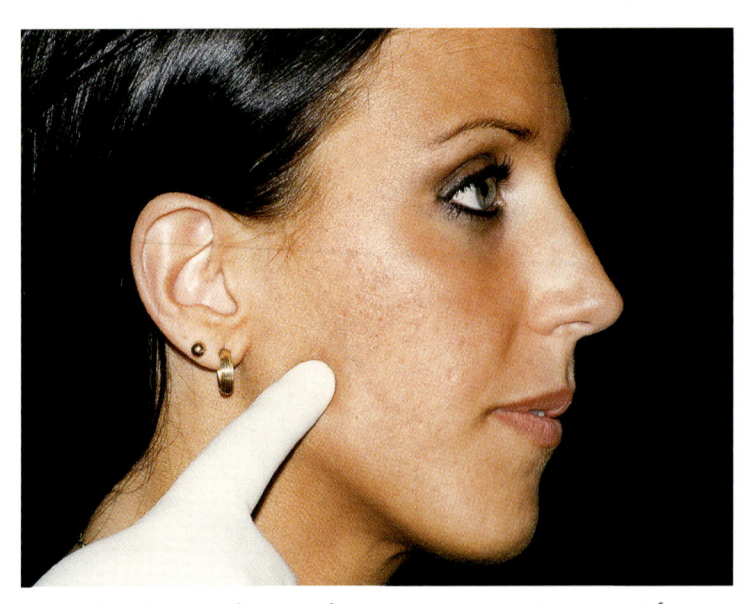

FIGURA 5.19: Palpação do músculo masseter em sua inserção inferior.

O exame por palpação dos músculos mastigadores forma parte importante do diagnóstico. Este deverá sempre se realizar, como já dissemos, de maneira cuidadosa, buscando detectar apenas os pontos sensíveis, sem produzir dor alguma ao paciente. Nunca devemos esquecer que, na maioria dos casos, nossos pacientes apresentam uma patologia de longa data, o que faz com que o sofrimento tenha gerado dois tipos de alterações em sua sensibilidade. Em alguns casos, os pacientes sofrem uma diminuição do limiar da dor, com o qual, ante a menor manobra, eles nos descrevem uma dor aguda. Outros pacientes, ao contrário, sofrem um aumento no mencionado limiar, e suportam, de forma estóica, as mais dolorosas manobras como o melhor dos soldados espartanos.

FIGURA 5.20: Área de dor referida do músculo pterigóideo externo.

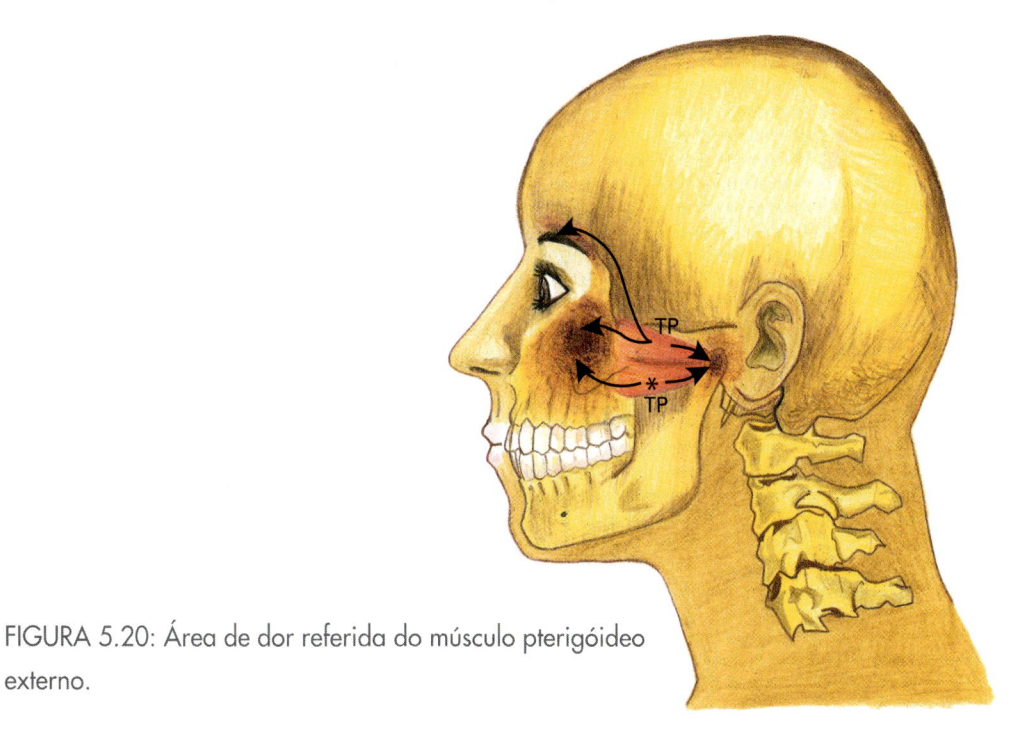

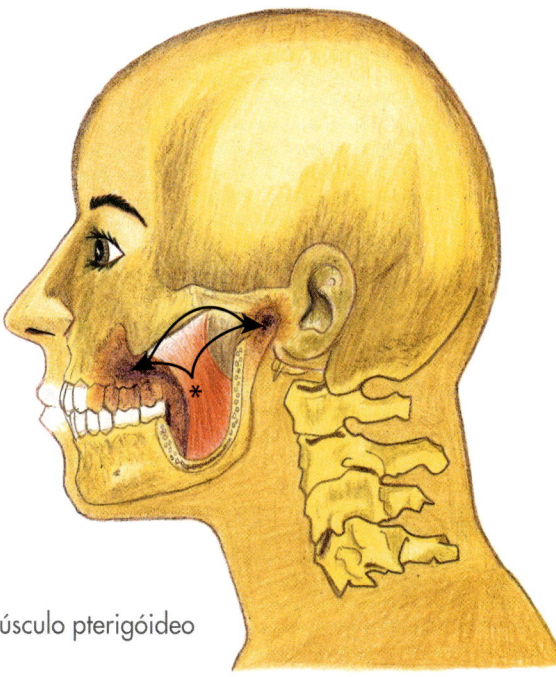

FIGURA 5.21: Área de dor referida do músculo pterigóideo interno.

Princípios básicos da palpação

A palpação, como toda manobra profissional, deve ser regida por normas científicas que determinem sua eficácia e reprodutibilidade. Por este motivo, a palpação deve seguir as seguintes pautas:

1. Devemos estar seguros do músculo que estamos palpando. Por este motivo, é imprescindível um profundo conhecimento das características anatômicas do mesmo;
2. Devemos realizar, se possível, não só a palpação da massa muscular, mas também de suas inserções;
3. Devemos realizar a palpação contra uma superfície rígida;
4. Devemos realizar a palpação o mais suavemente possível.

Esta palpação nos permitirá identificar os pontos sensíveis dos músculos de nosso paciente e, a partir dos mesmos, determinar se os sintomas dolorosos por ele descritos coincidem ou não com as áreas de dor por nós detectadas. Caso não seja este o caso, devemos pensar na possibilidade de que a dor não surja de uma patologia de articulação temporomandibular, sendo necessário, nestes casos, investigar o paciente com base em outros ramos da medicina que possam compreender a geração de dor nestas regiões.

Sem dúvida, a utilização de sistemas eletrônicos de determinação de áreas sensíveis e a eletromiografia computadorizada serão de grande utilidade no diagnóstico diferencial.

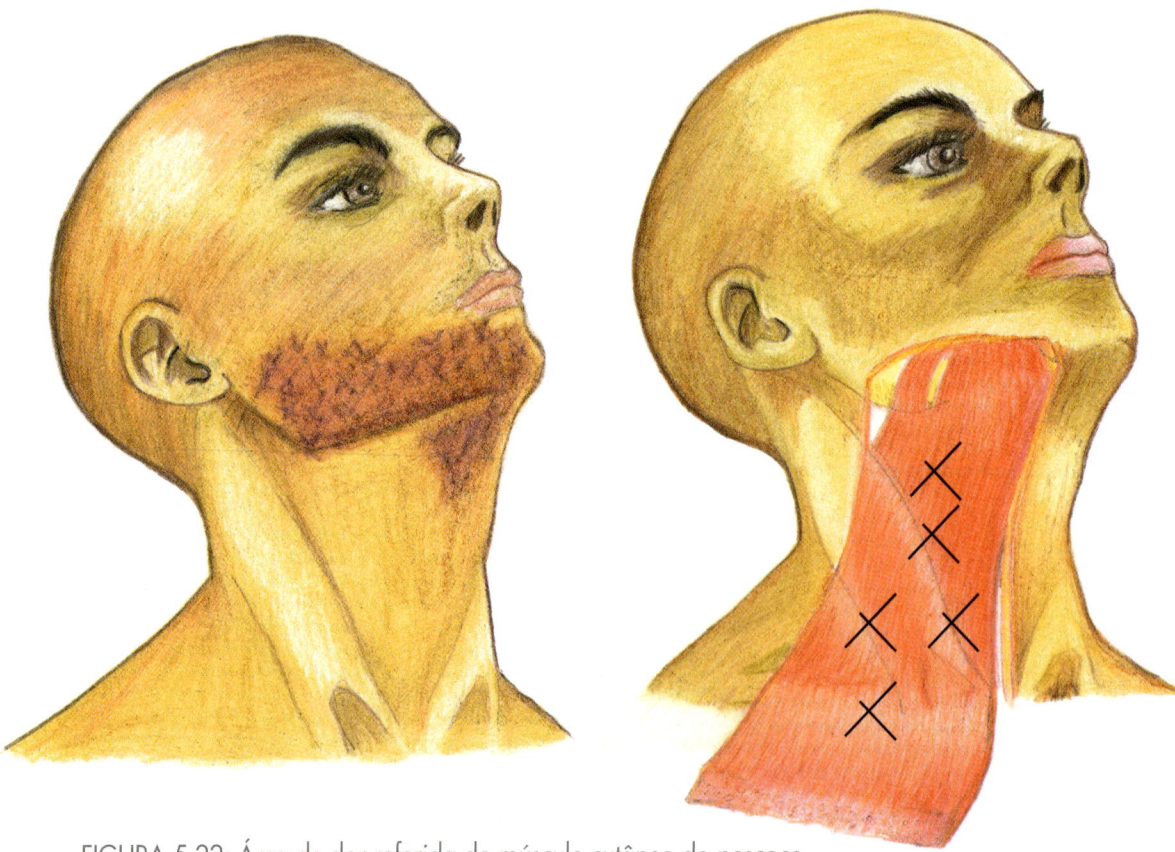

FIGURA 5.22: Área de dor referida do músculo cutâneo do pescoço.

Zonas de dor referida

As zonas de dor referida encontram-se associadas aos músculos que dão origem às mesmas, mas o intrincado funcionamento dos músculos craniocervicomandibulares faz com que, em alguns casos, os sintomas atinjam mais de um músculo, dando origem aos denominados arcos de dor. Assim, por exemplo, a alteração do funcionamento do temporal anterior trará com ela uma contração do trapézio superior do mesmo lado, uma contração do trapézio médio contralateral e uma contração do trapézio inferior ipsilateral à articulação temporomandibular que desencadeou os sintomas.

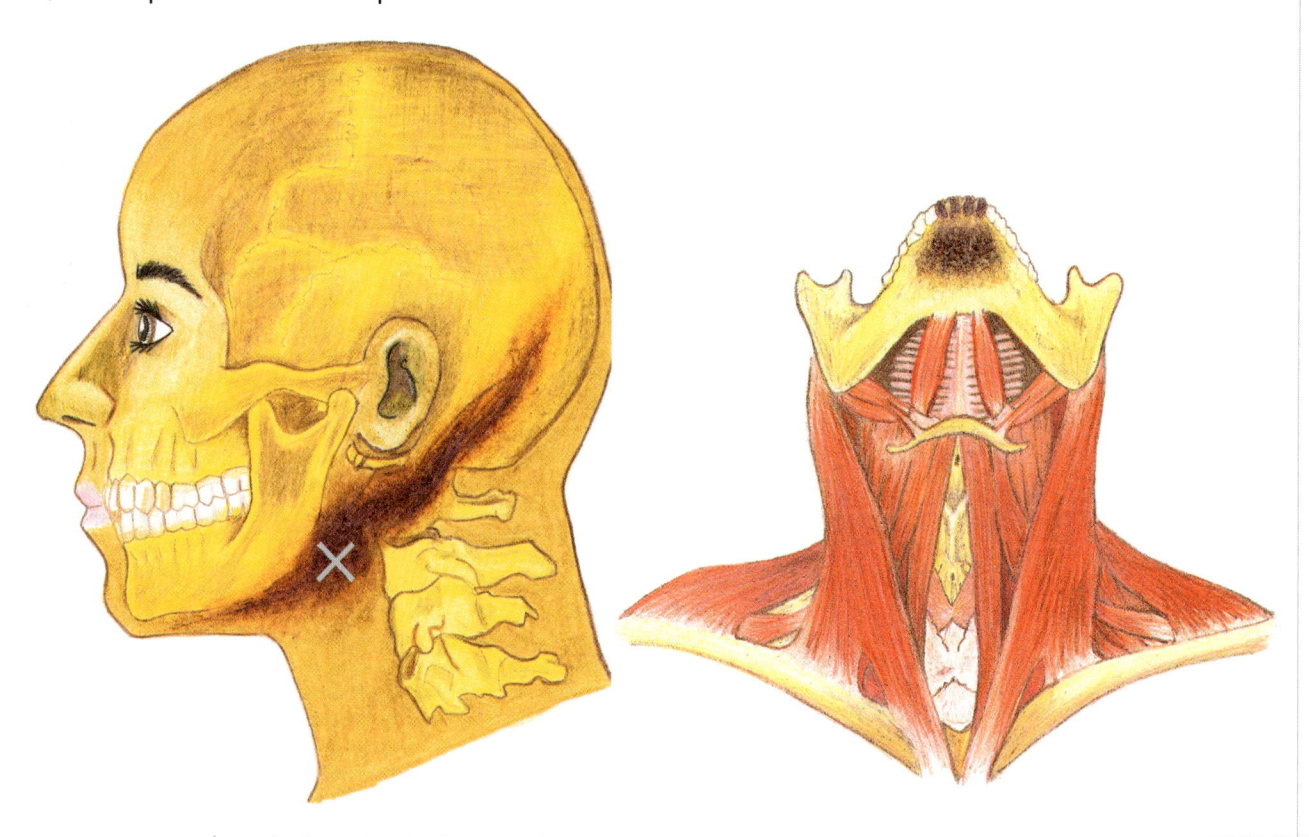

FIGURA 5.23: Área de dor referida do músculo digástrico, ventre anterior.

Músculo temporal

É comum a dor de cabeça devida à presença de pontos sensíveis (PS) ativos no músculo temporal, a qual é descrita como uma dor na têmpora, no supercílio, ou em todos os dentes superiores. Os PSs do temporal podem também causar hipersensibilidade à percussão ou, sob mudanças moderadas de temperatura, em qualquer um ou em todos os dentes superiores do mesmo lado, dependendo da localização dos PSs.

Os PSs do temporal anterior referem a dor sobre a região supraorbital e sobre os incisivos superiores.

Os PSs situados no temporal médio o fazem na zona da têmpora e para baixo, na zona dos pré-molares e molares superiores do mesmo lado. Os PSs que se encontram no temporal posterior referem a dor para trás e para cima. Os pontos sensíveis das fibras do temporal profundo referem a dor até o maxilar e a zona da ATM.

A sensibilidade nestas zonas de dor referida encontram-se mesmo quando estes PSs estão latentes (clinicamente silenciosos com respeito à dor). Algumas vezes, a dor dental com hipersensibilidade dos dentes superiores ante qualquer estímulo ordinário (frio, calor, mordida) é a principal moléstia, mais do que a dor de cabeça.

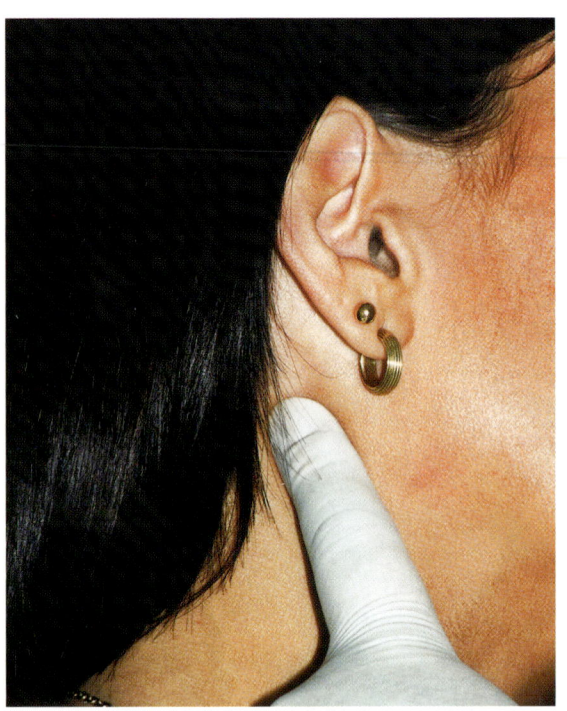

FIGURA 5.24: Palpação do ventre posterior do digástrico.

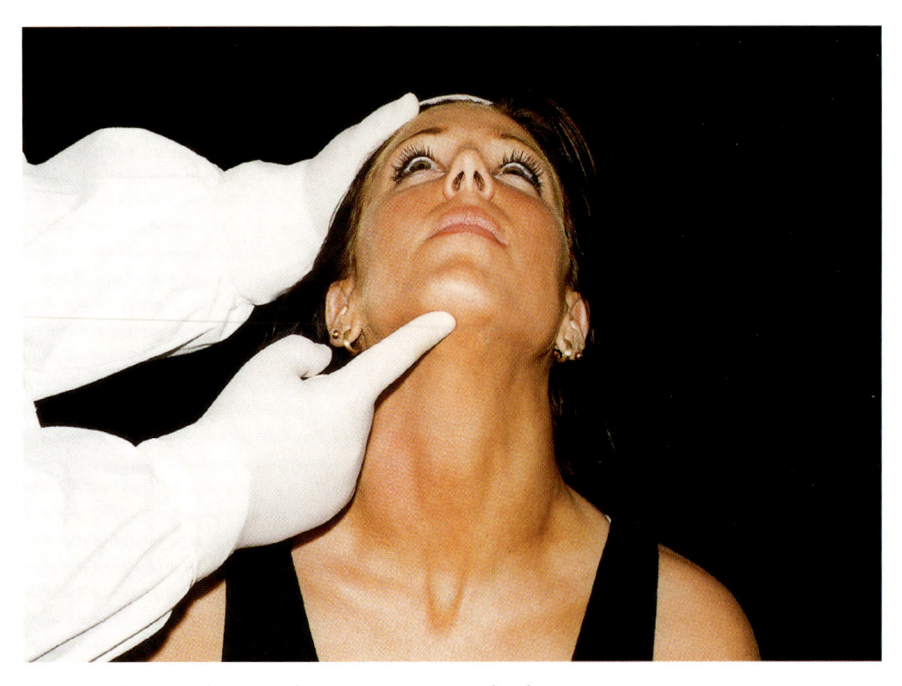

FIGURA 5.25: Palpação do ventre anterior do digástrico.

Músculo masseter

Os pontos-gatilho situados no fascículo superficial do músculo masseter referem a dor principalmente à mandíbula, aos molares e aos tecidos moles da região, e ao maxilar superior. Quando se localizam na borda anterior e na parte superior deste fascículo, os PSs referem a dor aos molares superiores, aos tecidos adjacentes e ao maxilar. A dor maxilar é descrita pelo paciente geralmente como "sinusite". Quando os PSs se encontram sob a metade deste fascículo, a dor é referida na zona dos molares inferiores e na mandíbula. Dos PSs situados na borda inferior da mandíbula, próximos do ângulo, a dor projeta-se em um arco que se estende desde a têmpora, o supercílio e chega até a mandíbula. Os PSs que se encontram no ângulo mandibular referem a dor na zona periauricular da ATM. A dor referida por estes pontos-gatilho pode provocar hipersensibilidade dentária mediante qualquer estímulo, como: pressão oclusal, percussão, frio ou calor.

Os PSs do fascículo profundo do masseter, situados sobre o ramo mandibular, referem uma dor difusa na área da bochecha, na zona do músculo pterigóideo externo e, algumas vezes, na ATM. Quando o ponto-gatilho se encontra em um ponto muito preciso, próximo à inserção posterior do fascículo profundo, no arco zigomático, refere dor no trágus. Este ponto-gatilho pode causar tinidos no ouvido adjacente.

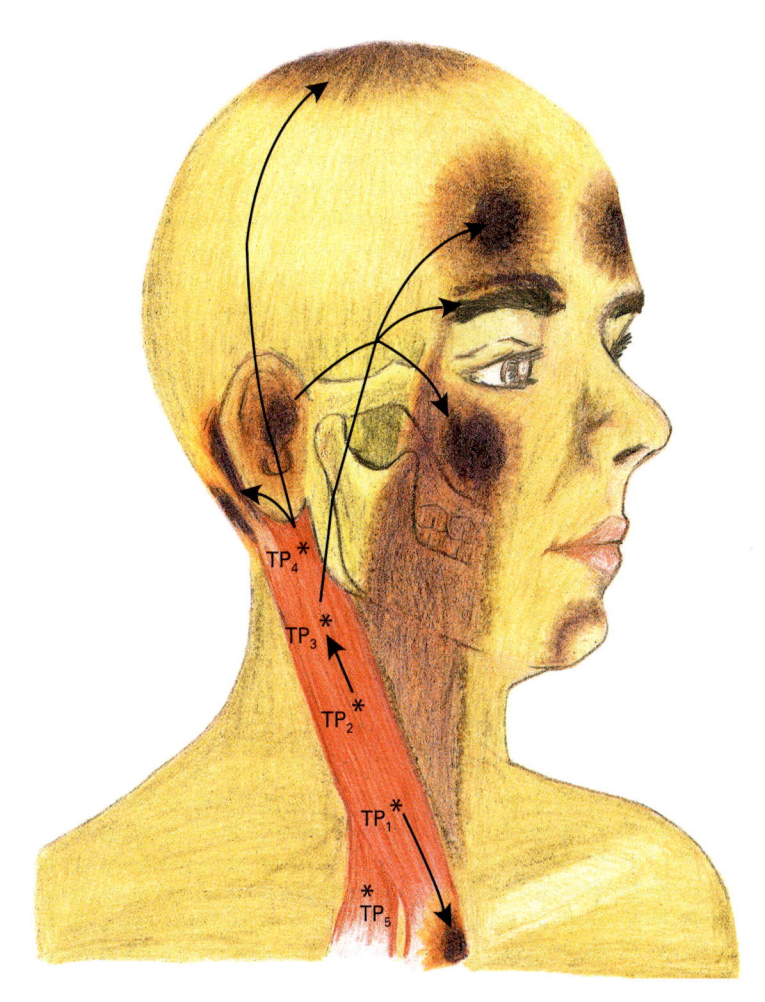

FIGURA 5.26: Área de influência do músculo esternocleidomastóideo.

Músculo pterigóideo interno

Os PSs deste músculo referem dor à língua, à faringe e ao palato duro. Também referem dor atrás e debaixo da articulação, mas não nos dentes. Referem dor, ainda, à região retromandibular e na área infra-auricular, incluindo a região do músculo pterigóideo externo, o soalho do nariz e a garganta. É uma dor difusa e não específica. Os PSs do pterigóideo interno provocam uma disfunção na trompa de Eustáquio, o que causa congestão e hipoacusia do ouvido desse lado.

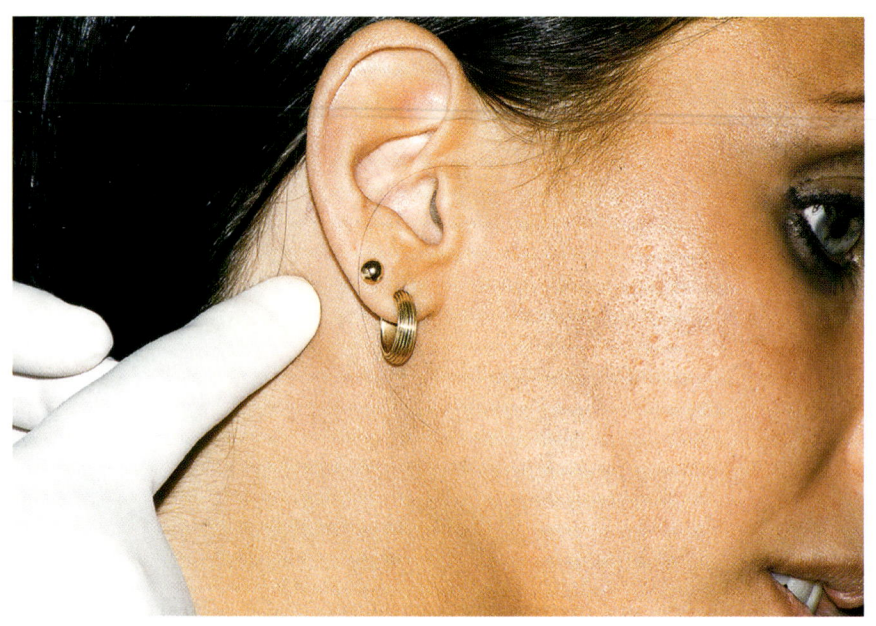

FIGURA 5.27: Palpação da inserção mastóidea do esternocleidomastóideo.

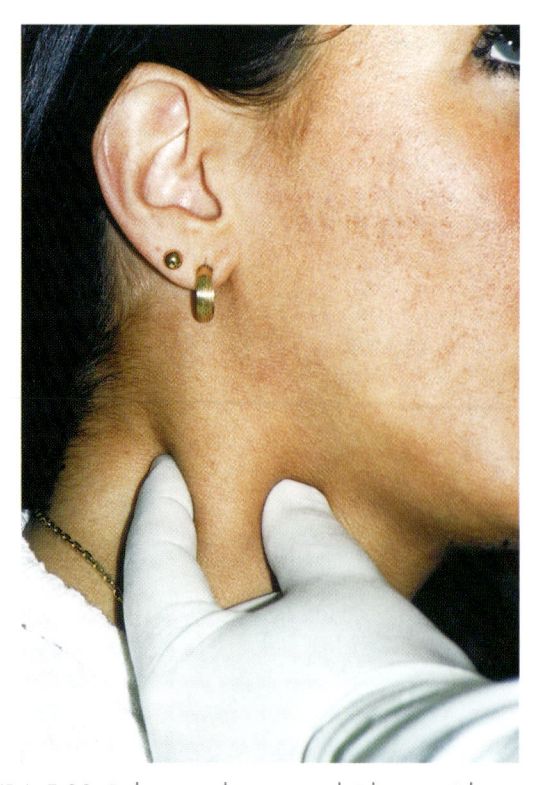

FIGURA 5.28: Palpação do esternocleidomastóideo.

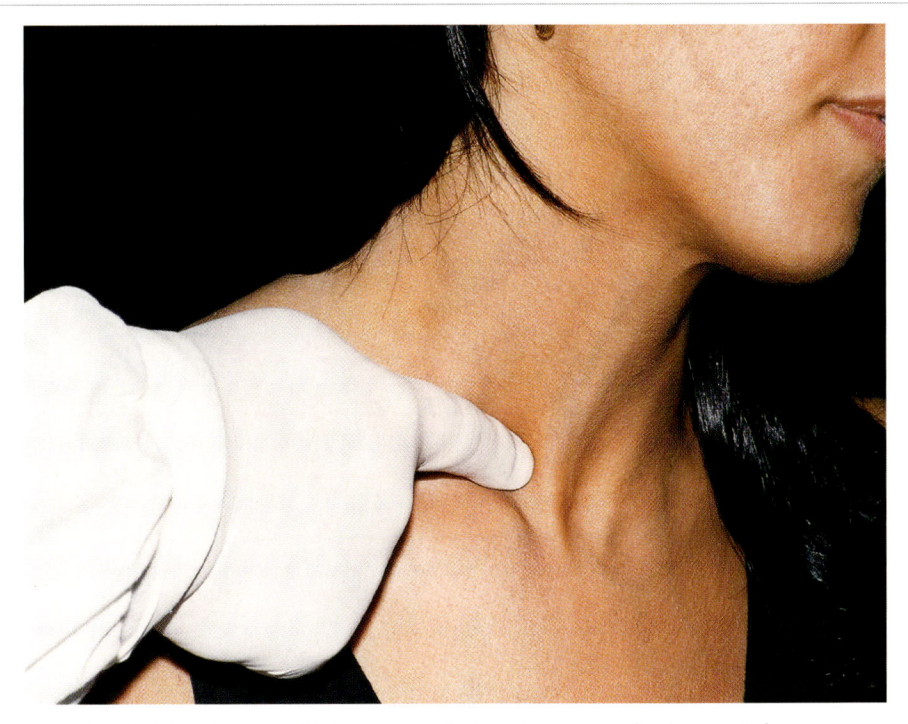

FIGURA 5.29: Palpação da inserção inferior do esternocleidomastóideo.

Músculo pterigóideo externo

Os pontos gatilho deste músculo referem dor profundamente no interior da articulação temporomandibular e na região do seio maxilar. Esta dor está fortemente associada às desordens funcionais da articulação. Esta dor é facilmente confundida com a provocada por uma artrite da ATM. Não se tem feito distinção entre as zonas de dor referida dos dois fascículos deste músculo. Os PSs do pterigóideo externo não referem dor aos dentes.

Músculo cutâneo do pescoço

Os pontos sensíveis deste músculo ativam-se, geralmente, de forma secundária à ativação dos PSs do esternocleidomastóideo e dos escalenos. Referem pontadas à pele sobre a superfície lateral e inferior da mandíbula. Em alguns casos, estas dores podem ser confundidas com dores precordiais. O PS situado sobre a clavícula referirá dor à zona anterior do tórax.

Músculo digástrico

Cada um dos vetores do digástrico apresenta seu próprio padrão de dor referida. Os PSs do ventre posterior irradiam dor à parte superior do músculo esternocleidomastóideo, à garganta frente a este músculo, por baixo do queixo e, algumas vezes, estende-se até o occipício.

A dor de cabeça e pescoço é atribuída tanto ao ventre posterior do digástrico como ao músculo estiloióideo. Ambos os músculos encontram-se muito próximos e têm funções similares e é muito difícil distingui-los por meio da palpação.

A dor referida pelos PSs do ventre anterior é menos freqüente e irradia-se aos quatro incisivos inferiores e à zona alveolar por baixo deles.

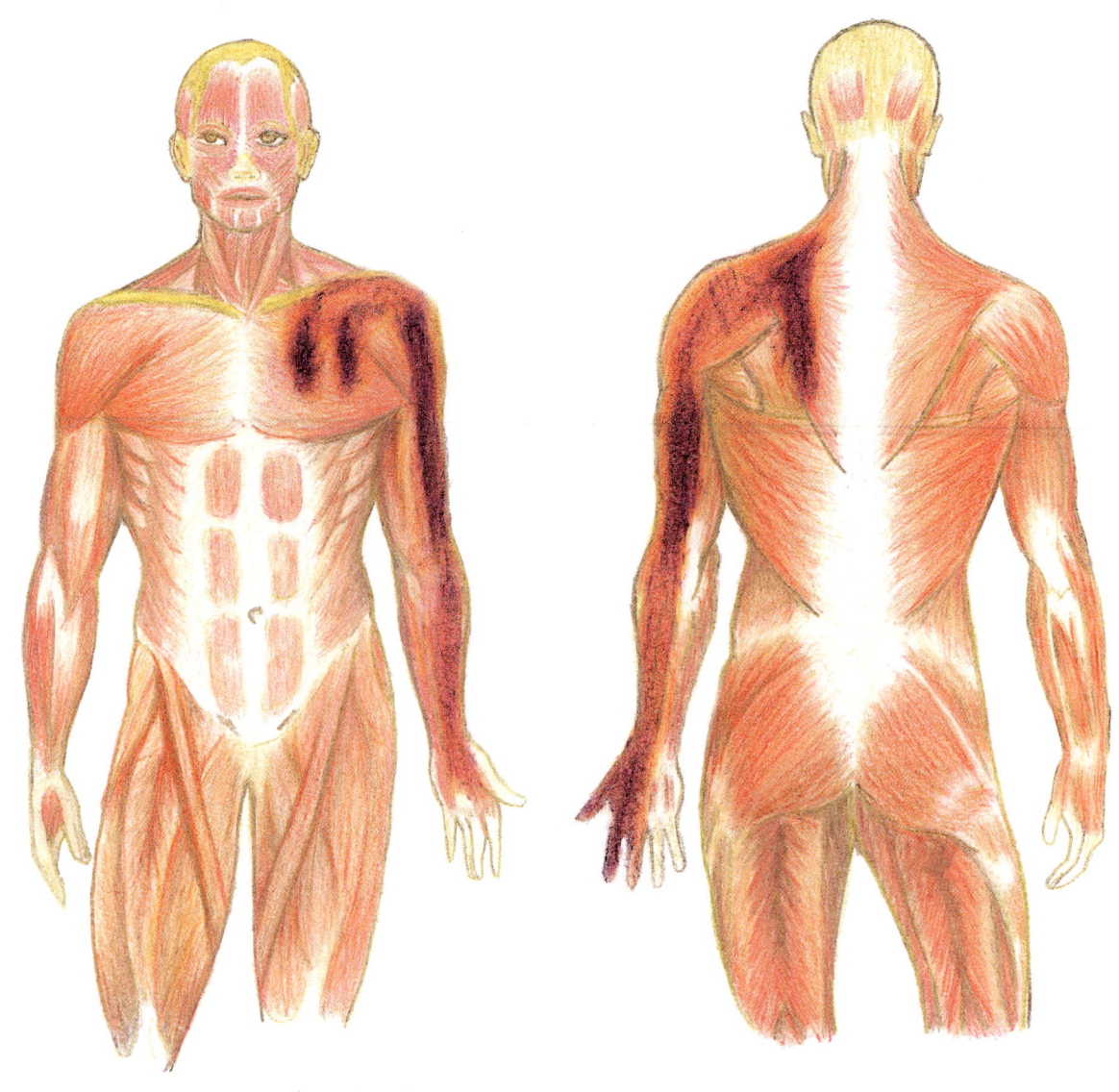

FIGURA 5.30: Área de influência do músculo escaleno.

Músculo esternocleidomastóideo

As divisões esternal e clavicular apresentam seus próprios padrões de dor referida. Como regra, nenhuma das duas divisões referem dor até o pescoço, ambas referem à face e ao crânio. A dor facial referida dos PSs deste músculo é, freqüentemente, a base para o diagnóstico da "nevralgia facial atípica", dor de cabeça tensional e cervicocefalalgia. O padrão de dor referida do músculo esternocleidomastóideo é similar em crianças e adultos.

Na divisão esternal, os PSs da zona inferior referem dor para baixo, na porção superior do esterno. Os situados no nível médio da divisão esternal referem dor homolateralmente, arqueando-se através da bochecha (freqüentemente como projeções de dedos) e dentro do maxilar, sobre o rebordo supraorbitário e profundamente, dentro da órbita. A dor pode ser referida ao canal auditivo externo do mesmo lado. Os PSs da margem interna do nível médio desta divisão referem dor à faringe e à porção posterior da língua ao engolir, o que provoca "dor de garganta", e até uma área pequena na ponta do queixo. Na zona superior da divisão esternal, os PSs referem dor na borda occipital, mas não nas proximidades do ouvido, e até o vértex da cabeça, com sensibilidade do couro cabeludo da região.

Concomitantes autônomos dos PSs da divisão esternal relacionam o olho homolateral e o nariz. Os sintomas oculares incluem lacrimejar excessivo, vermelhidão da conjuntiva, ptose aparente (estreitando a fenda palpebral) com um tamanho pupilar normal e distúrbios visuais. A ptose se deve a um espasmo do músculo *oculi orbicularis*, e não a uma debilidade do músculo elevador da pálpebra. O espasmo é causado por um aumento da excitabilidade das unidades motoras dentro da zona de referência dos PSs da divisão esternal. O paciente pode ter de inclinar a cabeça para trás para olhar, devido à inabilidade para levantar a pálpebra superior.

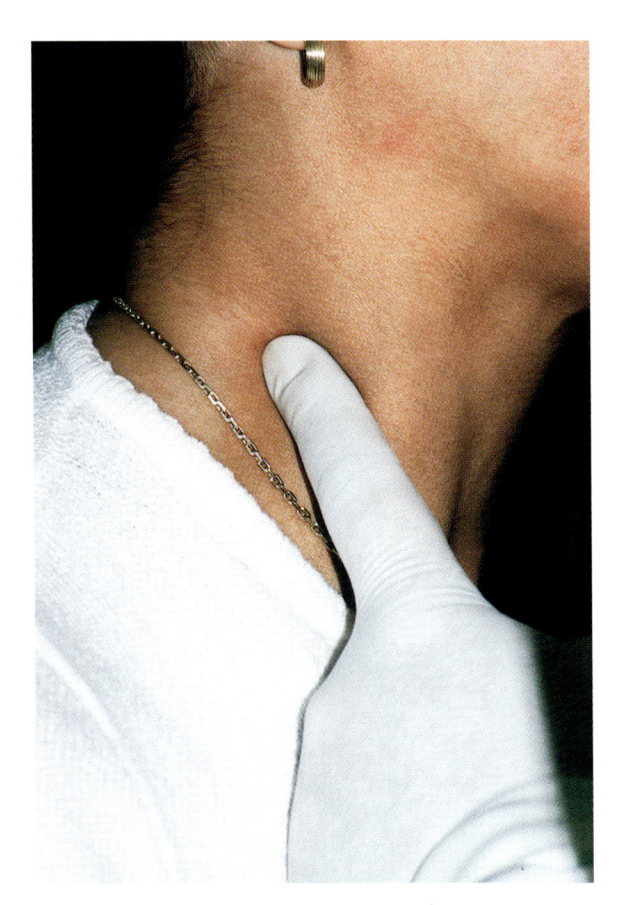

FIGURA 5.31: Palpação dos músculos escalenos.

No nível médio da divisão clavicular, os PSs referem dor à área frontal. Quando severa, a dor se estende pela frente, até o outro lado. A parte superior desta divisão refere dor homolateralmente, em profundidade, dentro do ouvido e à região articular posterior e, algumas vezes, à bochecha e aos molares do mesmo lado.

Concomitantes proprioceptivos dos PSs desta divisão indicam-nos uma desorientação espacial. Os pacientes relatam enjôos e, algumas vezes, vertigens.

Músculos escalenos

Os pontos sensíveis ativos dos escalenos anterior, médio ou posterior referem dor anteriormente, até o tórax, lateralmente, para a extremidade superior, e posteriormente, à borda média da escápula e à região interescapular adjacente. Anteriormente, a dor referida estende-se como duas projeções de dedos sobre a região peitoral. O padrão origina-se, comumente, nos PSs da porção inferior do escaleno médio ou do escaleno posterior. Os PSs da porção superior do escaleno anterior e do escaleno médio produzem dor referida para baixo, nas partes anterior e posterior do braço (sobre o bíceps e o tríceps), salta o cotovelo e reaparece no lado radial do antebraço, do polegar e do dedo indicador. No lado esquerdo, esta dor referida pode ser confundida com uma angina de peito, já que a dor pode ocorrer durante a atividade ou durante o repouso. Em alguns casos, pudemos observar dor referida na borda mandibular inferior.

Quando a extremidade superior é amputada, este padrão de dor referida produz dor severa no membro fantasma. Os PSs situados no escaleno anterior também referem dor até a espádua, sobre a metade superior da borda vertebral da escápula e na região interescapular adjacente.

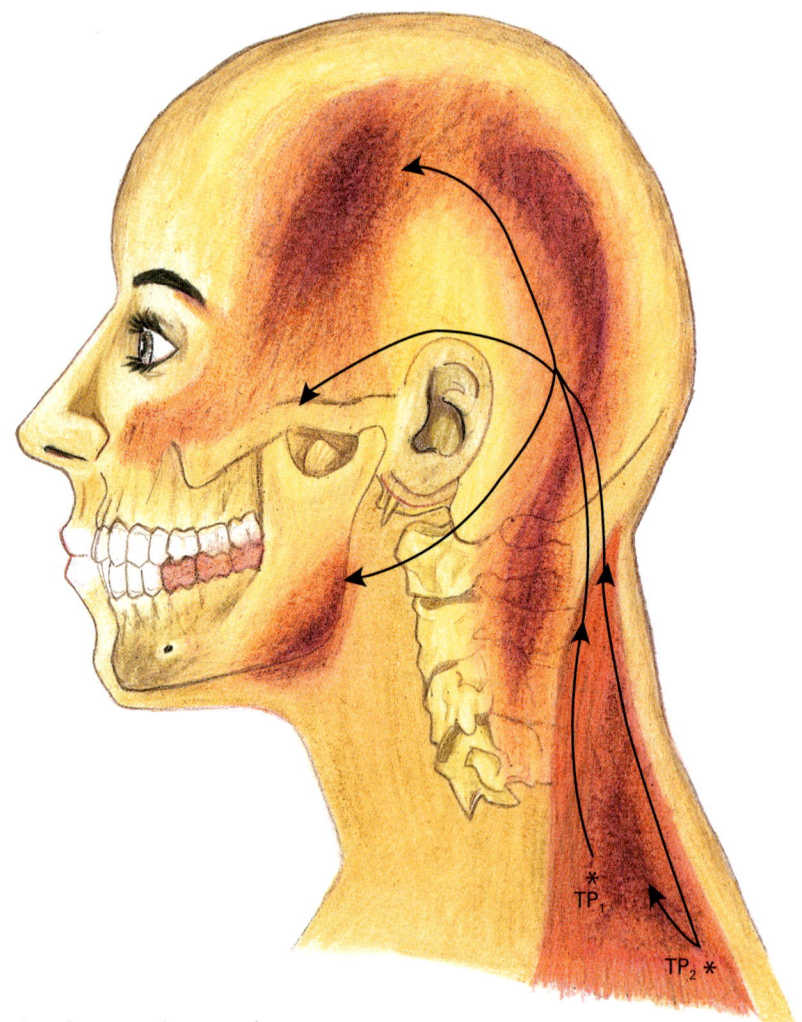

FIGURA 5.32: Área de influência do músculo trapézio.

Músculo omoióideo

Quando este músculo apresenta pontos sensíveis e se tensiona, pode atuar como uma faixa que comprime o plexo braquial. Como conseqüência do fato de que este músculo, ao tensionar-se, torna-se mais proeminente ao inclinar a cabeça para o lado oposto, muitas vezes é confundido com o trapézio superior ou com o músculo escaleno.

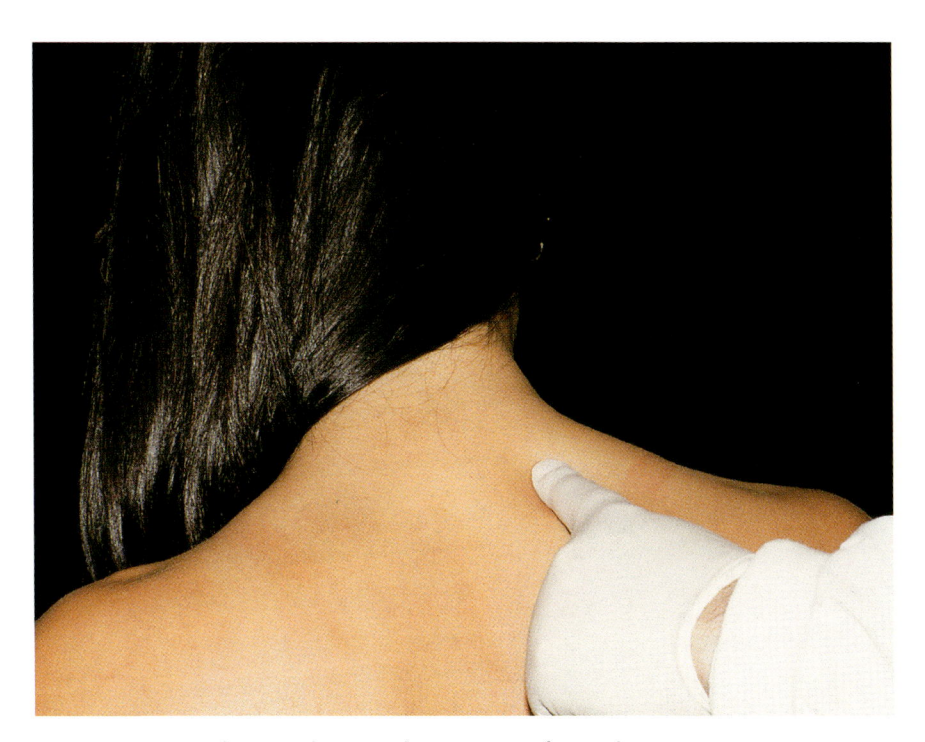

FIGURA 5.33: Palpação do músculo trapézio - fascículo superior.

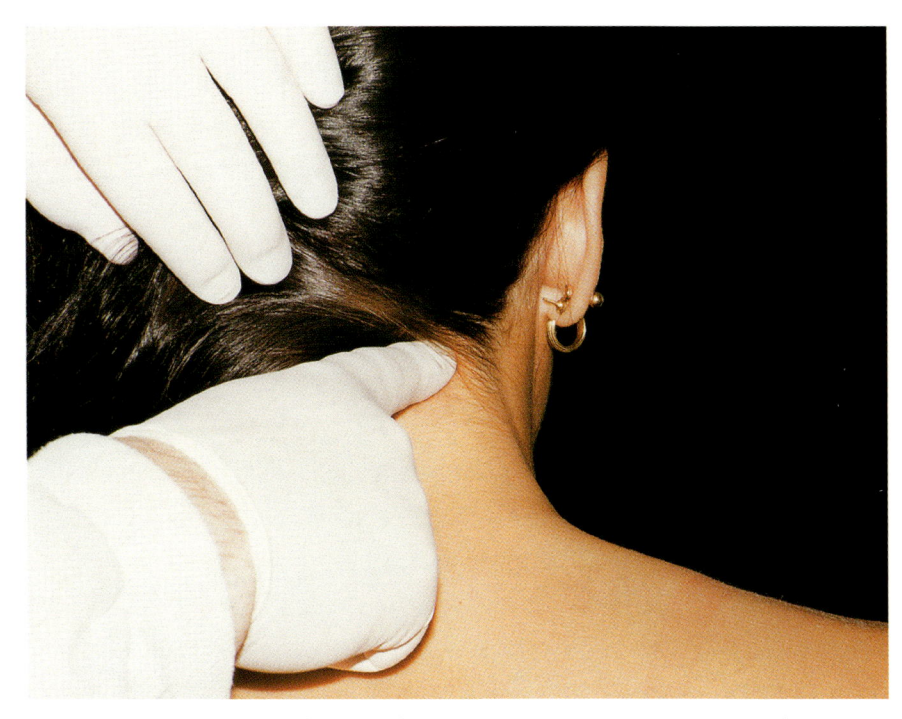

FIGURA 5.34: Palpação do músculo trapézio em sua inserção occipital.

Músculo trapézio

Este é o músculo que mais freqüentemente apresenta PSs ativos. Geralmente, associa-se à dor de cabeça temporal. No trapézio superior, médio e inferior, encontram-se seis PSs com padrões de dor diferentes. Em cada porção do trapézio situam-se dois PSs. Um sétimo ponto-gatilho (TP) refere uma resposta autonômica não-dolorosa. Os PSs são numerados, aproximadamente, de acordo com sua ordem de prevalência.

O TP1 do trapézio superior é o ponto-gatilho mais freqüentemente observado de todo o corpo. Este PS refere dor unilateralmente para cima ou ao largo da zona póstero-lateral do pescoço, até o processo mastóideo. Quando a dor referida é intensa, estende-se até o lado da cabeça, centrando-se na têmpora e na parte posterior da órbita e, inclusive, pode incluir o ângulo da mandíbula. Ocasionalmente, a dor pode estender-se até o occipício e raramente chega até o molar inferior. A dor referida do TP1 pode aparecer no pavilhão auditivo, mas não profundamente no ouvido. A estimulação deste TP por meio de agulhas e injeções inicia efeitos vasomotores no ouvido homolateral e no do lado oposto.

O padrão de dor referida do TP2 do trapézio superior afeta uma zona um pouco posterior à borda livre do trapézio superior.

O TP3 do trapézio inferior refere dor até a região cervical alta dos músculos paraespinhais, até a região mastóidea adjacente e até o acrômio. Também refere uma sensibilidade difusa sobre a região supraescapular. Esta sensibilidade difusa referida não deve ser confundida com a sensibilidade focal do TP. Não obstante, TP1 e TP2 desenvolvem-se, freqüentemente, como satélites dentro desta zona de dor e sensibilidade referida, a partir do TP3. O TP4 do trapézio inferior produz uma dor queimante para baixo, ao largo e ao meio da borda vertebral da escápula.

O TP5 das fibras do trapézio mediano produz uma dor queimante, referida medialmente entre o TP e os processos espinhosos das vértebras C7 e D1. O TP6 deste músculo encontra-se próximo do acrômio e refere dor até a parte superior do ombro. O TP7 é um ponto-gatilho superficial situado no trapézio mediano, que pode provocar um fenômeno autonômico referido, o qual produz uma sensação de "tremor" desagradável com ereção dos pelos (pele de galinha) na zona lateral do braço homolateral.

Músculo esplênio

Um dos PS no esplênio da cabeça refere dor até o vértex da cabeça do mesmo lado. O TP do extremo superior do esplênio cervical refere dor difusa através da cabeça, focalizando-se atrás do olho do mesmo lado e, às vezes, refere dor até a calota sobre o occipício. O TP da porção inferior do esplênio cervical no ângulo do pescoço refere dor para cima, até a base do pescoço, na parte superior do padrão doloroso do elevador da escápula. Além da dor, o TP da porção superior do esplênio cervical pode afetar a visão no olho homolateral.

Músculos complexos maior e menor

A localização mais freqüente para o TP1 destes músculos é na base do pescoço, no nível de C4 e C5. Este TP refere dor para cima, à região suboccipital e, algumas vezes, abaixo do pescoço, até a borda vertebral superior da escápula, em adultos e crianças. O TP2 encontra-se 2 a 4cm por sob o occipício e refere dor sobre este, até o vértex. O TP3 estende-se por baixo da borda occipital na zona de inserção do complexo maior. Sua dor referida dirige-se para adiante, como uma faixa que circunda a cabeça e chega à sua máxima intensidade na têmpora e na testa, sobre o olho. Este TP não refere dor ao pescoço. Poucas vezes os TPs dos músculos posteriores do pescoço, debaixo do occipício podem referir dor até as mãos e até os pés, bilateralmente, ou até o corpo por baixo do ombro do mesmo lado.

Músculo rombóide

A dor referida pelos TPs deste músculo concentram-se na borda vertebral da escápula, entre esta e os músculos paraespinhais. Pode-se estender para cima, sobre a porção supraespinhal da escápula. O padrão de dor dos TPs deste músculo é similar ao produzido por aqueles do angular da omoplata, menos em seu componente cervical e na restrição do movimento de rotação do pescoço.

Músculos da nuca (reto posterior maior e menor, oblíquo maior e menor)

Os TPs destes músculos referem dor na cabeça, que parece penetrar para o interior do crânio, mas é difícil de localizar. Estende-se unilateralmente desde o occipício até o olho e a testa.

Músculo angular do omoplata

O angular do omoplata é um dos músculos da cintura escapular que mais comumente encontra-se envolvido. Os TPs deste músculo projetam a dor para o ângulo do pescoço, e também até uma zona situada na borda vertebral da escápula e na zona posterior do ombro. O TP mais inferior refere dor ao ângulo inferior da escápula. Quando este músculo está envolvido, limita a rotação do pescoço, devido à dor que provoca este movimento. Se os TPs encontram-se suficientemente ativos, referem dor severa também em repouso.

ELEMENTOS AUXILIARES DO DIAGNÓSTICO

Possuímos grande variedade de elementos de diagnóstico, podendo os mesmos ser classificados sob distintos pontos de vista. Assim, poderíamos falar da existência de estudos anatômicos, funcionais, sistêmicos e locais.

1. Métodos de estudo anatômicos: incluímos nesta classificação aquelas técnicas que nos permitem estudar os elementos estruturais que conformam as articulações temporomandibulares. Por exemplo, a radiologia convencional e computadorizada, a ressonância nuclear magnética, etc;

2. Métodos de estudo funcionais: dentro desta categoria incluímos aqueles métodos que nos permitem apreciar a distância o funcionamento das articulações temporomandibulares. Como exemplo deles, podemos mencionar a eletromiografia, a cinesiografia, a termografia, etc;

3. Métodos de estudo sistêmicos: são aqueles que nos permitem valorar o estado de funcionamento do organismo. Dentro desta categoria, podemos incluir a análise sangüínea laboratorial, as análises posturais, etc;

4. Métodos de estudo locais: incluimos dentro desta categoria aqueles métodos de diagnóstico que nos permitem avaliar localmente o estado da articulação temporomandibular. Exemplo deles são os microfones de profundidade, a sonografia, etc.

Mas, sem dúvida, todos estes elementos só nos servem dentro de um conceito racional de diagnóstico, sem o qual nenhum deles pode, por si só, ser o elemento definidor de nosso diagnóstico. A pretensão de determinar com um só destes elementos o diagnóstico etiológico de uma patologia que aflige nosso paciente é, em muitos casos, a melhor forma de justificar nosso erro.

FORMULAÇÃO E COMUNICAÇÃO DO DIAGNÓSTICO

Uma boa anamnese e uma correta exploração objetiva colocarão, na maioria dos casos, o profissional em condições de formular, em seu foro íntimo, o julgamento diagnóstico. Não quero aqui repetir o que foi dito anteriormente acerca das metas do diagnóstico e dos recursos técnico-intelectuais para obtê-lo. Acrescentaremos apenas que a comunicação do diagnóstico ao paciente é parte essencial do diagnóstico mesmo e, como nos parágrafos anteriores, exporemos algumas das regras que devem conduzir esta necessária comunicação. Estas são:

1. Como sabemos, o diagnóstico é, em essência, um *saber compartilhado*. Se o clínico, na medida e na forma, não faz do paciente um partícipe de seu julgamento acerca dele, seu diagnóstico não possuirá caráter verdadeiramente profissional;

2. A comunicação do diagnóstico deve ser feita, em princípio, pelo próprio profissional. A prática de comunicá-lo mediante fórmulas escritas, que uma terceira pessoa entrega ao enfermo, deve ser evitada, por ser considerada fria e perturbadora da relação profissional;

3. Na comunicação de seu diagnóstico, terá o profissional em conta, antes de tudo, o nível intelectual e a formação do paciente. A cada paciente, deve-se dizer acerca de sua enfermidade o que sua própria personalidade permita e exija;

4. Em princípio, o profissional dirá ao paciente a pura verdade. Há ocasiões, no entanto, em que o bem do próprio paciente pede que lhe seja ocultada a verdade. Exemplo disso é a observação, em alguns côndilos, de imagens metastásicas de tumores distantes desta zona. Isto não exime o profissional de dizer ao paciente *algo* de sua patologia e *tudo* a algumas pessoas próximas ao mesmo.

CURSO DA PATOLOGIA

A expressão *curso da patologia* alude à evolução do processo mórbido, desde a formulação do diagnóstico até seu termo. Dia a dia, nas patologias agudas, segundo lapsos de tempo mais longos nas crônicas, o profissional vai descrevendo o desenvolvimento da afecção. Quatro modelos, correspondentes a outras tantas mentalidades médicas, podem ser ajustados à descrição do *cursis morbi* no século XX: a fita cinematográfica, o diário de bordo, o relato bélico e a biografia literária. O *cursus morbi* de uma história anatomoclinicamente orientada aspira ser a sucessão de visões instantâneas — diretas umas, através de sinais físicos outras — da aparência externa ou interna do corpo do enfermo. Laennec e Charcot serão sempre os grandes mestres desta concepção da patografia. Nas histórias clínicas de orientação fisiopatológica, o *cursus morbi* tem sua orientação no *diário de bordo*. Neste, o capitão reduz a signos matemáticos e a fórmulas convencionais a situação do barco em cada travessia; as histórias clínicas dos fisiopatologistas são, de sua parte, uma sucessão descontínua das cifras analíticas e os traçados gráficos simbolizam o estado energético-material do organismo do paciente no momento de cada exploração.

IMAGENS NO DIAGNÓSTICO DAS PATOLOGIAS DA ARTICULAÇÃO TEMPOROMANDIBULAR

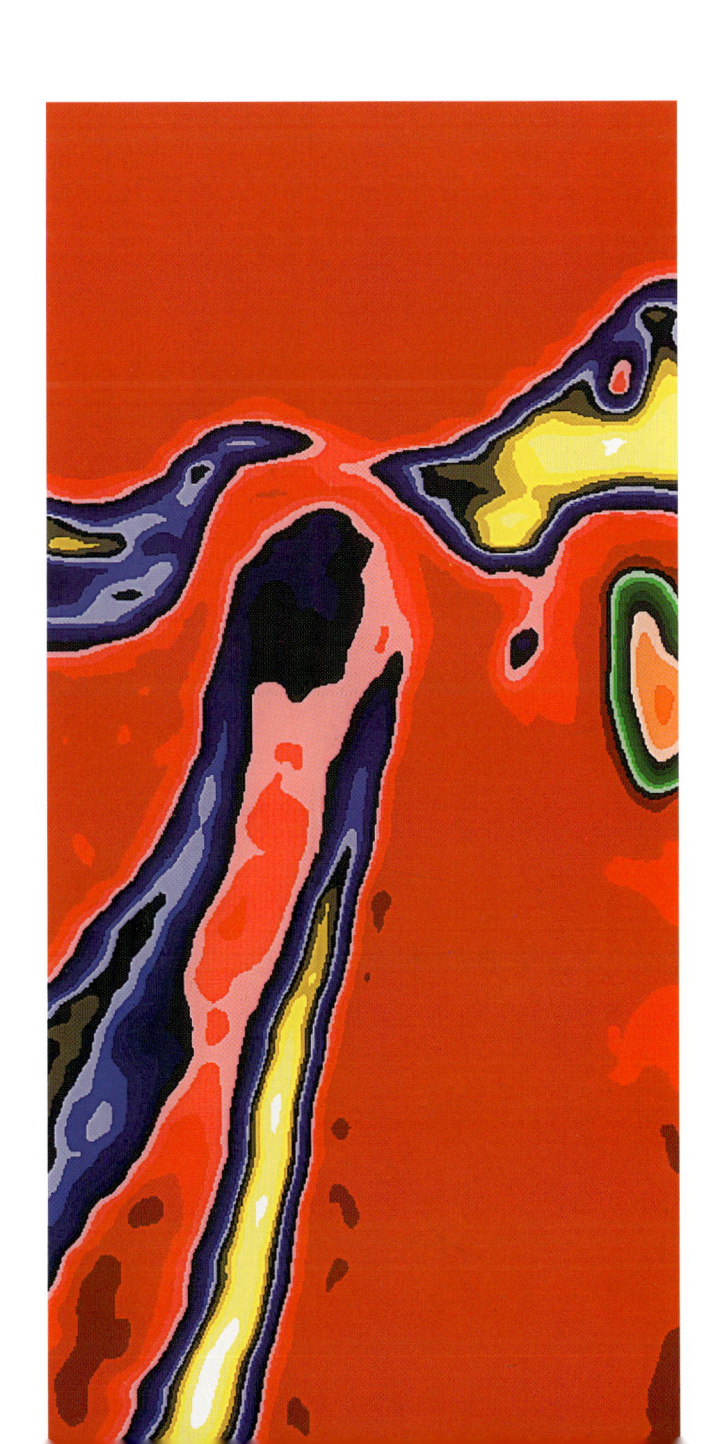

Capítulo VI

INTRODUÇÃO
Dr. Juan Carlos Arellano Valdez

Sem dúvida, a evolução tecnológica permitiu um avanço no conhecimento científico sobre as patologias da articulação temporomandibular. Este avanço está associado à evolução dos processos de obtenção de imagens, os quais permitiram substituir a simples descrição da patologia suposta pela visualização, real e contundente, da patologia existente.

Mas nem só a determinação do diagnóstico correto é influenciada pela evolução da engenharia científica, uma vez que, pela primeira vez, defrontamo-nos com a realidade contundente dos êxitos ou fracassos dos resultados de nossos tratamentos. Esta crua realidade nos lança, os profissionais que desempenhamos esta especialidade, diante da prova irrefutável do erro ou acerto das terapêuticas por nós adotadas, deixando de lado as descrições divinatórias ou os parâmetros errôneos de êxito. Esta evolução, aliás retirou do pedestal muitos conceitos diagnósticos e de tratamento ineficientes, proporcionando o mesmo àqueles que preconizaram seu uso. Estes mártires do conhecimento científico, sem dúvida, merecem nosso maior respeito, já que foram eles que tornaram possível o conhecimento atual.

TIPOS DE IMAGENS NO ESTUDO DA ARTICULAÇÃO TEMPOROMANDIBULAR

Dentro da evolução do diagnóstico por imagens, muito já se passou desde que o casal Curie descobriu a aplicação médica da radiação descrita por Röetgen. Essas imagens requeriam, para sua visualização, o uso de uma película formada por sais de prata, que se tornavam instáveis pela passagem daquela radiação denominada "raios-X".

ESTUDOS CONVENCIONAIS

Os estudos convencionais por imagens caíram em desuso pelo aparecimento de novas tecnologias que nos brindam com uma maior nitidez nas imagens e, conseqüentemente, maior precisão em nosso diagnóstico. Apesar destes conceitos, e dado que em muitos casos os pacientes comparecem à primeira consulta com imagens prescritas por outros profissionais, acreditamos ser interessante a descrição deste tipo de estudo, a fim de evitar, nos casos em que isso for possível, que o paciente fique exposto desnecessariamente à radiação.

CONDILOGRAFIA

É a mais comum das técnicas sagitais solicitadas em ambiente odontológico. Consiste em uma imagem transcraniana obtida em um porta-chassis modificado, a fim de permitir a tomada das posições de oclusão máxima, em repouso e de boca aberta, em uma única radiografia.

TÉCNICAS TRANSCRANIANAS

Na literatura, existe a descrição de diferentes técnicas chamadas transcranianas, variando sua denominação segundo a escola que tenha influenciado o autor em sua formação acadêmica.

INCIDÊNCIA DE PARMA

É uma técnica transcraniana que pode ser obtida em sentido frontal ou sagital. Em ambos os casos, os raios entram perpendicularmente no chassis, obtendo-se a imagem com as superposições clássicas deste tipo de técnica.

INCIDÊNCIA DE BELOT

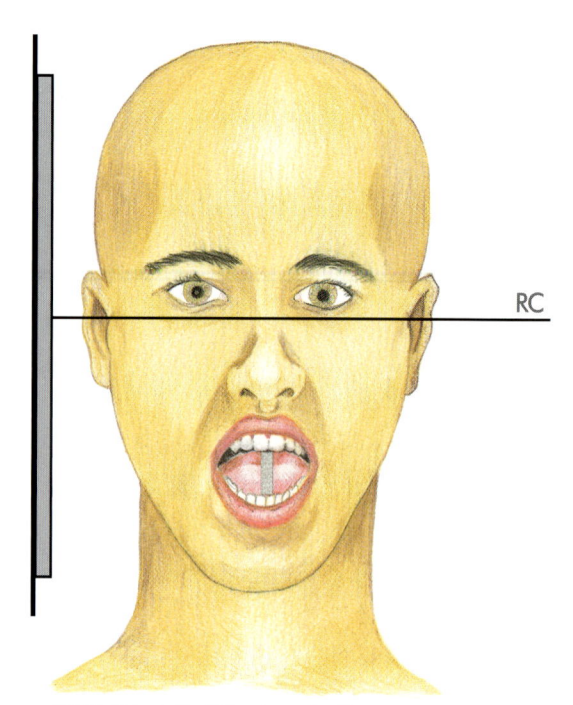

FIGURA 6.1: Técnica de Parma.
Modificado de *Imagerie de l' ATM*.

Nesta incidência, o paciente se encontra deitado, com a cabeça apoiada sobre o chassis, e mantendo o plano bi-pupilar perpendicular ao mesmo. A fim de evitar as estruturas ósseas, o autor faz incidir os raios em um ângulo de 60° em relação ao chassis. Esta técnica permite visualizar razoavelmente o contorno mandibular no nível da borda posterior do ramo e o ângulo goníaco. É comumente utilizada na medicina para estudar possíveis fraturas do ângulo mandibular.

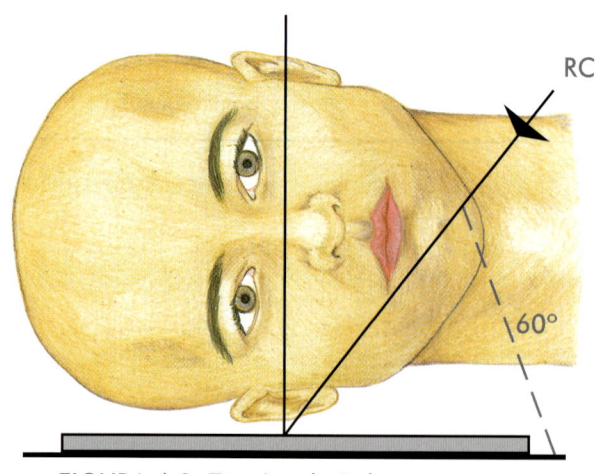

FIGURA 6.2: Técnica de Belot.
Modificado de *Imagerie de l' ATM*.

INCIDÊNCIA DE SCHÜLLER

Nesta incidência, o tubo do aparelho de raios X deve estar posicionado aproximadamente 7 a 9 cm acima da entrada do conduto auditivo externo e, a partir desta posição, o raio incide com uma angulação entre 25° e 30° em relação a uma projeção imaginária das articulações temporomandibulares.

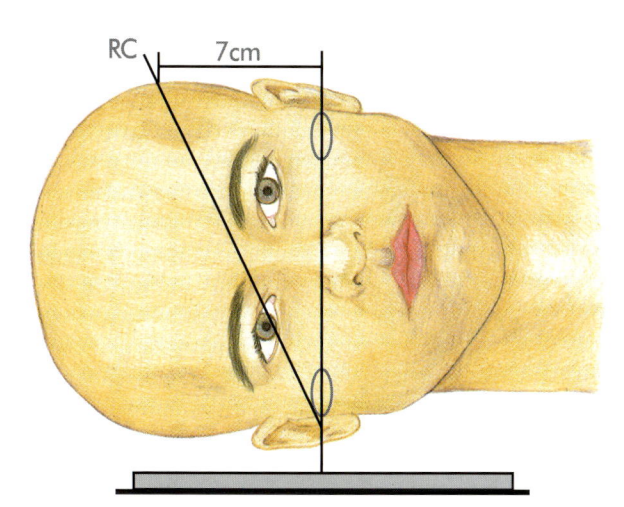

FIGURA 6.3: Incidência de Schüller.
Modificado de *Imagerie de l' ATM*.

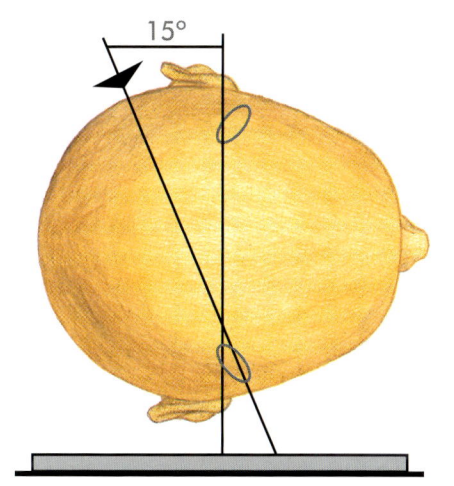

Figura 6.3: Incidência de Schüller.
Modificado de *Imagerie de l' ATM*.

INCIDÊNCIA DE LINBLÖM

Colocado o paciente em posição perpendicular ao chassis, os raios devem incidir com uma inclinação de 10° no sentido vertical e 20° no sentido ântero-posterior.

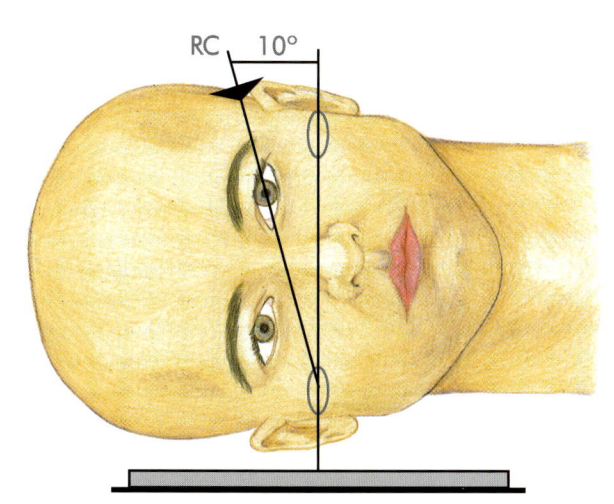

FIGURA 6.4: Incidência de Linblöm.
Modificado de *Imagerie de l' ATM*.

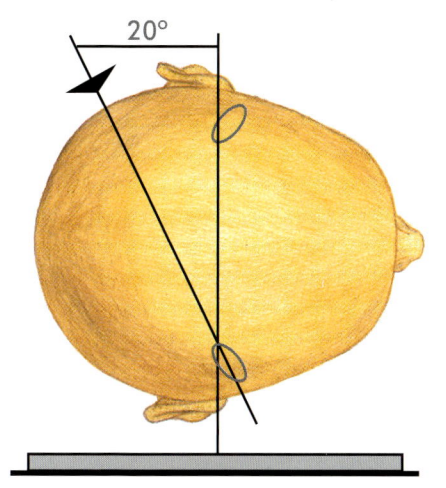

FIGURA 6.4: Incidência de Linblöm.
Modificado de *Imagerie de l' ATM*.

INCIDÊNCIA ORBITÁRIA

Os raios incidem através da órbita, permitindo-nos obter a imagem unilateral da articulação temporomandibular de frente.

INCIDÊNCIA DE HIRTZ MODIFICADA

Também denominada telerradiografia basal, consiste na obtenção de uma imagem a distância, com a cabeça flexionada, sendo a incidência dos raios perpendicular ao chassis. Esta técnica é, em muitos casos, utilizada para obter uma imagem inicial da base do crânio, a fim de tornar possível medir a orientação dos côndilos, para que se possam realizar as tomadas subseqüentes. Este estudo nos permite avaliar a possibilidade de utilizar o eixo único de charneira em tratamentos protéticos.

PLACA MENTONASAL

Este tipo de imagem permite apenas a visualização de uma parte do contorno condilar superior, e seu valor diagnóstico é aplicável somente ao estudo das fraturas altas do côndilo e naqueles casos em que as limitações tecnológicas assim o requeiram.

Todas estas técnicas se tornaram superadas com o advento das tomografias, por três razões fundamentais:

1. a grande superposição de estruturas. As imagens obtidas encontram-se, muitas vezes, mascaradas por outras, de maior densidade óssea;

2. a imagem obtida é produto do perfil da estrutura, mascarando este, muitas vezes, as lesões internas;

3. a relação côndilo-cavidade glenóidea é influenciada pela orientação do raio. Isto faz com que uma mesma articulação temporomandibular possa apresentar uma relação côndilo-fossa distinta, sendo este, em muitos casos, um detalhe que, caso não seja levado em conta, pode nos induzir a erro.

ESTUDOS TOMOGRÁFICOS

Contrariamente ao que ocorre nos estudos radiográficos convencionais, nos quais tanto o paciente quanto o tubo e o chassis deviam manter-se alinhados e totalmente imóveis, as imagens obtidas por meio dos sistemas tomográficos são produto de um deslocamento em sentido oposto ao do chassis e do tubo emissor.

Os distúrbios das Articulações Temporomandibulares são achados comuns na prática diária do consultório odontológico. Existem várias teorias sobre a etiologia de tais distúrbios: traumas, anormalidades dentárias, problemas sistêmicos, bacterianos, psicológicos, etc.

O paciente acometido por problemas articulares geralmente é submetido a um exame clínico, físico e radiográfico. Pacientes com distúrbios na ATM provavelmente serão submetidos a incidências laterais transcranianas, laminografias, ressonância nuclear magnética e tomografia computadorizada.

A tomografia computadorizada é considerada o método de escolha para a obtenção de imagens das estruturas ósseas. Trata-se de um método radiológico que permite obter a reprodução de uma seção do corpo humano com finalidade diagnóstica. Imagens reconstruídas, bi e tridimensionais, podem ser obtidas a partir de dados originais de TC, dos quais os conjuntos de dados possibilitam reconstruções indiretas em qualquer plano desejado.

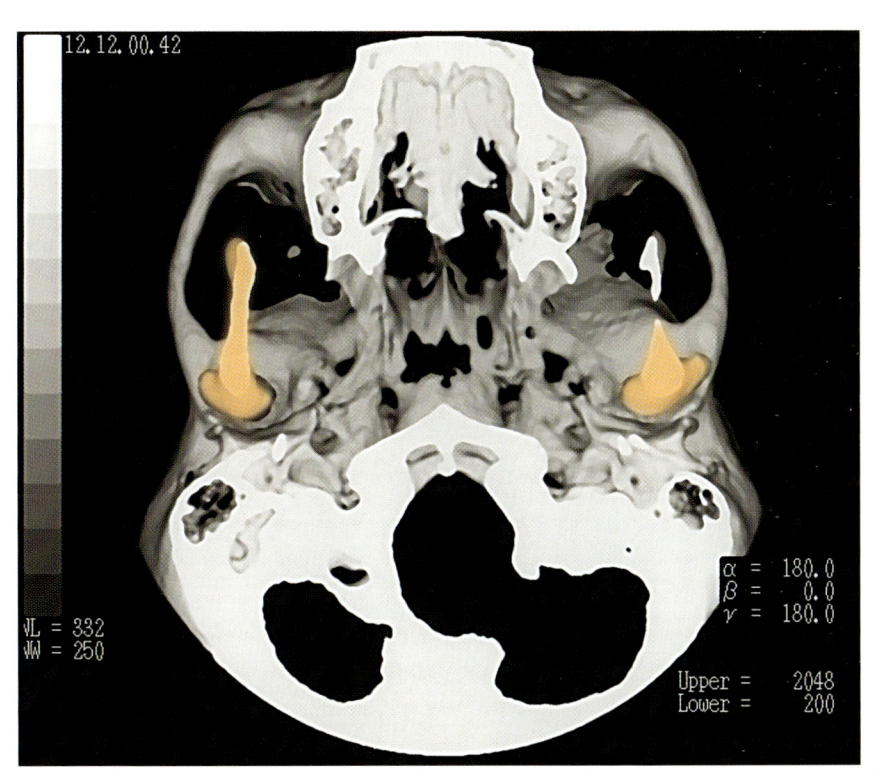

FIGURA 6.5: TC.

Embora cada fabricante introduza nesta tecnologia princípios que lhe são próprios, em geral, todos os tomógrafos possuem princípios físicos e componentes comuns. Um destes princípios físicos exige que tanto o tubo emissor como o chassis se movimentem, cumprindo sempre os seguintes requisitos:

1. o tubo e o chassis devem manter-se paralelos;
2. o sentido de deslocamento deve ser oposto entre o chassis e o tubo emissor;
3. o colimador do tubo emissor possui forma linear, coincidindo a mesma com uma ranhura existente no porta-chassis, denominada filtro;
4. o deslocamento do tubo e do chassis deve deixar sempre o elemento de estudo em seu centro;
5. quanto maior o deslocamento, mais fino será o corte ou *slide* obtido;

6. a variação do ângulo formado entre o tubo e o filme permitirá regular a espessura do corte.

TOMOGRAFIA PANORÂMICA

De acordo com a evolução tecnológica, existem diferentes tipos de imagens panorâmicas: as estáticas e as tomografias panorâmicas. Neste capítulo descreveremos as últimas, por considerar as outras de pouca utilidade no diagnóstico destas patologias.

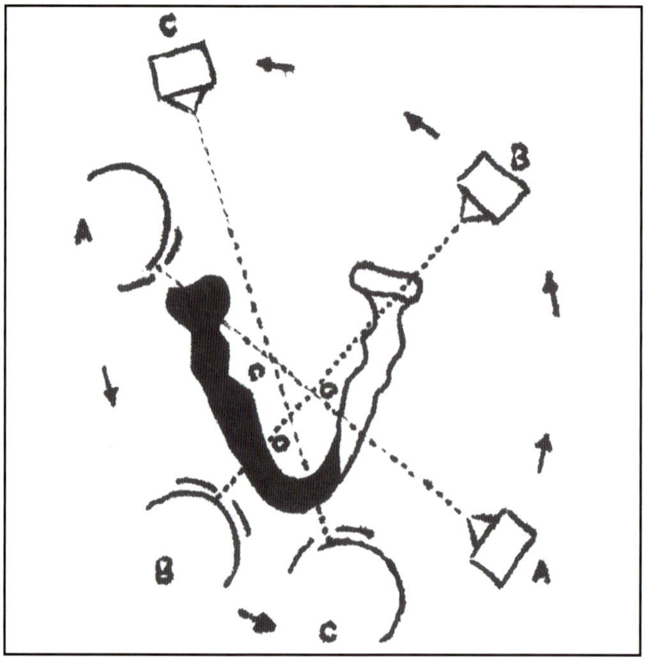

FIGURA 6.6: Sistema ortopantomográfico. Centros de rotação de um tomógrafo panorâmico. Modificado de *Imagerie de l´ATM*. Daniel Rozencweig /David Gerdolle /Christian Delgoffe.

As técnicas radiológicas convencionais apresentam todas o inconveniente de representarem a articulação temporomandibular submersa na profundidade da massa óssea e superposta a uma grande quantidade de tecido ósseo. Sem dúvida, todo estudo panorâmico que possamos realizar traz, inerentemente, o conceito de apreciação panorâmica das estruturas. Por tal motivo, acreditamos importante enfatizar a existência de estudos específicos para a articulação temporomandibular.

Apesar disto, julgamos útil o uso desse tipo de imagens, que permitem ao clínico geral dispor de um dado orientador sobre o estado das articulações temporomandibulares, a fim de esboçar o diagnóstico primário e comunicá-lo ao paciente. Entretanto, consideramos este tipo de estudo inaceitável para o especialista, pois ele não é apto para estabelecer o diagnóstico definitivo e a avaliação posterior dos resultados do tratamento.

A fim de dar ao clínico geral um panorama das patologias possíveis de serem observados nas tomografias panorâmicas, remetemo-lo às imagens presentes nas próximas páginas.

LAMINOGRAFIA

É talvez o estudo básico de referência nesta especialidade e podemos comparar sua importância à da radiografia panorâmica para a Odontologia geral. Alguns autores preferem denominá-la tomografia seletiva, tendo sido Brader, em 1949, o primeiro a utilizá-la. Estes estudos foram seguidos pelos trabalhos de Ricketts, os quais forneceram inspiração para trabalhos poste-riores.

Esta técnica é uma variação das técnicas tomográficas de uso em medicina, mas nela o paciente encontra-se em pé ou sentado, e não deitado, como nos equipamentos médicos.

Este estudo permite-nos obter cortes ou *slides* da articulação temporomandibular de nosso paciente, conseguindo-se, desta forma, imagens com as seguintes vantagens:

1. podemos obter cortes que envolvam diferentes setores da articulação, o que nos permite observar lesões situadas, por exemplo, no centro da cabeça do côndilo;

2. estas imagens não apresentam superposições, visto que produzem um apagamento das estruturas que não estão no ponto focal;

3. as imagens são sempre perpendiculares ao chassis, evitando, assim, as modificações ou distorções das estruturas, pelo ingresso de raios de incidência oblíqua.

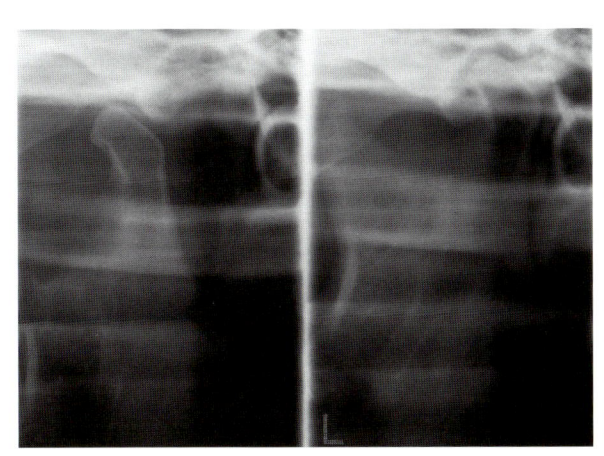

FIGURA 6.7: Laminografia de paciente com seqüelas pós-traumáticas de cabeça de côndilo.

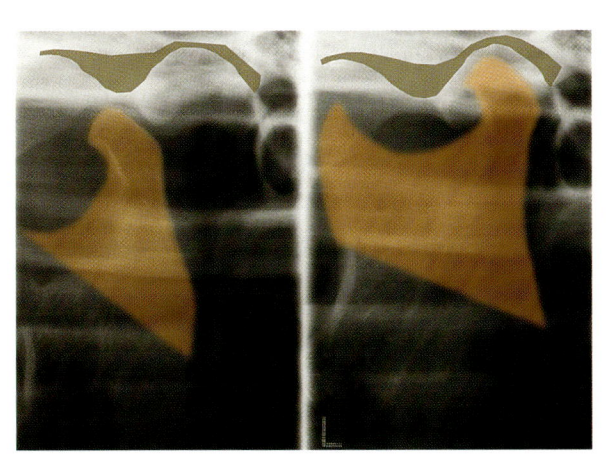

FIGURA 6.8: Laminografia do mesmo paciente com técnica de inversão de cor.

1 - Cavidade glenóide
2 - Raiz transversa do zigoma
3 - Cabeça do côndilo mandibular
4 - Conduto auditivo externo

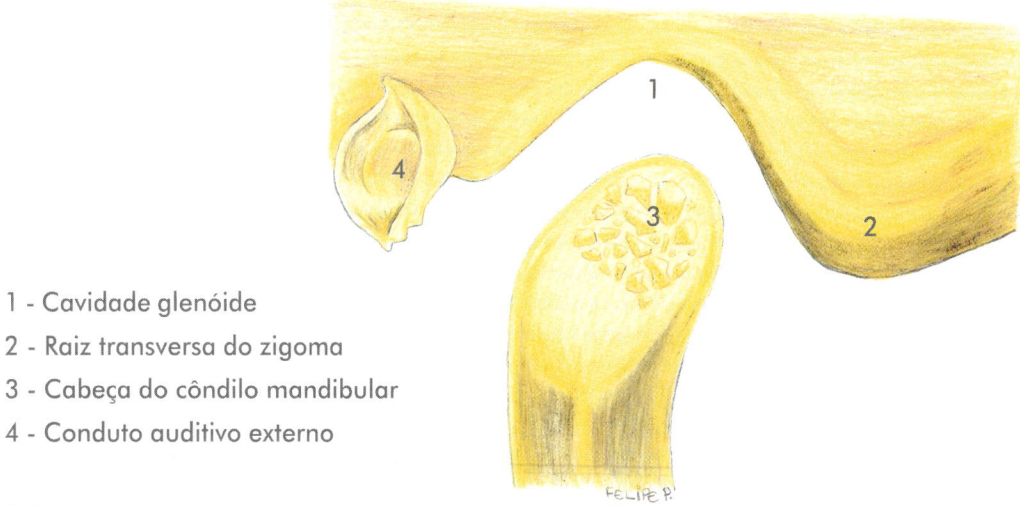

FIGURA 6.9: Estruturas reconhecíveis nas laminografias.

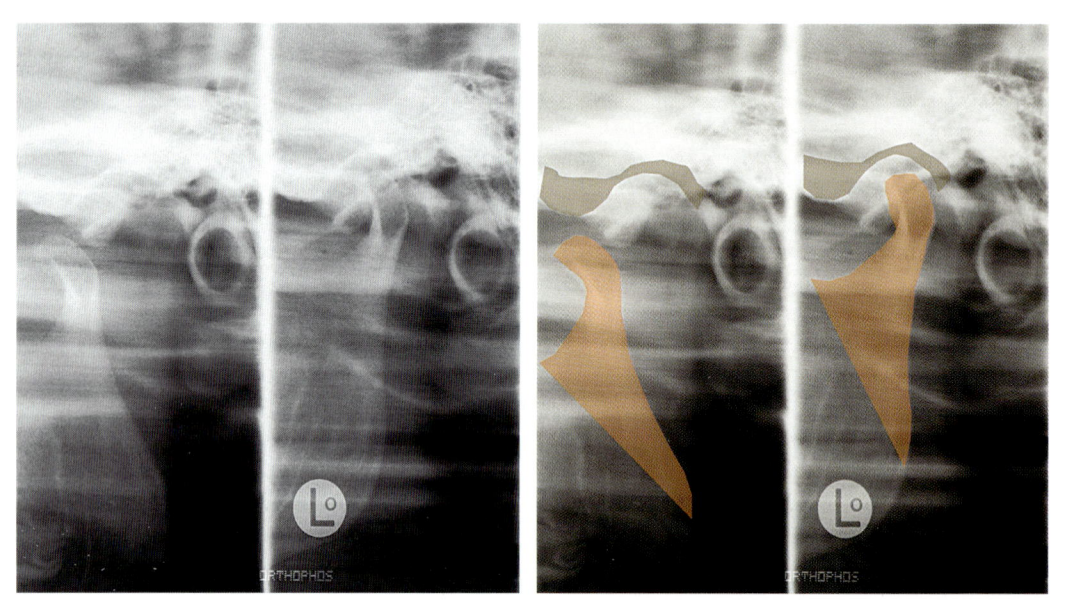

FIGURA 6.10: Laminografia de paciente com deformação da cabeça do côndilo mandibular distal e processo degenerativo articular envolvendo a cavidade glenóide.

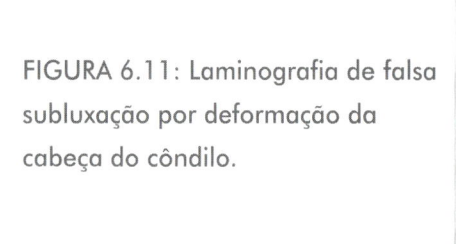

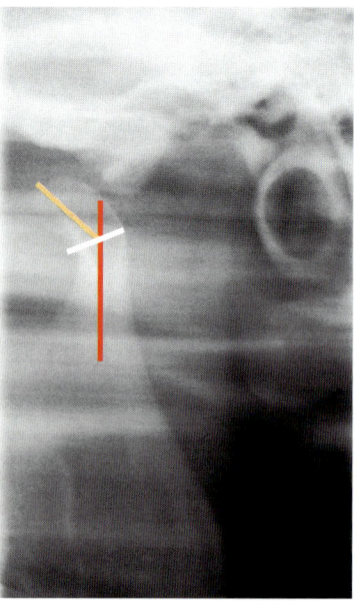

FIGURA 6.11: Laminografia de falsa subluxação por deformação da cabeça do côndilo.

Descrição das estruturas articulares.
1 - Área de compressão
2 - Vértice da cavidade glenóide
3 - Vértice condilar

FIGURA 6.12: Laminografia de paciente com distoposição do côndilo e área de compressão retrocondilar.

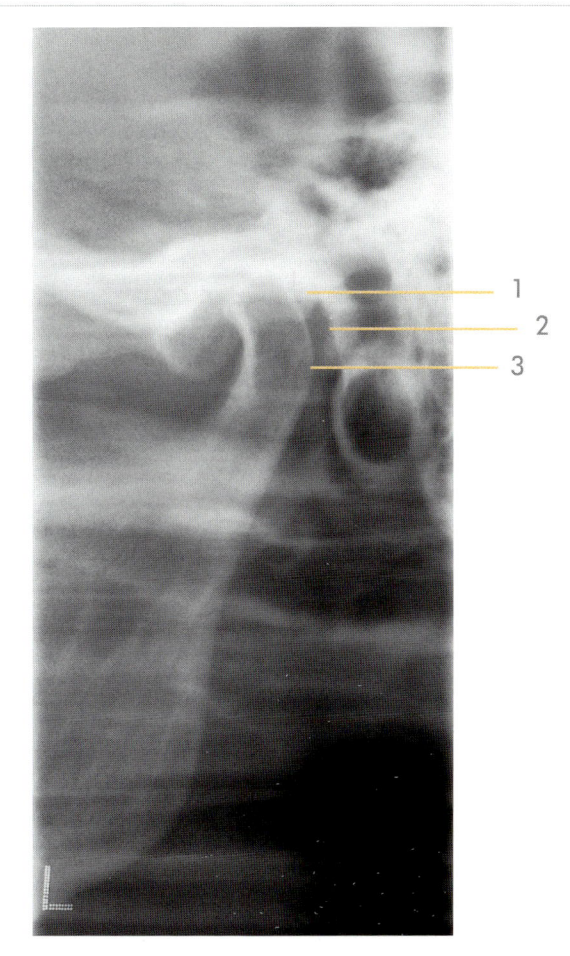

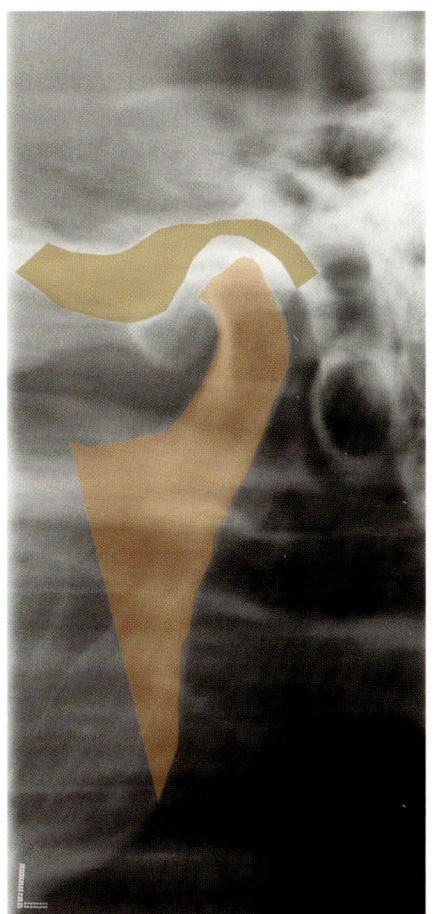

FIGURA 6.13: Laminografia do mesmo paciente com técnica de inversão de cor.

FIGURA 6.14:
Laminografia de paciente com patologia articular e alteração da cavidade glenóide.

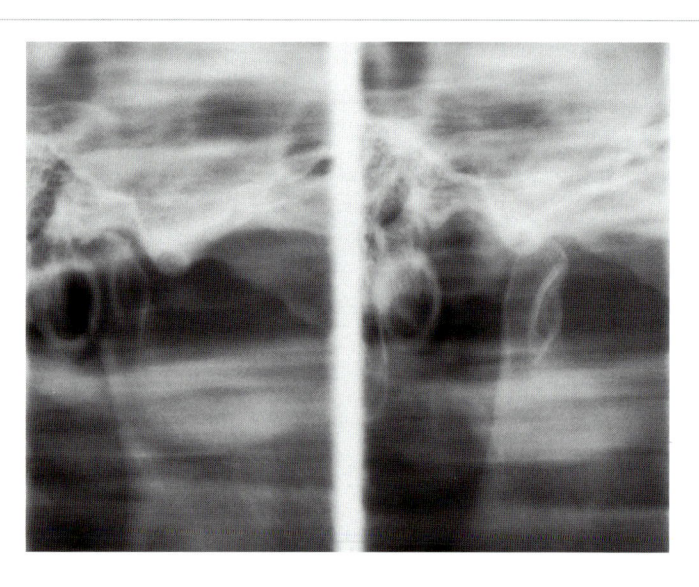

FIGURA 6.15:
Laminografia do mesmo paciente com realce em cores.

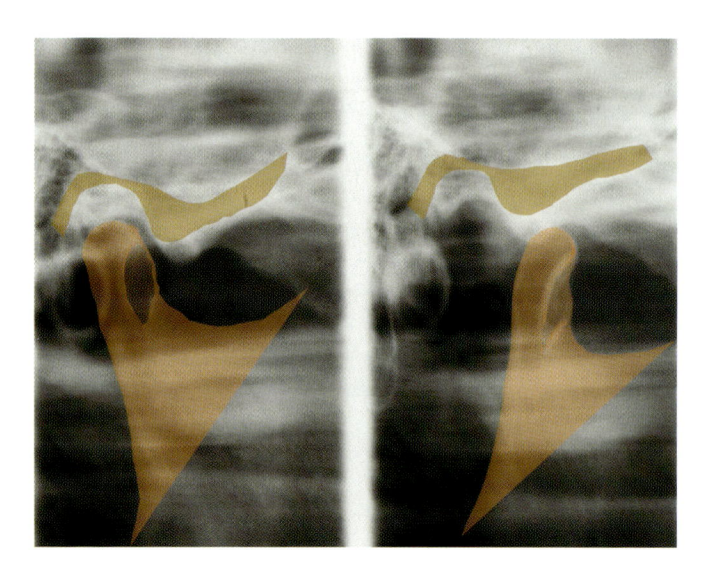

FIGURA 6.16:
Laminografia de paciente com seqüela pós-traumática da infância, faceta na cabeça do côndilo (1) e compressão retrocondilar (2).

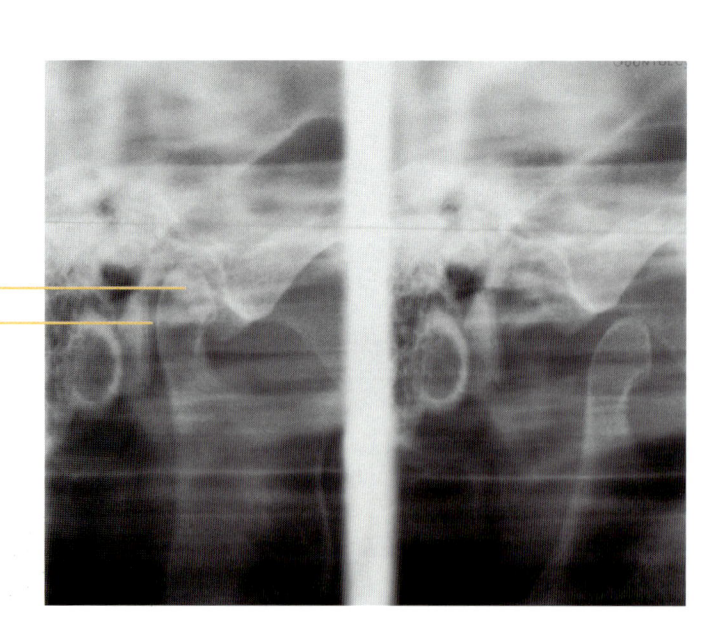

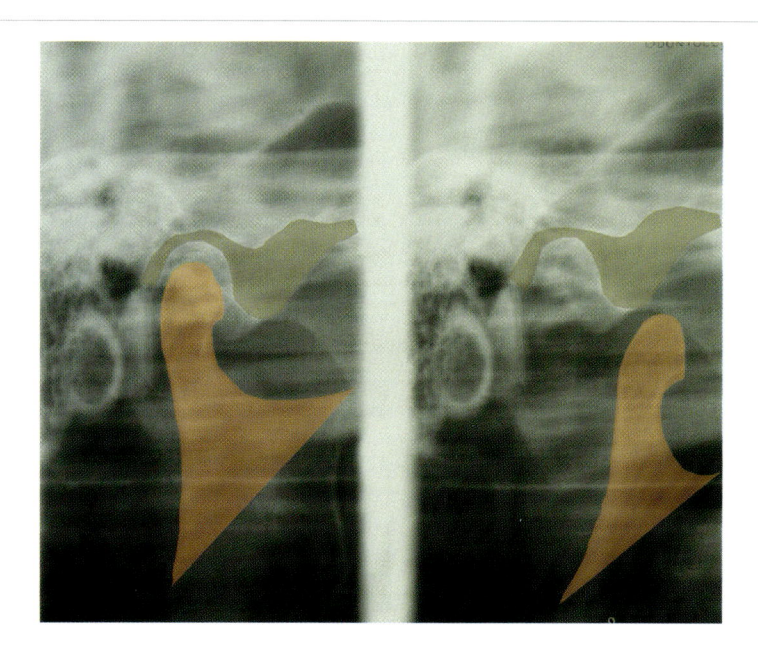

FIGURA 6.17: A mesma imagem com realce em cores.

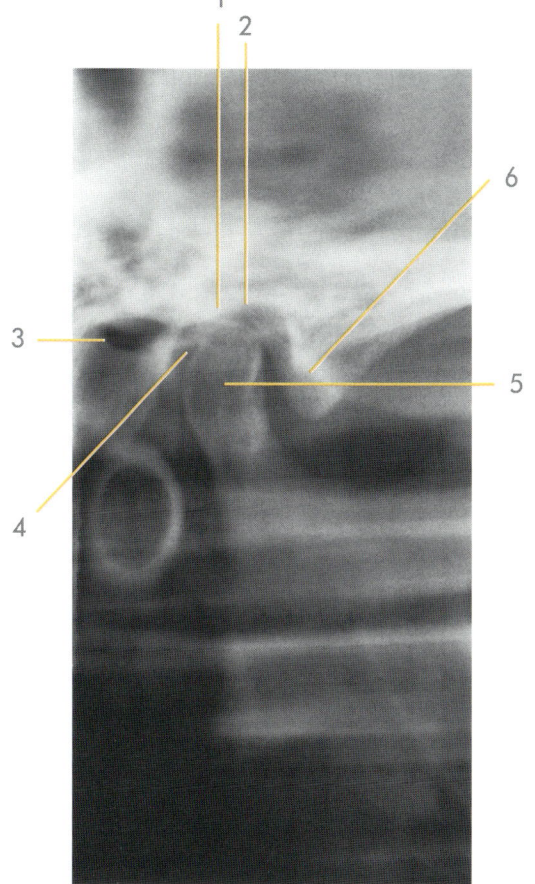

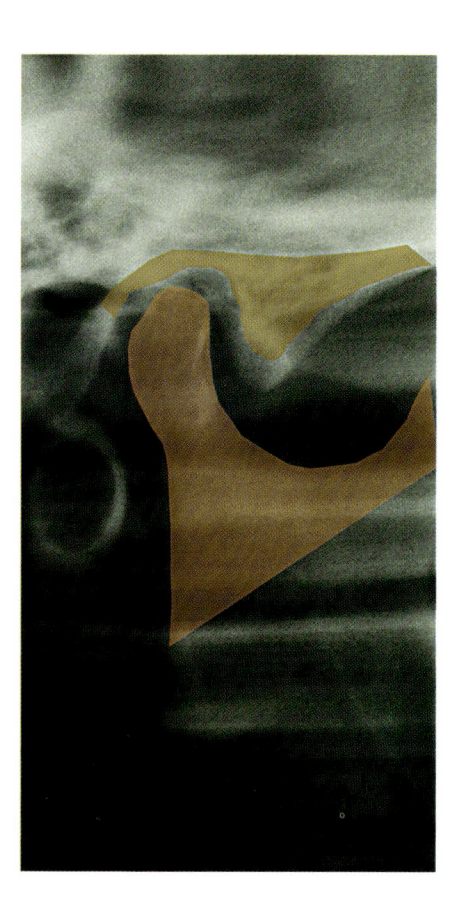

1 - Cavidade glenóide
2 - Vértice da cavidade glenóide
3 - Conduto auditivo externo
4 - Área de compressão
5 - Cabeça do côndilo
6 - Raiz transversa do zigoma

FIGURA 6.18: Laminografia de paciente com compressão do bilaminar.

1 - Adaptação da cavidade glenóide à deformação condilar;
2 - Ponto de fratura condilar: seqüela de um trauma ocorrido aos 4 anos de idade.

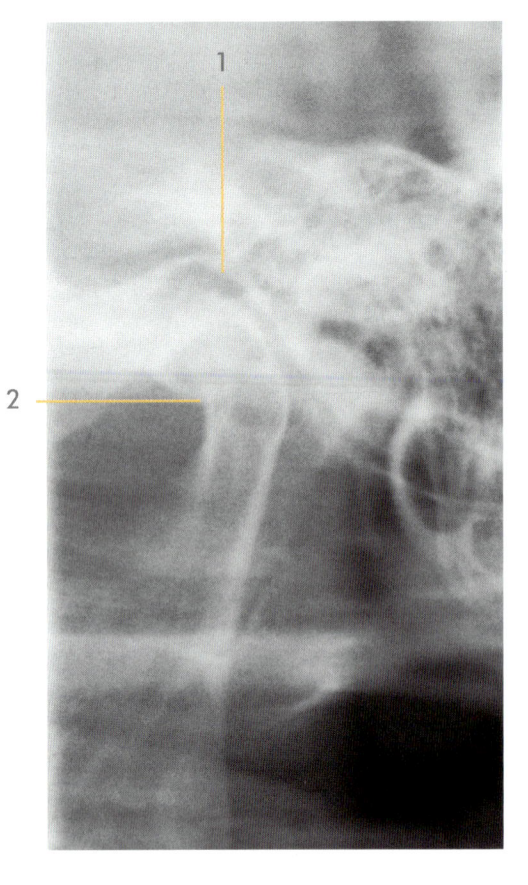

FIGURA 6.19: Laminografia de paciente com alteração da cabeça do côndilo e da cavidade glenóide.

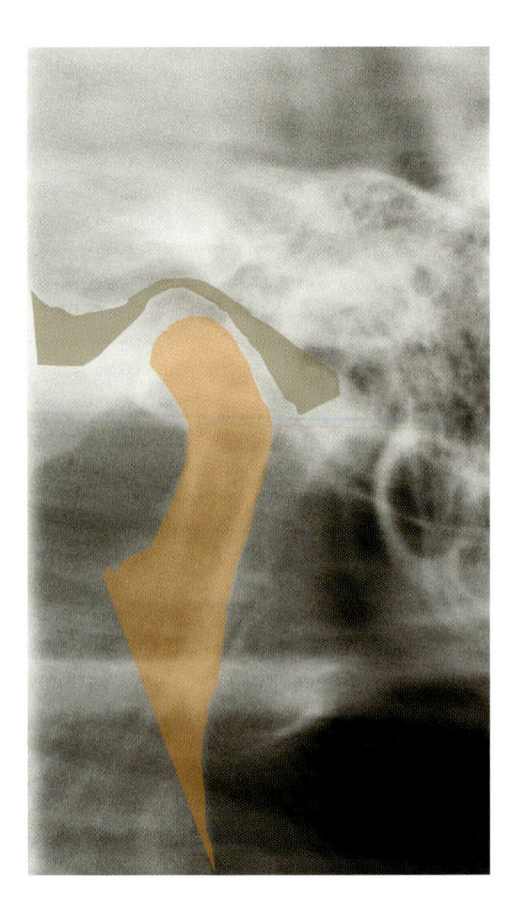

FIGURA 6.20: Laminografia do mesmo paciente com realce em cores.

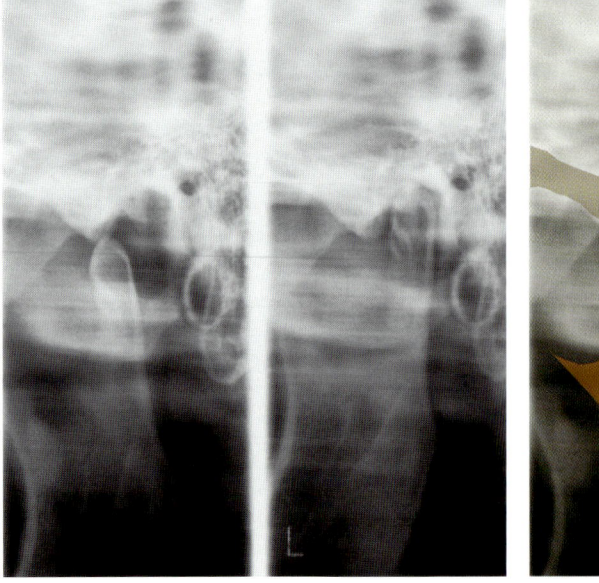

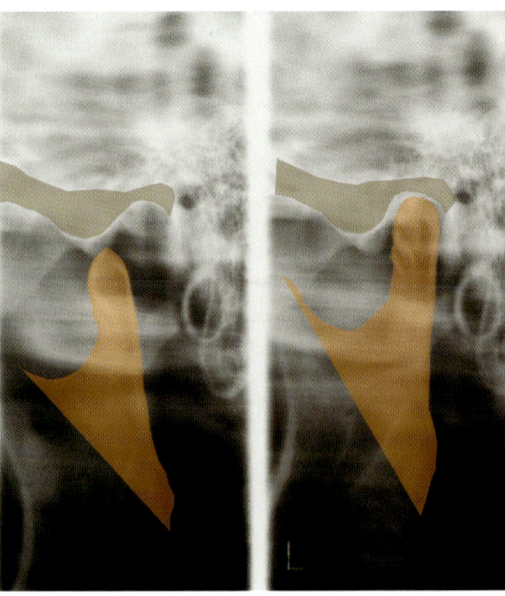

FIGURA 6.21: Articulação temporomandibular em paciente com grande sobremordida.

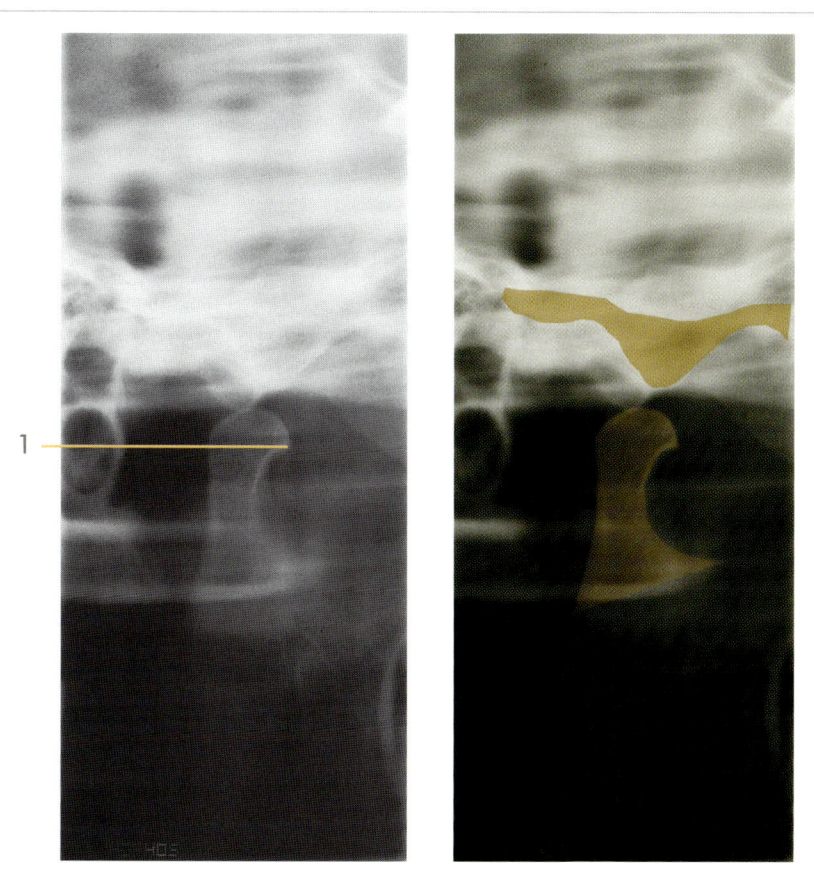

FIGURA 6.22: Processo degenerativo com presença de um osteófito (1) na cabeça do côndilo mandibular.

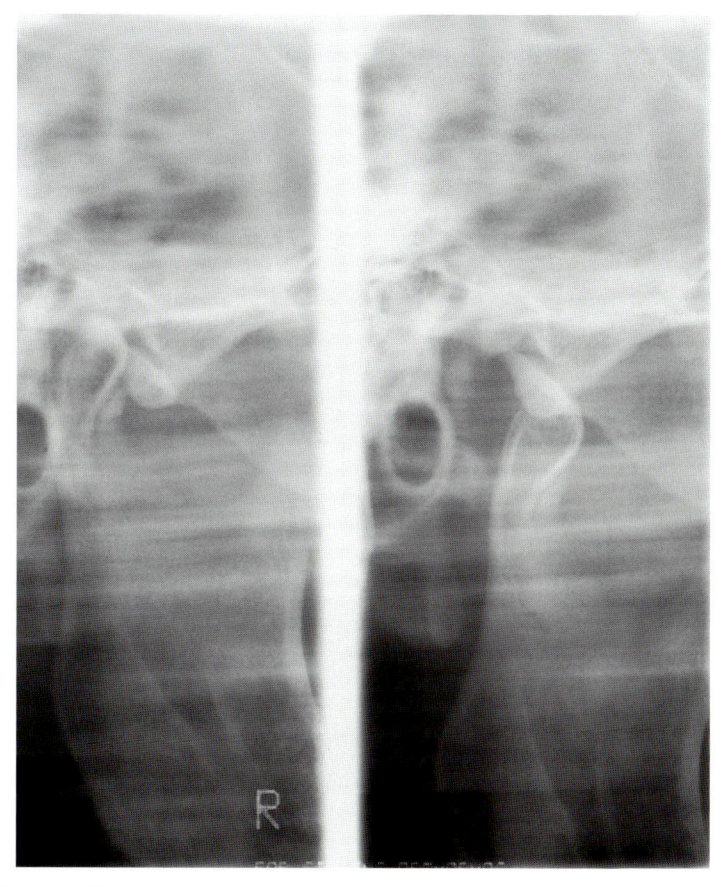

FIGURA 6.23: Côndilo com deslocamento e compressão distal.

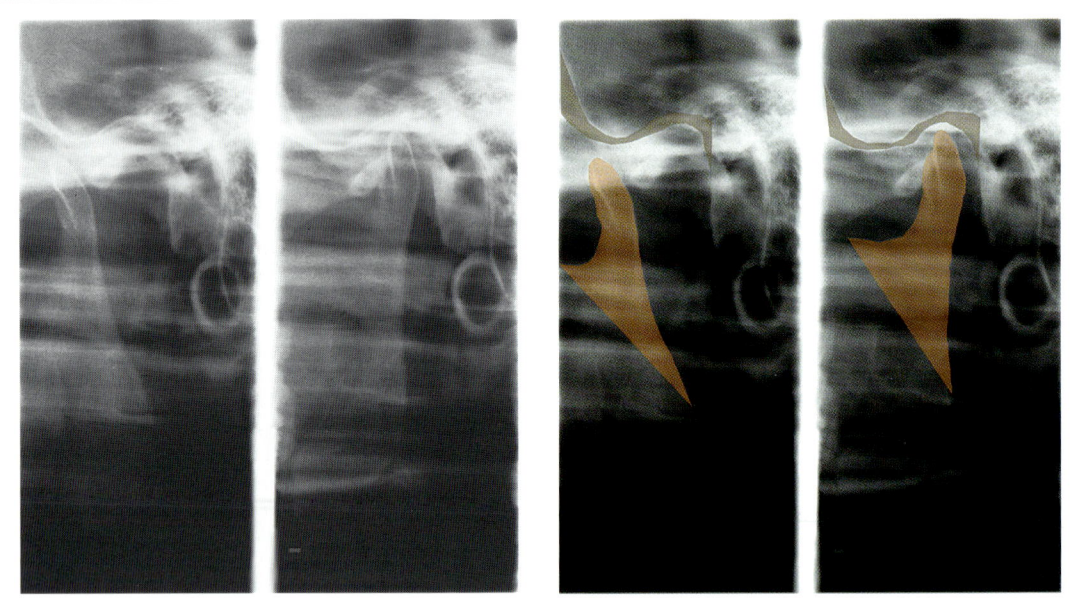

FIGURA 6.24: Deslocamento disto-condilar e reabsorção condilar anterior.

TOMOGRAFIA LINEAR

A tomografia linear é a primeira entre as técnicas deste tipo de estudo a ser utilizada para analisar a articulação temporomandibular. No ano de 1950, Ricketts realizou estudos sobre esta articulação utilizando tal técnica, sendo ele precursor em assinalar a importância da normalidade da articulação temporomandibular no diagnóstico ortodôntico.

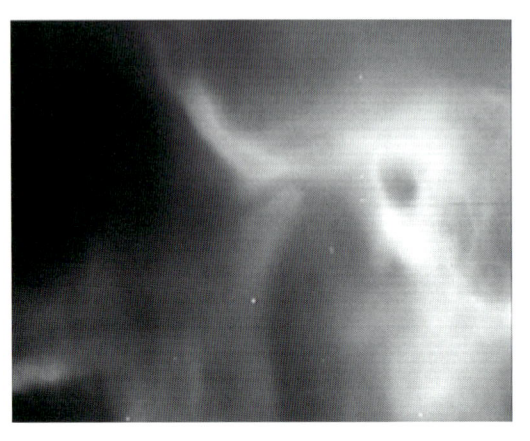

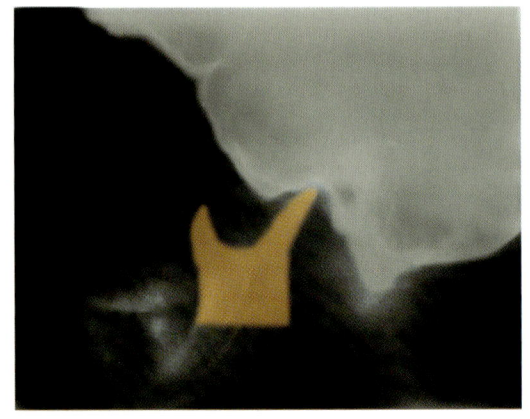

FIGURA 6.25: Seqüela de uma infecção por *Streptococcus* β-hemolíticos observada por meio de uma tomografia linear.

PRINCÍPIOS GERAIS DA TOMOGRAFIA
CETAC (Centro de Tomografia e Ressonância Magnética)

A tomografia computadorizada (TC) revolucionou o diagnóstico das patologias da articulação temporomandibular como um método não invasivo, rápido, fidedigno e de alta precisão diagnóstica. Este extraordinário sistema, que permite visualização imediata das lesões cranianas sem qualquer risco para o paciente e sem a necessidade de internação, foi idealizado por Godfrey N. Hounsfield, engenheiro eletrônico inglês, cujo grande mérito foi a utilização do computador como elemento centralizador dos complexos mecanismos relacionados à tomografia computadorizada.

A imagem nos aparelhos de tomografia computadorizada, assim como as obtidas com técnicas convencionais de tomografia, são uma resposta à capacidade de absorção das distintas estruturas anatômicas atravessadas pela radiação.

Isto faz com que a quantidade de radiação capaz de atravessar estas estruturas seja captada, ao invés de por uma película radiográfica, por pequenas câmaras de ionização, nas quais é transformada em um sinal elétrico.

O sinal é elaborado por um computador que determina um valor numérico para cada uma destas densidades, valores estes que correspondem às densidades das substâncias atravessadas pelo raio.

Estes valores são transformados em unidades de densidade denominados *unidades Hounsfield*, a qual toma como valor de referência (zero) a densidade da água.

A partir de uma conversão dos dados de digital para analógicos, obtém-se sobre a tela uma imagem formada por pequenos quadrados denominados *pixels*. A resolução das imagens obtidas será, portanto, determinada pela quantidade de *pixels* que constituam a referida imagem.

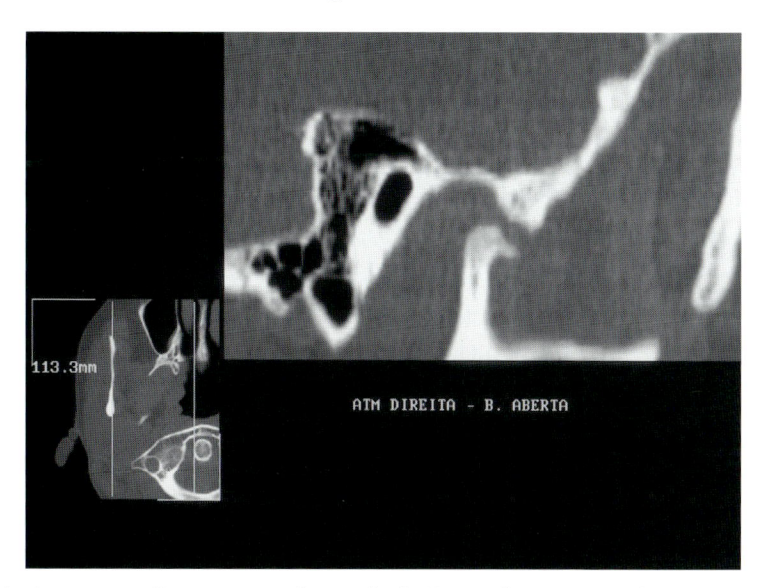

FIGURA 6.26: A tomografia computadorizada (TC) revolucionou o diagnóstico das patologias da articulação temporomandibular.

TOMOGRAFIA COMPUTADORIZADA

A tomografia computadorizada (TC) se tornou um elemento diagnóstico indispensável em um hospital moderno, sendo que muitos centros ambulatoriais dos EUA, Canadá, Europa e Japão já contam com seus recursos.

A imagem da TC tem se tornado cada vez melhor. A velocidade de varredura **(*scanning*) já chega a 1s em tomógrafos convencionais e a até 20ms em alguns tomógrafos ultra-rápidos.**

A TC é um exame no plano axial, mas que permite a reprodução de imagens em qualquer plano. Tomógrafos mais novos, como os de napiol, permitem que sejam realizados cortes sem intervalos, o que possibilita a criação de imagens tridimensionais.

Neste exame, um feixe de raios-X do calibre de um lápis gira ao redor do paciente imageando uma "fatia" do mesmo. São formados pequenos blocos de tecidos (voxels), cada um com um determinado valor de absorção conforme as características do tecido imageado. Estas imagens são reconstruídas em um plano bidimensional (pixels) na tela do computador.

Cada pixel é representado por um brilho, ou escala de cinza, correspondente que indica o coeficiente de atenuação linear média do tecido em questão. O coeficiente de atenuação linear média é baseado nos coeficientes da água, do ar e dos ossos.

Utiliza-se a água como referência por que seu número CT é similar ao dos tecidos moles e também por ser de fácil obtenção para calibrar os aparelhos.

Por convenção, altos valores de CT são imageados como branco e baixos como preto. Como é impossível ao olho humano distinguir os milhares de coeficientes, utilizamos a técnica de janelas (windowing) para visualizar os valores dentro de determinada faixa. Um exemplo é a janela de mediastino na TC de tórax, na qual usa-se um CT de 500, variando entre -211 e +289 com intervalos de 39.

1ª GERAÇÃO

Na história da tomografia computadorizada, diferentes tipos de tomógrafos foram criados. Os tomógrafos de primeira geração (EMI Mark I) foram criados por Sir. Godfrey Newbold Hounsfield em 1972 que por sua invenção recebeu o Prêmio Nobel de 1979. O padrão de varredura destes tomógrafos de primeira geração (fig. 6.27) consistia de uma translação de tubo de raio-X e do detector (um ou no máximo dois) em conjunto, seguida de uma pequena rotação. O procedimento era repetido até completar 180°.

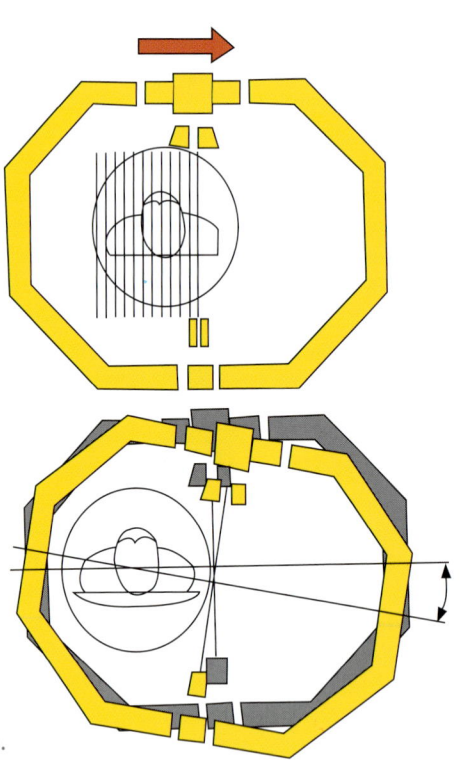

FIGURA 6.27: 1ª Geração.

2ª GERAÇÃO

Na segunda geração de tomógrafos, ao invés de um detector, um conjunto de detectores era colocado do outro lado do tubo de raio-X, de forma que o feixe de raio-X formava um leque e não apenas uma linha única de aquisição de dados (fig. 6.28). O primeiro tomógrafo de segunda geração foi lançado em 1974 pela firma americana OHIO NUCLEAR e, depois destes, outros tomógrafos de segunda geração mais aperfeiçoados e com maior número de detectores foram lançados no mercado dando um impulso muito grande à TC de corpo inteiro, pois eram mais rápidos e diminuíam acentuadamente os artefatos de movimento. *O Cetac - Centro de Tomografia Computadorizada e Ressonância Magnética foram o segundo serviço de tomografia computadorizada do Brasil a ter aparelhos de segunda geração.*

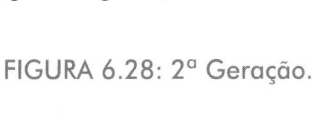

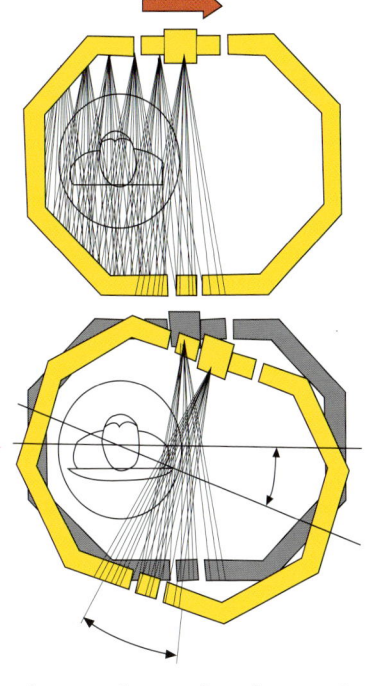

FIGURA 6.28: 2ª Geração.

3º GERAÇÃO

Na terceira geração de tomógrafos o movimento de translação foi eliminado, mantendo-se apenas o movimento de rotação e o feixe de raio-X foi ampliado graças às novas tecnologias do tubo de raio-X e o grande aumento no número de detectores (fig. 6.29), mudando-se completamente a geometria de varredura. O tempo de aquisição tornou-se bem mais rápido e a qualidade da imagem sofreu uma melhora bastante significativa. A terceira geração de tomógrafos foi desenvolvida em 1974 pela firma Artronix, mas só colocada em prática em 1975 pela GE. Posteriormente, em 1977, a Philips melhorou a terceira geração de tomógrafos, introduzindo o princípio do "geometric enlargement" que contribuiu para o desenvolvimento das técnicas de alta resolução nos tomógrafos subseqüentes.

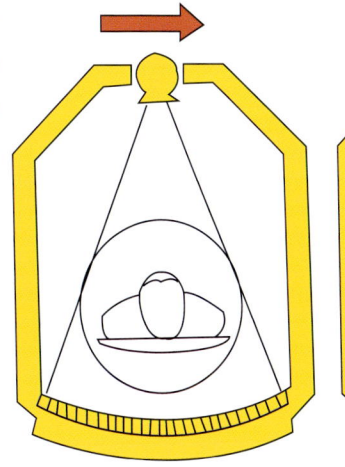

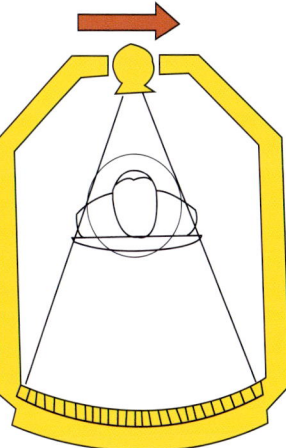

FIGURA 6.29: 3ª Geração.

4º GERAÇÃO

Em abril de 1976, a firma AS&E introduziu o conceito de tomógrafo de quarta geração, que consistia num tubo de raio-X, com movimento de rotação dentro de um conjunto fixo de detectores (fig.6.30). Esses tomógrafos, contudo, devido a problemas de tecnologia dos computadores e dos detectores, matemática de reconstrução, processamento dos sinais e tubos de raio-X, só puderam entrar efetivamente em uso por volta de 1981. Com toda esta evolução, contudo, grandes volumes corporais (tórax e abdômen) só podiam ser examinados através de cortes individuais (tomogramas) e, dependendo do número de cortes, os pacientes devem permanecer durante muito tempo na mesa de exame, ou seja, cerca de 30 a 45 minutos para um exame completo do tórax ou abdômen (antes e depois do contraste). Felizmente, uma nova geração de tomó-grafos surgiu e desta vez com surpreendente tecnologia, que conjuga novos computadores, novos softwares, novos tubos de raio-X e novos sistemas de aquisição de dados - sistema helicoidal. Com ele é possível a aquisição de dados de grandes volumes (até um metro de extensão corporal) em apenas 32 segundos, para obtenção de aproximadamente 100 cortes.

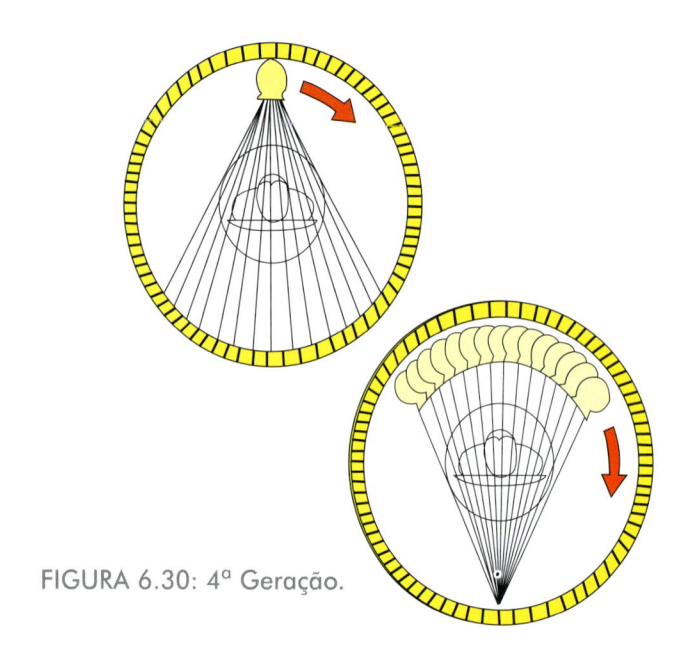

FIGURA 6.30: 4ª Geração.

SISTEMA HELICOIDAL DE TOMOGRAFIA COMPUTADORIZADA

Num sistema convencional de tomografia computadorizada, o tubo de raio-X gira ao redor do paciente o qual permanece fixo durante todo o período de uma rotação, necessário à aquisição correta das linhas de dados. Uma série de cortes seqüenciais previamente programados realiza um exame completo. Por meio dos computadores especiais, obtém-se as imagens através dos monitores do console de operação, sendo a partir daí radiografadas. No sistema convencional, ainda, os dados são transmitidos aos computadores através de cabos fixos conectados aos detectores, sendo os outros cabos ligados ao tubo de raio-X. Esta tecnologia, por mais veloz que seja, limita a velocidade dos exames face ao reposicionamento constante das partes que constituem o sistema e das limitações dos cabos. As paradas periódicas, mudanças de direção do movimento e reposicionamento do tubo e detectores dentro do grantry produzem uma demora de 5 a 10 segundos entre os cortes. Recentemente (1989), incorporou-se aos tomógrafos a tecnologia dos anéis deslizantes, a qual permite a rotação contínua do conjunto tubo-detectores. Esta tecnologia, que pode ser considerada dos tomógrafos de quinta geração, não somente permitiu uma redução acentuada do ciclo de Scan, pois reduziu o tempo entre os cortes tomográficos, como também permitiu introdução da tomografia helicoidal capaz de fazer as aquisições volumétricas, antes possíveis somente no sistema de ressonância magnética. A tomografia helicoidal (sexta geração) introduz o movimento contínuo da mesa do paciente a uma velocidade fixa, enquanto o conjunto de tudo-detectores gira constantemente. Em conseqüência, obtém-se uma projeção helicoidal de dados usualmente em um único período de contenção da respiração. Os tempos de varredura variam de 10 a 32 segundos e, tão logo são obtidos os dados em projeção helicoidal, as imagens são reconstruídas em tempo real por meio de interpolação das projeções entre os passos contíguos das hélices e o exame se encerra. As imagens obtidas podem corresponder a cortes convencionais (coronais, sagitais ou axiais), ou a imagens tridimensionais. Por permitir uma reconstrução volumétrica, este novo estilo de tomografia computadorizada demonstra melhor os vasos abdominais, torácicos e a relação deles com as demais estruturas regionais e tumores. Ele permite ainda a realização de angiografia cerebral, tal qual na ressonância magnética.

SISTEMA HELICOIDAL DE CORTES DUPLOS

Não obstante todas as vantagens criadas pelo sistema helicoidal de tomografia computadorizada, a ELSCINT, firma especializada em aparelhos médicos, criou um novo tubo de raio-X com duplo foco que, associado a uma fila dupla de detectores, é capaz de obter dois cortes tomográficos para cada rotação do grantry. Desta forma, com duplo passo de hélice se obtém o dobro de imagens, o dobro de volume, o dobro de resolução e o dobro de velocidade em relação aos aparelhos helicoidais convencionais. **O CT-TWIN** (ELSCINT), modelo de aparelho helicoidal de tomografia computadorizada com cortes duplos que representa o que há de melhor em tomografia computadorizada no mundo atual, sendo já considerado tomógrafo de sétima geração, oferece ainda outras possibilidades diagnósticas, tais como Análise Mineral Óssea. Este software possibilita a determinação do conteúdo mineral dos ossos da coluna. E utilizado para avaliação, diagnóstico e tratamento da osteoporose. Denta-CT: Software de altíssima resolução para obtenção de imagens panorâmicas instantâneas e com reconstrução nos três planos ortogonais e oblíquos, para obtenção das exatas dimensões dos dentes e seus canais. Atualmente, é um exame imprescindível no diagnóstico das patologias da ATM e técnicas de implante dentário. Angio-CT: Revolucionando as técnicas tomográficas, a AngioCT, através de reconstrução em Máximum Intensity Projection (MIP), que permite a obtenção em "real time" dos planos axiais, sagitais e coronais, bem como a visualização do volume, obtém imagens das estruturas vasculares em condições semelhantes àquelas obtidas pela Ressonância Magnética, à exceção de que na Ressonância Magnética não se usa o contraste. A AngioCT tem suas aplicações na angiografia cerebral, das artérias renais, aorta e carótidas. Estudos estão sendo feitos para sua aplicação nas artérias coronárias. **Imagens tridimensionais**: Reconstrução rápida em 3D de até sete diferentes órgãos simultaneamente, através do software colorido. **Planejamento Estereotaxia** Software especial para facilitar o acesso às lesões cerebrais através da estereotaxia.

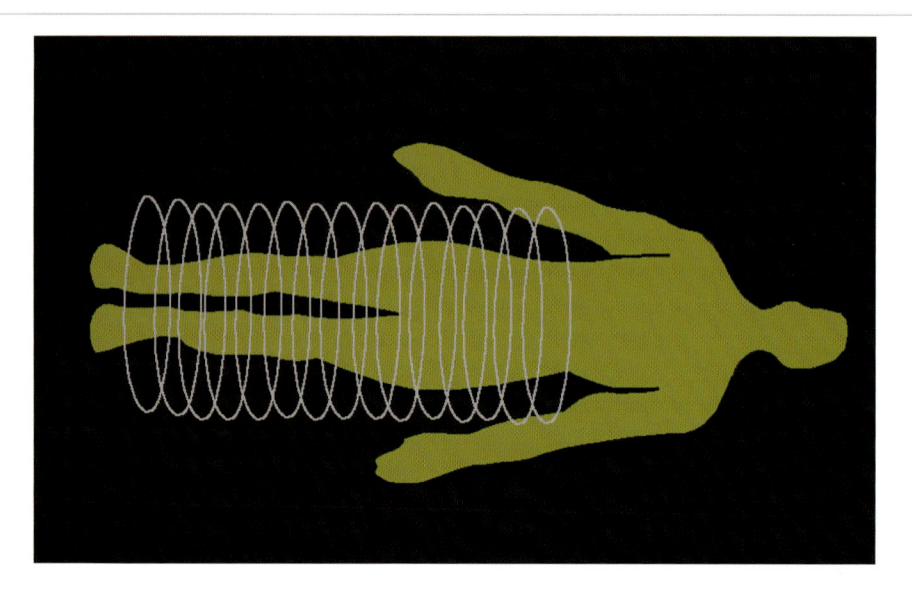

FIGURA 6.31: Sistema Helicoidal.

Além disso, existem equipamentos dotados de programas que permitem a atribuição de diferentes cores às estruturas ósseas, segundo a densidade do osso reproduzido. Isto nos permite a visualização mais detalhada da composição química do osso, permitindo-nos, dessa maneira, realizar a valoração do grau de calcificação do mesmo.

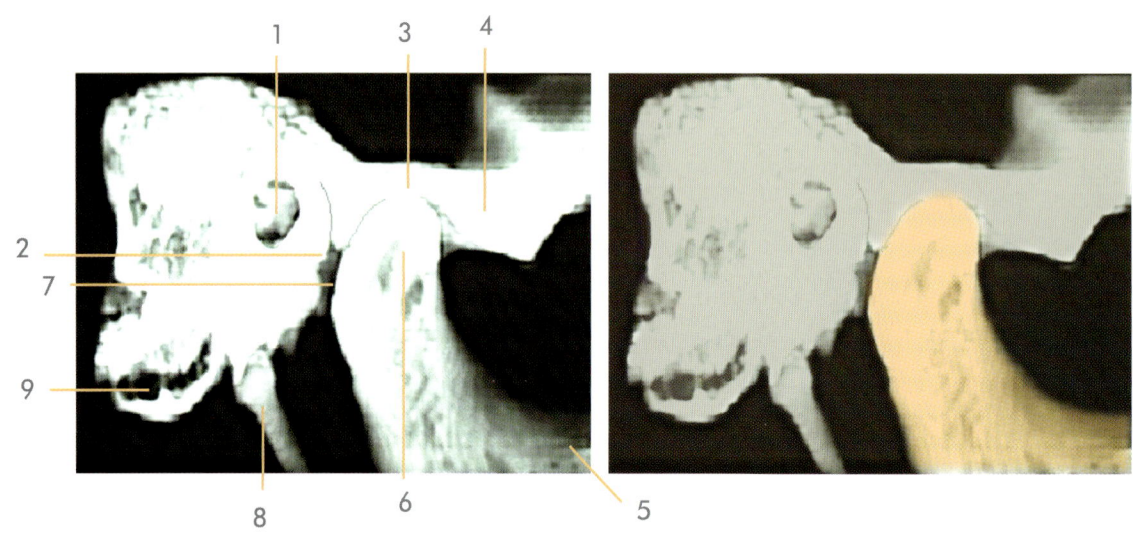

FIGURA 6.32:

    1 - Conduto auditivo externo

    2 - Fissura petrotimpânica

    3 - Cavidade glenóide

    4 - Raiz transversa do zigoma

    5 - Chanfradura sigmóide

    6 - Cabeça do côndilo

    7 - Espaço retrocondilar

    8 - Apófise estilóide

    9 - Cavidades mastóideas

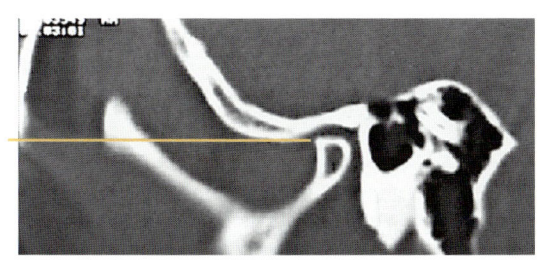

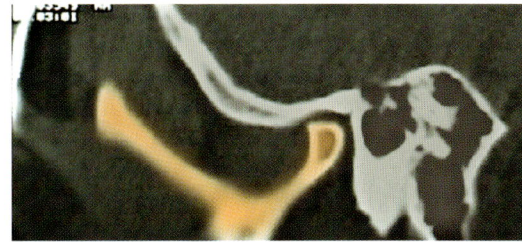

FIGURA 6.33: Varredura por TC sagital revelando doença articular degenerativa. Notam-se alterações osteodegenerativas. (osteófito -1).

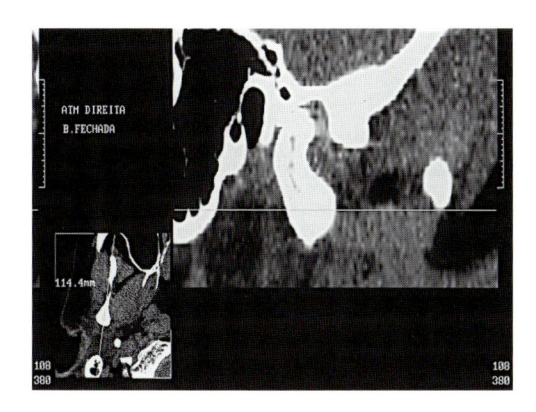

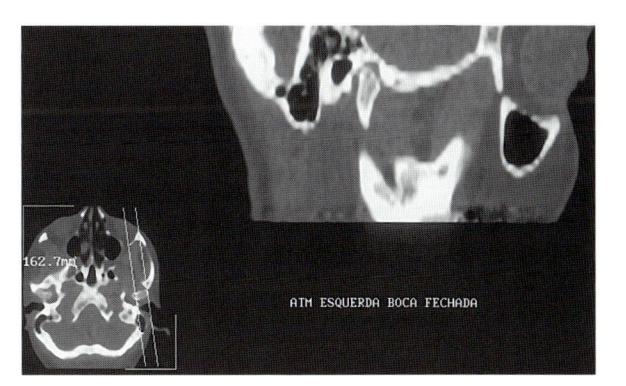

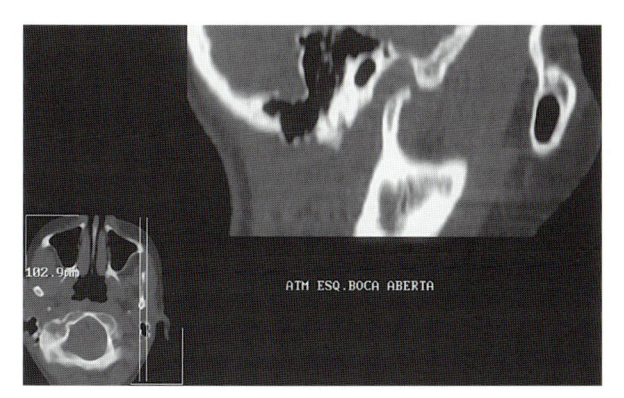

TC sagital

FIGURA 6.34-1/2/3: Varredura por TC sagital na posição de boca fechada e aberta, que demonstra perda total do espaço articular, retro-posição condiliana com alteração morfo-estrutural.

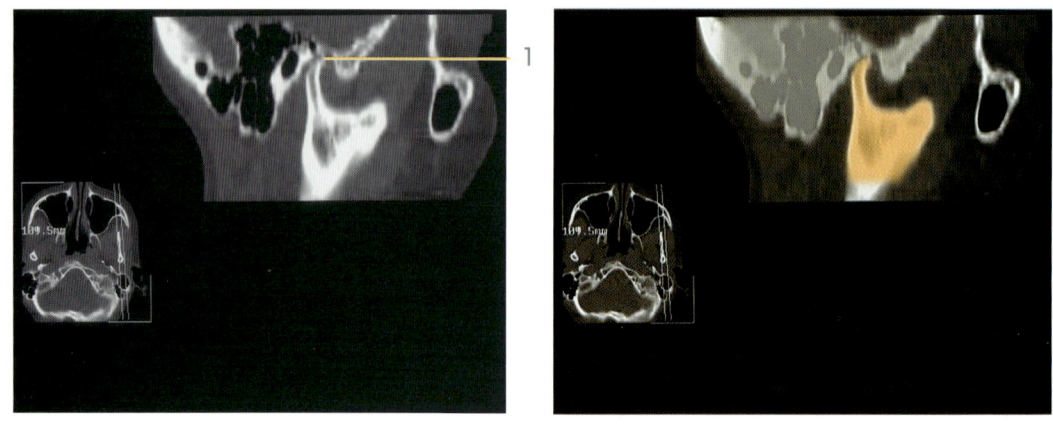

FIGURA 6.35: Varredura por TC sagital de uma anquilose (1) óssea superior. Há erosões severas na face superior e posterior do côndilo mandibular.

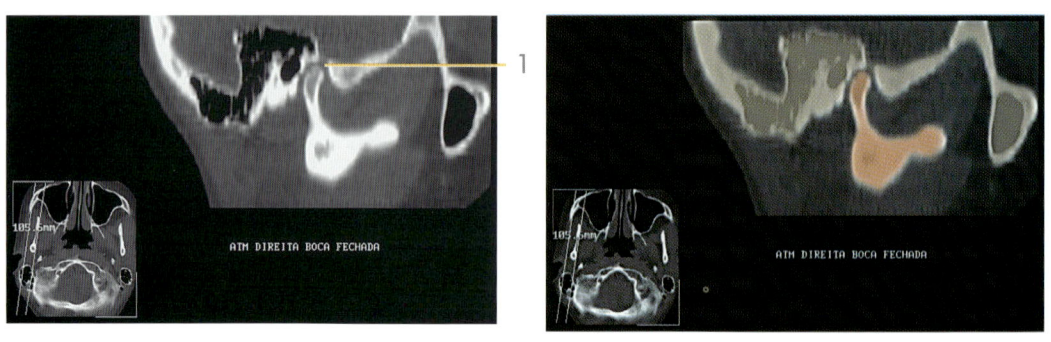

FIGURA 6.36: Varredura por TC sagital, revelando doença degenerativa. Há evidências de falta de continuidade óssea (1) da fossa mandibular, mais visíveis na imagem colorida.

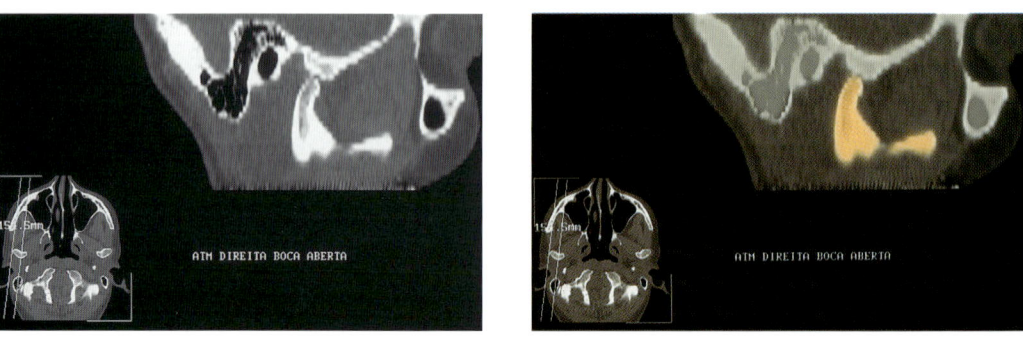

FIGURA 6.37: Varredura por TC sagital, revelando doença degenerativa.

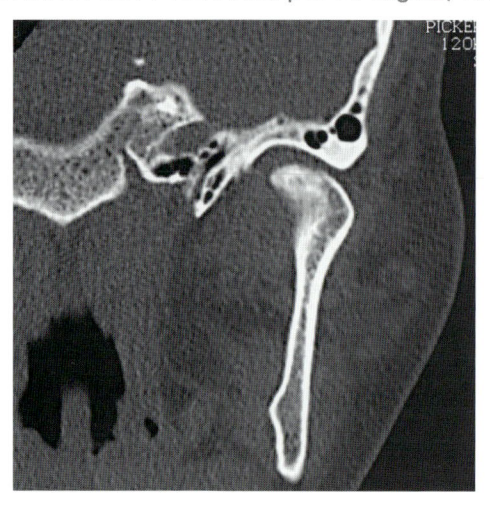

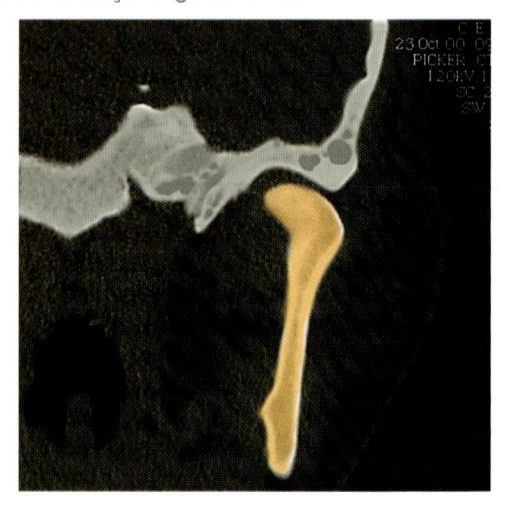

FIGURA 6.38: Varredura por TC coronal, revelando doença degenerativa e falta de continuidade da cortical do côndilo. Mais visíveis na imagem colorida.

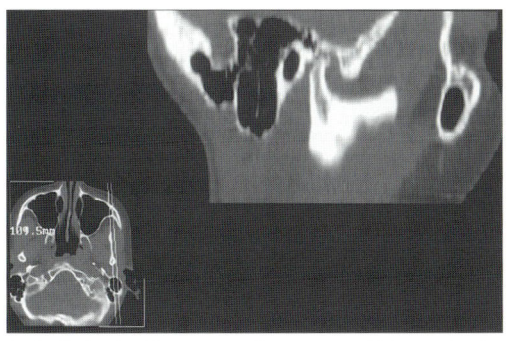

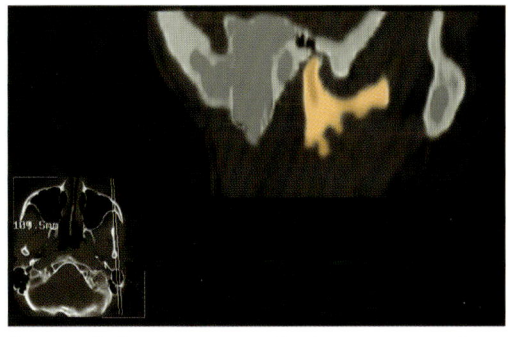

FIGURA 6.39: Varredura por TC sagital: perda total do espaço articular, retroposição condiliana com alteração morfo-estrutural. Na imagem colorida, visualiza-se melhor a falta de continuidade óssea entre a fossa e o côndilo mandibular.

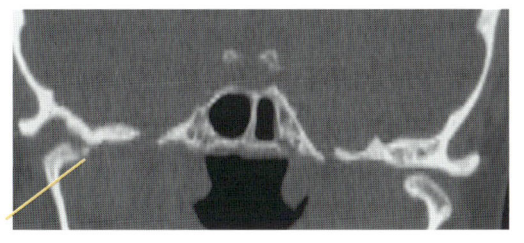

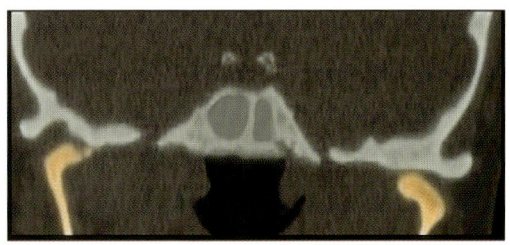

FIGURA 6.40: Varredura por TC coronal de uma articulação séptica, demonstrando um seqüestro ósseo (1). Revela a destruição da eminência articular. Há erosões severas na face superior e posterior do côndilo mandibular.

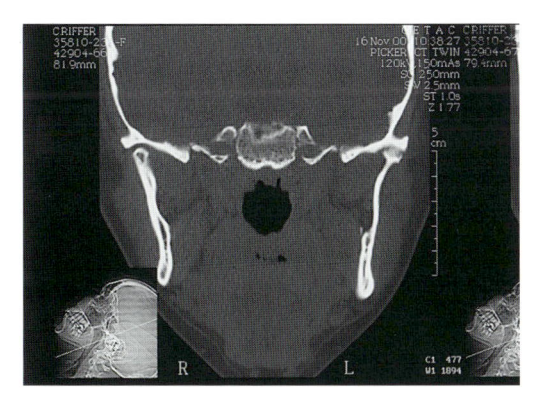

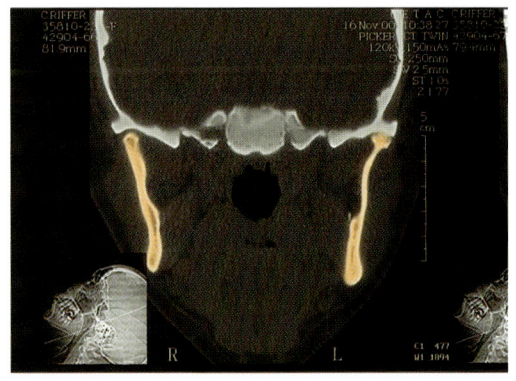

FIGURA 6.41: Varredura por TC coronal de um paciente com artrite, demonstrando assimetria, esclerose, erosões extensas das superfícies anterior e posterior do côndilo e eminência articular.

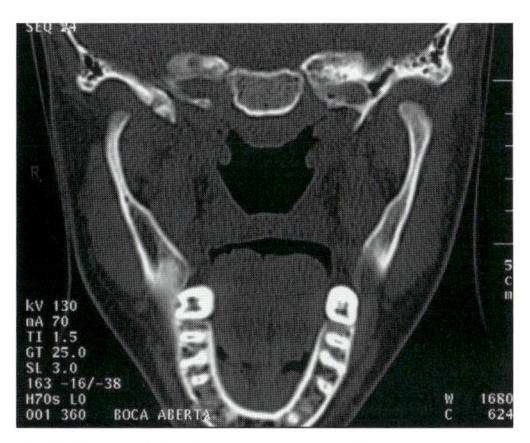

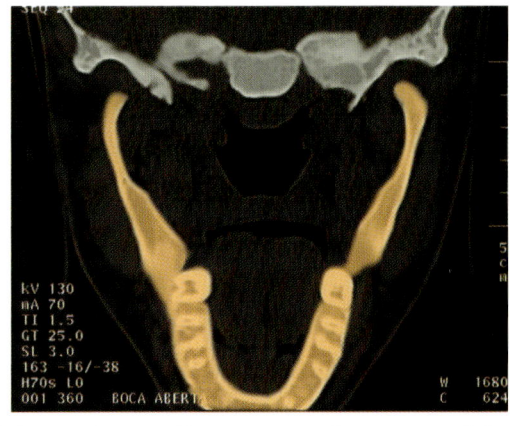

FIGURA 6.42: Varredura por TC coronal (axial), boca aberta. Alteração morfo-estrutural do côndilo.

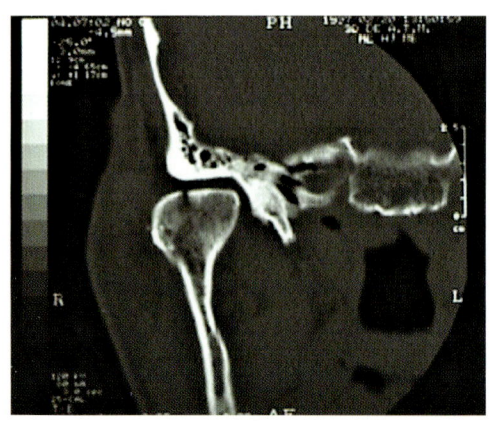

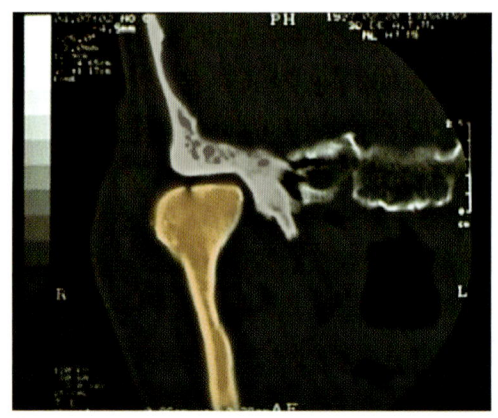

FIGURA 6.43: Varredura por TC coronal, boca fechada. Alteração morfo-estrutural por traumatismo.

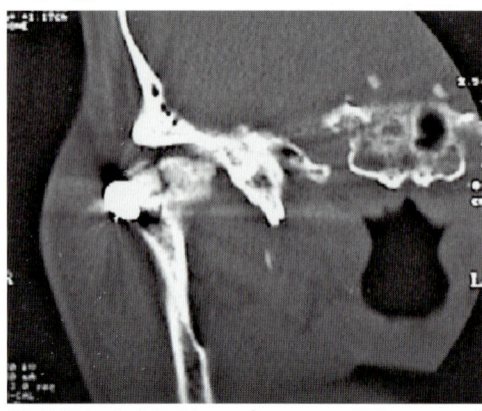

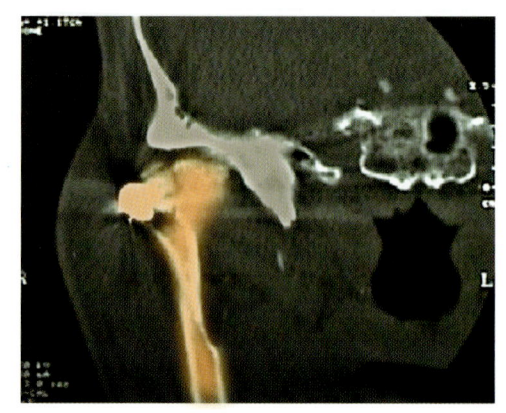

FIGURA 6.44: Varredura por TC coronal, boca fechada. Alteração morfo-estrutural por traumatismo (projétil).

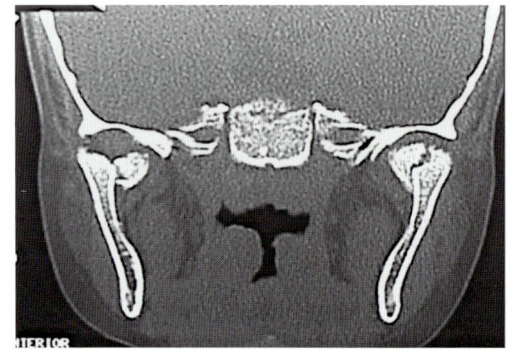

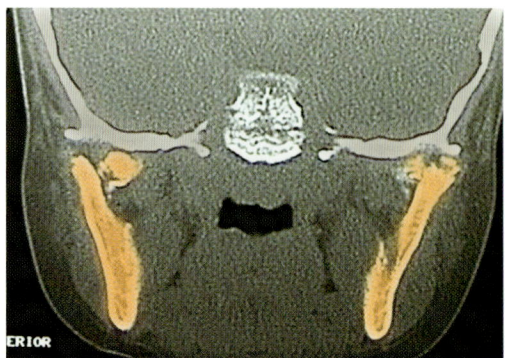

FIGURA 6.45: Varredura por TC coronal, boca fechada. Alteração morfo-estrutural severa por traumatismo.

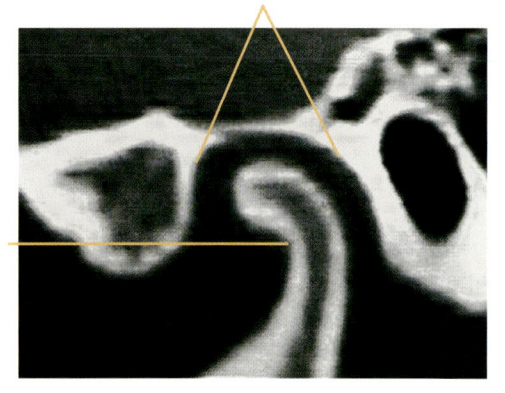

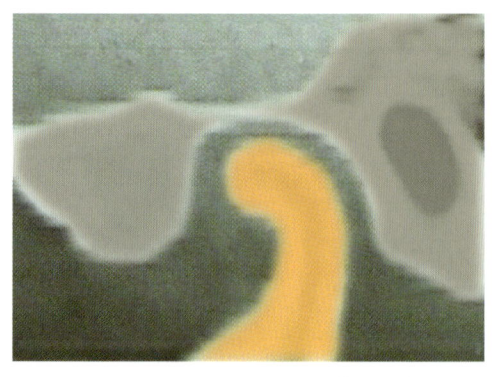

FIGURA 6.46: Paciente com 34 anos, o qual sofreu um trauma no mento, produzindo uma fratura alta do côndilo, aos 6 anos de idade. Deformação da cavidade glenóidea (1). Linha de fratura (2).

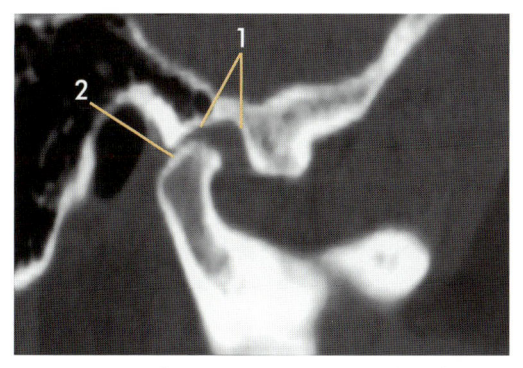

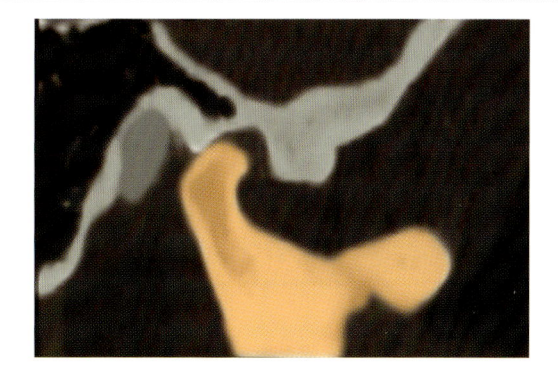

1 - Deformação da cavidade glenóidea
2 - Faceta na cabeça do côndilo

FIGURA 6.47: Varredura por TC sagital. Alteração da cavidade glenóide, característica de classe II, com grande sobremordida, em paciente com mordida aberta por processo degenerativo.

RECONSTRUÇÃO TRIDIMENSIONAL

A reconstrução tridimensional ou volumétrica é realizada a partir dos dados obtidos. Embora este tipo de reconstrução seja espetacular, tanto para o paciente como para o profissional, seu valor no estudo das patologias das articulações temporomandibulares é escasso. Razão disto é a grande quantidade de superposições que ocorrem, gerando uma perda de detalhes na investigação, quando, na realidade, a precisão é o que verdadeiramente justifica tais estudos.

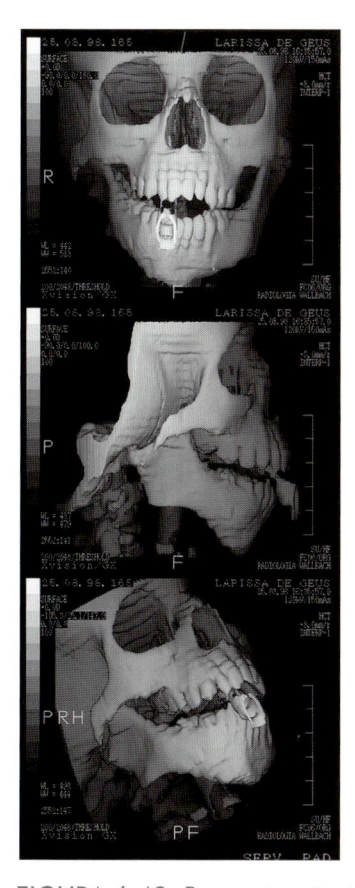

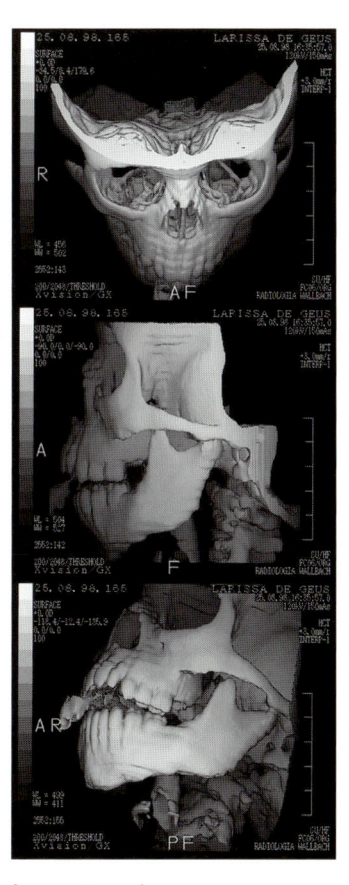

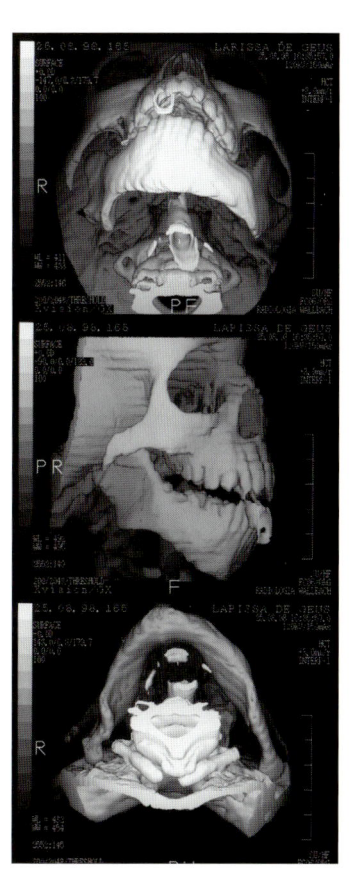

FIGURA 6.48: Reconstrução tridimensional.

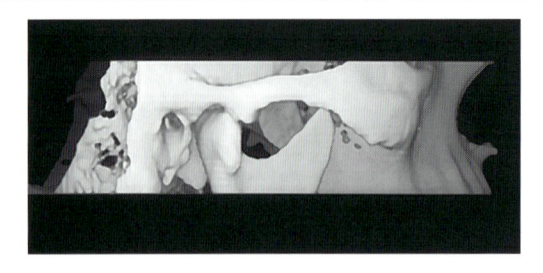

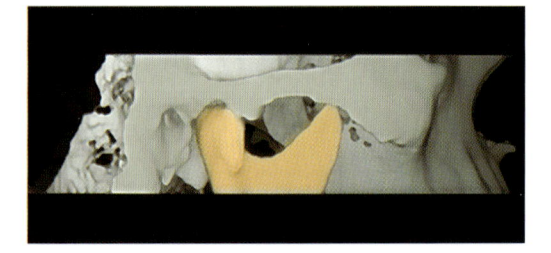

FIGURA 6.49: Reconstrução tridimensional com técnica de coloração.

DENSITOMETRIA ÓSSEA

A densitometria óssea permite-nos a visualização dos diferentes graus de mineralização das estruturas ósseas. Este processo pode ser levado a cabo por meio de aparelhos projetados para tal fim ou por programas desenvolvidos para serem utilizados sobre as imagens obtidas pelos tomógrafos.

Estes últimos transformam a densidade mineral em valores numéricos binários e, a estes valores, atribuem diferentes cores e, inclusive, tons de cor distintos.

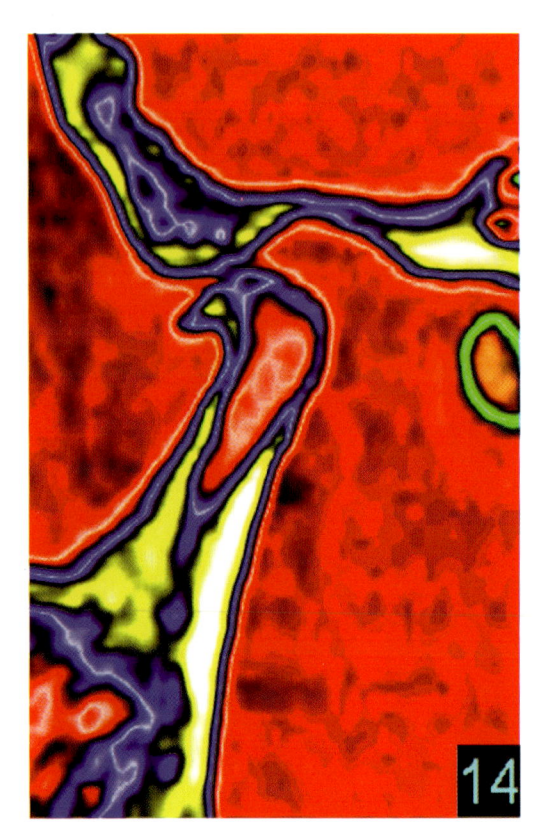

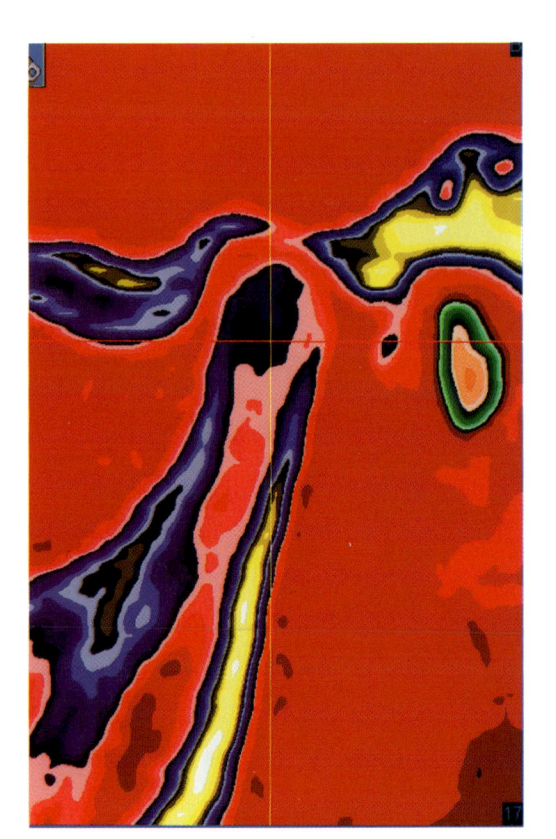

FIGURA 6.50: Densitometria óssea.

Em nossa prática diária, optamos por este sistema, o qual nos dá uma grande quantidade de referências, permitindo-nos levar a cabo diagnósticos diferenciais acertados. A atribuição de cores é realizada conforme as características de densidade óssea determinadas pelos fabricantes dos programas e de acordo com as denominadas escalas Hounsfield.

1 - Cavidade glenóide
2 - Perfuração da cavidade glenóide
3 - Lesão subcondral da cabeça do côndilo
4 - Conduto
5 - Cabeça do côndilo
6 - Raiz transversa do zigoma

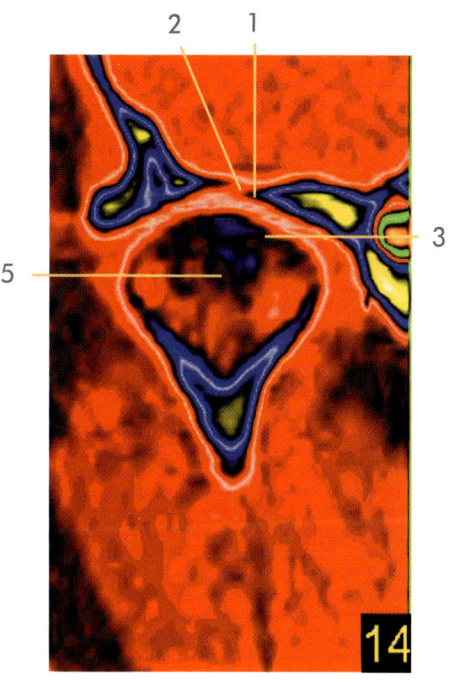

FIGURA 6.51: Paciente de 9 anos de idade que apresenta perfuração da cavidade glenóide e lesão subcondral na face distal.

Desta forma, podemos determinar o estado das corticais, da medular e as características de saúde ou patologia das mesmas.

Em muitos casos, estes estudos nos permitem estabelecer um diagnóstico diferencial entre uma artrite ou um processo inicial de uma artrose, ao detectar precocemente a existência de uma lesão subcondral.

CÂMARA GAMA

A câmara gama, também denominada raio gama, permite visualizar a atividade biológica das diversas estruturas, a partir da fixação de diferentes substâncias radiativas, durante a mitose celular. Isto levará à maior fixação de isótopos radiativos às zonas de maior quantidade de mitoses.

Esta técnica era utilizada, anteriormente, para estudar a presença de processos necróticos na articulação temporomandibular. Atualmente, a Ressonância Nuclear Magnética nos permite visualizar com mais precisão estas patologias, mas a câmara gama nos é de grande utilidade quando queremos descartar a presença de metástases tumorais.

RESSONÂNCIA NUCLEAR MAGNÉTICA

A produção de imagens por ressonância nuclear magnética (RNM) é um dos avanços mais significativos do século XX na obtenção de imagens médicas. Os princípios físicos em que se baseia esta técnica são complexos. Por esta razão, não nos será possível realizar a discussão completa e profunda dos fenômenos físicos que intervêm na obtenção de imagens de nossos pacientes por meio da ressonância magnética. Por tal motivo, faremos uma descrição básica de tais princípios, remetendo o leitor interessado a textos específicos sobre a matéria (ROBERT B. LUFKIN).

ANATOMIA RADIOLÓGICA DAS ATMs

As duas articulações temporomandibulares são descritas com a boca fechada, em posição de repouso ou de inoclusão fisiológica. Assim, os dois compartimentos, disco-temporal e côndilo-discal, estão abertos e permitem detalhar as estruturas intracapsulares.

Em um corte sagital, o côndilo encontra-se coberto pelo disco e opõe-se à parte anterior da fossa mandibular. As duas extremidades da lâmina fibrosa do disco se inserem nos pólos medias e laterais, como boinas colocadas sobre os côndilos.

Com a boca aberta, as lâminas retrodiscais inferior e superior desdobram-se e, em seguida, esticam-se devido ao deslocamento. O processo condiliano, ao final da abertura, situa-se, habitualmente, na face da eminência temporal, mas pode perfeitamente ultrapassá-la, sem que esta situação seja considerada como uma luxação. Com o auxílio da clínica, poderemos ter uma definição melhor (DANIEL ROZENCWEIG, DAVID GERDOLLE e CHRISTIAN DELGOFE).

1- processo temporal
2- fossa mandibular
3- osso do tímpano
4- meato auditivo externo
5- côndilo

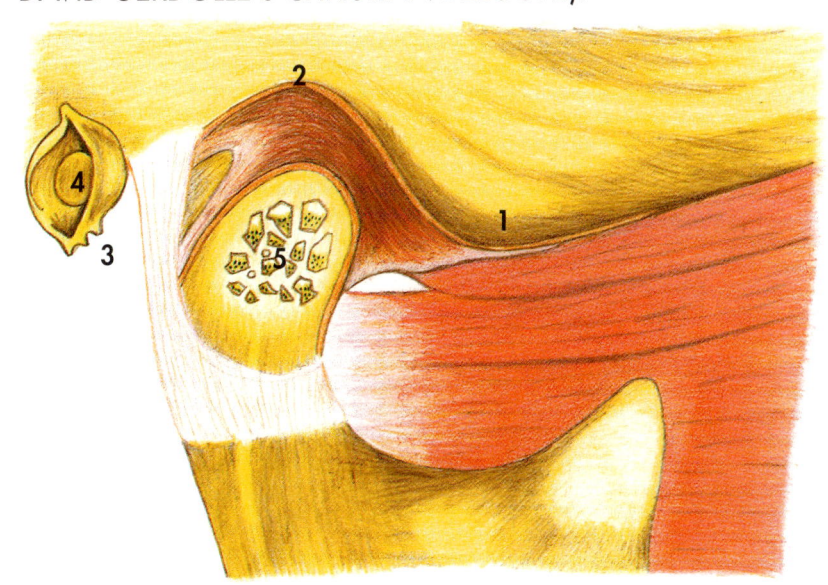

FIGURA 6.52: Atm fechada corte sagital. Componentes ósseos.

6- disco
7- fascículo superior do pterigóideo lateral
8- fascículo inferior do pterigóideo lateral
9- lâmina retrodiscal superior
10- lâmina retrodiscal inferior
11- tecido adiposo

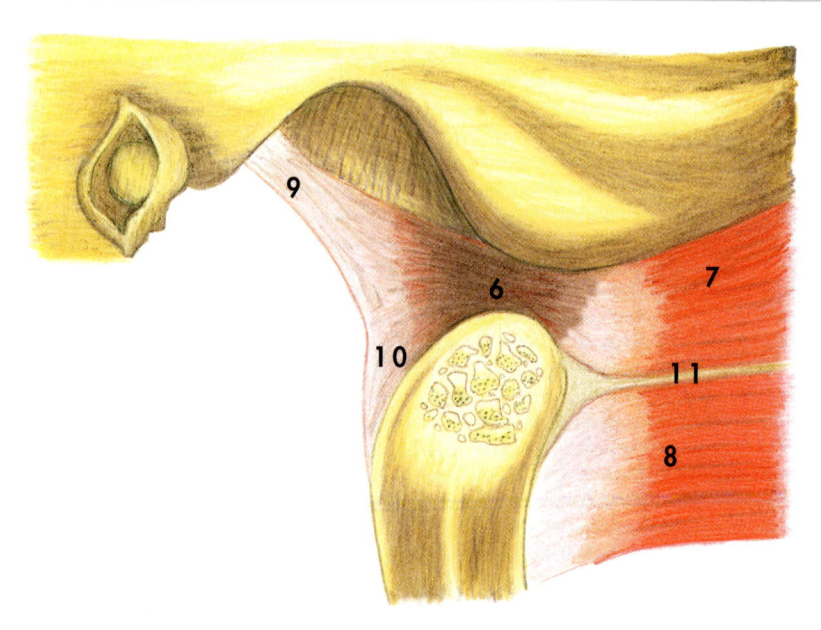

FIGURA 6.53: Atm boca aberta corte sagital.

1 - osso temporal, fossa mandibular
2 - cápsula articular
3 - ligamento disco-condilar
4 - ligamento esfeno mandibular
5 - côndilo
6 - disco
7 - nervo aurículo-temporal
8 - vena e artéria maxilar

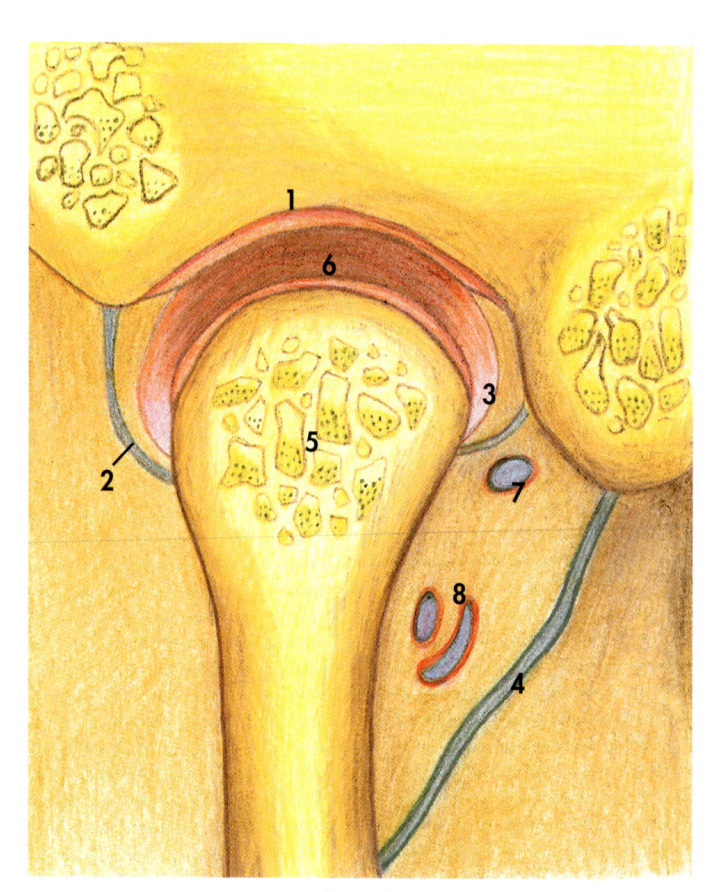

FIGURA 6.54: Atm corte frontal.

IRM (Imagem por Ressonância Magnética)

A ATM é uma articulação que se mobiliza de maneira quase permanente durante as funções orais: respiração, fonação, expressão facial, deglutição e mastigação. Esta fisiologia complexa é possível graças à existência de um disco articular fibroso que se interpõe entre os componentes ósseos, lubrificado pelo líquido sinovial (DANIEL ROZENCWEIG, DAVID GERDOLLE e CHRISTIAN DELGOFE).

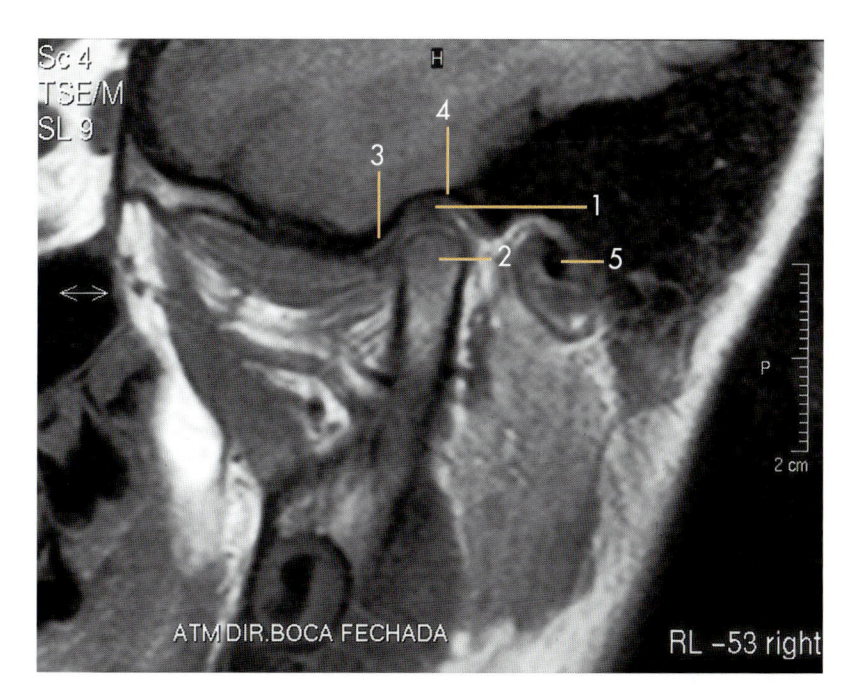

1- disco articular
2- côndilo mandibular
3- processo temporal
4- fossa mandibular
5- meato auditivo externo

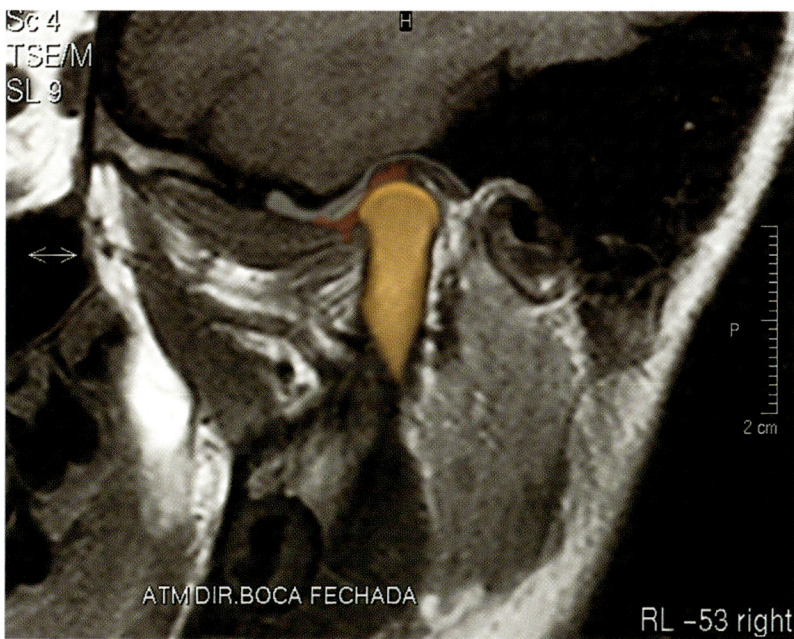

FIGURA 6.55: RNM. Esta fisiologia complexa é possível graças à existência de um disco articular fibroso que se interpõe entre os componentes ósseos, lubrificado pelo líquido sinovial. ATM dir.; boca fechada. RNM do mesmo paciente com realce de cores.

Os transtornos internos da articulação temporomandibular implicam um posicionamento anormal do disco, causando dor, ruídos articulares e desvio ou limitação dos movimentos mandibulares (Egermark-Eriksson *et al.*, 1987; Kebs *et al.*, 1991).

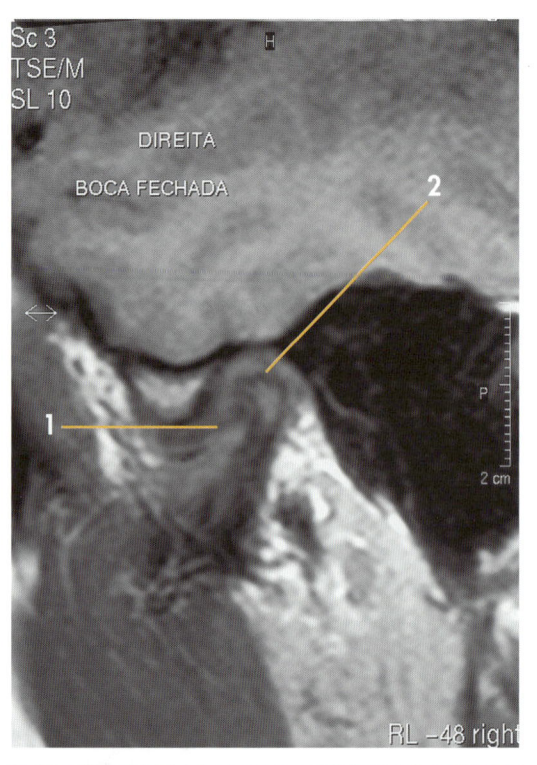

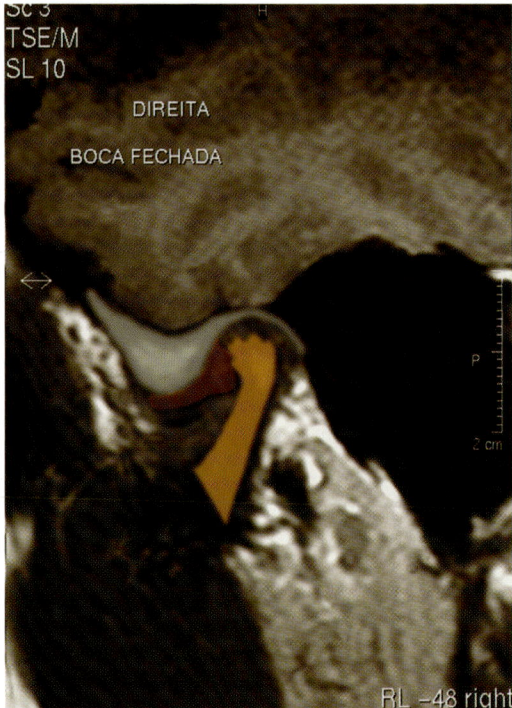

FIGURA 6.56: RNM. Os transtornos internos da articulação temporomandibular implicam um posicionamento anormal do disco (1). (Alteração morfo-estrutural do côndilo - Hipoplasia) (2). ATM direita, boca fechada ; ATM esquerda, boca fechada. RNM do mesmo paciente com realce de cores.

Os transtornos internos mais comumente encontrados
- Luxação do disco redutível
- Luxação do disco redutível com episódios irredutíveis
- Luxação do disco irredutível (aguda ou crônica)
- Luxações traumáticas
- Compressões

Doenças degenerativas
- Idiopáticas
- Pós-traumáticas
- Senilidade
- Artrite
- Artrose

Problemas sistêmicos
- Artrite reumática
- Lúpus eritematoso
- Condilite idiopática

Problemas sépticos
- Infecções articulares

Tumores
- Benignos
- Malignos

Problemas morfológicos
- Agenesia condiliana
- Hipoplasia condiliana
- Hiperplasia condiliana

Problemas traumáticos
- Fratura do côndilo e da fossa mandibular
- Hiperlassidão crônica
- Luxação condiliana

Um dos atuais desafios relacionados com a medicina é a procura por métodos não-invasivos, com alta sensibilidade, tanto para o diagnóstico como para a avaliação da resposta ao tratamento. Diagnóstico por imagens é uma das áreas da medicina que mais têm avançado nas últimas décadas, como auxílio para o diagnóstico e compreensão das enfermidades músculo-esqueléticas, especialmente a Ressonância Nuclear Magnética (RNM), como o melhor método, por apresentar algumas vantagens:

- não utiliza radiação ionizante;
- consegue alto contraste entre os tecidos;
- obtém cortes em todos os sentidos, sem movimentar o paciente;
- proporciona dados tanto anatômicos como fisiológicos;
- permite ver vasos sangüíneos sem utilizar meios de contraste;
- não existe risco comprovado, nem para o paciente, nem para o radiologista.

PRINCÍPIOS FÍSICO-QUÍMICOS

Os princípios físico-químicos que regem a Ressonância Nuclear Magnética são determinados pela estrutura e composição química das moléculas que compõem o corpo a estudar. Estas substâncias, ao serem introduzidas no interior de um campo magnético importante, modificam sua posição espacial. Ao interromper-se este campo, os elementos recuperam sua posição inicial, gerando um ruído ou sinal.

NÚCLEO DO ÁTOMO

Qualquer pessoa pode entender os princípios básicos da Ressonância Nuclear Magnética aplicados à produção de imagens, apenas recordando as letras RMN.

A letra N, em RNM, significa nuclear, dado que o sinal da RNM origina-se no centro do átomo, conhecido como núcleo. Este núcleo, existente em todos os átomos, contém dois tipos básicos de partículas: os prótons e os nêutrons. Estas duas partículas, em conjunto com os elétrons, constituem o átomo.

O equilíbrio entre prótons e nêutrons, em um átomo, determina o momento angular do núcleo, o qual é sensível aos campos magnéticos externos. Quando as mencionadas partículas estão paralelas, o momento angular do núcleo é zero. Contendo prótons e nêutrons não-paralelos, o núcleo apresenta rotação (*spin*) ou momento angular efetivo. Este momento angular descreve o movimento de rotação de um corpo e é característico de cada substância, devendo ser diferente de zero para que ocorra o fenômeno de ressonância.

De todos os átomos com núcleos não-paralelos, o hidrogênio é o mais simples, por ter apenas um núcleo com um único próton. Esta substância, porém, é muito importante na RNM, por constituir o hidrogênio dois terços de todos os átomos do corpo dos seres humanos e ser o mesmo altamente magnético, proporcionando uma elevada sensibilidade na RNM.

A RNM com outros núcleos que não o do hidrogênio é possível em seres humanos, mas produz imagens com sinal mais débil, devido à sua menor abundância e sensibilidade (ROBERT B. LUFKIN).

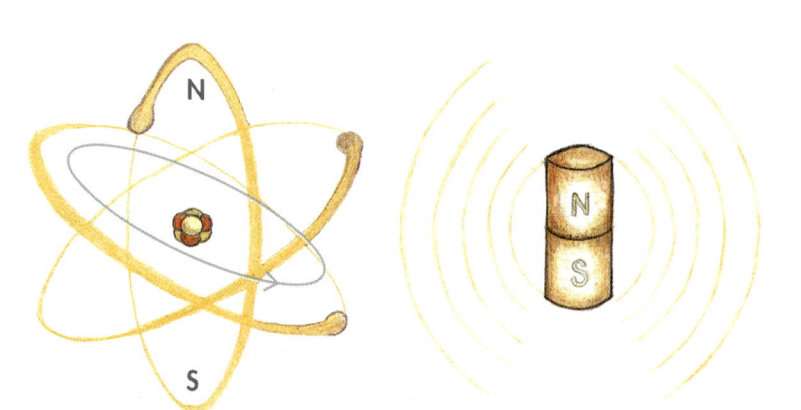

FIGURA 6.57: RNM.
O hidrogênio, nos seres humanos, produz imagens com sinal mais débil.
Modificado de: Rinck, Petersen & Muller.

PROPRIEDADES DO NÚCLEO

A letra M, em RNM, significa "magnética". O núcleo do átomo de hidrogênio é um próton, que é uma pequena partícula carregada positivamente, com momento angular, ou *spin*, característico.

Esta situação representa a formação de um campo (ou momento) magnético, com dois pólos, norte e sul. Este fato é também designado como dipolo magnético. Todos os núcleos usados nas RNM têm de ter estas propriedades.

A letra R, em RNM, designa ressonância. A ressonância é um fenômeno comum, ocorrendo em toda a natureza.

A RNM consiste em interrogar os prótons por meio de ondas eletromagnéticas, as quais desestabilizam estas partículas. O restabelecimento das posições iniciais dos prótons, ao interromper-se a emissão de ondas eletromagnéticas, geram um ruído, que é capturado por antenas e interpretado pelo computador, permitindo a formação de imagens.

BASES TEÓRICAS

A RNM é um método de análise físico-químico antigo. Sua aplicação mais recente nas imagens médicas está em pleno desenvolvimento.

Dois fatores dominam o comportamento dos prótons:
- parâmetros teciduais;
- parâmetros de aquisição.

Parâmetros teciduais

O próton, uma vez excitado, emite sinais. Os prótons retornam à sua posição original, emitindo ondas de rádio, cuja freqüência depende da composição química e física de cada estrutura. Uma estrutura rica em água (prótons de hidrogênio) ou gorduras, emite um "*hipersinal – imagens claras*". A cortical óssea, por ser avascular e, portanto, pobre em água, não emite sinal: "*hipossinal – imagem escura*" (DANIEL ROZENCWEIG, DAVID GERDOLLE e CHRISTIAN DELGOFE).

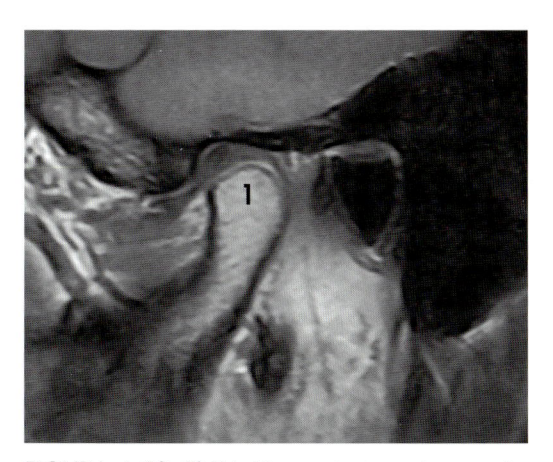

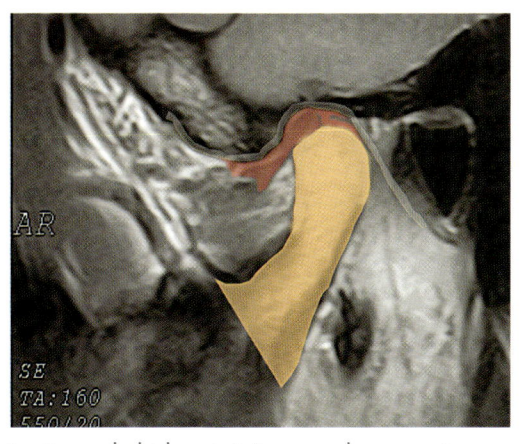

FIGURA 6.58: RNM. Uma estrutura rica em água (prótons de hidrogênio) ou gorduras, emite um "*hipersinal – imagens claras*". (1) ATM esquerda, boca fechada. RNM do mesmo paciente com realce de cores.

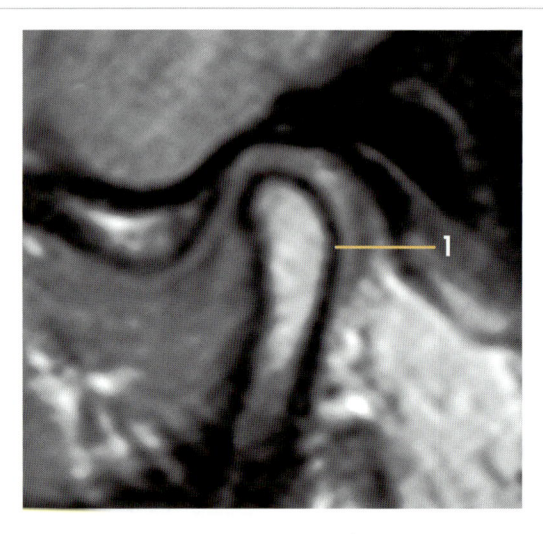

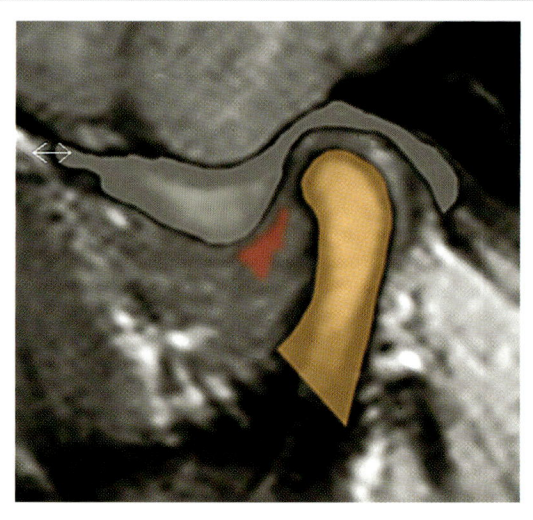

FIGURA 6.59: RNM. A cortical óssea, por ser avascular e, portanto, pobre em água, não emite sinal: (1) *"hipossinal – imagem escura"*. ATM esquerda. RNM do mesmo paciente com realce de cores.

A medular óssea, por ser altamente vascularizada, emite um **hipersinal** (HALL, 1994). As imagens são formadas a partir de um conjunto de sinais.

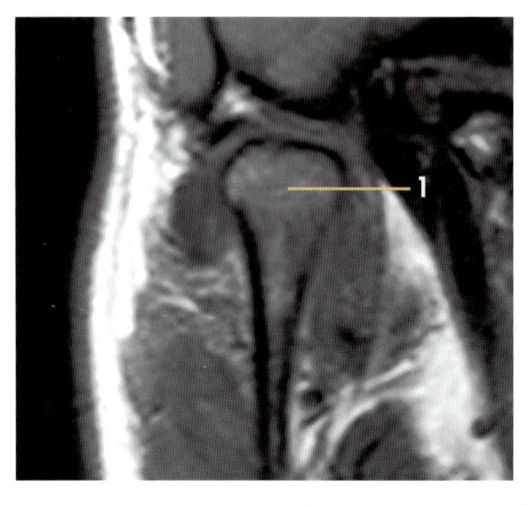

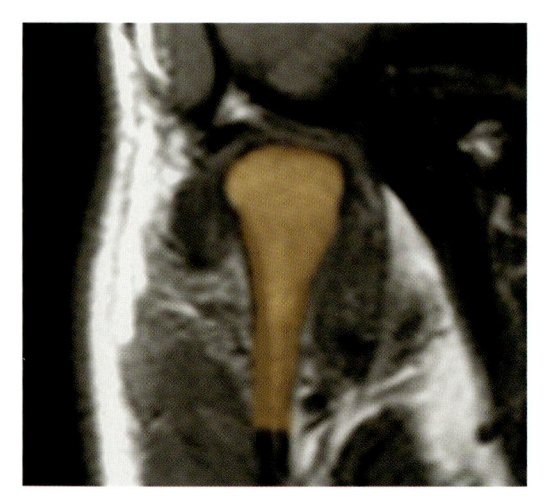

FIGURA 6.60: RN. A medular óssea, por ser altamente vascularizada, emite um **hipersinal.** (1) Frontal. RNM do mesmo paciente com realce de cores.

Os sinais dependem de três parâmetros principais:
- **P** (densidade dos prótons);
- T1 e T2 (os tempos de relaxamento).

P: A densidade dos prótons (rô), representa a quantidade de prótons por unidade de volume molar. No ar, P é débil, existem poucos prótons para serem excitados: o sinal, ao nível das vias aéreas, é nulo.

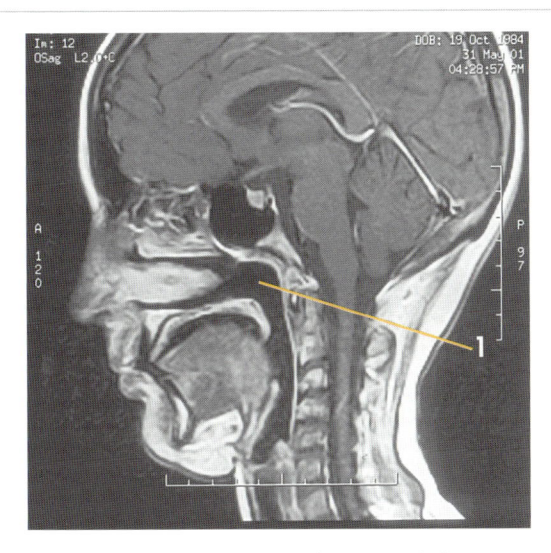

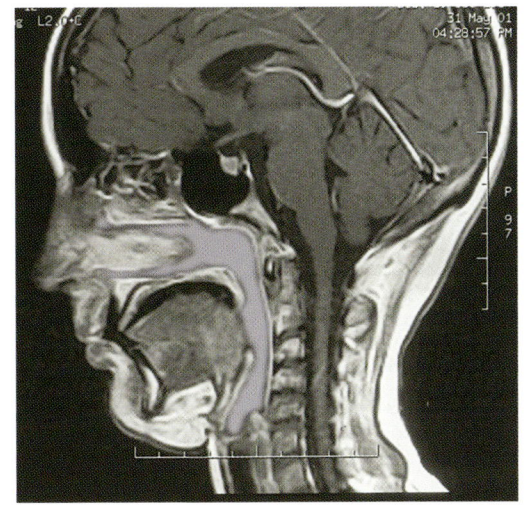

FIGURA 6.61: RN. O sinal, ao nível das vias aéreas, é nulo (1). RNM do mesmo paciente com realce de cores.

T1 é o tempo de *spin*-rede:

spin – (girar em inglês) provém do fato de que o próton atua como um pião girando no campo magnético.

rede – é o meio molecular dos prótons, o meio biológico (água, gordura).

T1 mede a variação de relaxamento no eixo longitudinal;

T1 é o resultado da interação entre os prótons e seu meio;

T1 é curto quando o meio tem uma grande capacidade de recuperar a energia de desexcitação dos prótons: as gorduras, ao contrário, têm um T1 longo (*água pura*);

T1 curto proporciona um sinal forte, ou hipersinal (branco);

T1 longo fornece um sinal fraco, ou hipossinal (negro).

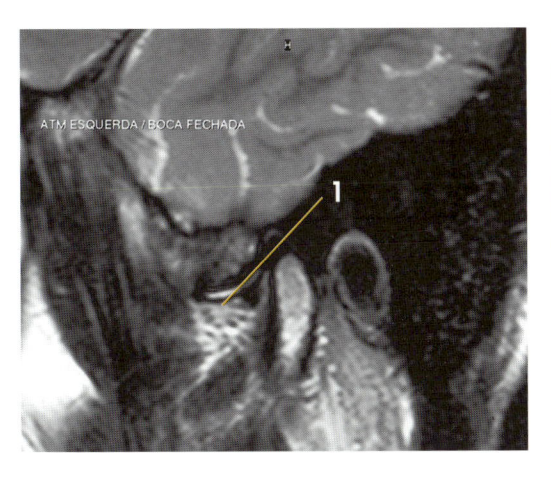

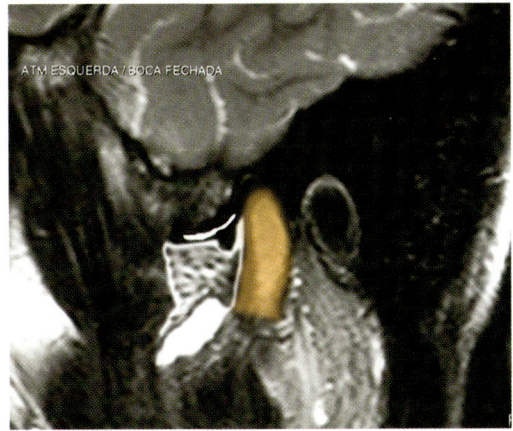

FIGURA 6.62: RN Qualquer líquido nos dará um hipersinal (1) nas imagens ponderadas em T2. ATM esquerda, boca fechada. RNM do mesmo paciente com realce de cores.

T2 é o tempo de relaxamento *spin-spin*;
T2 mede a variação do relaxamento em sentido transversal;
T2 curto, como no caso das gorduras, fornece-nos um hipossinal;
Assim, qualquer líquido nos dará um hipersinal nas imagens ponderadas em T2.

Na prática, as imagens ponderadas em T1 mostram claramente a anatomia articular, graças ao contraste existente entre a gordura (*branco*) e a cortical óssea (negro). As imagens ponderadas em T2 reservam-se à captura de fluidos (efusão, edemas, derrames) fig. 6.63 – RN (YOSHIMI, ANZAI, e cols.).

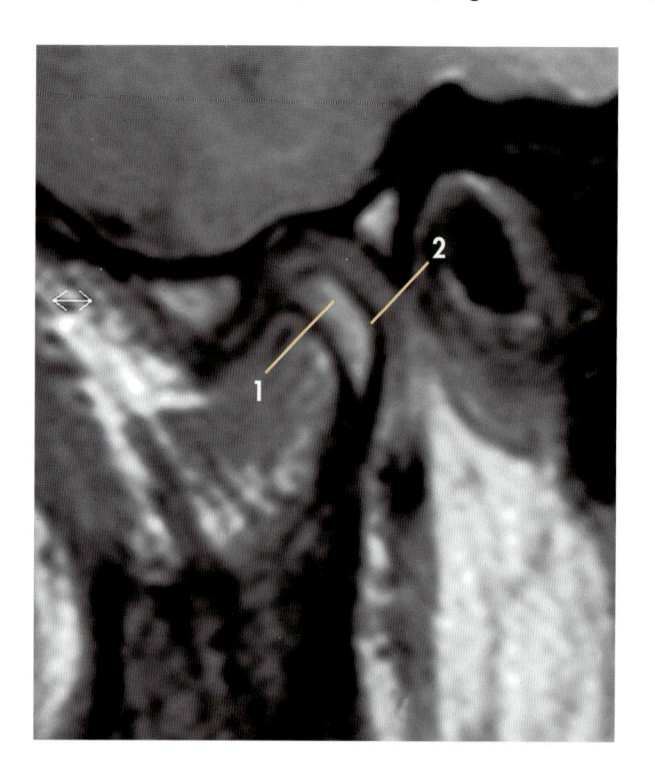

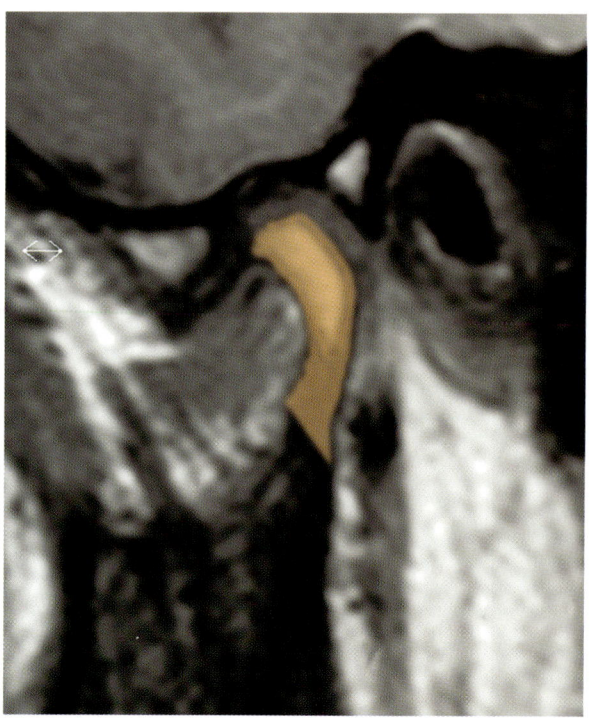

FIGURA 6.63: RN. As imagens ponderadas em T1 mostram claramente a anatomia articular, graças ao contraste existente entre a gordura (branco - 1) e a cortical óssea (negro - 2). ATM direita, boca fechada. RNM do mesmo paciente com realce de cores.

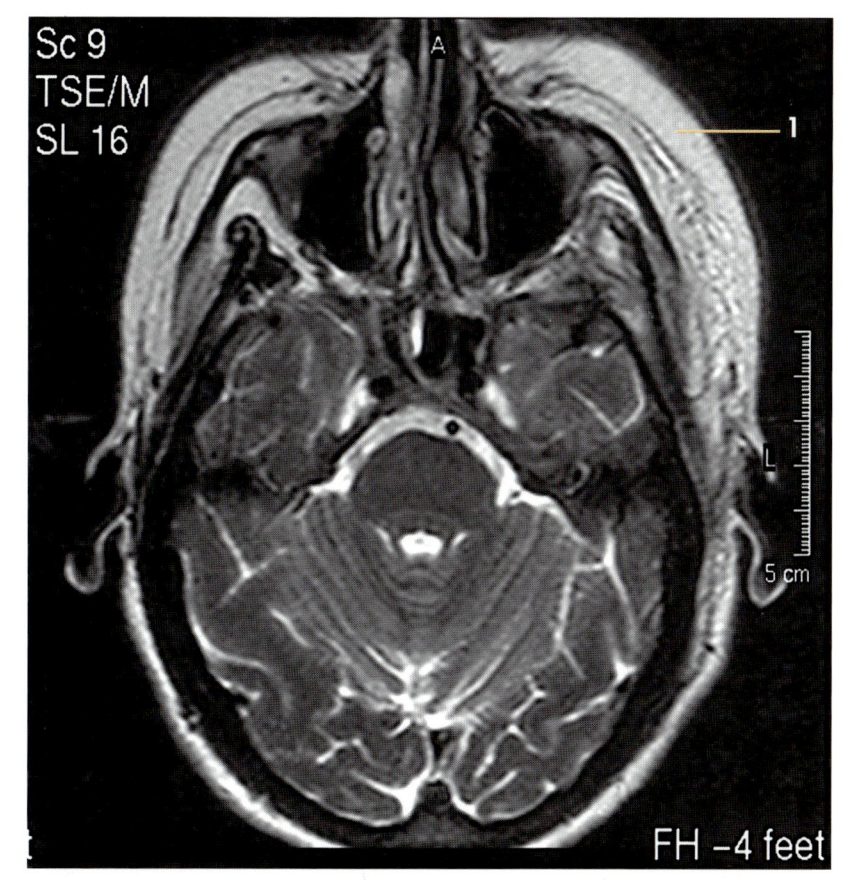

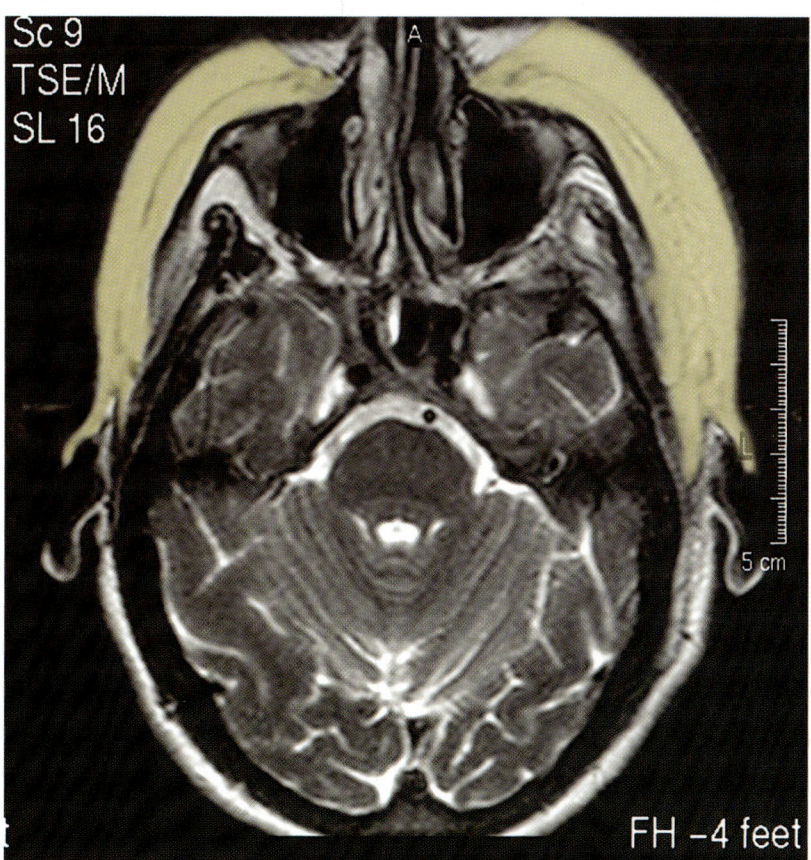

FIGURA 6.64: RN. As imagens ponderadas em T2 reservam-se à captura de fluidos (efusão, edemas, derrames - 1). RNM do mesmo paciente com realce de cores.

VANTAGENS DA RESSONÂNCIA MAGNÉTICA

1. Consegue alto contraste entre os tecidos;
2. É muito sensível às alterações patológicas;
3. Obtém cortes em todos os sentidos, sem movimentar o paciente;
4. Não utiliza radiação ionizante;
5. Fornece dados tanto anatômicos quanto fisiológicos;
6. Permite ver vasos sangüíneos sem utilizar meios de contraste;
7. Não existe risco comprovado para o paciente nem para o radiologista.

CONTRA-INDICAÇÕES E PRECAUÇÕES

A RNM não causa efeitos secundários conhecidos ao organismo, mas, como toda técnica de estudo, apresenta suas indicações e contra-indicações. Estas últimas podem ser divididas em absolutas e relativas.

Contra-indicações absolutas
- *Clips* vasculares intracerebrais ferromagnéticos;
- Corpos estranhos ferromagnéticos intra-cerebrais e oculares;
- Marcapassos cardíacos;
- Bombas de insulina.

Contra-indicações relativas
- Pacientes com claustrofobia ou não-cooperantes;
- Gravidez, principalmente nos três primeiros meses, devido ao risco de alterações moleculares (organogênese);
- Próteses valvulares cardíacas ferromagnéticas;
- Eletrodos implantados, tratamento da dor.

Inconvenientes na tomada de imagens

Algumas ligas metálicas usadas em odontologia podem provocar artefatos nas imagens. As mais consideráveis são as ligas não-preciosas, sendo as ferrosas as que proporcionam uma imagem mais importante. Estas podem produzir ruídos ou artefatos, mesmo que o corte passe distante do elemento metálico.

A movimentação do paciente produz imagens turvas, que prejudicam a clareza do exame (DANIEL ROZENCWEIG, DAVID GERDOLLE e CHRISTIAN DELGOFE).

Revisão da literatura

Diante da necessidade de conhecer a dinâmica da articulação temporomandibular, o objetivo desta seção é o de revisar a literatura a respeito da utilização da ressonância magnética no diagnóstico da disfunção temporomandibular.

De Boever, em 1973, ressaltava a necessidade de se avaliar as posições do côndilo na fossa articular, para verificar se existe compressão do disco, subluxação, luxação anterior ou posterior.

Hayashi *et al.*, em 1992, consideravam que a variação nas manifestações dos sintomas da disfunção pode ser devida a uma acomodação das alterações internas da articulação, dentro da capacidade adaptativa de cada paciente.

Hall, em 1994, considerava que as disfunções mandibulares podem ser avaliadas através do exame clínico (anamnese, palpação e ruídos articulares), mas para a visualização da articulação, disco e cápsula articular em crianças ou adultos com disfunção mandibular, o exame de ressonância torna-se necessário.

Raustia assinalava que indivíduos assintomáticos também podem apresentar alterações na configuração e posição do disco articular nas imagens de ressonância magnética.

Price e Fache (1986) observaram que, em voluntários assintomáticos, o disco articular apresentava um hipossinal (imagem escura) entre as superfícies articulares (que também emitem hipossinais). Por isso, pode ser difícil delinear o disco. Quando ele está deslocado anteriormente, sua visualização é facilitada, porque os tecidos adjacentes (à frente e atrás do disco) são ricos em água e gorduras, emitindo um hipersinal.

Quemar (1989), em um estudo de peças anatômicas utilizando ressonância magnética, também descreveu o disco articular como um hipossinal, sendo este uma estrutura bicôncava com três posições: anterior, média (a mais fina) e posterior (a porção mais espessa).

Murakanmi (1993) avaliou ressonâncias magnéticas das articulações temporomandibulares de 273 pacientes com diagnóstico clínico de disfunção mandibular, classificando-os em quatro grupos, de acordo com a posição do disco articular com relação à superfície funcional do côndilo.

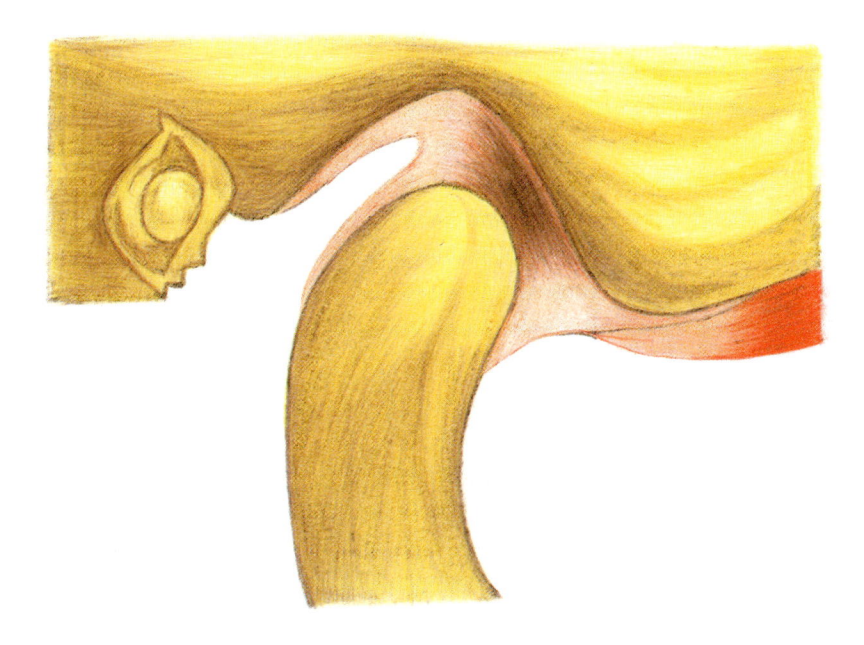

FIGURA 6.65: Disco articular na posição A.

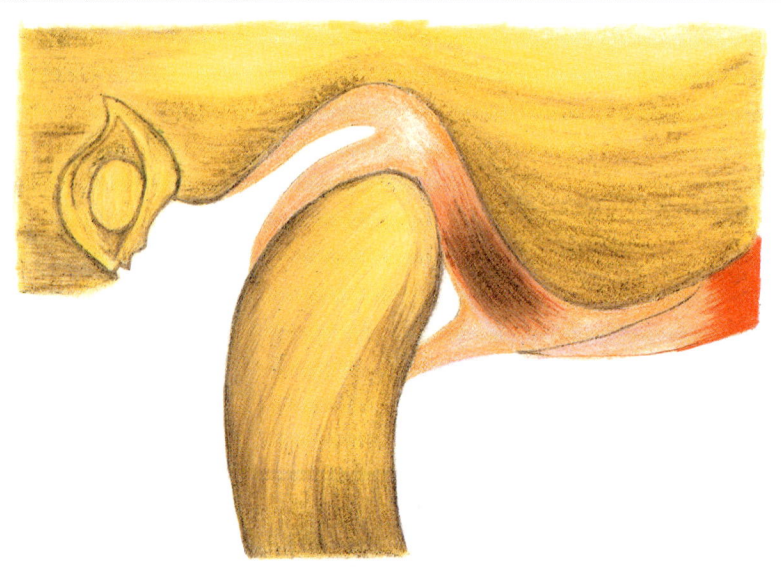

FIGURA 6.66: Disco articular na posição B.

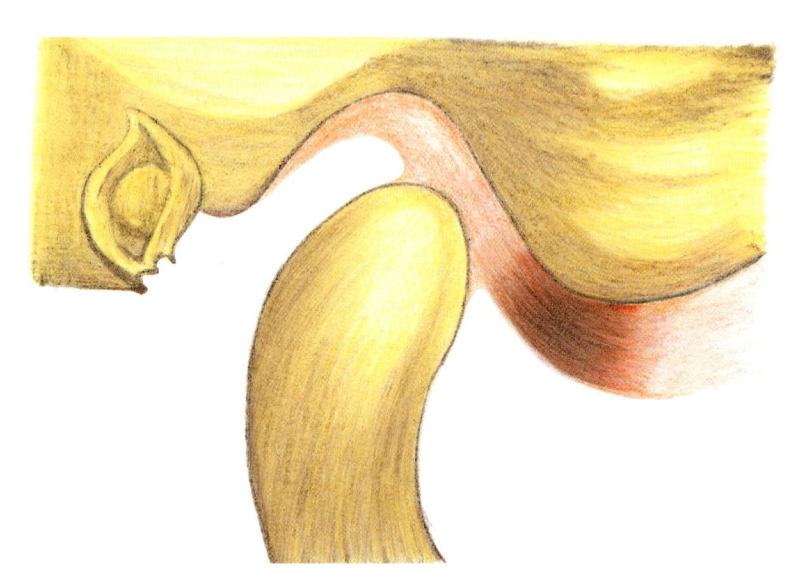

FIGURA 6.67: Disco articular na posição C.

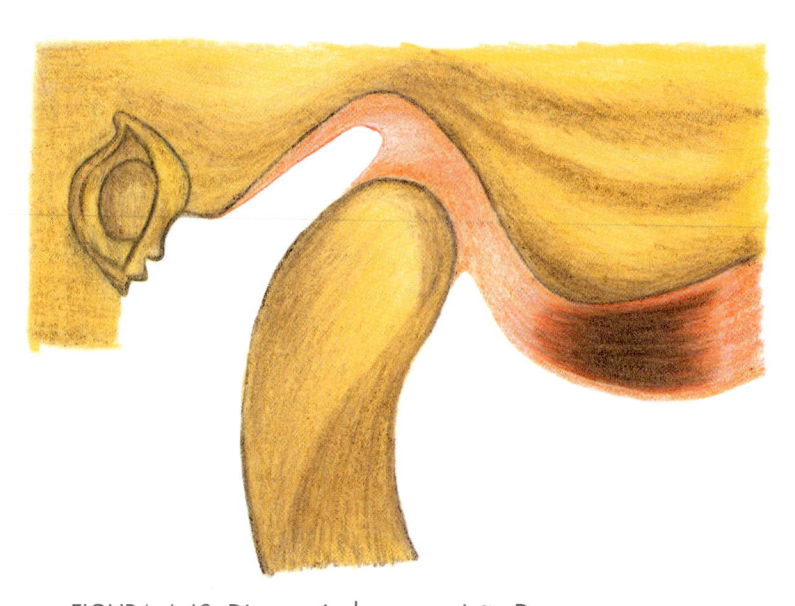

FIGURA 6.68: Disco articular na posição D.

Utilização clínica da ressonância

Em 1922, S. A. Goudsmit postulou a teoria da rotação do elétron sobre si mesmo (*spin*) e seu conseqüente momento magnético.

Em 1946, demonstrou, em Harvard, que sob certos campos magnéticos os núcleos absorvem e emitem ondas de radiofreqüência, a RESSONÂNCIA MAGNÉTICA (RM): estes trabalhos valeram-lhe o prêmio Nobel, em 1952.

Em 1971, patenteou-se o primeiro equipamento capaz de diferenciar tecidos mediante RM.

Em 1981, R. C. Hawkes instala o primeiro protótipo de tomógrafo por RM no Hospital Hammersmith de Londres.

Conceitos de magnetismo

Magnetismo é uma propriedade fundamental da matéria. Todas as substâncias possuem algum magnetismo.

A suscetibilidade magnética depende da configuração eletrônica (número e situação dos elétrons) de seus átomos.

Substâncias paramagnéticas: induzem um pequeno campo magnético e, ao aplicar-se-lhes um campo externo, este se soma àquele. Ex.: oxigênio.

Substâncias diamagnéticas: não têm momento magnético. Em presença de campos externos, demonstram um momento oposto (isolante). Ex.: cobre.

Substâncias ferromagnéticas: em presença de um campo externo, apresentam forte atração e retêm a magnetização. Ex.: ferro.

Uma vez que a bobina eletromagnética do ressonador é ativada, o campo magnético gera uma mudança na orientação dos *spins*, similar à produzida por um transmissor de radiofreqüência. Estas ondas de radiofreqüência produzem a excitação dos *spins*, a qual, ao interromper-se, permite a reacomodação dos *spins* de acordo com o campo B_0.

Esta reacomodação produz um sinal ou ruído de relocalização do *spin*, que pode ser captado pela antena receptora, localizada sobre a superfície a estudar.

Este sinal de ressonância nuclear, gerado por um campo magnético, é o que deu ao fenômeno o seu nome.

As características do sinal emitido pelos tecidos dependerá, portanto, de dois parâmetros fundamentais:

1. a quantidade de prótons de hidrogênio ativados ou excitados: esta irá variar segundo as características do tecido estudado. Assim, os tecidos com grande quantidade de água nos darão um sinal mais importante, sendo este

traduzido como uma imagem clara. Por outro lado, aqueles tecidos que não possuem água, não produzirão sinal, sendo isto representado como um sinal escuro. A variação, portanto, destas zonas claras ou escuras, permitem-nos visualizar as distintas estruturas, segundo seus componentes.

Assim, por exemplo, a cabeça do côndilo mandibular são apresentará uma cortical densa, contínua e de espessura homogênea em toda a sua superfície. Esta imagem, produto de um osso cortical denso visualizar-se-á como uma linha negra contígua, que recobrirá sua porção superior. O osso medular, ao contrário, apresentará uma imagem clara, produto da água presente na medular óssea do mencionado elemento ósseo.

Portanto, a presença de zonas escuras dentro do côndilo nos dará a idéia de tecido necrótico, no qual a ausência de água é sinônimo de morte celular.

Ao contrário, a aparição de zonas claras no osso cortical indica-nos a presença de processos de reabsorção, nos quais a presença de água sugere-nos a ocorrência de proliferações celulares próprias dos processos de remodelação óssea. A densidade ou quantidade de prótons é denominada rô (r).

2. o tempo que necessita esse *spin* para reacomodar-se espacialmente: este período, denominado tempo de relaxamento do *spin*, pode ser dividido em dois períodos, denominados T1 e T2.

a. T1, ou tempo de relaxamento longitudinal: denomina-se T1 o tempo que requer o *spin* de hidrogênio para retornar à posição vertical de equilíbrio, de acordo com o campo B_0.

b. T2, ou tempo de relaxamento transversal.

Anatomia da ATM Vista a Partir da RNM

A avaliação dos movimentos da ATM através do emprego de imagens data do início do século XX, conforme indicado a seguir (Christiansen e Thompson, 1990):

Fase 1 (1910-1938): imagens por projeções transcranianas;

Fase 2 (1939-1970): tomografias lineares, artrografias e vídeo-fluoroscopias;

Fase 3 (1971-1990): tomografias computadorizadas, artroscopias, imagens por ressonância nuclear magnética.

A imagem por RNM é o método ideal para se determinar a posição e a qualidade dos tecidos moles e duros da articulação temporomandibular. O valor diagnóstico é alto, enquanto que o risco corrido pelo paciente é baixo ou inexistente. Outra vantagem somada a esta técnica é que ela nos provê de informações sobre todos os tecidos presentes na área de visualização (Kartzberg & Westesson, 1986; Sánchez-Woodworth, *et al.*, 1988; Helms *et al.*, 1989; Rao, Farole & Karasick, 1990; Nakasato *et al.*, 1991).

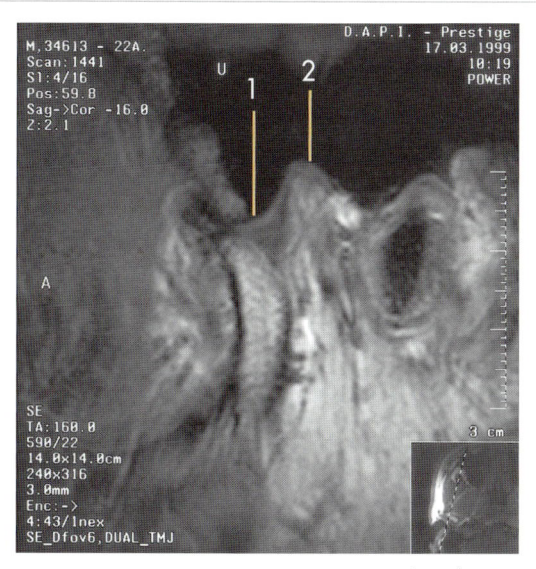

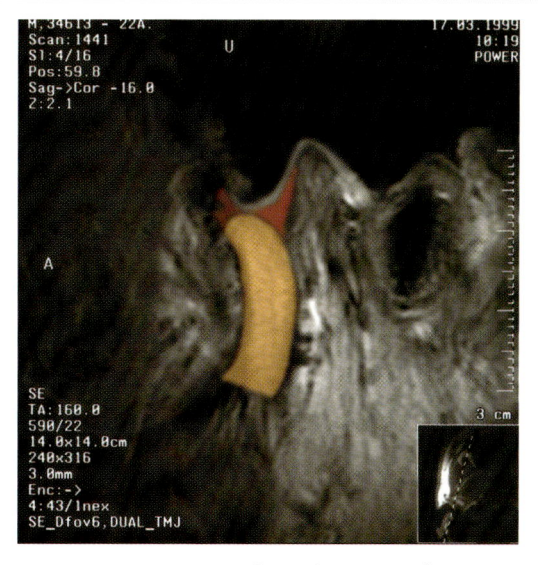

FIGURA 6.69: RN. Primeiramente, identificamos as estruturas ósseas, tubérculos artioculares (1), fossa mandibular (2) (ambos pertencem ao osso temporal) ATM direita, boca aberta. RNM do mesmo paciente com realce de cores.

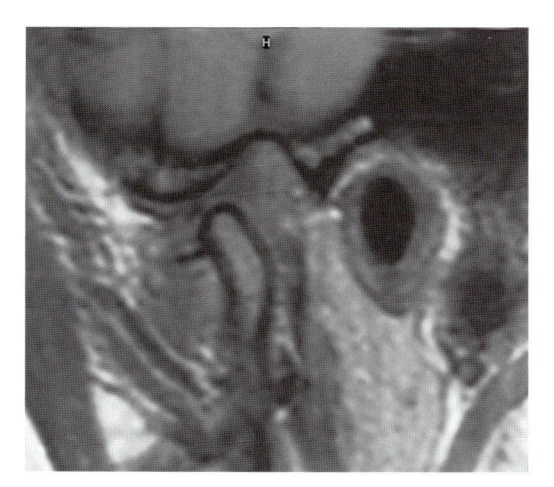

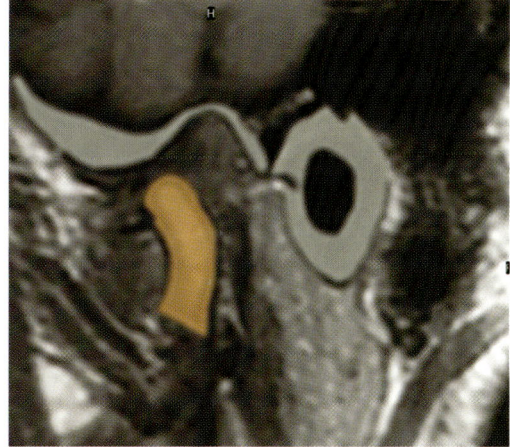

FIGURA 6.70: RN. O osso timpânico extra-articular formam a parede anterior do meato acústico externo e limitam a fissura petrotimpânica. ATM direita, boca aberta. RNM do mesmo paciente com realce de cores.

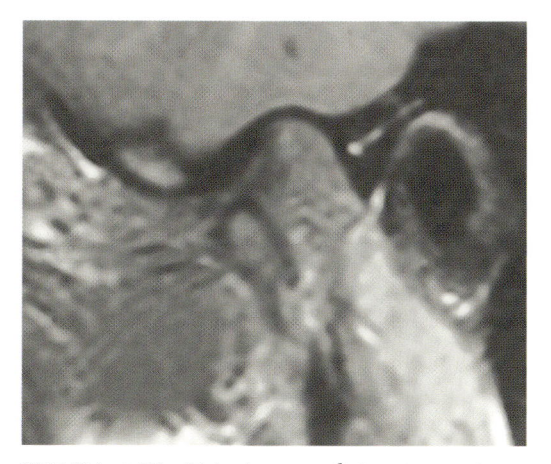

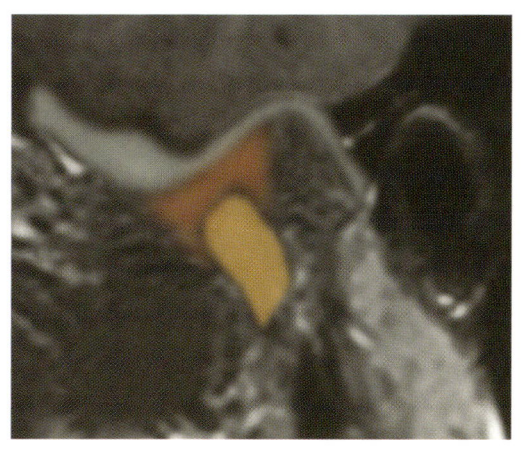

FIGURA 6.71: RN. As superfícies ósseas intra-articulares são recobertas por um tecido próprio dessas articulações fero-cartilaginosas. ATM esquerda, boca aberta. RNM do mesmo paciente com realce de cores.

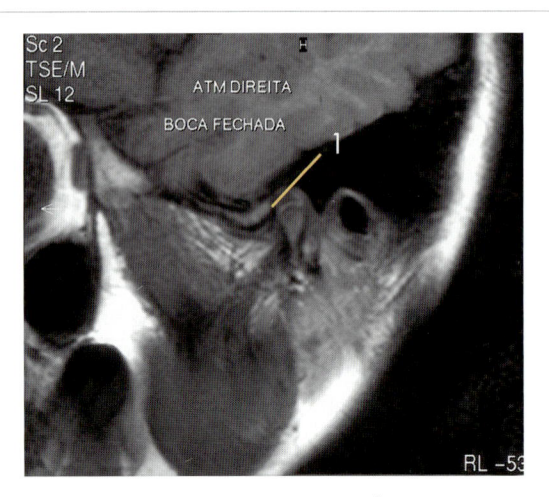

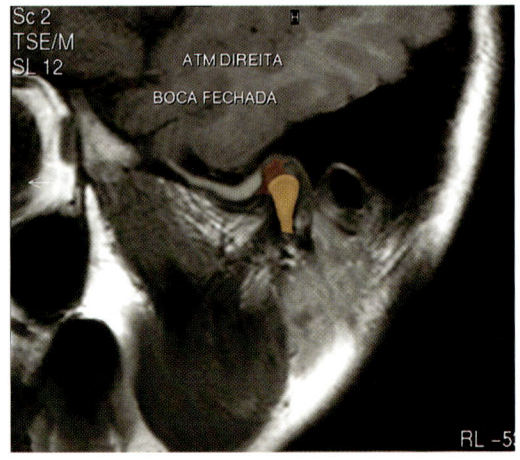

FIGURA 6.72: RN. Na intercuspidação se constata que a totalidade do espaço disponível é ocupada pelo disco (1). ATM esquerda, boca fechada. RNM do mesmo paciente com realce de cores.

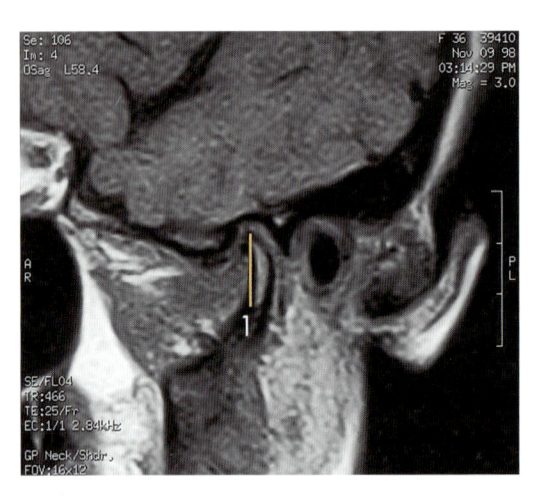

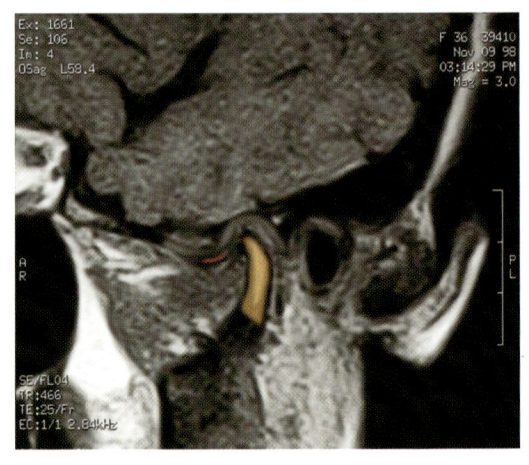

FIGURA 6.73: RN. A redução na espessura do disco leva a um aumento da carga (1) exercida sobre ele: "o disco torna-se mais rígido". ATM esquerda boca aberta. RNM do mesmo paciente com realce de cores.

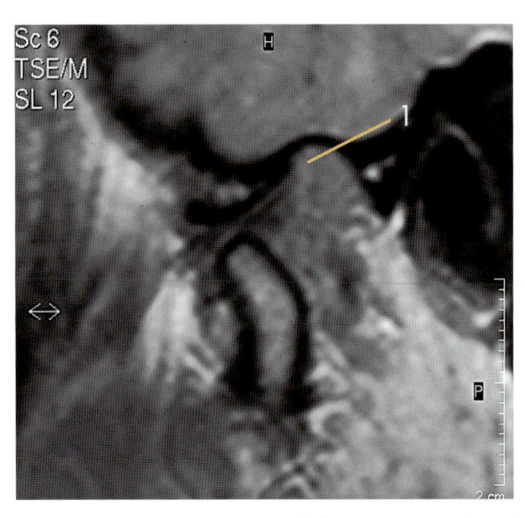

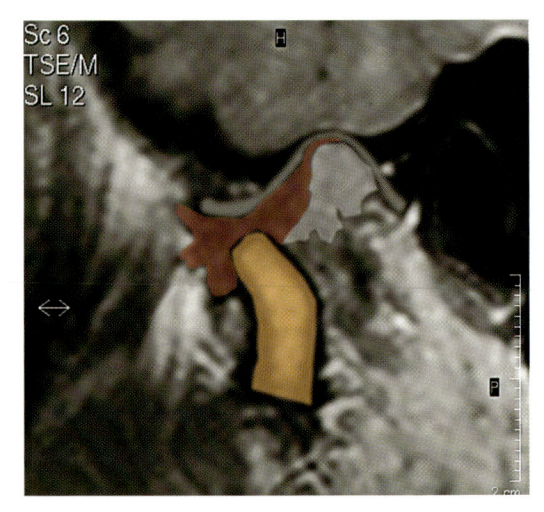

FIGURA 6.74 RN. A zona bilaminar (1), abundantemente vascularizada e inervada, está constituída, inversamente, por fibras elásticas. ATM direita boca aberta. RNM do mesmo paciente com realce de cores.

Em um corte sagital, o disco apresenta uma forma bicôncava em "S", com a concavidade anterior e superior frente ao processo temporal e a posterior e inferior cobrindo o processo mandibular. (fig. 6.75 RN)

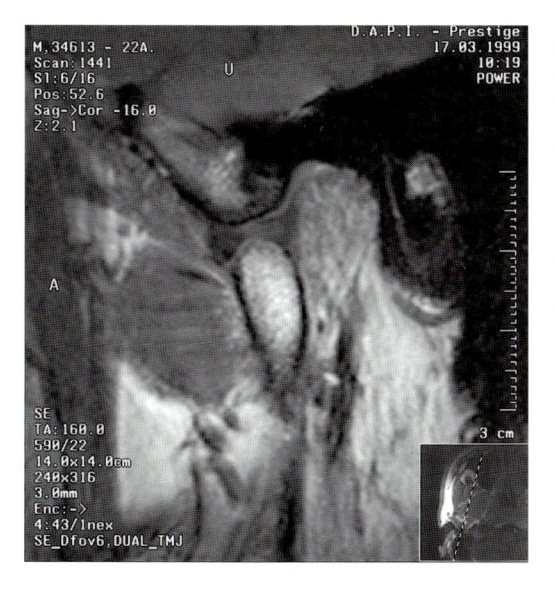

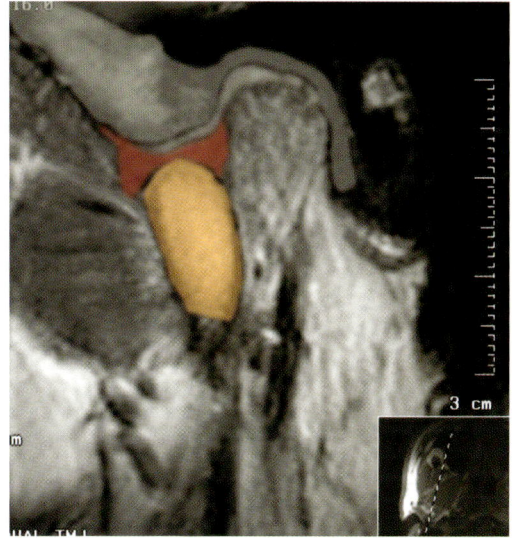

FIGURA 6.75: RN. ATM direita, boca aberta. RNM do mesmo paciente com realce de cores.

O Disco articular (1) fornece um sinal intermediário hipodenso, frequentemente mais claro que o osso cortical. (Figura 6.76 RN)

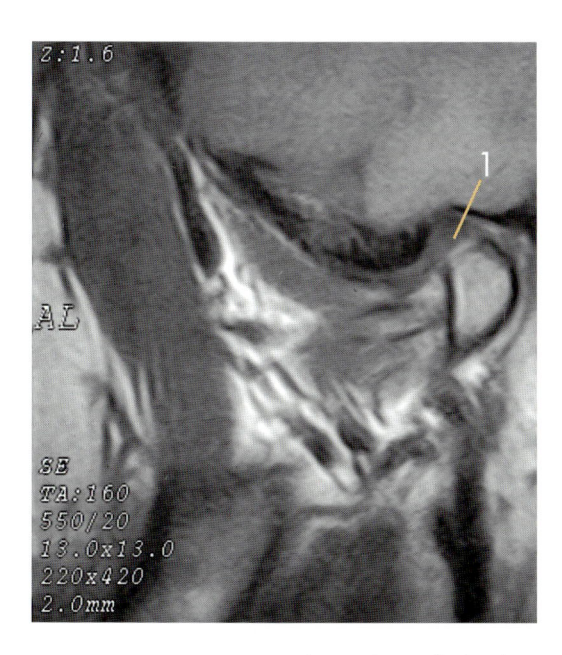

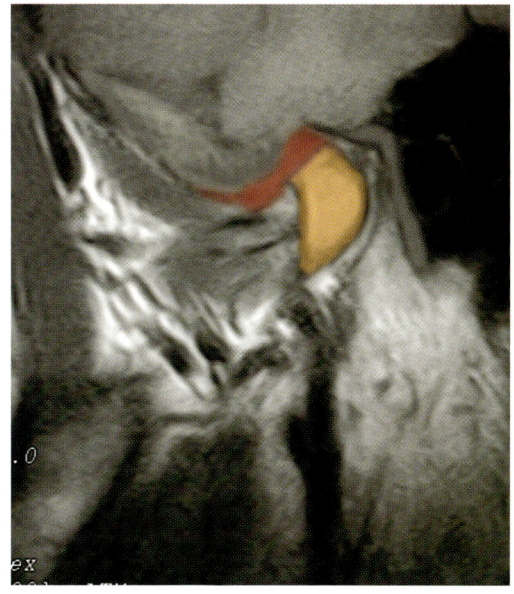

FIGURA 6.76: RN. ATM direita boca fechada. RNM do mesmo paciente com realce de cores.

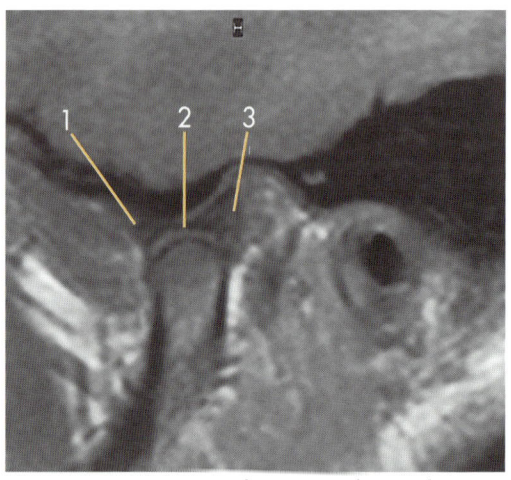

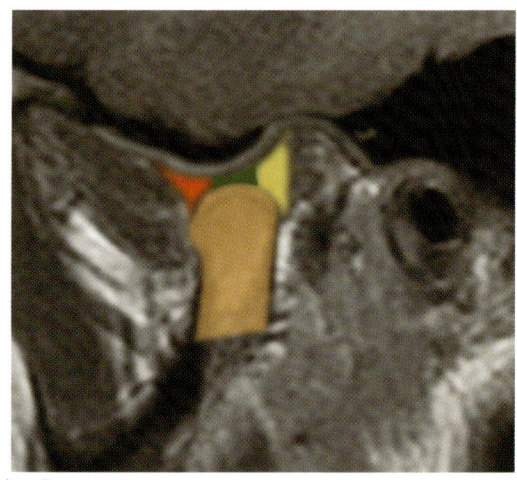

FIGURA 6.77: RN. O disco articular pode ser subdividido em três regiões: parte anterior (1), parte intermediária (2) e parte posterior (3). ATM direita, boca fechada. RNM do mesmo paciente com realce de cores.

A banda fibrosa posterior (1) está situada no topo da cabeça do côndilo, entre onze horas e meio-dia (fig. 6.78 RN).

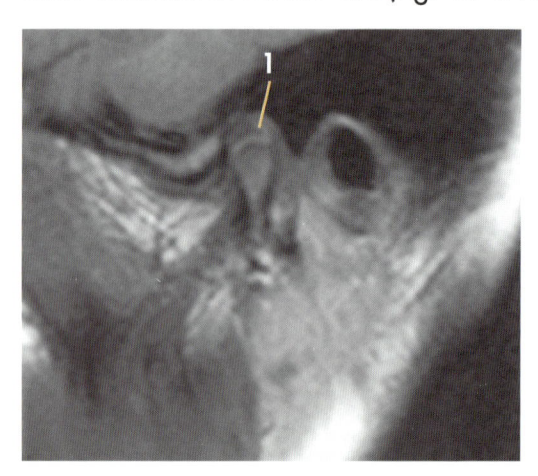

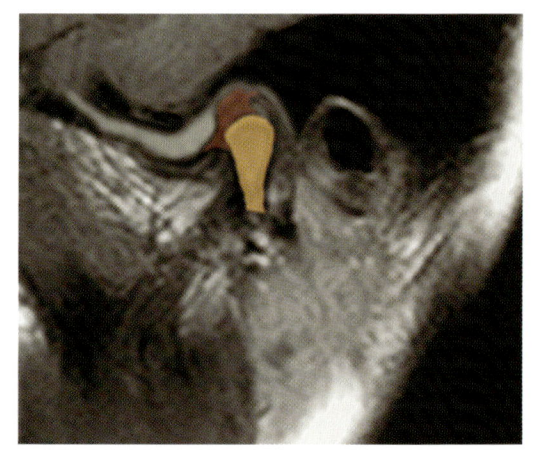

FIGURA 6.78: RN. ATM direita, boca fechada. RNM do mesmo paciente com realce de cores.

A espessura da banda posterior (1) varia entre dois a quatro milímetros (fig. 6.79 RN).

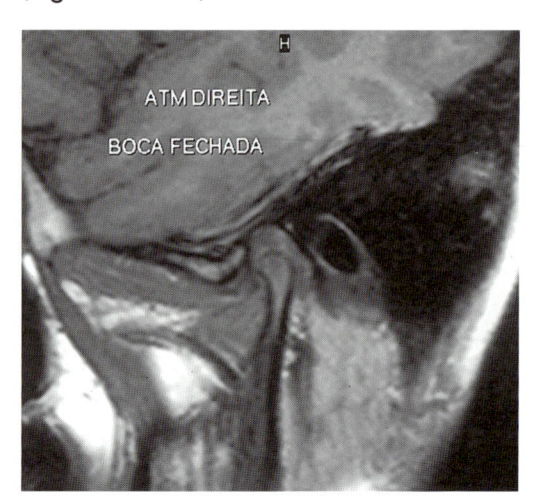

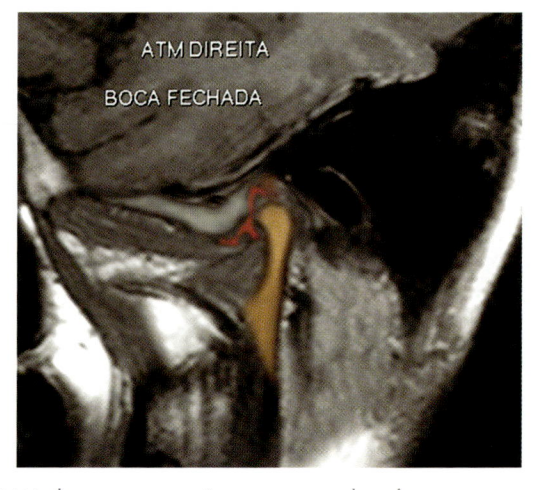

FIGURA 6.79: RN. ATM direita, boca fechada. RNM do mesmo paciente com realce de cores.

A banda fibrosa anterior desliza em direção à eminência temporal.

A região central é fina, o disco permanece em boa posição, *"cavalgando sobre o côndilo"* (fig. 6.80 RN).

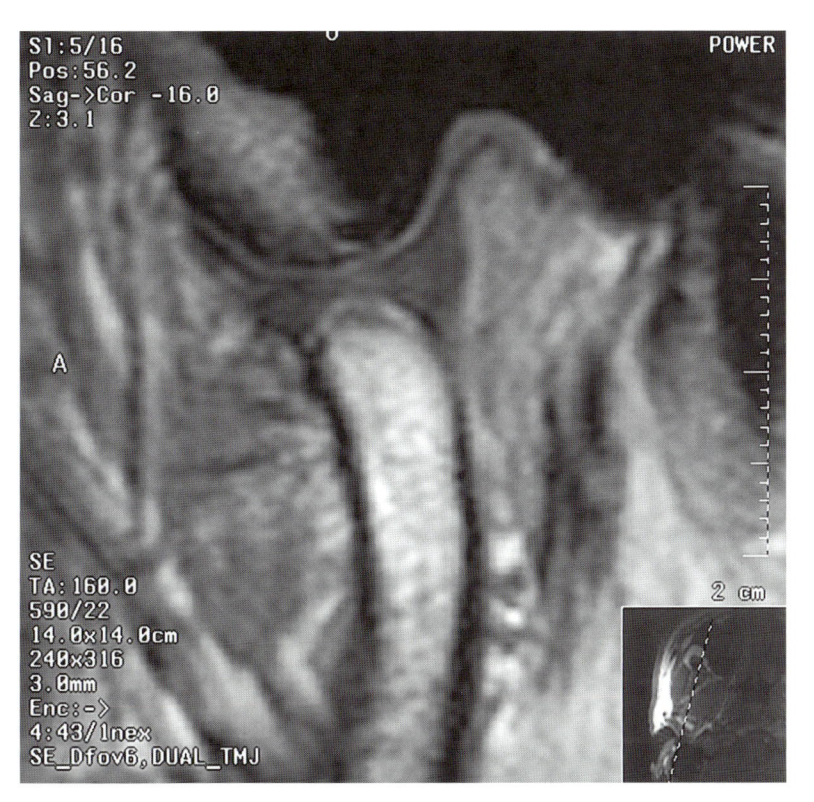

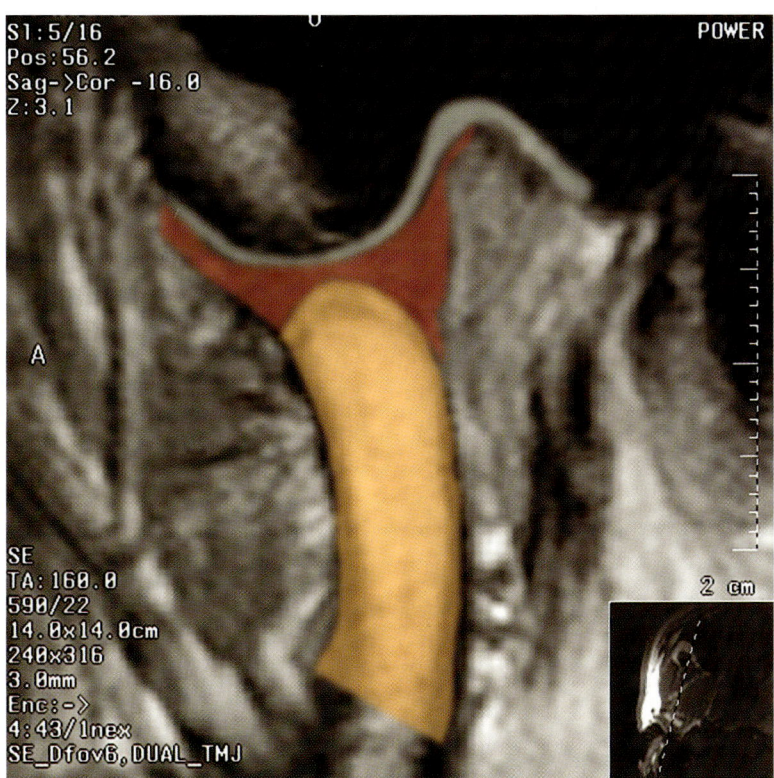

FIGURA 6.80: RN. ATM direita, boca aberta. RNM do mesmo paciente com realce de cores.

A zona bilaminar, constituída por duas bandas fibroelásticas (superior e inferior), contém um tecido neuro-vascular que se estende, com um fluxo sangüíneo, durante a abertura, mas colapsa-se, com um refluxo sangüíneo, quando a boca se fecha (DANIEL ROZENCWEIG, DAVID GERDOLLE e CHRISTIAN DELGOFE) fig. 6.81RN.

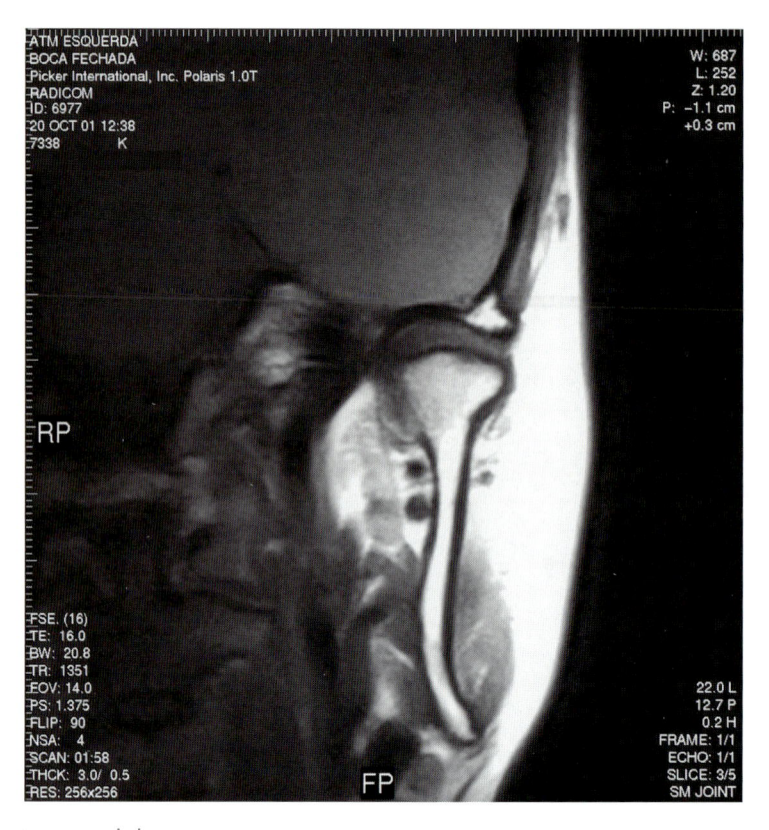

FIGURA 6.81: RN. Zona bilaminar.

A lâmina retrodiscal superior, composta por fibras elásticas, une-se por trás, ao nível da parede posterior da fossa mandibular e sobre o osso do tímpano (DANIEL ROZENCWEIG, DAVID GERDOLLE e CHRISTIAN DELGOFE) fig. 6.82 RN.

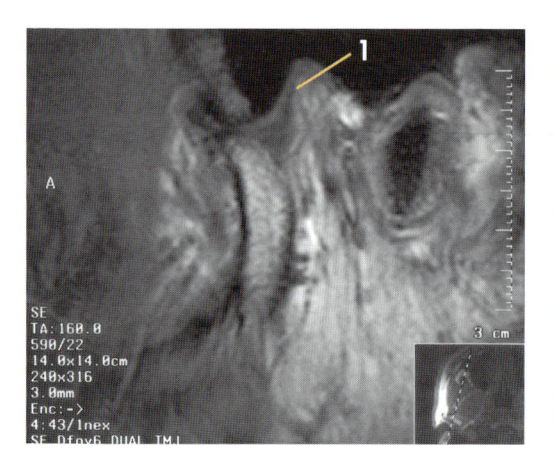

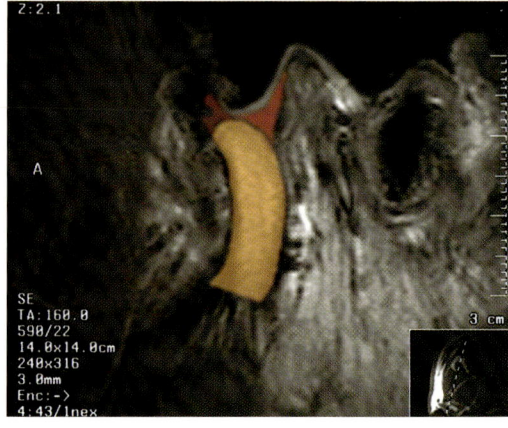

FIGURA 6.82: RN A lâmina retrodiscal superior. ATM direita, boca aberta (1). RNM do mesmo paciente com realce de cores.

A lâmina retro discal inferior, rica em fibras de colágeno, fixa-se por trás e por baixo, sobre a porção posterior do côndilo. Os tecidos retrodiscais não são sempre visíveis em imagens por ressonância magnética (figura 6.83 RN)

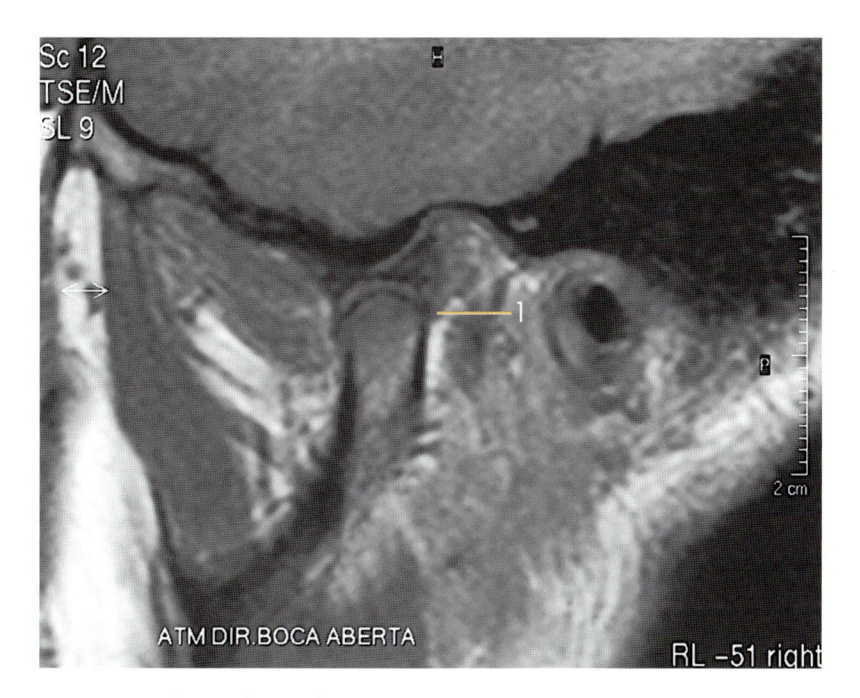

FIGURA 6.83: RN. ATM direita, boca aberta.

As lâminas superiores e inferiores são, freqüentemente, mais claras nas chapas feitas com a boca semi-aberta (quando as estruturas são menos compactas), graças ao hipersinal vascular da região retrocondiliana.

As bordas marginais do disco ligam-se sobre a cápsula. Ela mesma se insere abaixo, no colo do côndilo, e acima, em torno da fossa mandibular, formando um cone na base superior.

Geralmente, o sinal da cápsula articular não pode ser diferenciado do da membrana sinovial (Figura 6.84 RN).

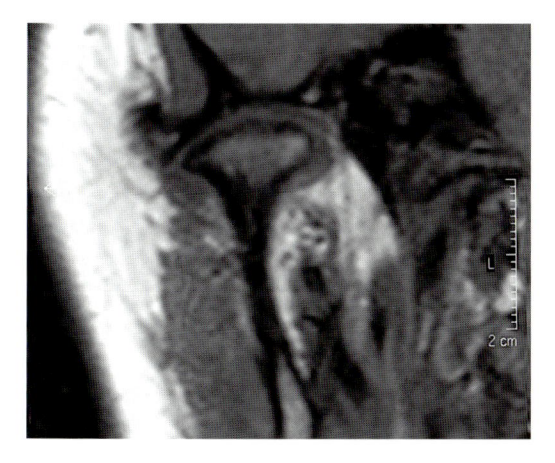

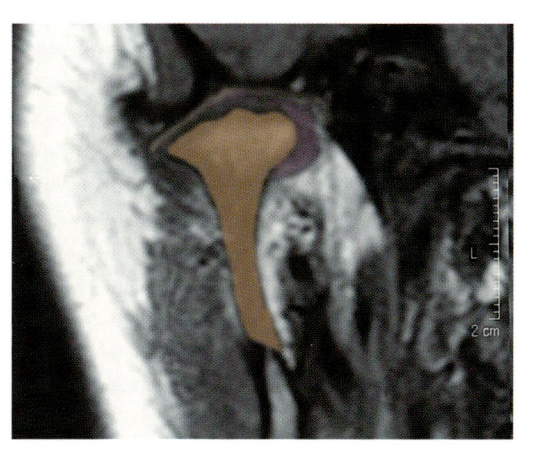

FIGURA 6.84: RN. O sinal da cápsula articular não pode ser diferenciado do da membrana sinovial. ATM direita frontal. RNM do mesmo paciente com realce de cores.

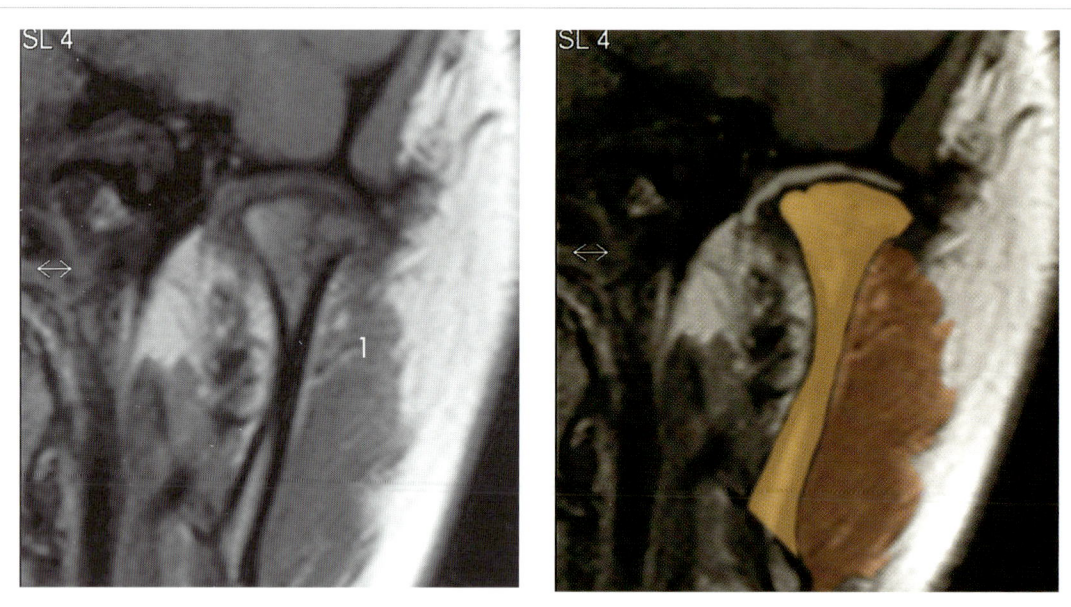

FIGURA 6.85: RN. Os músculos fornecem um sinal intermediário (cinza). ATM esquerda frontal (1). RNM do mesmo paciente com realce de cores.

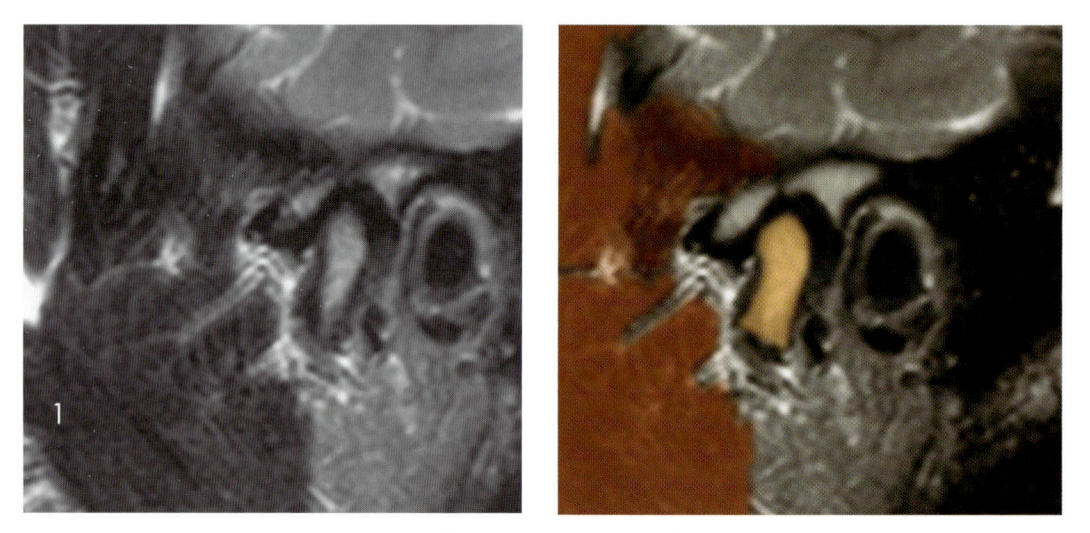

FIGURA 6.86: RN. Os músculos em T2 fornecem um sinal definido (preto) (1). Corte sagital. ATM esquerda boca fechada. RNM do mesmo paciente com realce de cores.

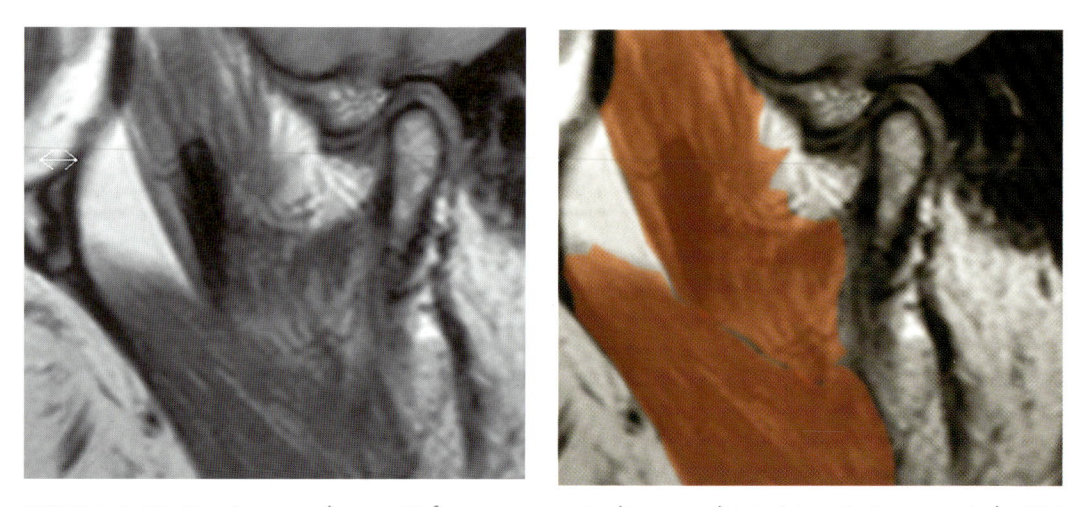

FIGURA 6.87: RN. Os músculos em T1 fornecem um sinal intermediário (cinza). Corte sagital. ATM direita, boca fechada. RNM do mesmo paciente com realce de cores.

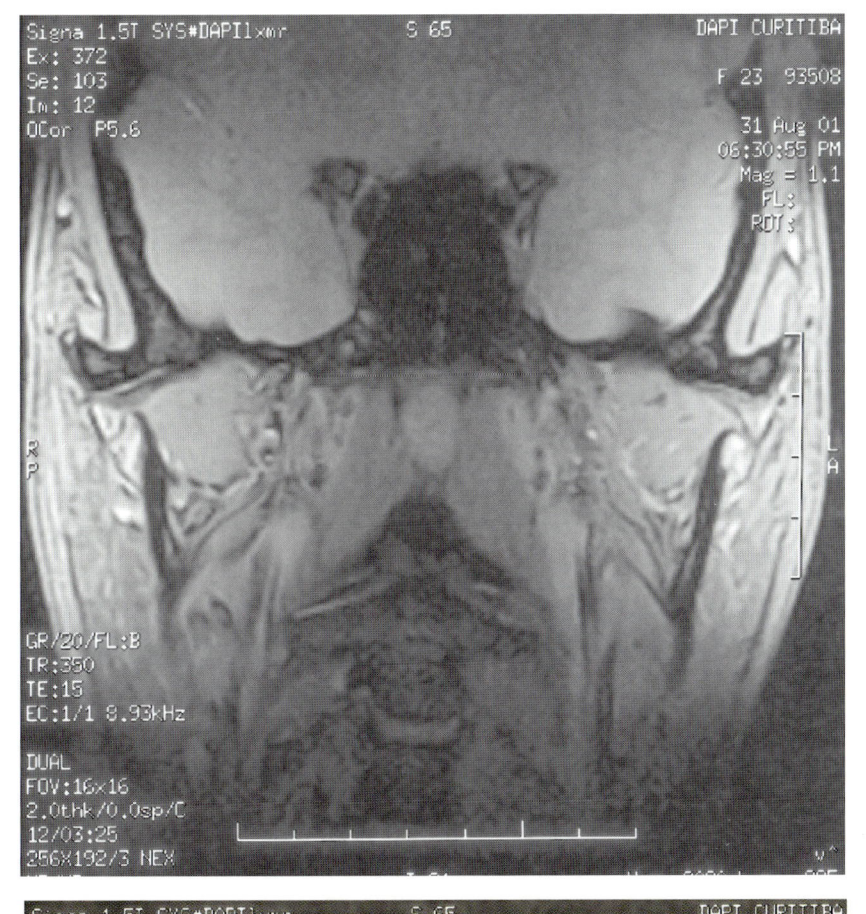

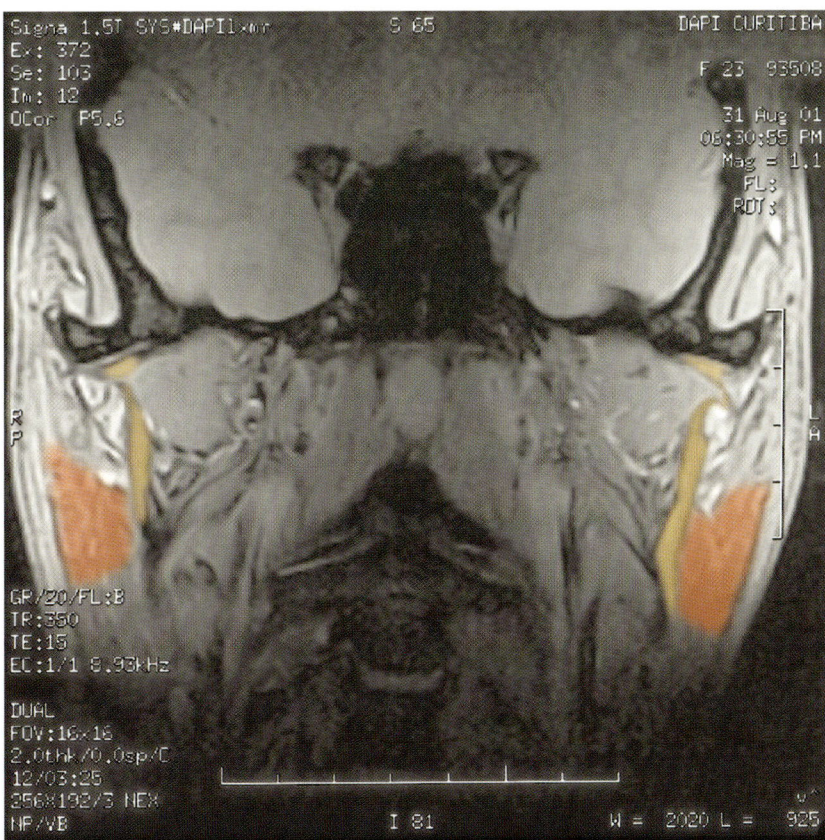

FIGURA 6.88: RN. Os músculos oferecem um sinal intermediário (cinza) Corte Axial. RNM do mesmo paciente com realce de cores.

O músculo pterigóideo lateral, assim como suas ligações presentes nos cortes sagitais, fornece-nos um sinal intermediário (cinza) (fig. 6.89 RN).

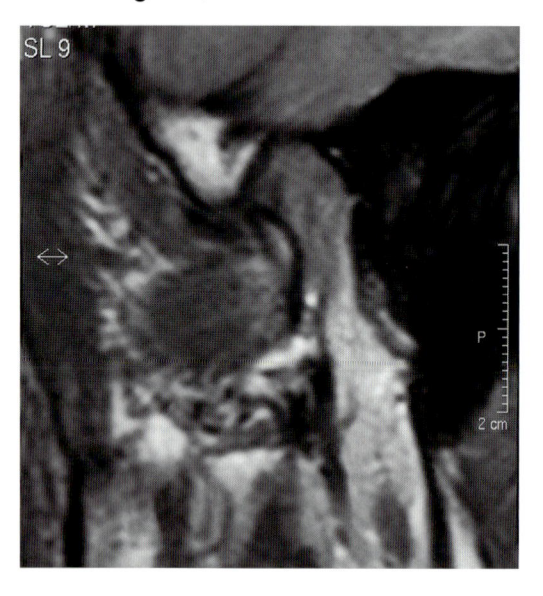

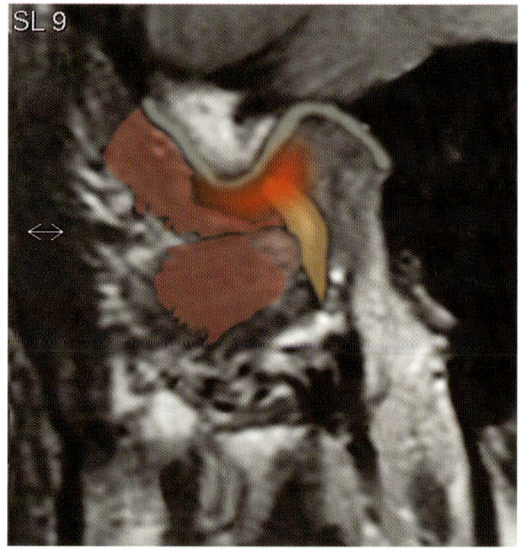

FIGURA 6.89: RN. ATM direita, boca aberta. RNM do mesmo paciente com realce de cores.

As fibras do tendão do feixe superior fixam-se na parte anterior da cápsula. Algumas destas fibras penetram no interior da cápsula e inserem-se diretamente no disco, aparecendo sob a forma de estruturas lineares, que fornecem um hipossinal cinza, paralelamente à superfície da eminência articular. Em cortes sagitais mais mediais, elas tornam-se contínuas com o corpo do músculo.

Os ventres musculares dos feixes superiores e inferiores fornecem um hipossinal intermediário (cinza) e os feixes de fibras musculares são, freqüentemente, bem claros. Entre os dois feixes musculares, o tendão de inserção do feixe inferior, que une a depressão situada no nível da borda anterior do colo do côndilo, é facilmente visível (fig. 6.90 RN) (DANIEL ROZENCWEIG, DAVID GERDOLLE e CHRISTIAN DELGOFE).

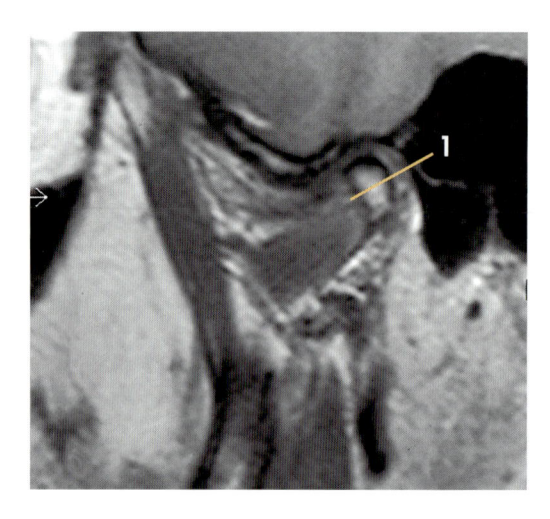

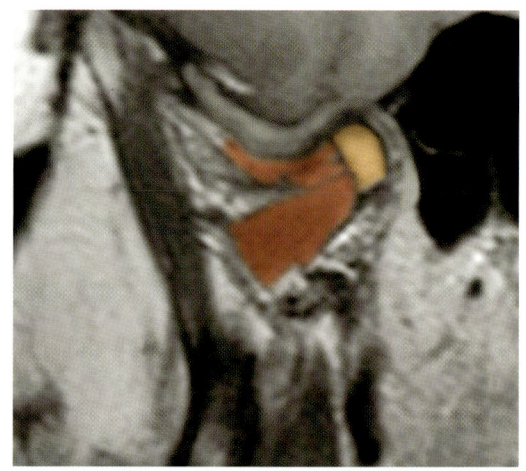

FIGURA 6.90: RN. Entre os dois feixes musculares (1), o tendão de iserção do feixe inferior, que une a depressão situada no nível da borda anterior do colo do côndilo, é facilmente visível. ATM direita frontal. RNM do mesmo paciente com realce de cores.

Anatomia muscular, plano sagital

Os cortes sagitais permitem individualizar, de fora para dentro, os músculos temporal, masseter e pterigóideos lateral e medial (fig. 6.91 RN) (DANIEL ROZENCWEIG, DAVID GERDOLLE e CHRISTIAN DELGOFE).

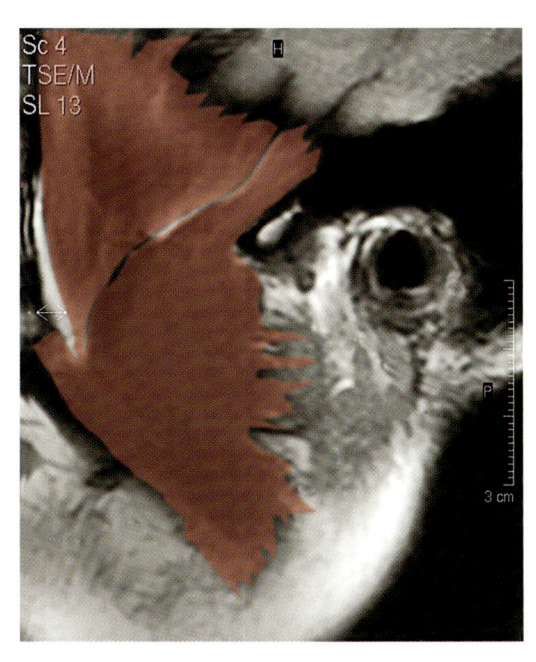

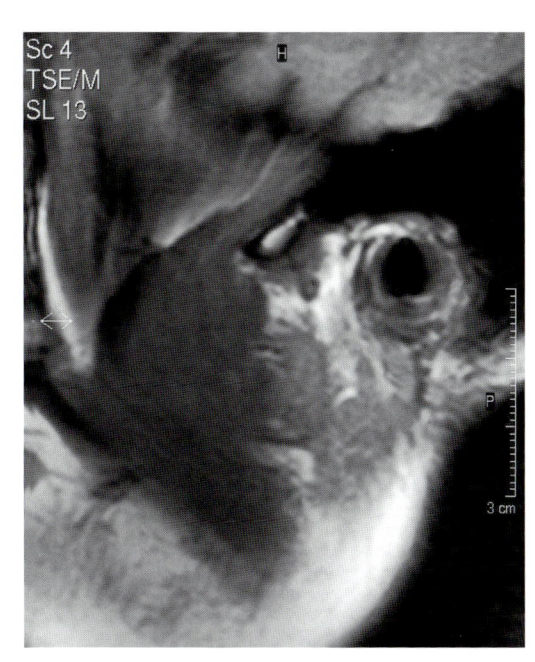

FIGURA 6.91: RN. Anatomia muscular, plano sagital, de onde provêm as representações esquemáticas clássicas. ATM direita boca fechada.

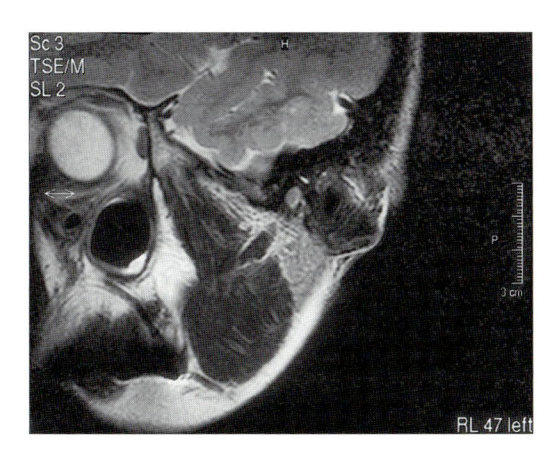

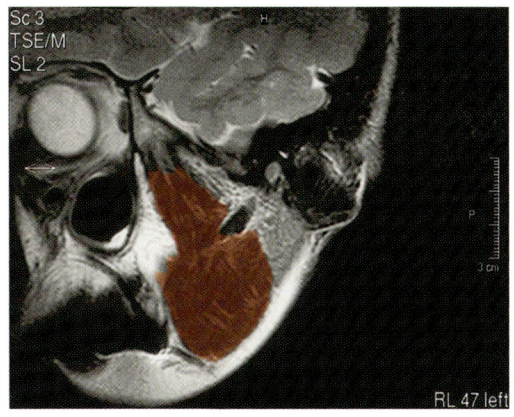

FIGURA 6.92: RN. Anatomia muscular, plano sagital. O corte sagital. ATM esquerda boca aberta. RNM do mesmo paciente com realce de cores.

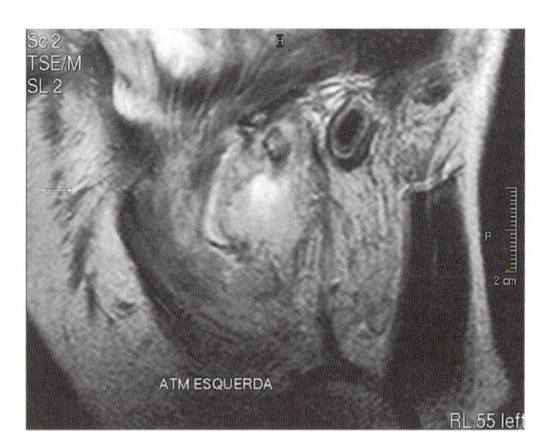

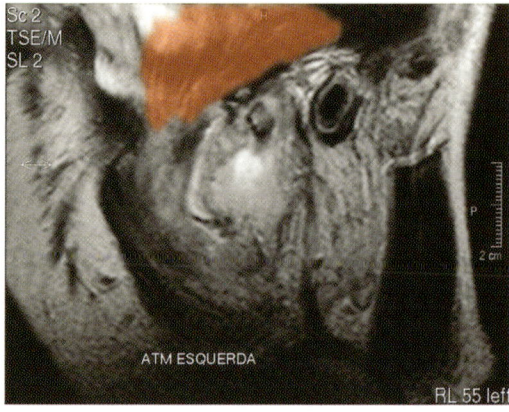

FIGURA 6.92 - continuação: RN. Anatomia muscular, plano sagital. O corte sagital. ATM esquerda boca aberta. RNM do mesmo paciente com realce de cores.

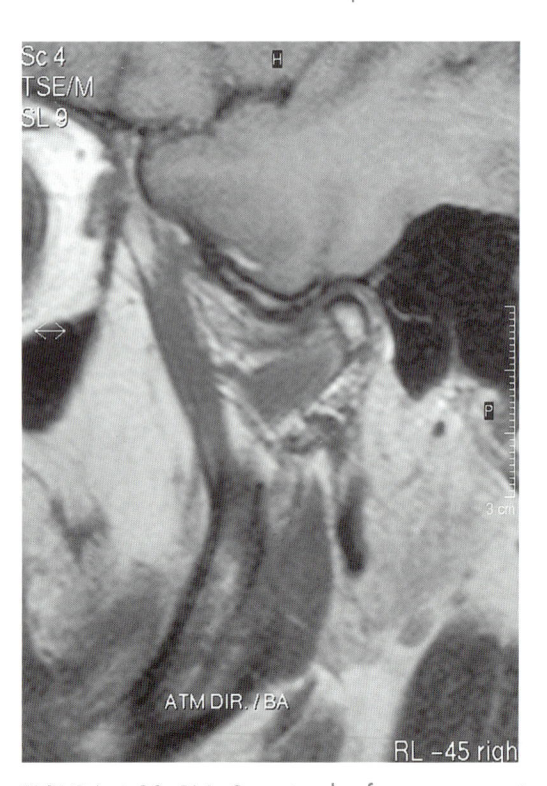

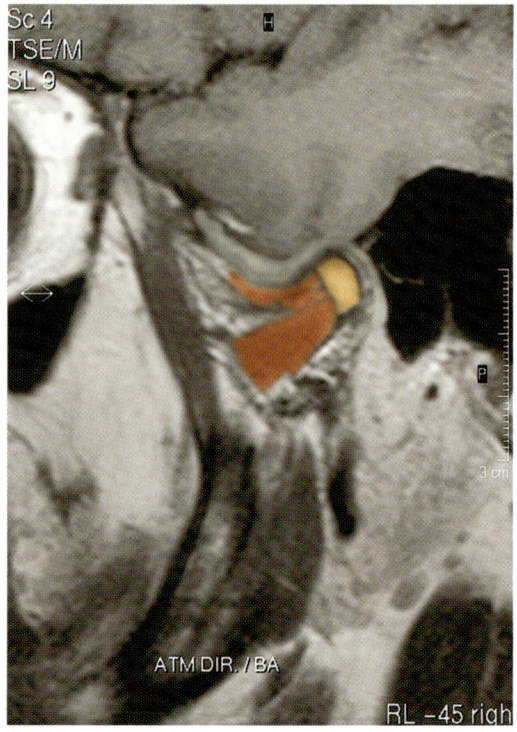

FIGURA 6.93: RN. Os músculos fornecem um sinal intermediário (cinza). Corte frontal e sagital.

Anatomia: plano frontal

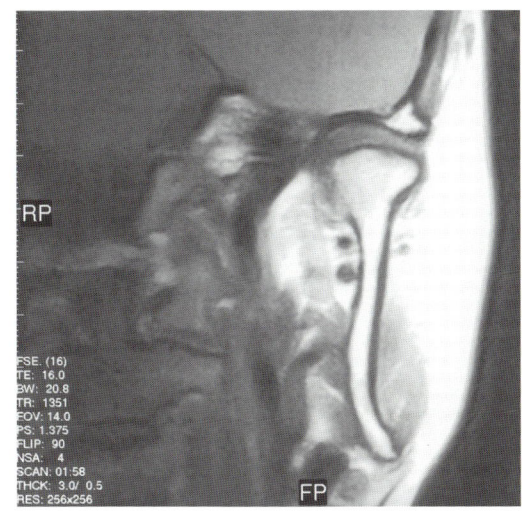

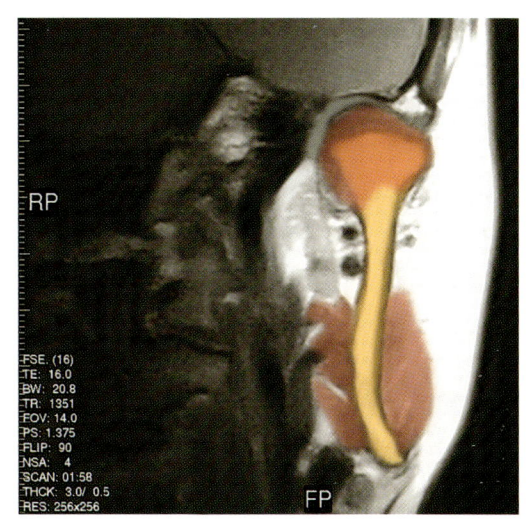

FIGURA 6.94: RN. Anatomia muscular: plano frontal. ATM esquerda, boca fechada. RNM do mesmo paciente com realce de cores.

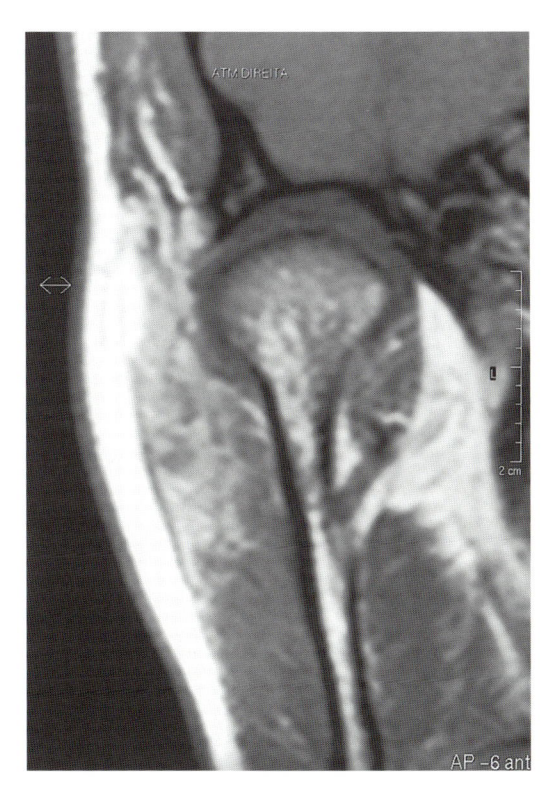

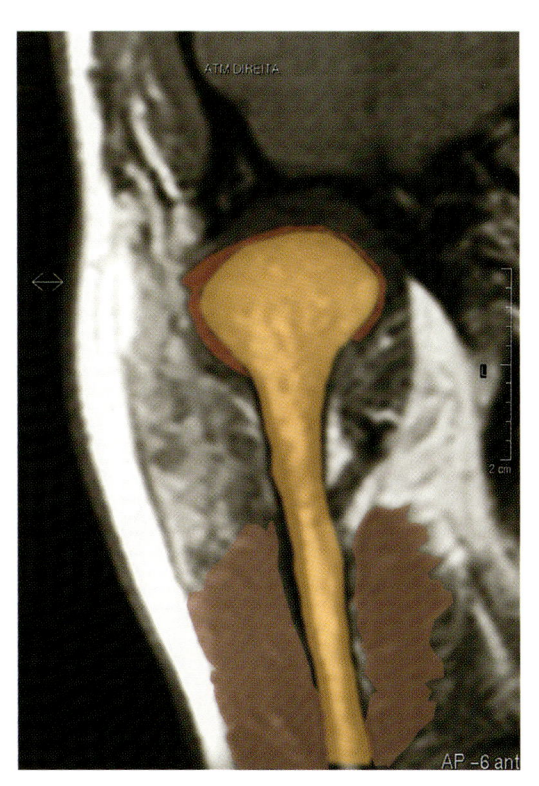

FIGURA 6.95: RN. O disco que cobre é unido ao pólo lateral por uma ligação exclusivamente fibrosa. RNM do mesmo paciente com realce de cores.

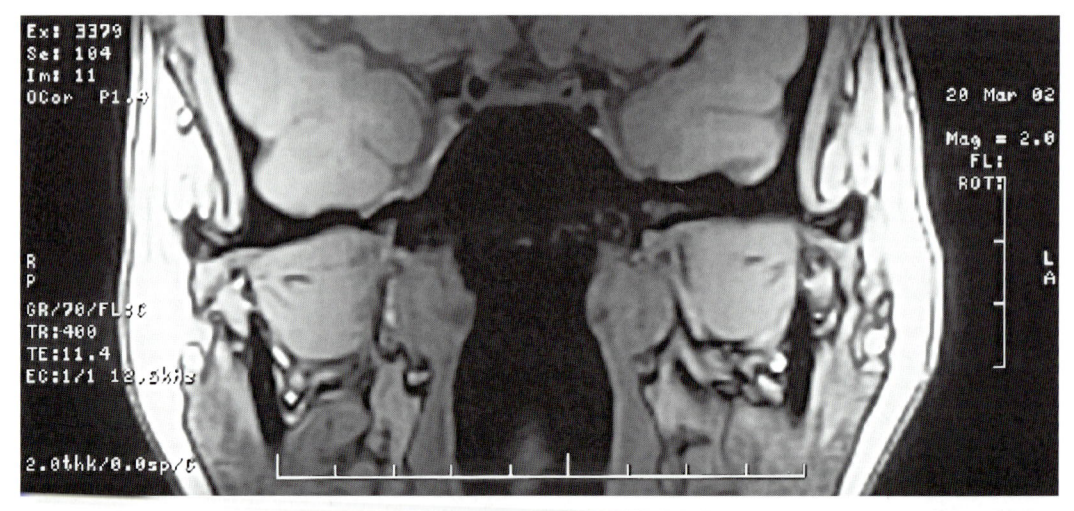

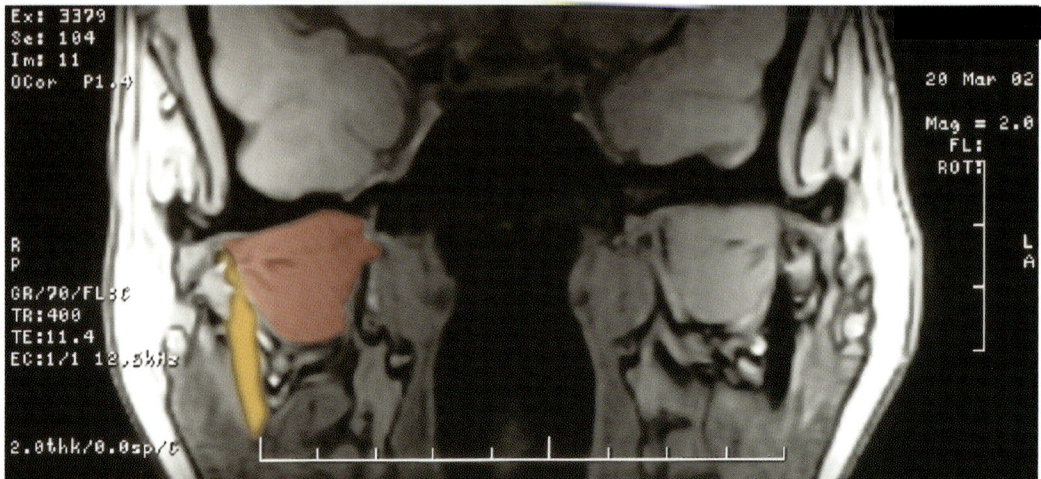

FIGURA 6.96: RN. A ligação medial na parte superior é ao mesmo tempo fibrosa e muscular, pela presença de fibras do pterigóideol. RNM do mesmo paciente com realce de cores.

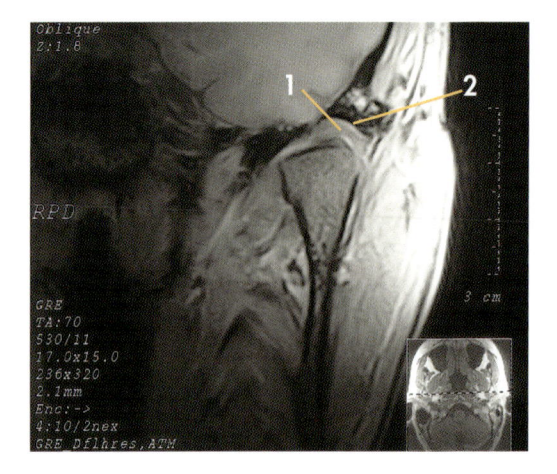

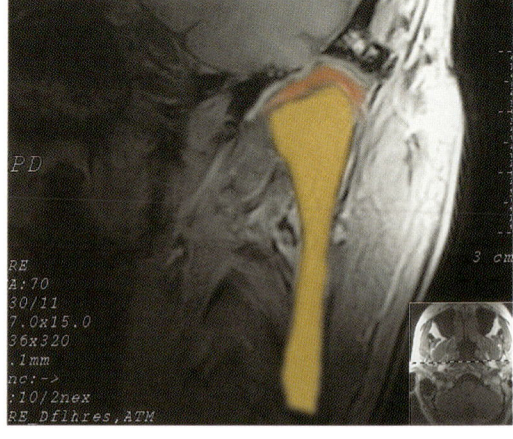

FIGURA 6.97: RN. A localização do osso temporal nos mostra que não há um perfeito encaixe transversal entre o complexo disco-condilar (1) e a fossa mandibular (2) . ATM esquerda, boca fechada. RNM do mesmo paciente com realce de cores.

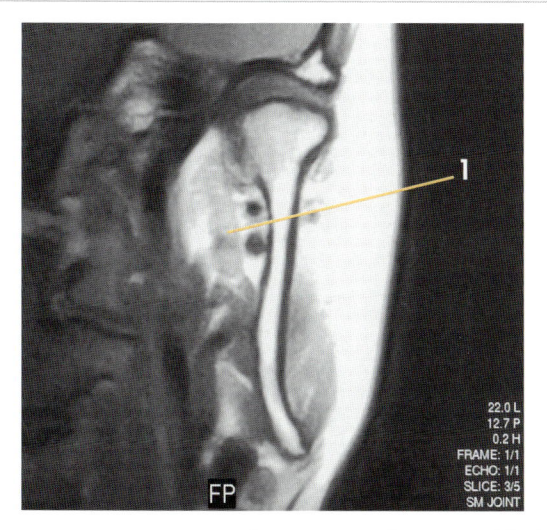

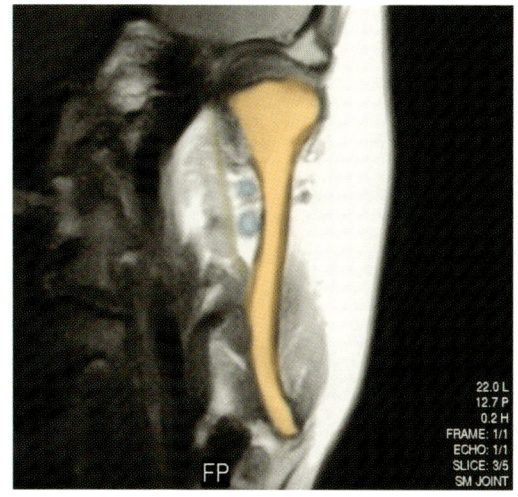

FIGURA 6.98: RN. O ligamento esfeno-mandibular (1) constitui, com o colo do côndilo, uma fileira na qual estão o nervo aurículo-temporal, a artéria e a veia maxilar. ATM esquerda, boca fechada. RMN do mesmo paciente com realce de cor.

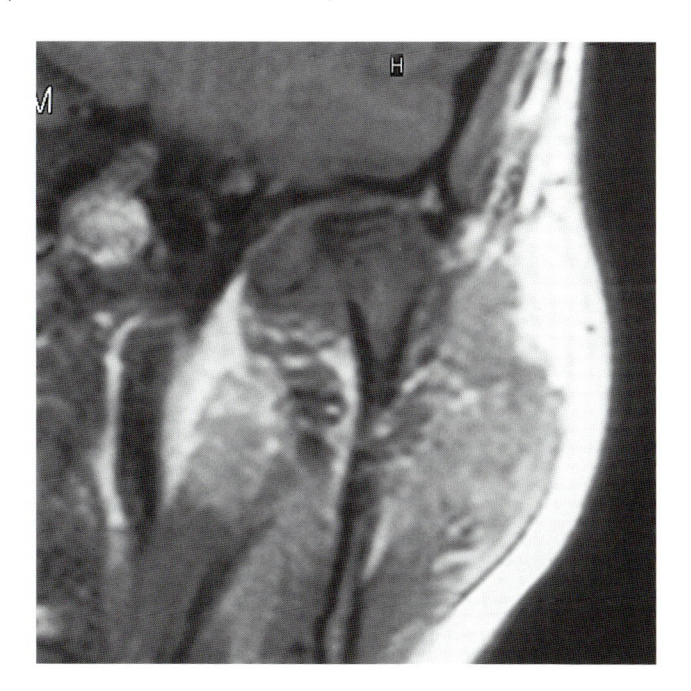

FIGURA 6.99: RN. Lateralmente, o prolongamento masseterino da parótida. ATM esquerda, boca fechada.

Músculo Pterigóideo Medial

O músculo pterigóideo medial forma, juntamente com o músculo temporal e o músculo masseter, o grupo dos fechadores da boca. O músculo tem sua origem na fossa pterigóidea do processo pterigóideo.

Em geral, as fibras do músculo pterigóideo lateral têm inserção em 22% da circunferência do disco. Oitenta e oito por cento das fibras são da parte superior e 12% da parte inferior (Abe *et al.*,1993). (fig. 6.100 RN)

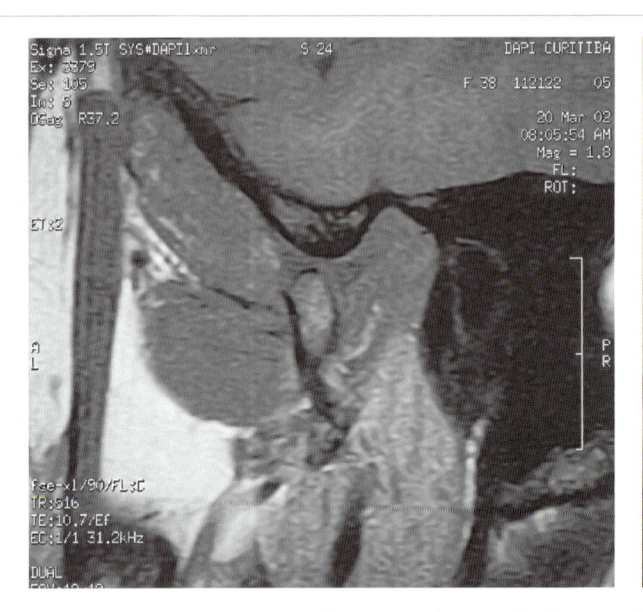

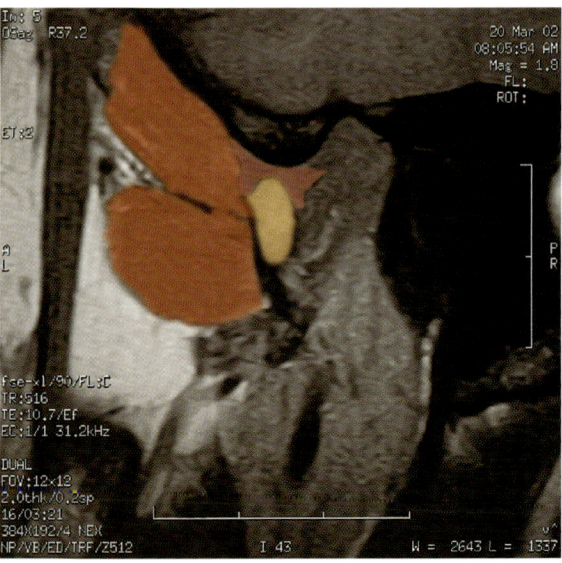

FIGURA 6.100: RN. Músculo Pterigóideo Medial. ATM direita, boca aberta. RNM do mesmo pa-ciente com realce de cores.

As fibras do tendão superior fixam-se à parte anterior da cápsula. Algumas destas fibras penetram no interior da cápsula e inserem-se diretamente no disco, na porção ântero-medial. As fibras do tendão aparecem sob a forma de estruturas lineares que fornecem um hipossinal intermediário (*cinza*).

As fibras do tendão produzem um hipossinal (fig. 6.101 RN).

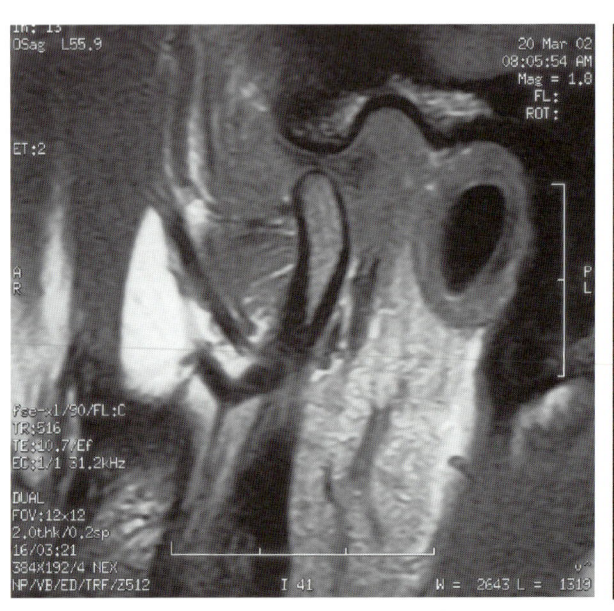

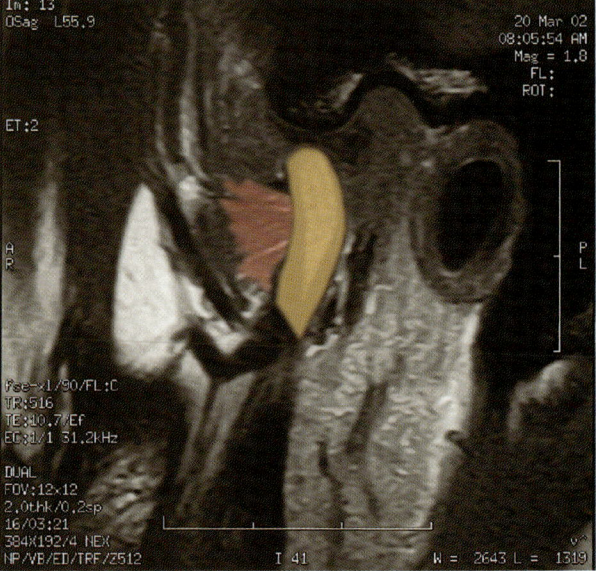

FIGURA 6.101: RN. As fibras do tendão fornecem um hipossinal intermediário (*cinza*). ATM esquerda, boca aberta. RNM do mesmo paciente com realce de cores.

Músculo Masseter

O masseter é visto nos cortes sagitais mais laterais, mas também nos cortes coronais. O masseter insere-se na borda inferior e na superfície interna do arco zigomático, mas com as seguintes particularidades: apresenta um fascículo profundo, de fibras verticais, que se fixa na face interna da apófise zigomática do temporal, e um fascículo superficial, que o faz na borda inferior do osso malar, até sua sutura com o osso temporal.

Os cortes mais externos o evidenciam (fig. 6.102 RN).

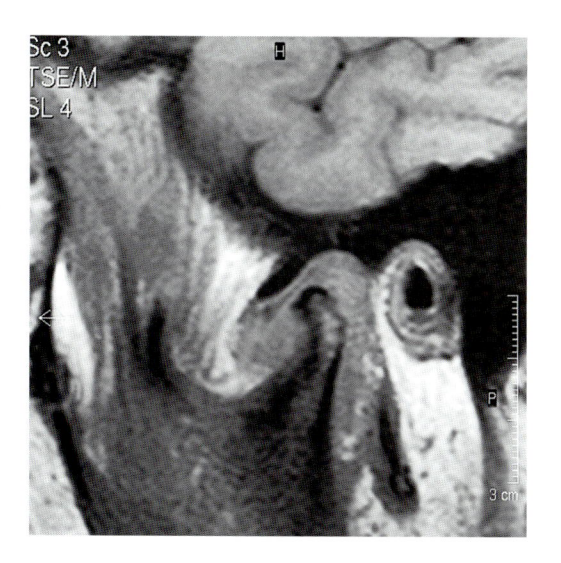

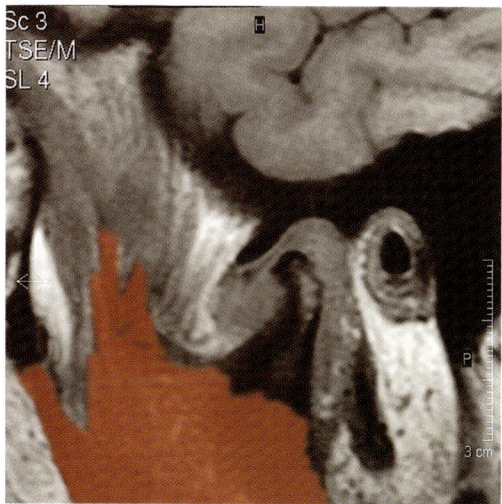

FIGURA 6.102: RN. O masseter é visto nos cortes sagitais mais laterais. T1. ATM esquerda, boca fechada. RNM do mesmo paciente com realce de cores.

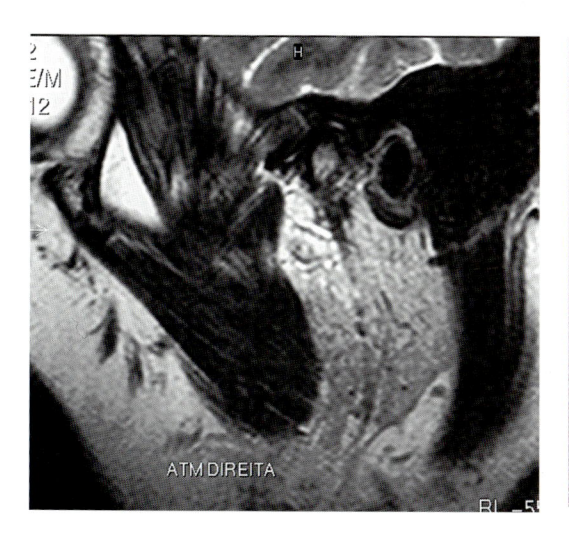

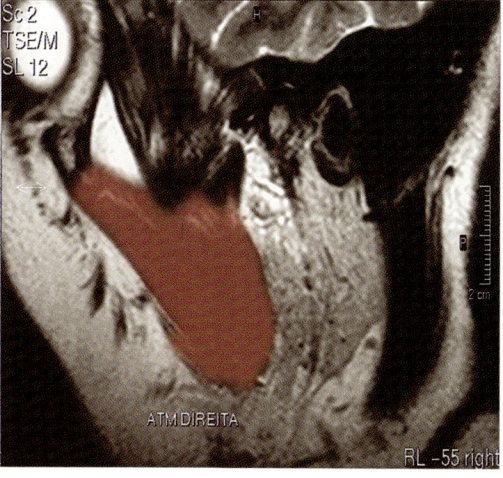

FIGURA 6.103: RN. O masseter apresenta extensa área heterogênea de sinal hiperintenso em T2. ATM direita, boca fechada. RNM do mesmo paciente com realce de cores.

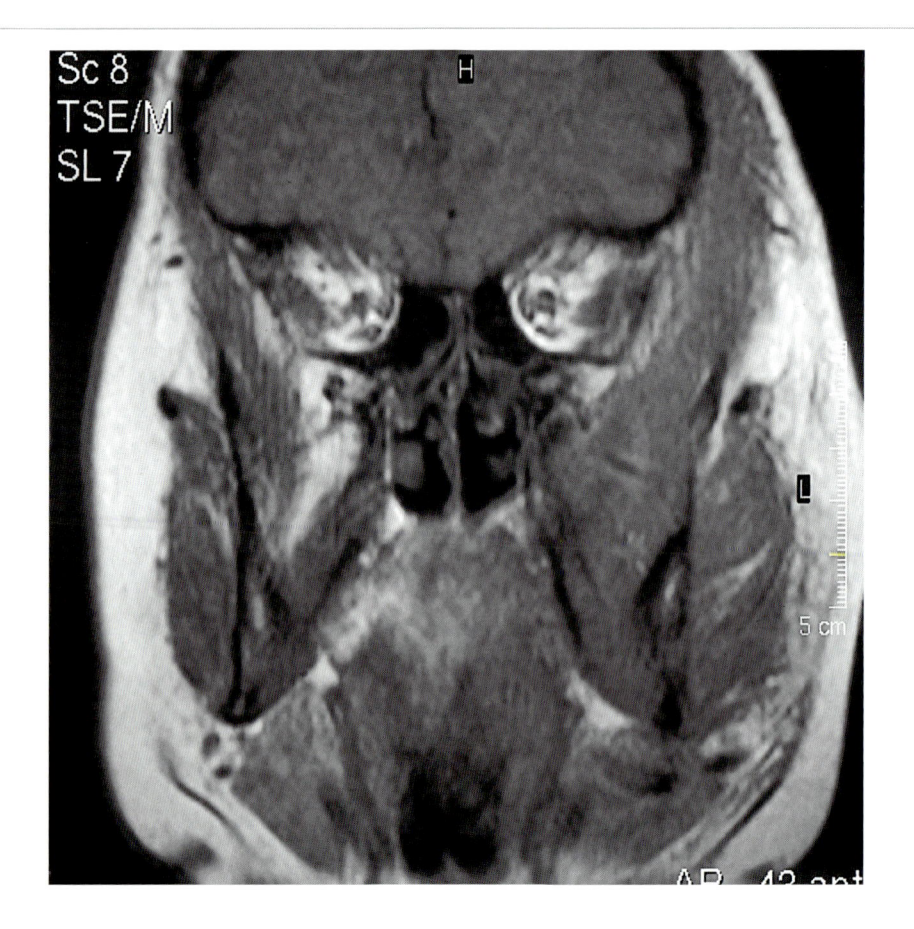

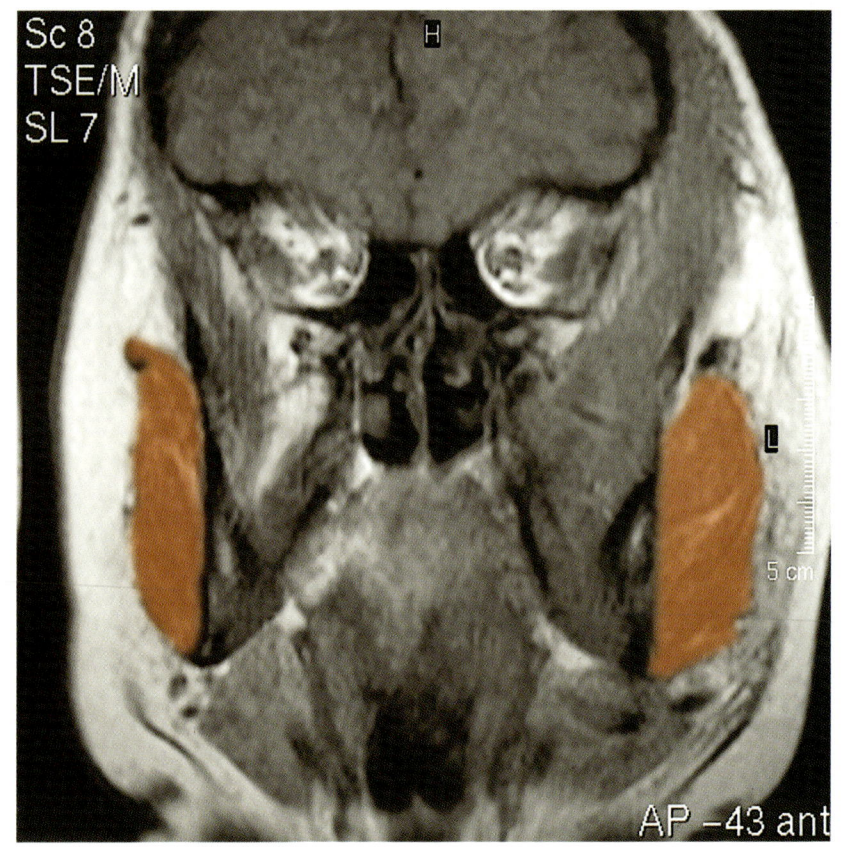

FIGURA 6.104: RN.T1. O masseter é visto nos cortes coronais na seqüência "*turbo spin echo*" (TSE), ponderada em T1. RNM do mesmo paciente com realce de cores.

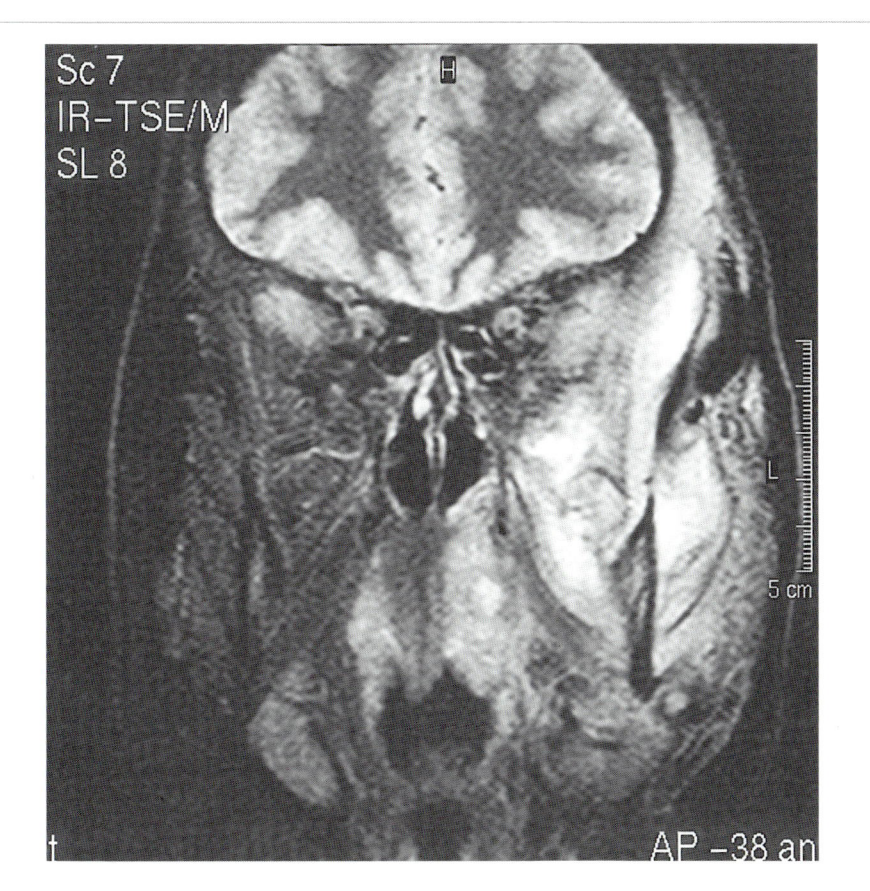

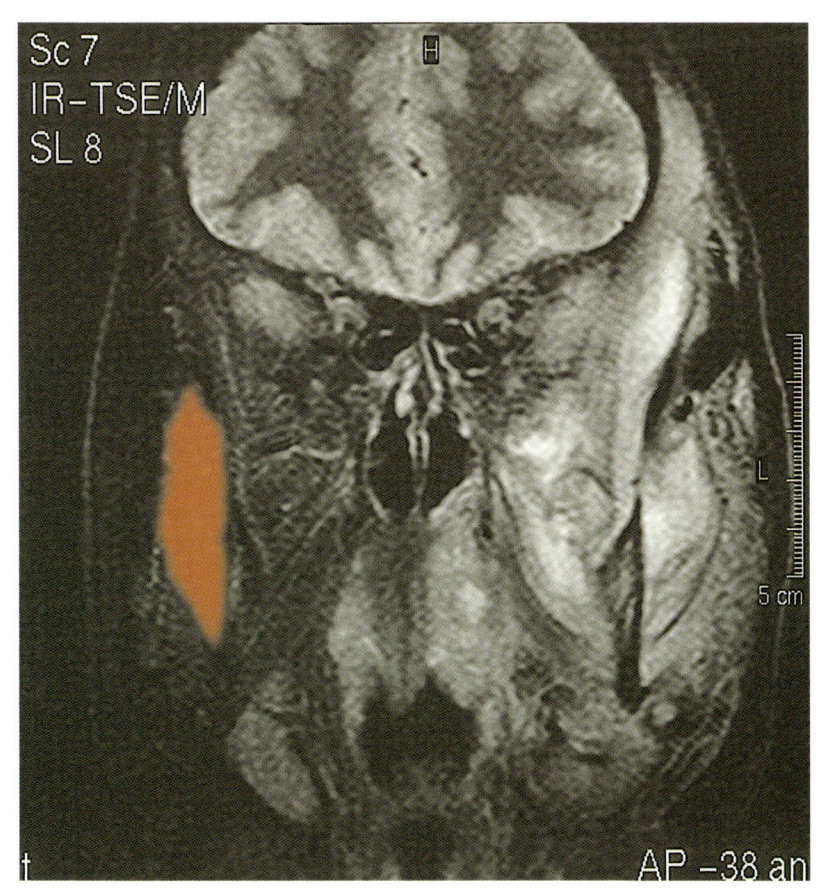

FIGURA 6.105: RN. O masseter é visto nos cortes coronais na seqüência *"turbo spin echo"* (TSE), ponderada em T2 com contraste. RNM do mesmo paciente com realce de cores.

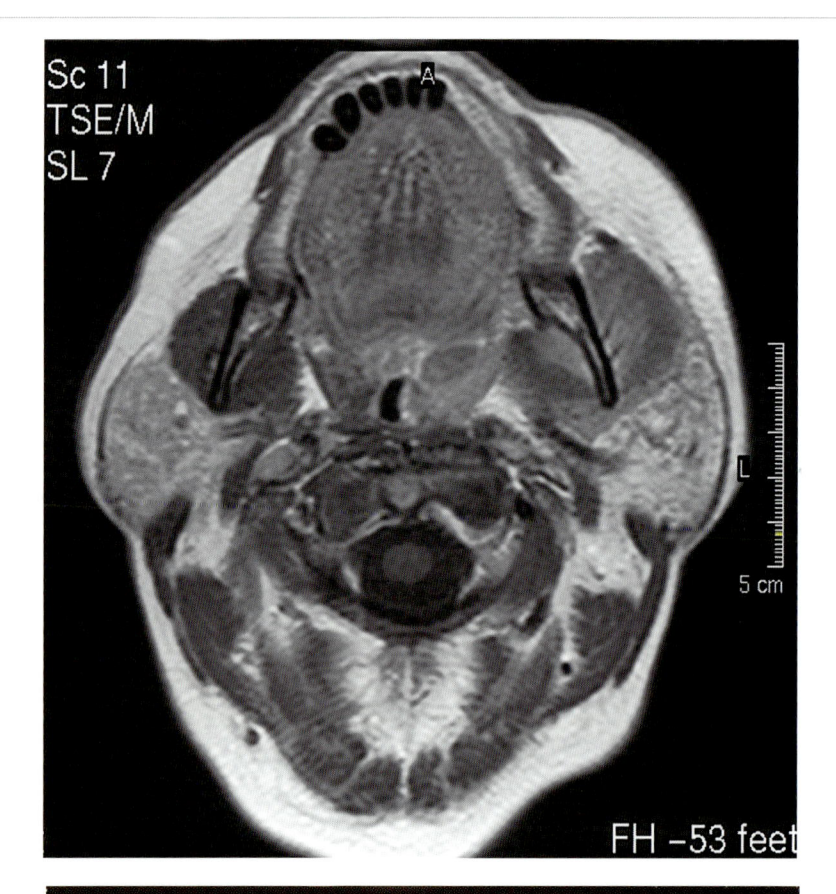

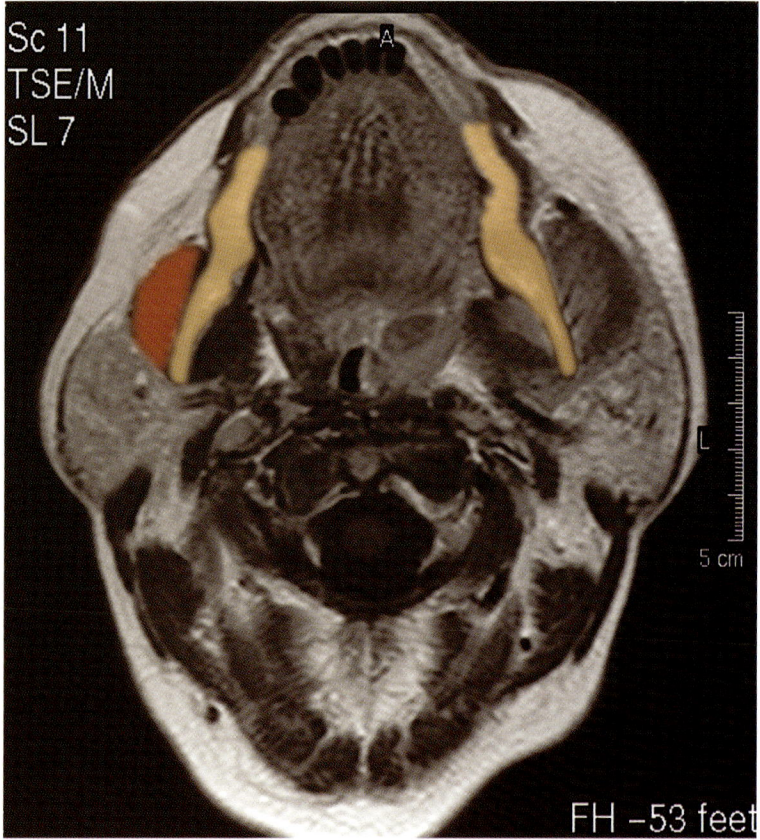

FIGURA 6.106: RN. O masseter é visto nos cortes axiais. Alteração de sinal indicativa de acentuada miosite na musculatura mastigatória, com abscesso do músculo masseter. Contraste, axial. RNM do mesmo paciente com realce de cores.

Músculo Temporal

O músculo temporal é facilmente observável ao nível dos cortes sagitais pelo hipersinal intermediário muscular clássico. Em seu terço inferior dá um hipossinal escuro.

O músculo temporal é um forte músculo elevador da mandíbula, cujo tendão, muito potente, insere-se na parte superior da face lateral, no vértice e na superfície profunda da apófise coronóide da mandíbula, assim como na borda anterior do ramo mandibular. O tendão passa medialmente ao arco zigomático e as fibras musculares correspondentes se espalham em leque, para se fixarem na superfície óssea da fossa do temporal (fig. 6.107 RN) (DANIEL ROZENCWEIG, DAVID GERDOLLE e CHRISTIAN DELGOFE).

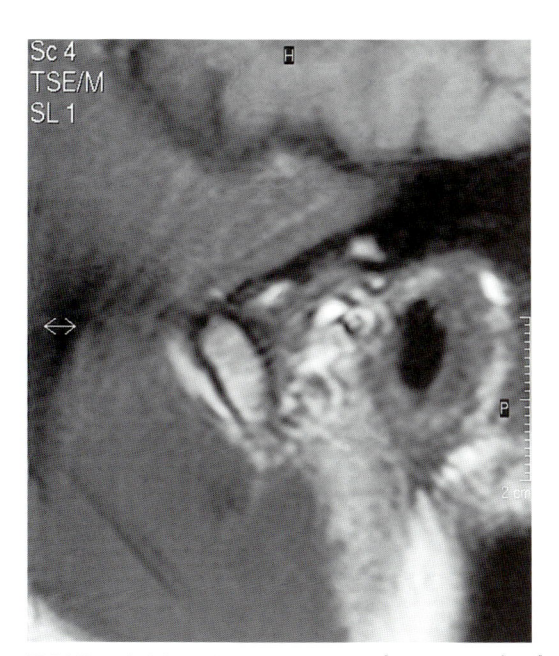

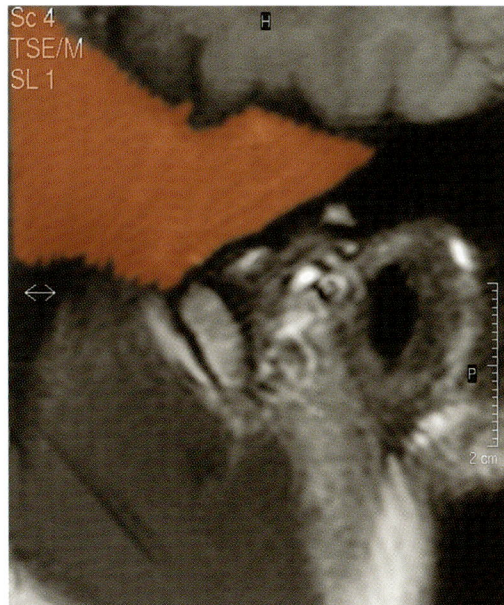

FIGURA 6.107: RN.T1. O músculo temporal é facilmente observável ao nível dos cortes sagitais, pelo hipersinal intermediário muscular clássico. ATM esquerda, boca aberta. RNM do mesmo paciente com realce de cores.

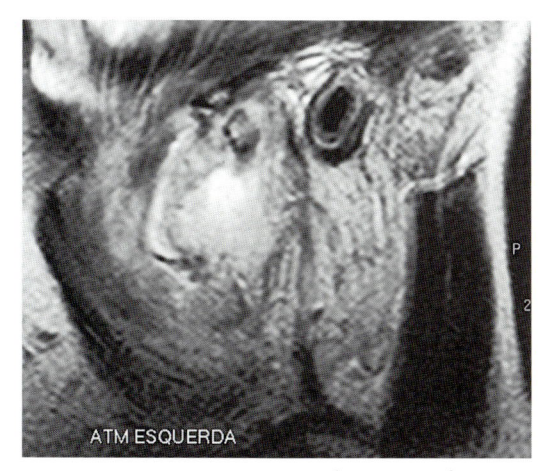

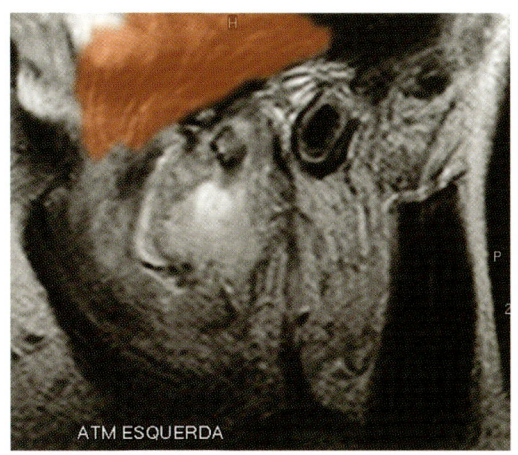

FIGURA 6.108: RN. O músculo temporal apresenta extensa área heterogênea de sinal hiperintenso em T2. ATM esquerda, boca fechada. RNM do mesmo paciente com realce de cores.

Ligamentos Extracapsulares

Os ligamentos extracapsulares, ou acessórios da articulação, são mais difíceis de ser evidenciados: medialmente, na articulação, o ligamento esfenomandibular e estilo-mandibular situam-se a distância da articulação, em que alguns distinguem uma porção anterior, que se desprende da espinha do esfenóide e da zona adjacente ao osso temporal e se dirige para baixo e para adiante, para tomar inserção na espinha de Spix.

Estruturas vasculares

Estruturas vasculares: são observadas como dois cilindros pretos pósteromediais no ramus e através da glândula parótida (artéria carótida externa, veia jugular externa, veia comunicante intraparotidiana (fig. 6.109 RN).

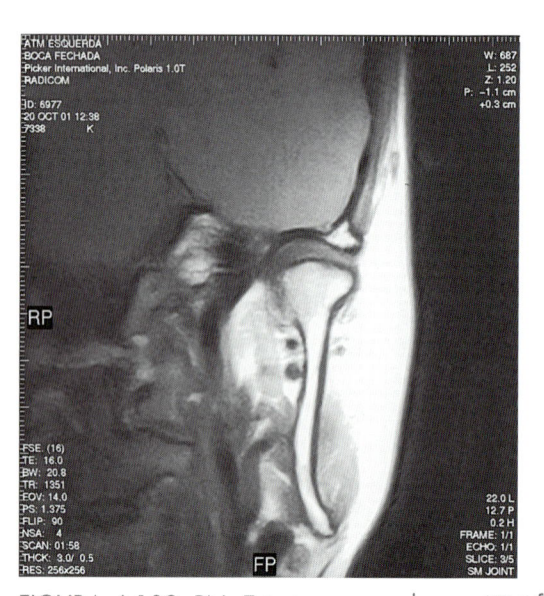

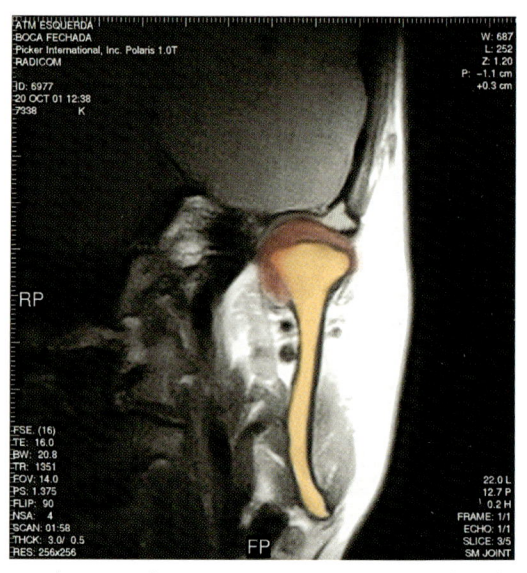

FIGURA 6.109: RN. Estruturas vasculares. ATM frontal. RNM do mesmo paciente com realce de cores.

DINÂMICA DA ARTICULAÇÃO TEMPOROMANDIBULAR

A realização de uma série de imagens em diferentes etapas de abertura permite, durante uma seqüência de vídeo, obter um efeito de exame dinâmico, dando origem à denominada vídeo-ressonância.

O estudo da dinâmica da articulação temporomandibular por meio da IRM poderá responder a algumas questões (fig. 6.110 RN):

FIGURA 6.110: RN. Posição do côndilo na cavidade glenóide BA e BF (Movie) ATM esquerda. CINE FRAME 1/5, FRME 2/5, FRAMA 3/5, FRAME 4/5, FRAME 5/5. RNM do mesmo paciente com realce de cores.

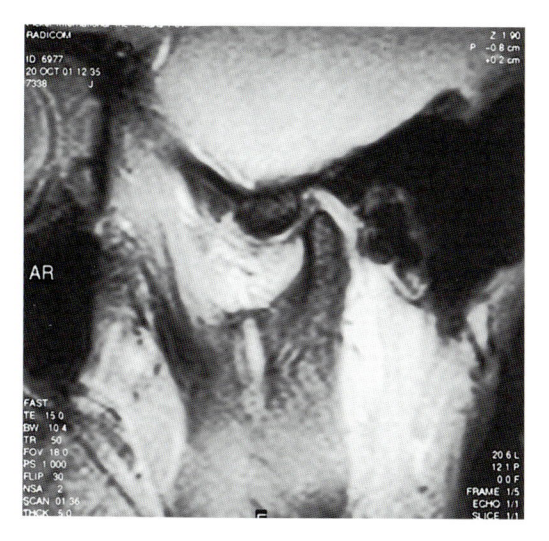

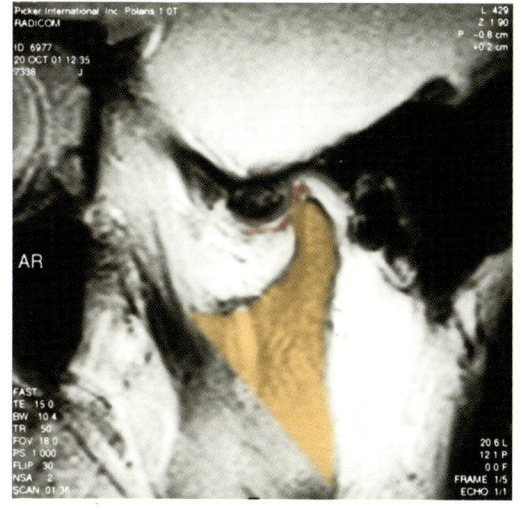

CINE FRAME 1/5

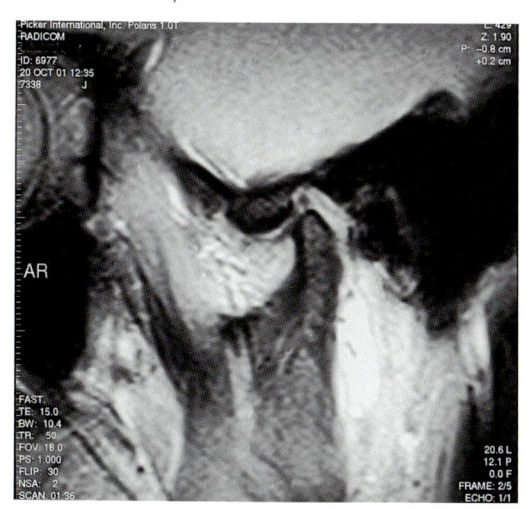

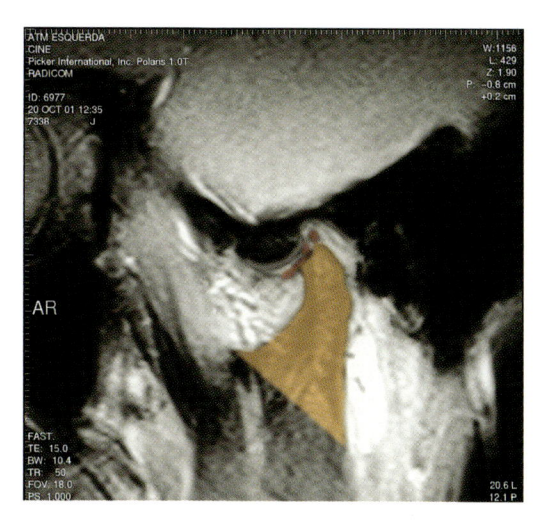

CINE FRAME 2/5

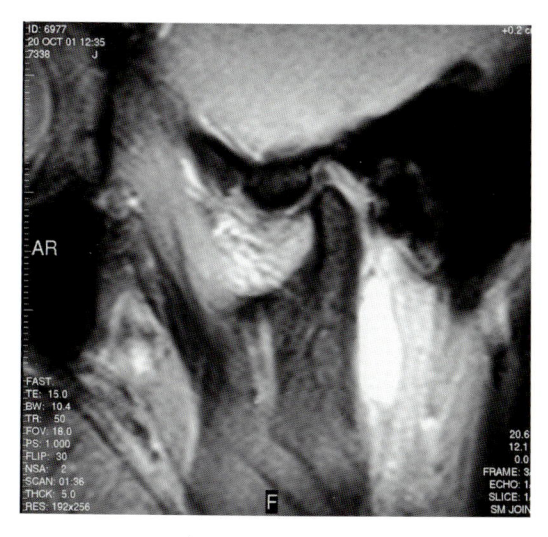

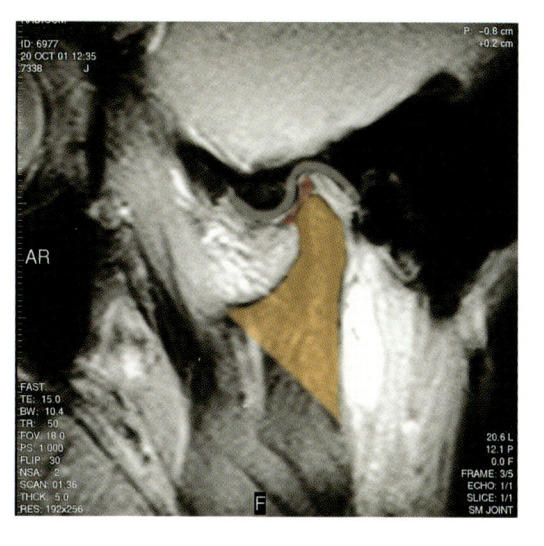

CINE FRAME 3/5

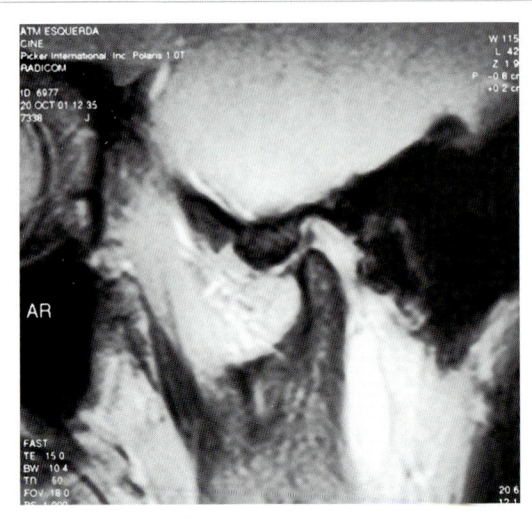

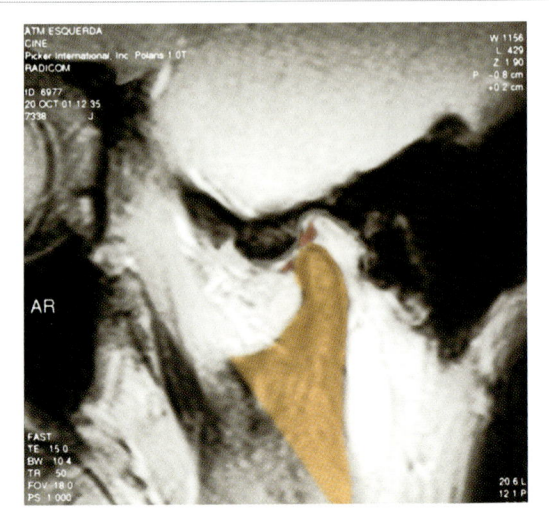

CINE FRAME 4/5

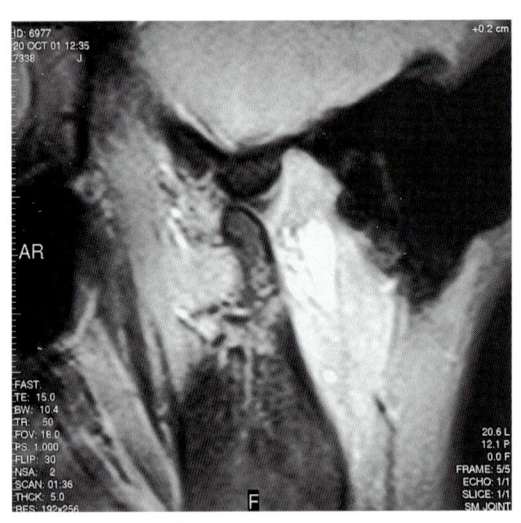

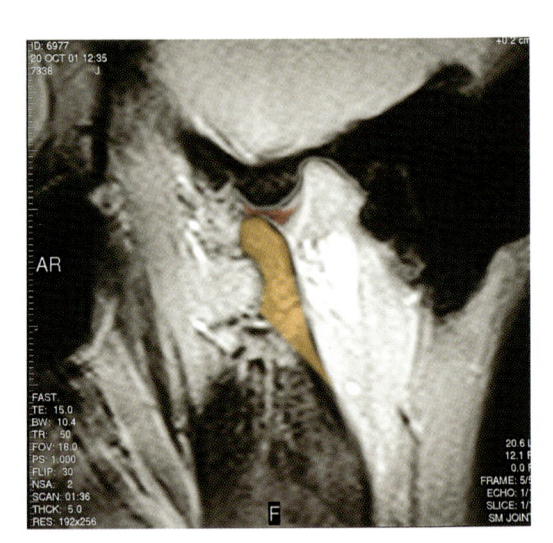

CINE FRAME 5/5

- Qual é a posição do côndilo na cavidade glenóidea, nas fases de boca fechada e boca em abertura máxima?
- Quais são as posições condilares durante a fase de abertura?
- Ocupam os côndilos posições simétricas no indivíduo?

PROTOCOLO DE RESSONÂNCIA MAGNÉTICA

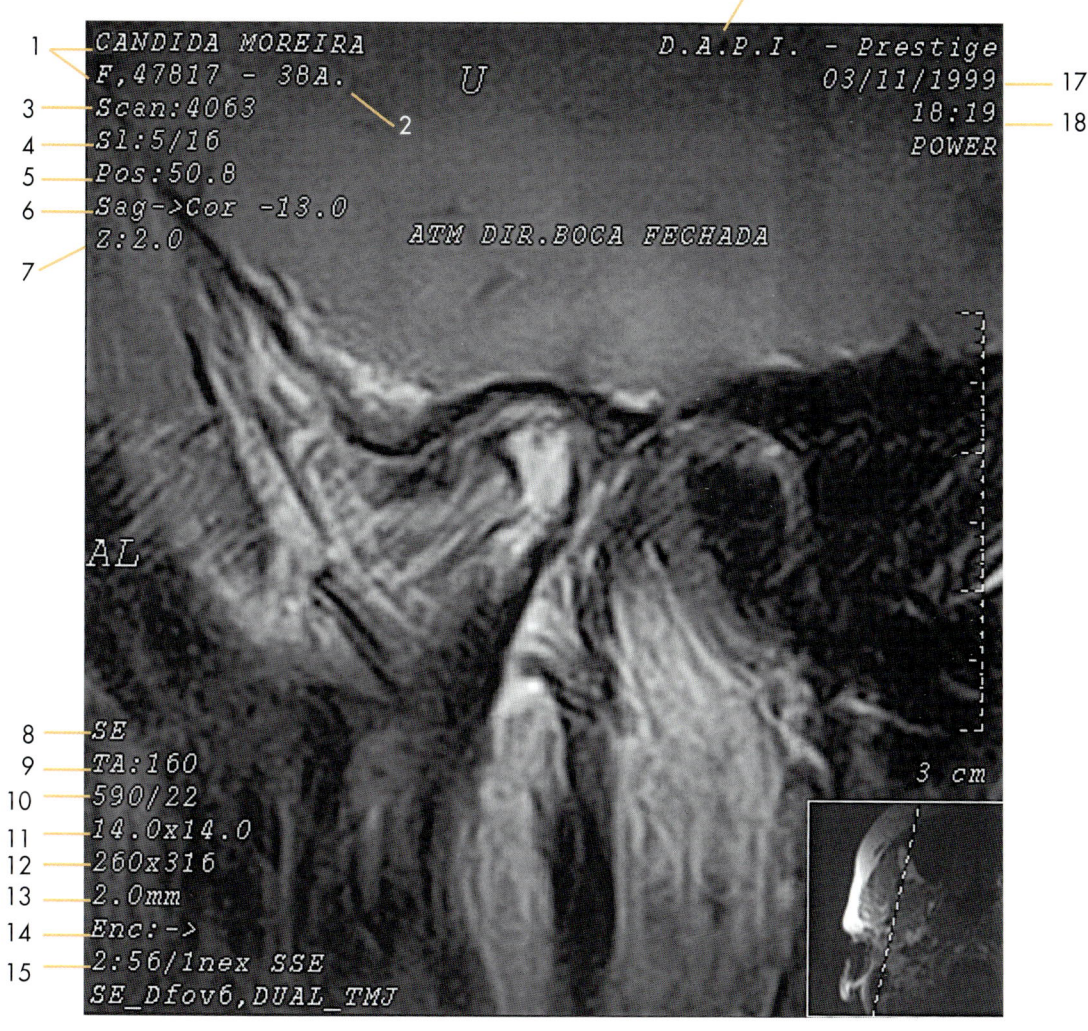

FIGURA 6.111: Protocolo. ATM sagital direita, boca fechada.

1. sexo e nome do paciente
2. idade do paciente
3. n° do exame 47817
4. código dado pelo fabricante do aparelho de ressonância 4063
5. SL: número do corte; 1ª. Primeira seqüência de cinco a serem realizadas*
6. POS: posição da mesa do aparelho de ressonância, em mm
7. Oblique: orientação e seqüência do corte Z:2.1
8. SE: tipo de seqüência. Spin
9. TA: tipo de ângulo usado no ressonador
10. TR e TE (590/22)
11. 14.0 x 14.0 – quantidade de ecos
12. 260 x 316 – tamanho da matriz
13. 2.0 mm - espessura do corte
14. Enc.: parâmetro físico do exame, freqüência
15. 2:56/1nex - duração da freqüência (o ressonador faz a varredura uma vez em cada ponto)
16. D.A.P.I. - nome do centro radiológico
17. data do exame
18. hora do exame

Obs.: Os cortes são numerados da esquerda para a direita, de medial para lateral.

CARACTERÍSTICAS INTRA-ARTICULARES VISTAS ATRAVÉS DA RESSONÂNCIA NUCLEAR MAGNÉTICA

1. Músculo temporal
2. Limite anterior do disco articular
3. Raiz transversa do zigoma
4. Cavidade glenóide
5. Talão distal do disco articular
6. Ligamento bilaminar posterior
7. Conduto auditivo externo
8. Cabeça do côndilo

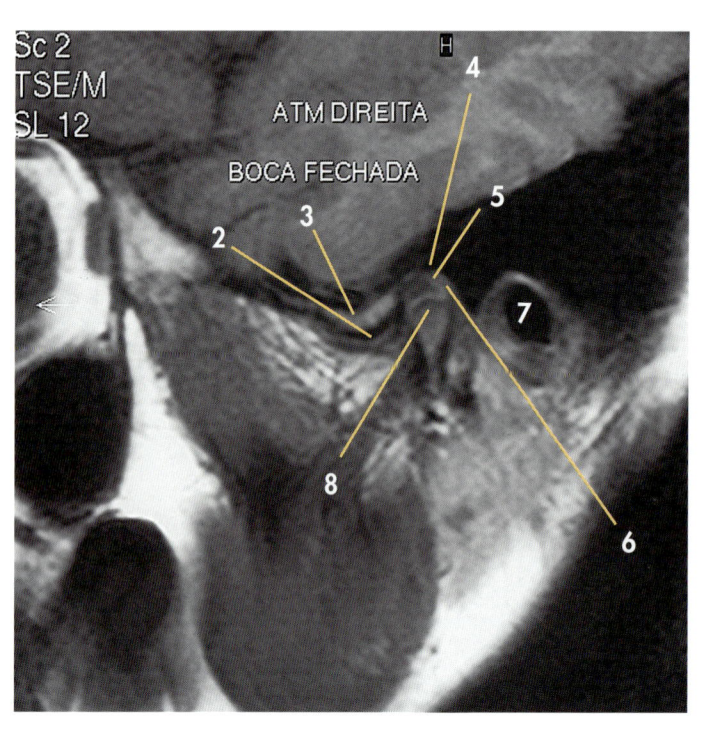

FIGURA 6.112: RN. Ressonância nuclear magnético de uma ATM sã em oclusão máxima ATM direita boca fechada.

1. Meato acústico externo
2. Fossa mandibular
3. Disco
4. Eminência temporal
5. Lâminas retrodiscais
6. Freio discal anterior
7. Côndilo

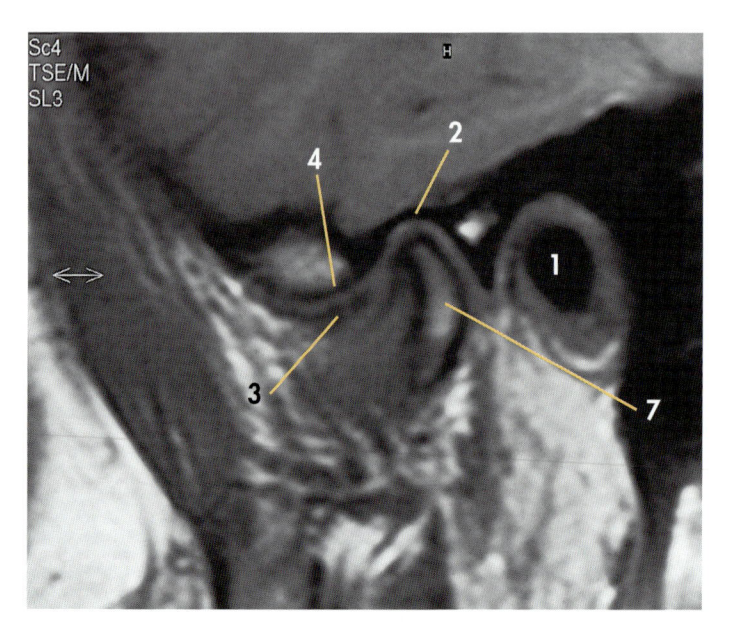

FIGURA 6.113: RN. Ressonância nuclear magnético de ATM patológica em oclusão máxima ATM esquerda boca fechada.

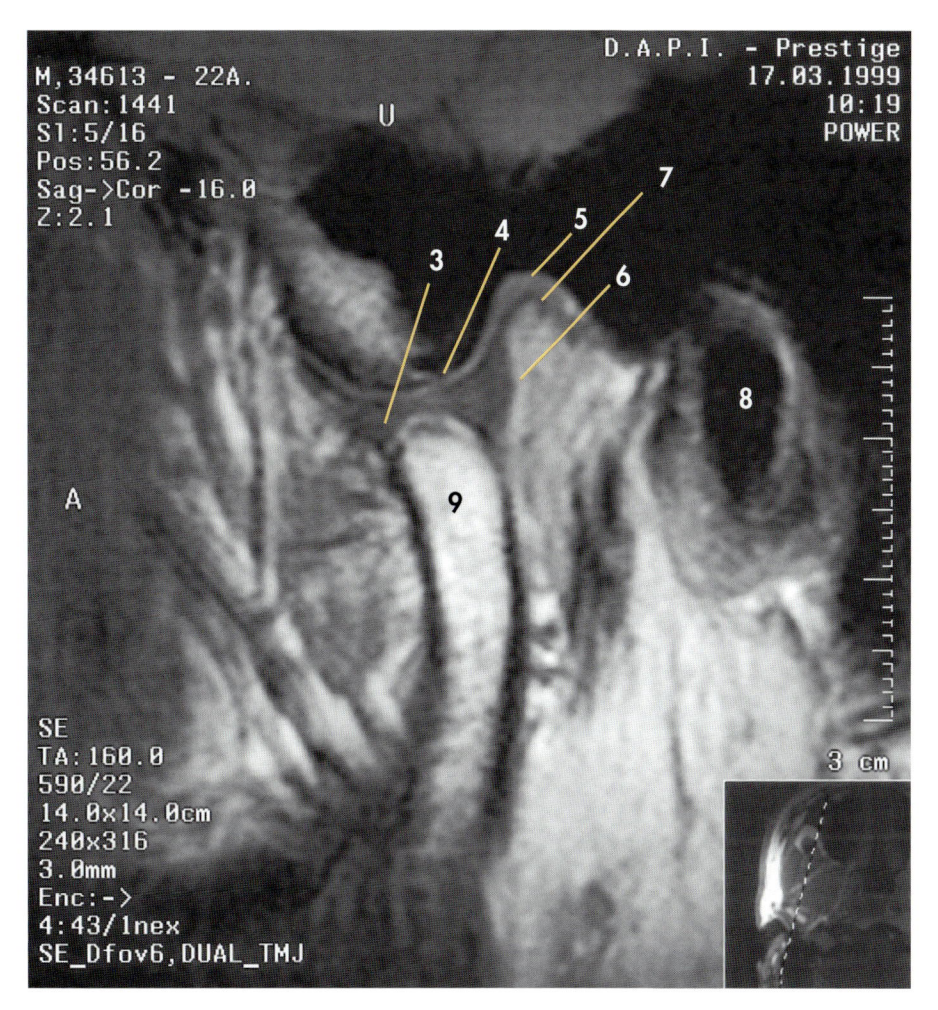

FIGURA 6.114: RN. Ressonância nuclear magnético de uma ATM sã em abertura máxima ATM direita boca aberta.

1. Músculo pterigóide externo
    1A - fascículo superior
    1B - fascículo inferior
2. Músculo temporal
3. Limite anterior do disco articular
4. Raiz transversa do zigoma
5. Cavidade glenóide
6. Região distal do disco articular
7. Ligamento bilaminar posterior
8. Conduto auditivo externo
9. Cabeça do côndilo

Aspectos patológicos

Vários estudos epidemiológicos dão aos problemas craniomandibulares um lugar importante nas patologias encontradas no consultório odontológico.

Desordem interna é um termo ortopédico, incluindo uma variedade de desordens que têm uma coisa em comum: causam distúrbios mecânicos para a função da articulação (DANIEL ROZENCWEIG, DAVID GERDOLLE e CHRISTIAN DELGOFE).

Pacientes com desordens da articulação apresentam um quadro clínico característico, que é progressivo e incapacitante (fig. 6.115 RN).

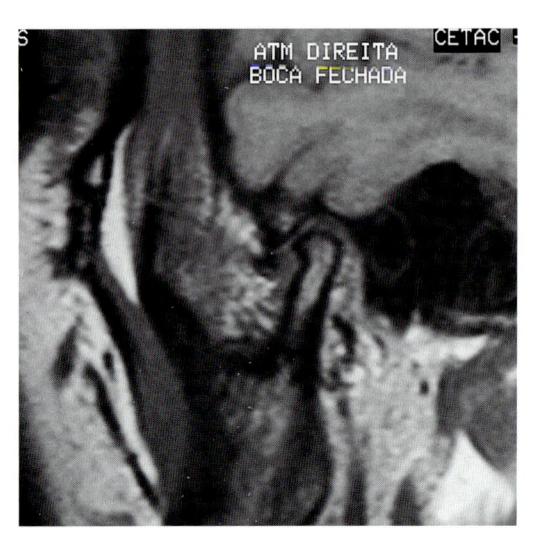

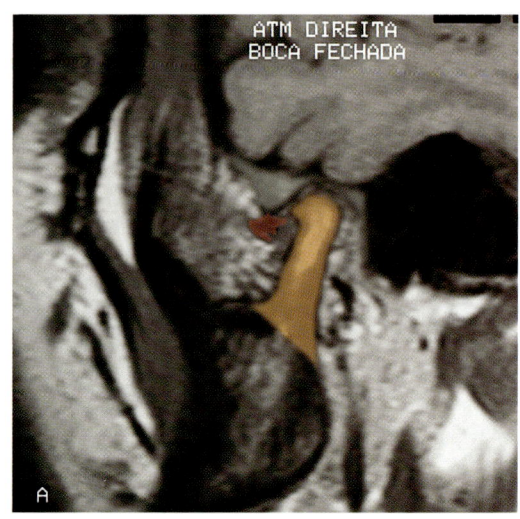

FIGURA 6.115: RN. Patologias articulares causam distúrbios mecânicos para a função da articulação. ATM direita, boca fechada. RNM do mesmo paciente com realce de cores.

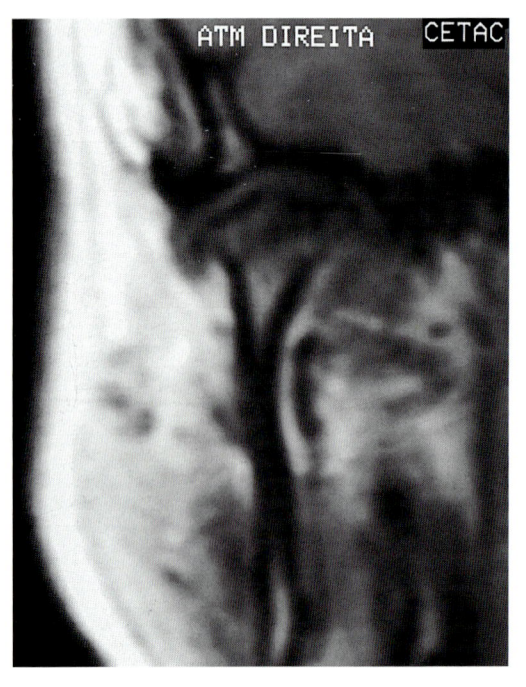

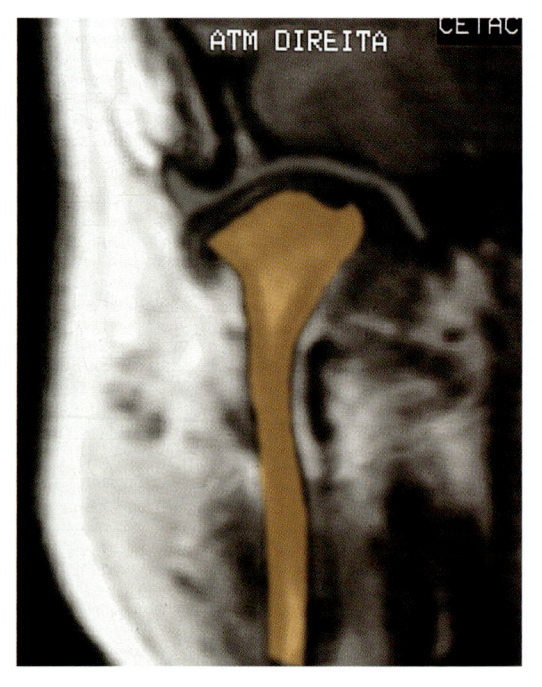

FIGURA 6.116: RN. Patologias articulares causam distúrbios mecânicos na função da articulação. Corte frontal, ATM direita. RNM do mesmo paciente com realce de cores.

As RNM têm bom desempenho no diagnóstico diferencial das patologias articulares. Esta técnica é a única via não-invasiva da visualização do disco, chave da correta relação disco-meniscal, a qual garante a hidratação e lubrificação das superfícies articulares (fig. 6.117 RN).

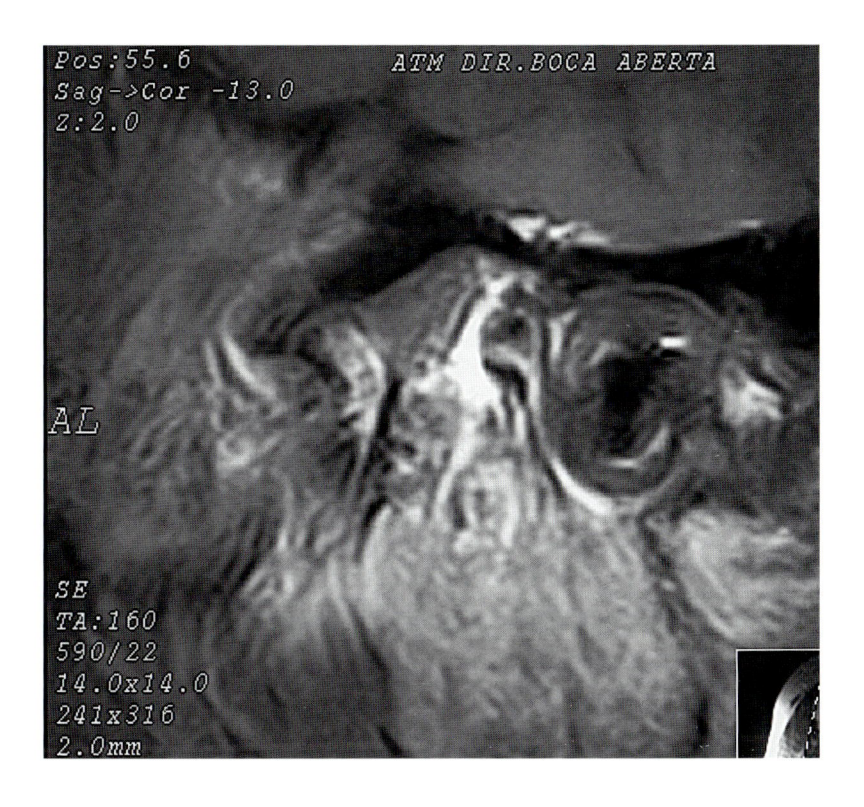

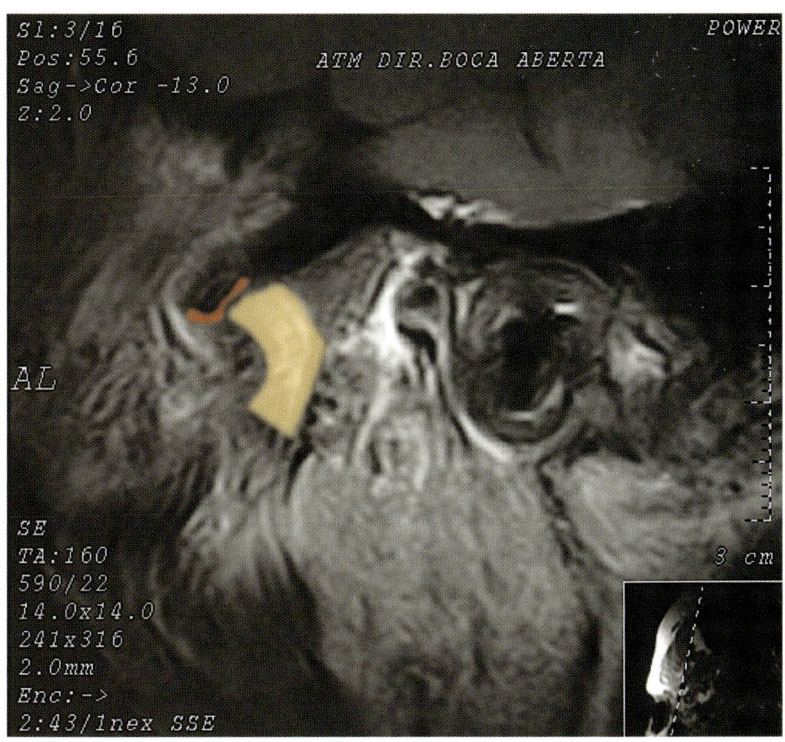

FIGURA 6.117: RN. ATM direita, boca aberta. RNM do mesmo paciente com realce de cores.

CARACTERÍSTICAS DAS PATOLOGIAS INTRACAPSULARES VISTAS ATRAVÉS DE RESSONÂNCIA NUCLEAR MAGNÉTICA

A ressonância nuclear magnética, como vimos, baseia o desenvolvimento das imagens no estudo do íon hidrogênio. Este íon encontra-se na constituição das moléculas de água, a qual compõe uma grande porcentagem de nosso peso corporal total.

Os átomos de hidrogênio possuem um só próton e comportam-se como pequenas agulhas imantadas que, em condições habituais, orientam-se de acordo com os pólos terrestres, como a agulha de uma bússola. Quando o paciente é colocado no aparelho de ressonância nuclear magnética (ressonador), seu corpo é influenciado pelo campo magnético de uma bobina elétrica, cuja intensidade de ação é superior à do campo magnético da terra. Estes campos magnéticos são medidos em unidades Tesla. Desta forma, os átomos de hidrogênio orientam-se de acordo com o campo magnético desse eletroímã. Os átomos de hidrogênio assim orientados tomam o nome de *spin*. A posição de equilíbrio do *spin*, em condições naturais, denomina-se campo B_0.

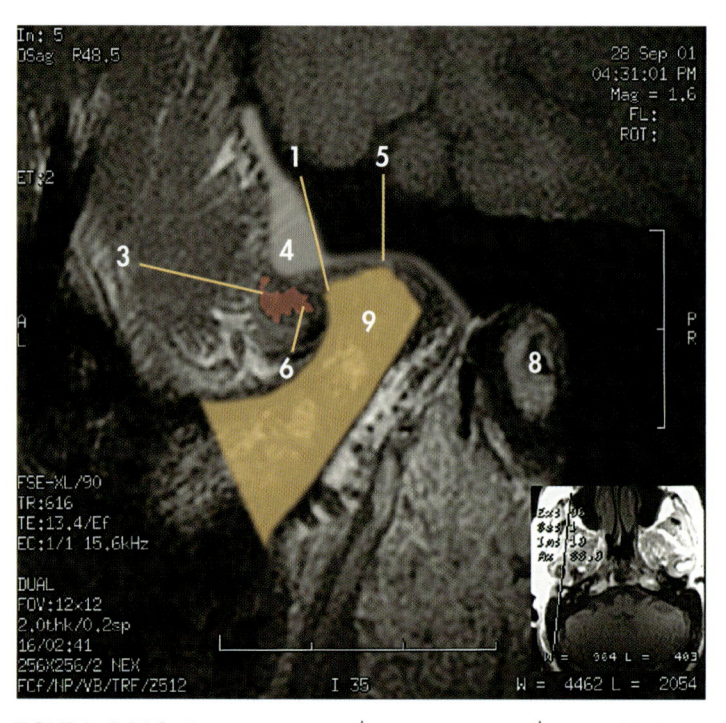

FIGURA 6.118: Ressonância nuclear magnética de uma ATM patológica em oclusão máxima. ATM esquerda, boca fechada.

1. Osteófito e zona de necrose óssea
2. Músculo pterigóideo extreno
   2A. fascículo superior
   2B. fascículo inferior
3. Limite anterior do disco articular
4. Raiz transversa do zigoma
5. Cavidade glenóide
6. Talão distal do disco articular
7. Ligamento bilaminar posterior
8. Conduto auditivo externo
9. Cabeça do condilo

Luxações discais redutíveis

Em cortes sagitais e frontais, estas luxações realizam-se, classicamente, para a frente e para dentro, o disco ocupando fisiologicamente uma posição ligeiramente medial sobre a cabeça do côndilo. Uma série de incidências feitas em abertura mostram que o disco reintegra a sua posição fisiológica.

O sinal discal não é, geralmente, modificado neste estágio patológico inicial (hipossinal intermediário) (fig. 6.119-6.121RN).

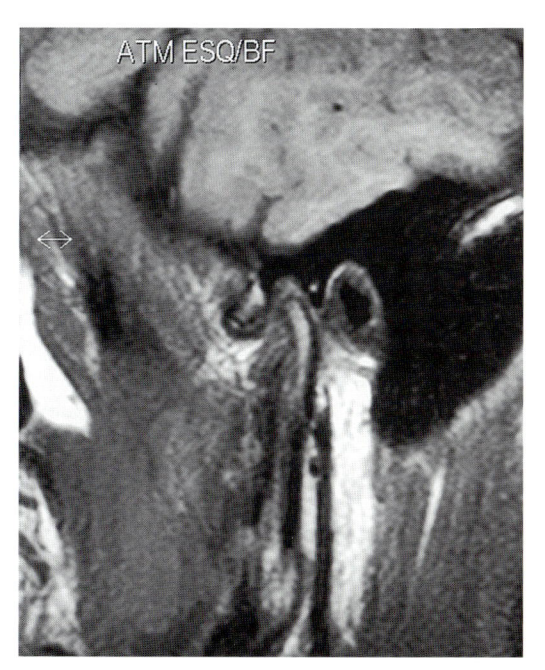

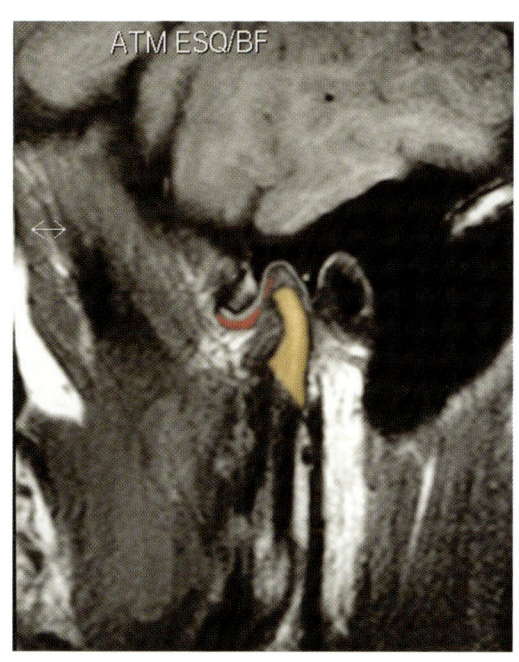

FIGURA 6.119: RN. Em cortes sagitais, estas luxações realizam-se, classicamente, para a frente e para dentro, o disco ocupando fisiologicamente uma posição ligeiramente medial sobre a cabeça do côndilo. ATM esquerda, boca fechada. RNM do mesmo paciente com realce de cores.

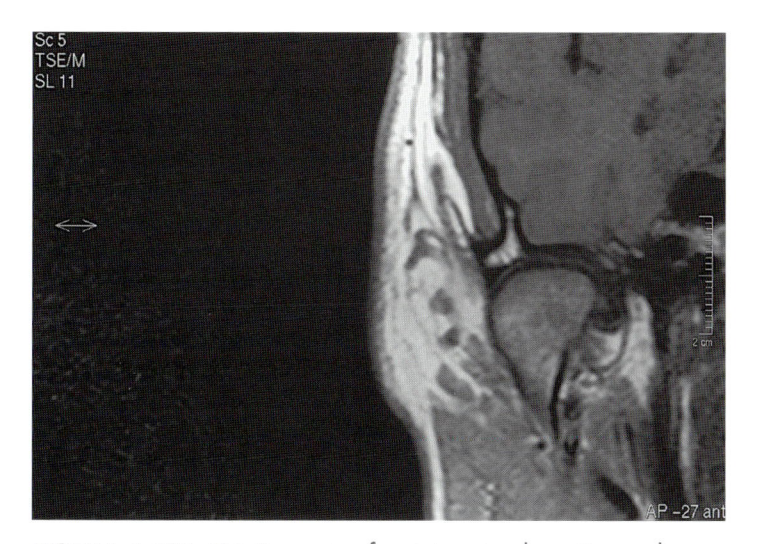

FIGURA 6.120: RN. Em cortes frontais, estas luxações realizam-se, classicamente, para a frente e para dentro, o disco ocupando fisiologicamente uma posição ligeiramente medial sobre a cabeça do côndilo. ATM esquerda, boca aberta.

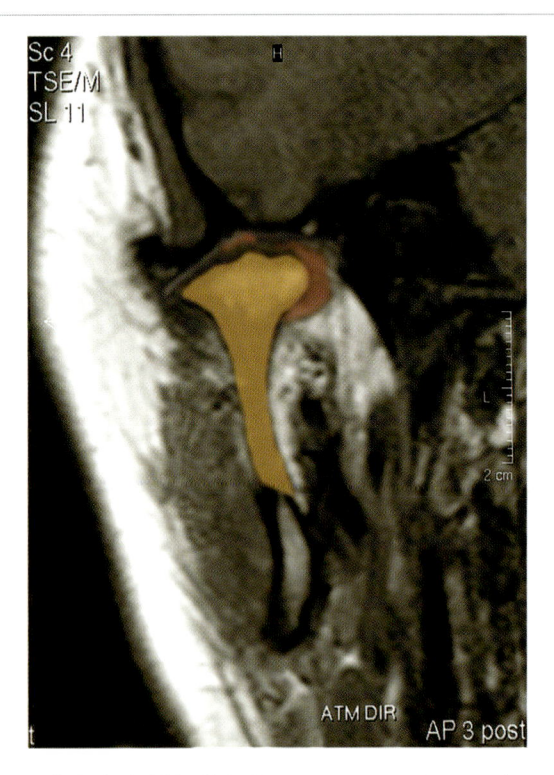

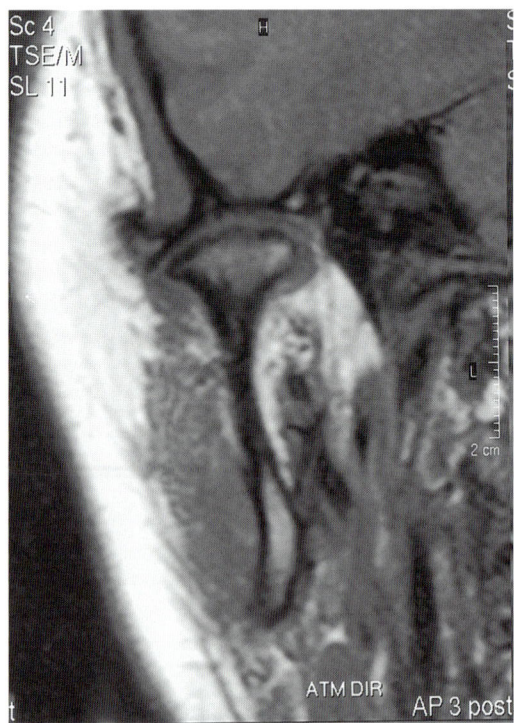

FIGURA 6.121: RN. Os cortes coronais permitem descobrir rotações do disco ou luxações frontais. ATM Coronal. RNM de mesmo paciente com realce de cor.

Os cortes coronais permitiram descobrir rotações do disco ou luxações frontais. Estes deslocamentos discais podem ser responsáveis pela sintomatologia encontrada. Os cortes coronais permitiram, assim, esclarecer o desvio que existia, às vezes, entre um exame clínico positivo e as imagens sagitais normais (fig. 6.122-6.123 RNM).

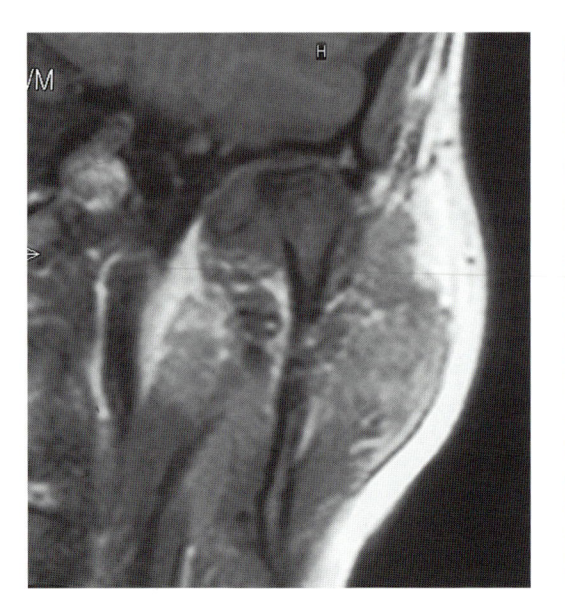

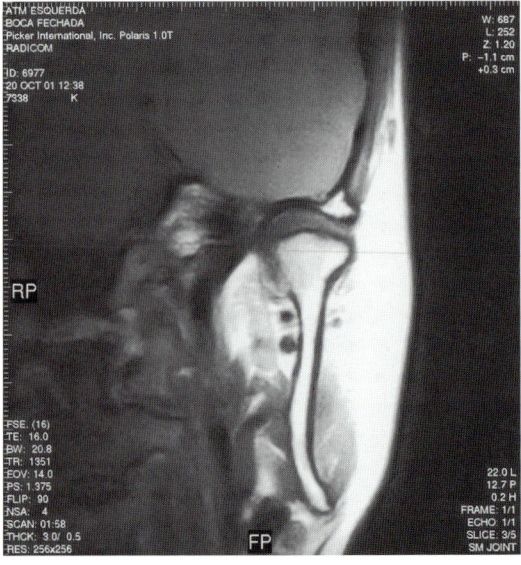

FIGURA 6.122/6.123: RNM. Os cortes coronais permitiam, assim, esclarecer o desvio que existia, ás vezes, entre um axame clínico positivo e as imagens sagitais normais.

Luxação discais anterior irredutíveis

Na luxação discal, a estrutura sofre degeneração e torna-se uma estrutura menos dura, menos compacta (formação de um cisto intradiscal). Seu grau de hidratação aumenta e o sinal torna-se mais claro.

A limitação do movimento encontrada clinicamente traduz-se em uma tomada sagital, pela persistência de hipossinal discal T2, para a frente do côndilo.

Em boca aberta, sua forma é freqüentemente alterada (achatada, fracionada) em relação com a degeneração do tecido fibrocartilaginoso. Entretanto, o sinal diminui da mesma forma, em caso de patologia articular antiga, a morfologia do disco da ATM é muito alterada, tornando-se uma massa de tecido fibroso e cicatricial. Ele aparece, então, em hipossinal escuro. Isto poderia ser a manifestação de uma hialinização (DANIEL ROZENCWEIG, DAVID GERDOLLE e CHRISTIAN DELGOFE) (fig. 6.124-6.127 RN).

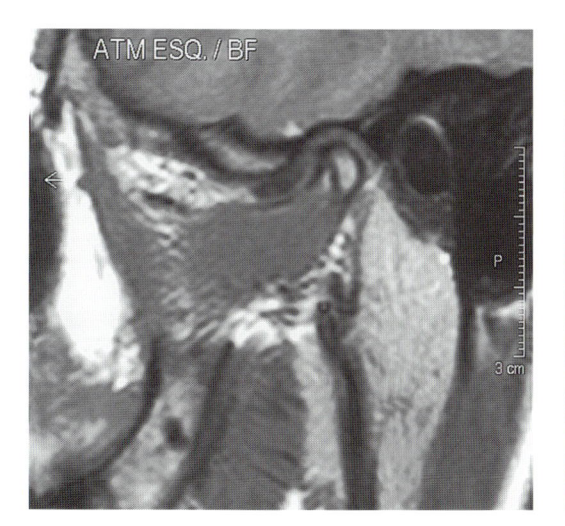

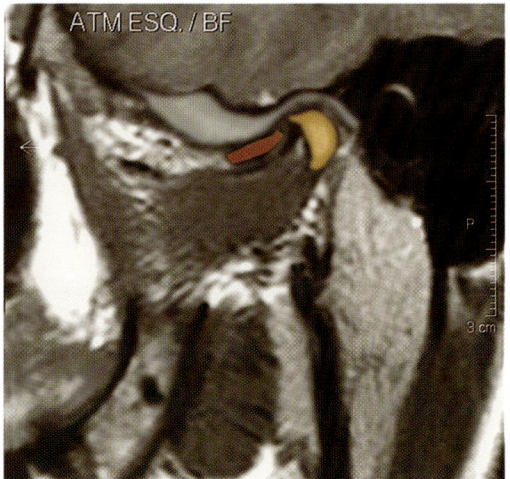

FIGURA 6.124: RN. Na luxação discal, a estrutura sofre degeneração e torna-se uma estrutura menos dura. ATM esquerda, boca fechada. RNM do mesmo paciente com realce de cores.

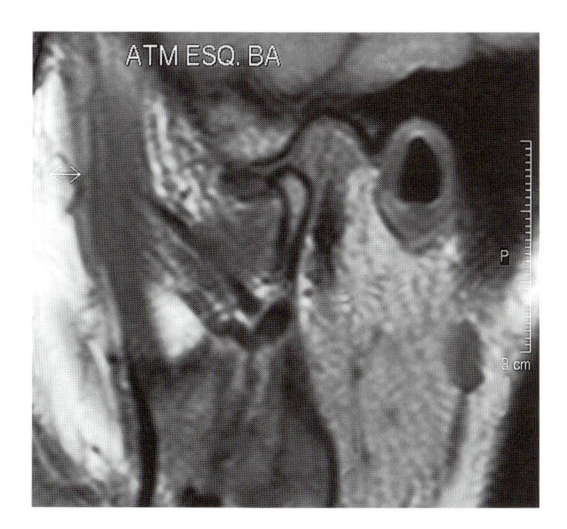

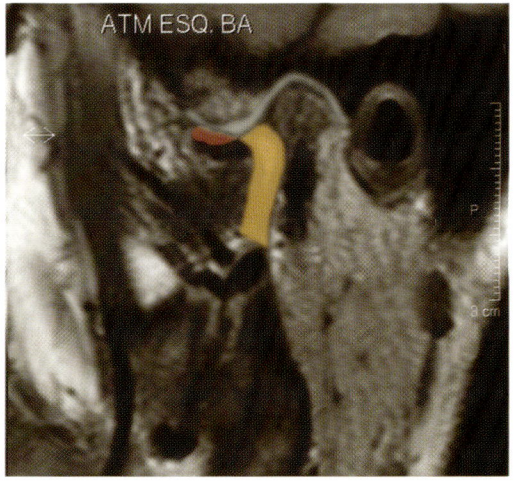

FIGURA 6.125: RN. Na luxação discal, a estrutura sofre degeneração e torna-se uma estrutura menos dura. ATM esquerda, boca aberta. RNM do mesmo paciente com realce de cores.

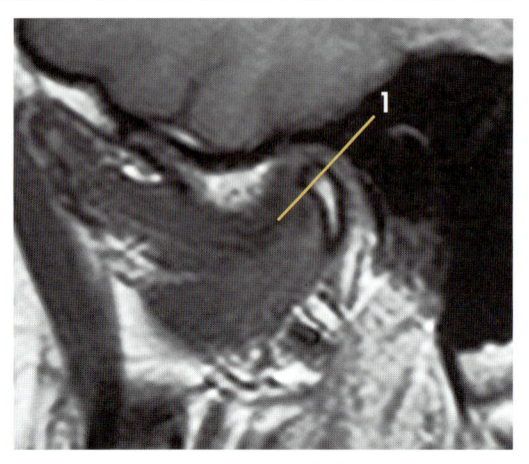

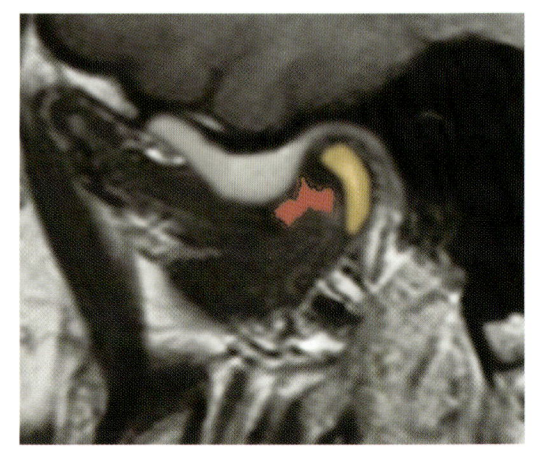

FIGURA 6.126: RN. O sinal diminui em caso de patologia articular antiga (1). ATM esquerda, boca fechada. RNM do mesmo paciente com realce de cores.

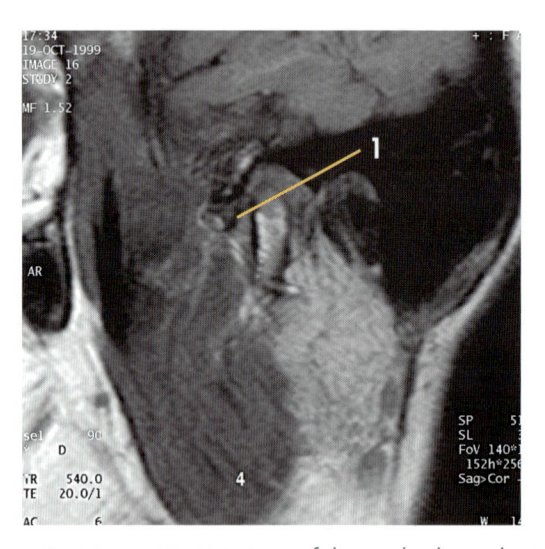

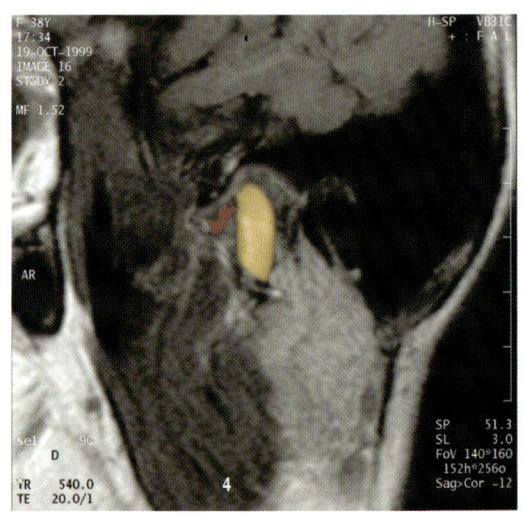

FIGURA 6.127: RN. A morfologia do disco da ATM é muito alterada(1), tornando-se uma massa de tecido fibroso e cicatricial. ATM esquerda, boca fechada. RNM do mesmo paciente com realce de cores.

Derrame Intra-articular

A dor induzida pelo derrame poderia ser explicada por fenômenos mecânicos ou inflamatórios. Algumas de suas causas são as seguintes:
- Compressão do espaço retrodiscal, ricamente inervado;
- Sobrepressão capsular;
- Inflamação da sinovial;
- Distensão do espaço articular, em caso de derramamento considerável.

Os derramamentos intra-articulares são componentes patológicos regularmente associados às luxações discais redutíveis. São encontrados regularmente na fase aguda.

As seqüências ponderadas em T2 evidenciam os fluidos intra-articulares. Eles se manifestam por um forte hipersinal (muito branco), em um conjunto anatômico em hipossinal (DANIEL ROZENCWEIG, DAVID GERDOLLE e CHRISTIAN DELGOFE).

Com a boca fechada os derrames ocupam, com mais freqüência, o compartimento articular superior à frente do côndilo e lateralmente, com boca aberta, o espaço superior e mais afetado e o encaixe posterior possuem, freqüentemente, um espaço grosso em hipersinal, em relação com a alta vazão sangüínea encontrada nas zonas inflamatórias. (fig. 6.128-6.130 RNM).

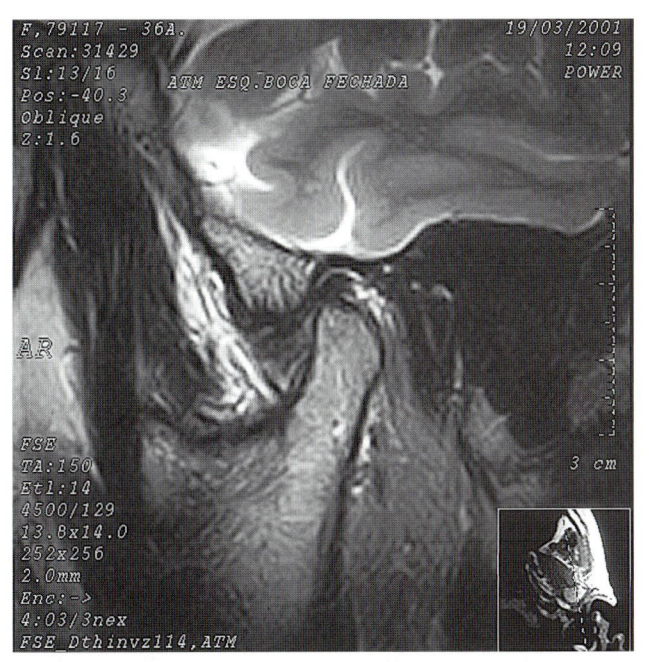

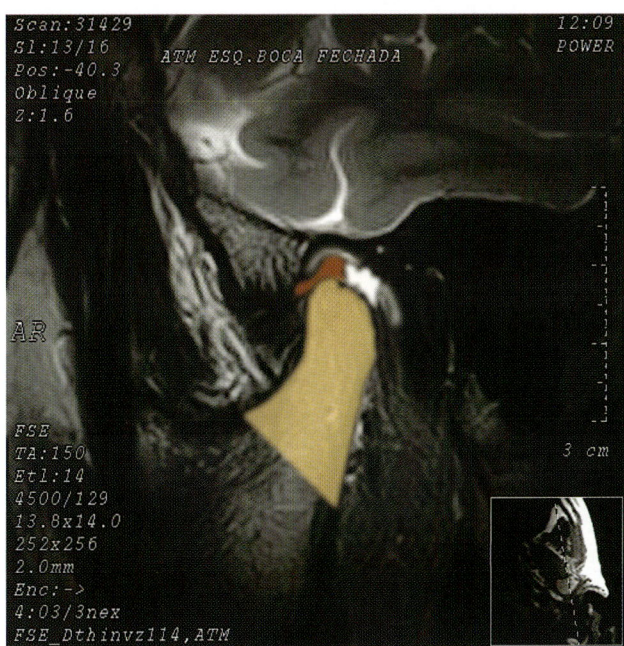

FIGURA 6.128: RNM. T2. Compressão do espaço retrodiscal, ricamente inervado. ATM esquerda boca fechada. RNM do mesmo paciente com realce de cores.

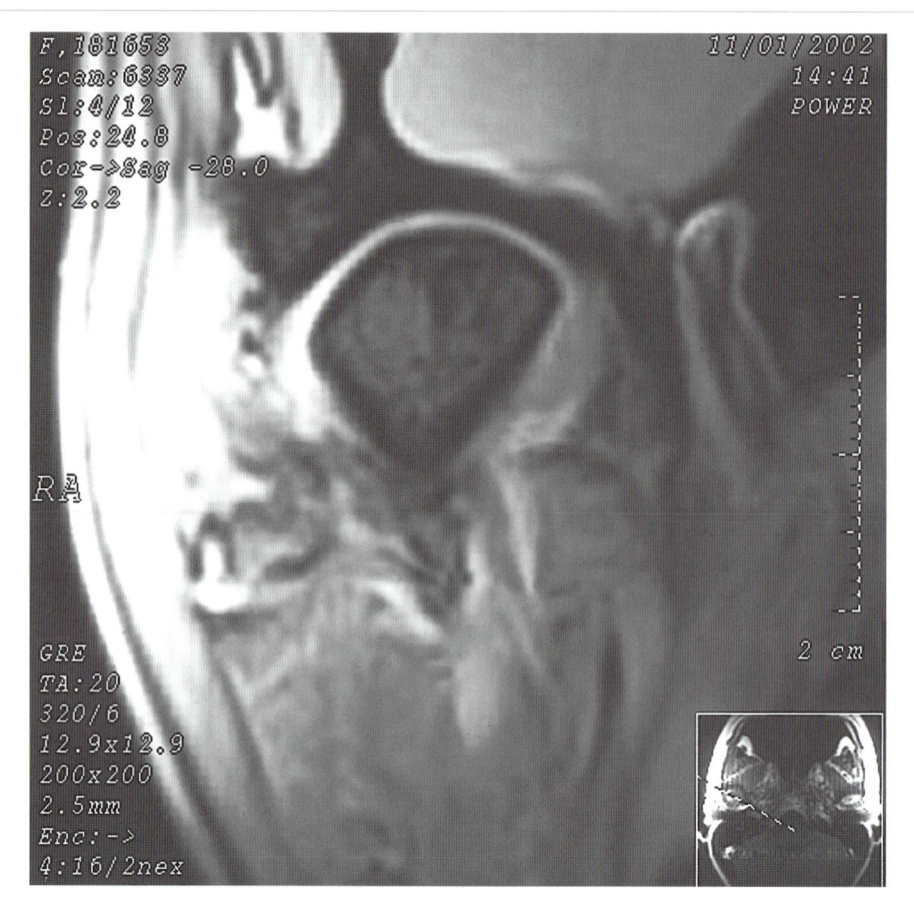

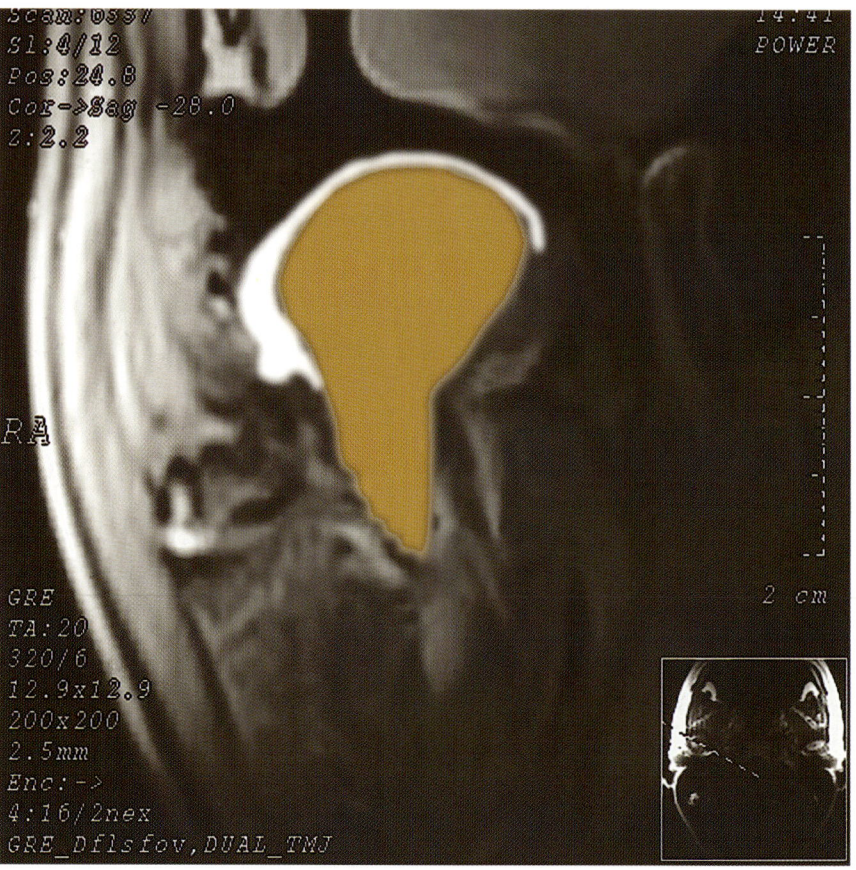

FIGURA 6.129: RNM. T2. Sobrepressão capsular. ATM frontal. RNM do mesmo paciente com realce de cores.

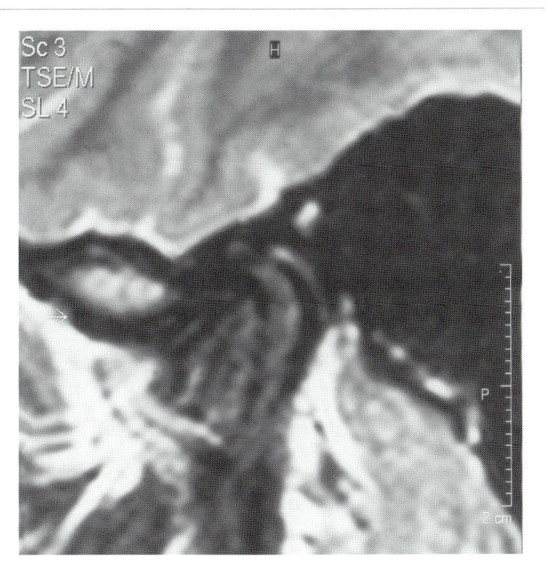

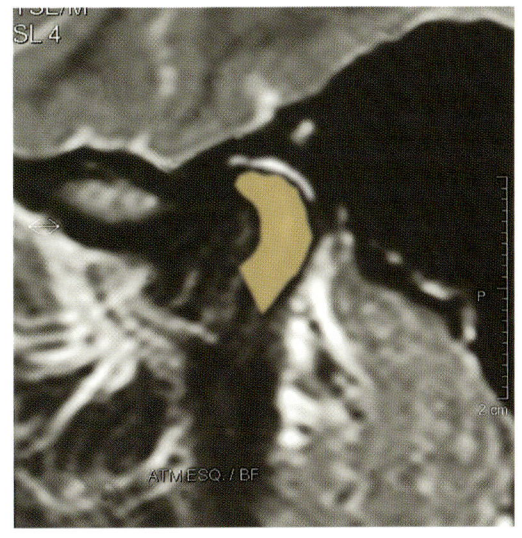

FIGURA 6.130: RNM. T2. Distensão do espaço articular, em caso de derramamento considerável. ATM esquerda, boca fechada. RNM do mesmo paciente com realce de cores.

Artropatias inflamatórias

As artropatias inflamatórias causam modificações de sinal no nível da medular óssea do côndilo e do ramo. Estas modificações são explicadas pelo edema inflamatório intra-ósseo e fornecem-nos um hipossinal em seqüências ponderadas em T1. As variações no sinal estão, geralmente, relacionadas com um remanejamento ósseo patológico. (fig. 6.131-6.135 RN)

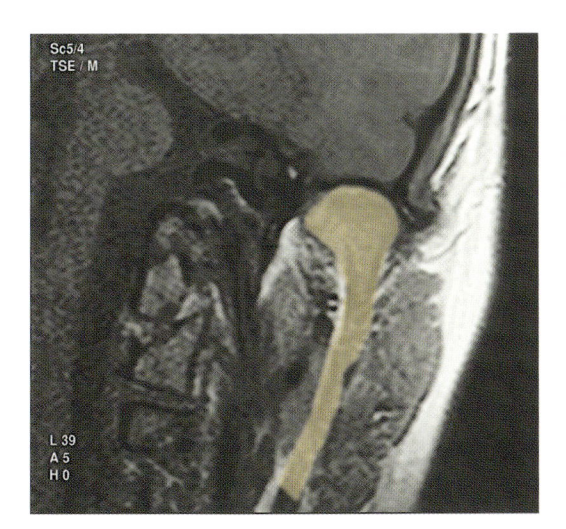

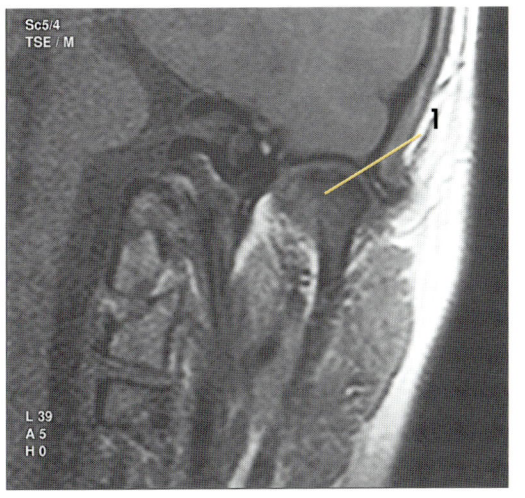

FIGURA 6.131: RN. As artropatias inflamatórias causam modificações de sinal no nível da medular óssea do côndilo e do ramo (1). RNM do mesmo paciente com realce de cores.

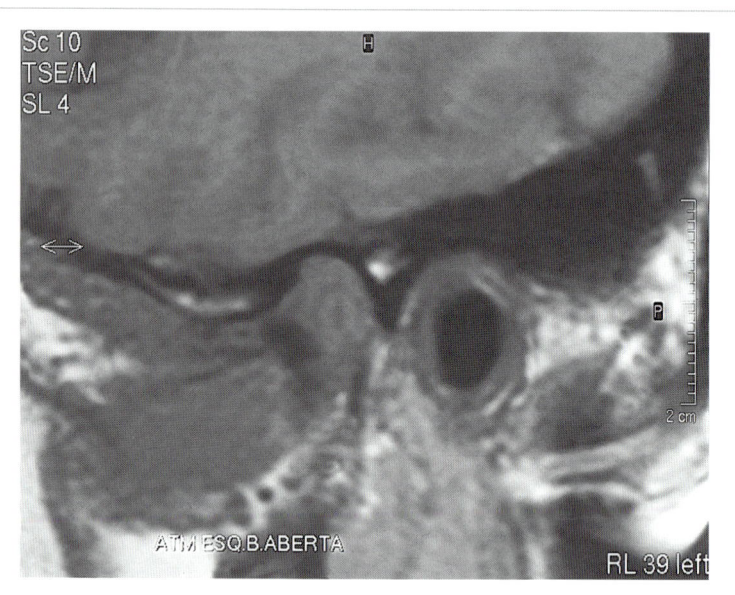

FIGURA 6.132: RN.

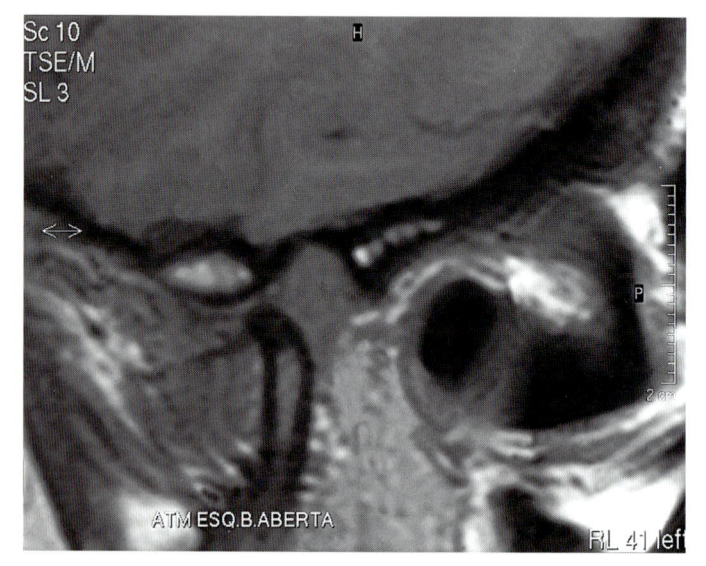

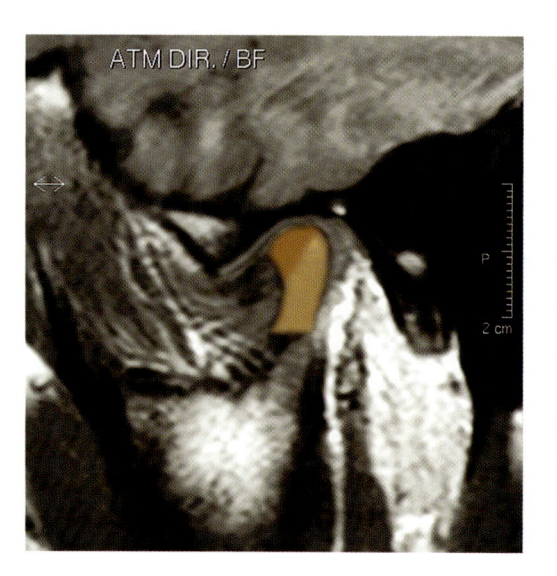

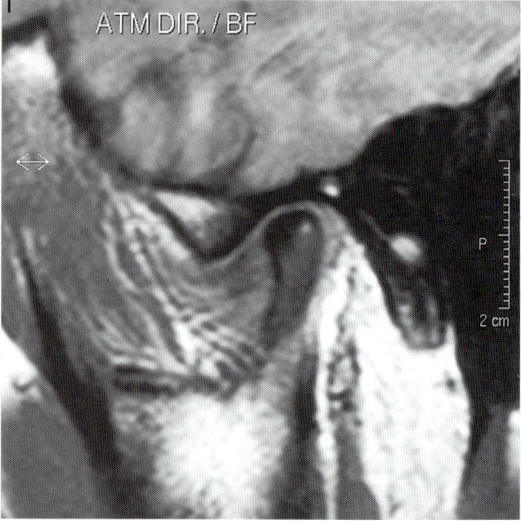

FIGURA 6.133

FIGURA 6.134: RN. As artropatias inflamatórias causam modificações de sinal no nível da medular óssea do côndilo e do ramo. RNM do mesmo paciente com realce de cores.

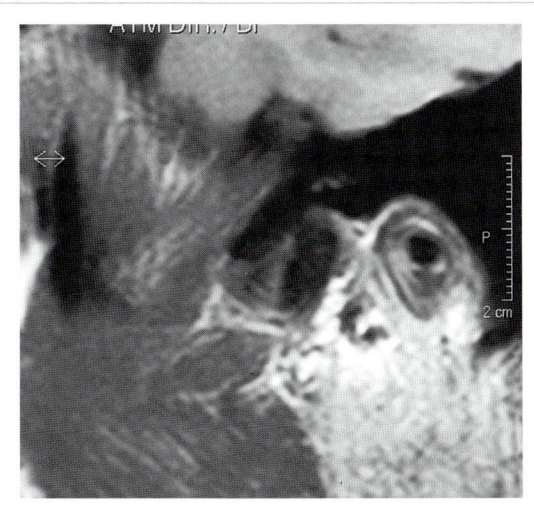

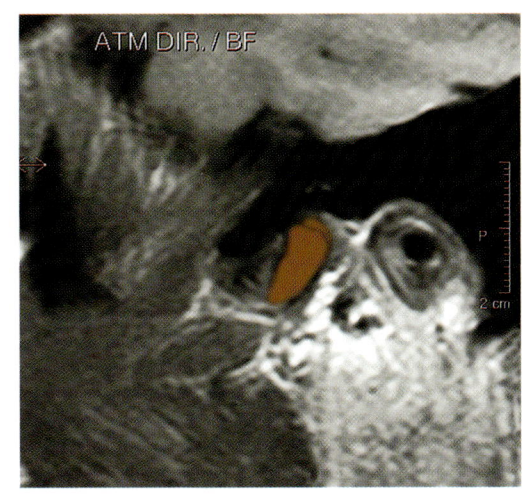

FIGURA 6.135: RN. Estas modificações são explicadas pelo edema infamatório intra-ósseo e fornecem-nos um hipossinal em seqüências ponderadas em T2. RNM do mesmo paciente com realce de cores.

Artrose

O disco é, na maior parte do tempo, somente um emaranhado de tecido fibroso mais ou menos fragmentado, situado à frente do processo condiliano. O deslizamento das peças ósseas é efetuado no encaixe discal posterior: a fibrose reacional resultante é traduzida por uma diminuição de sinal. As mudanças degenerativas poderiam ser limitadas à perda de substância no nível do côndilo ou da eminência temporal. O desaparecimento da cortical óssea – traço em hipossinal – traduz uma erosão óssea. Os osteófitos encontrados no nível do bordo anterior do côndilo mandibular também são associados a um processo patológico (DANIEL ROZENCWEIG, DAVID GERDOLLE e CHRISTIAN DELGOFE) (fig. 6.136-6.139 RN).

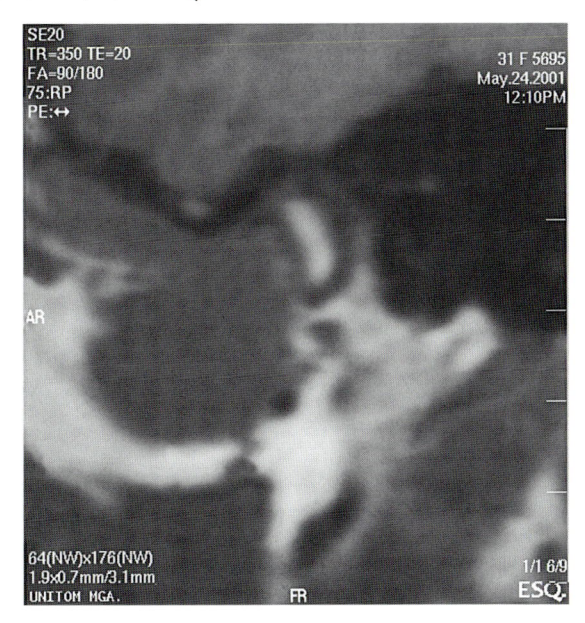

FIGURA 6.136: RN. Artrose: O disco é, na maior parte das vezes, somente um emaranhado de tecido fibroso mais ou menos fragmentado. ATM esquerda.

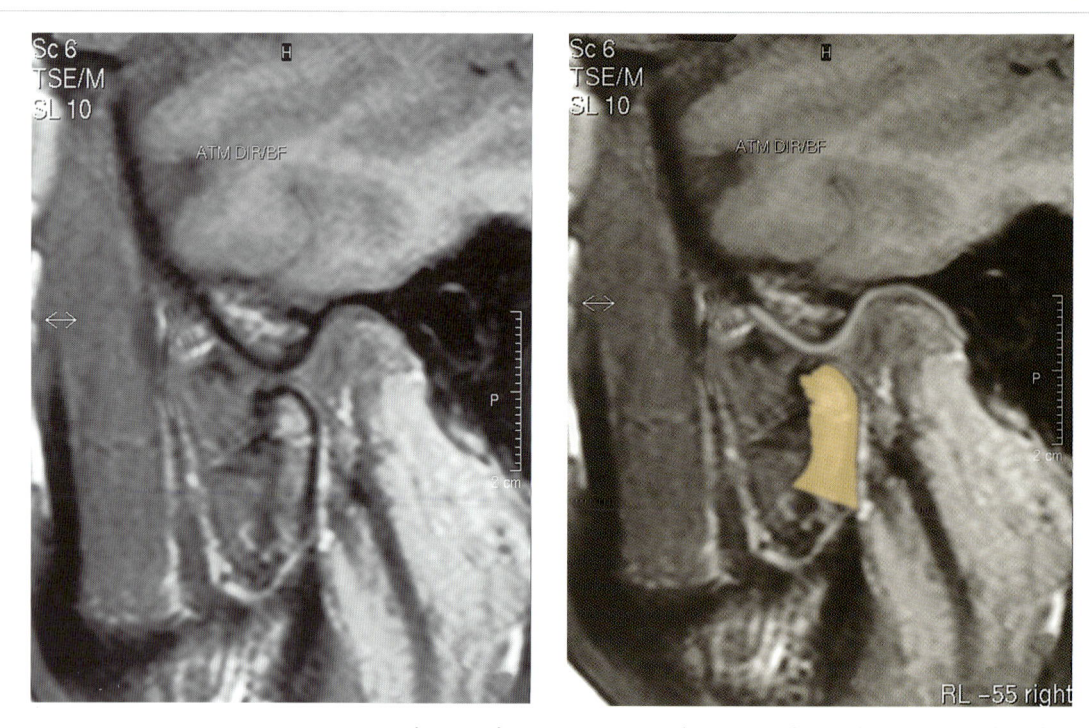

FIGURA 6.137: RN. Artrose: As mudanças degenerativas poderiam ser limitadas à perda de substância no nível do côndilo ou da eminência temporal. ATM direita, boca fechada. RNM do mesmo paciente com realce de cores.

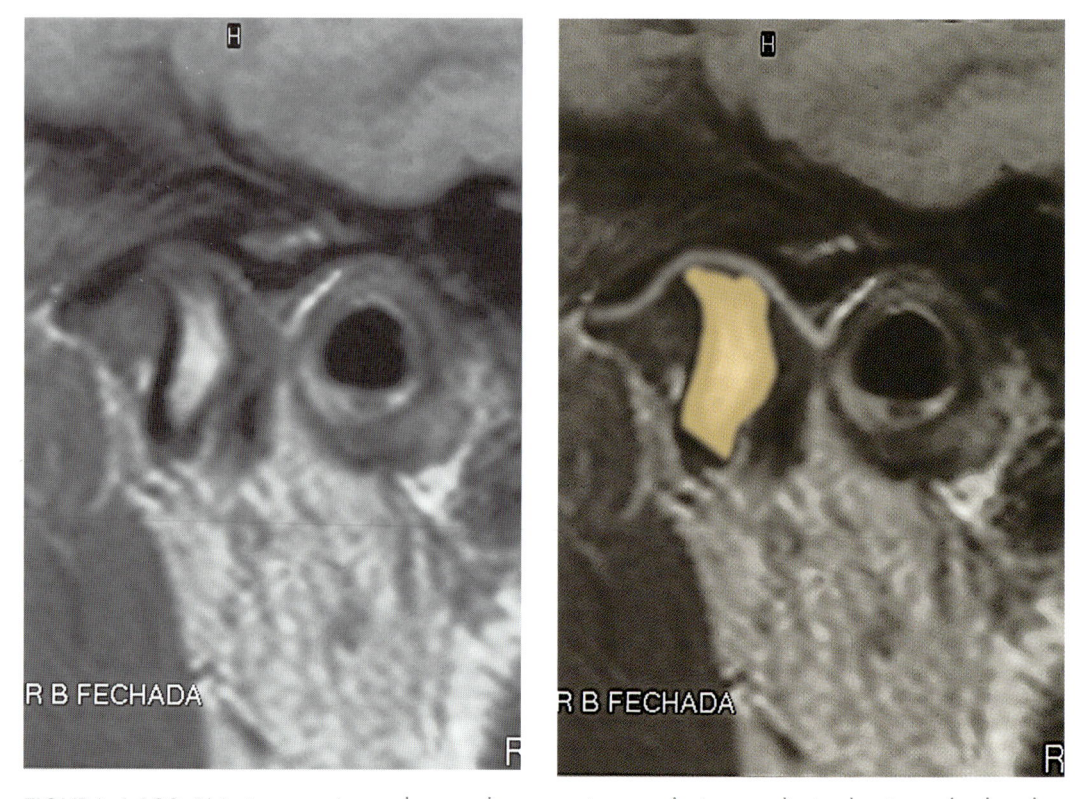

FIGURA 6.138: RN. Artrose. As mudanças degenerativas poderiam ser limitadas à perda de substância no nível do côndilo ou da eminência temporal. ATM direita, boca fechada. RNM do mesmo paciente com realce de cores.

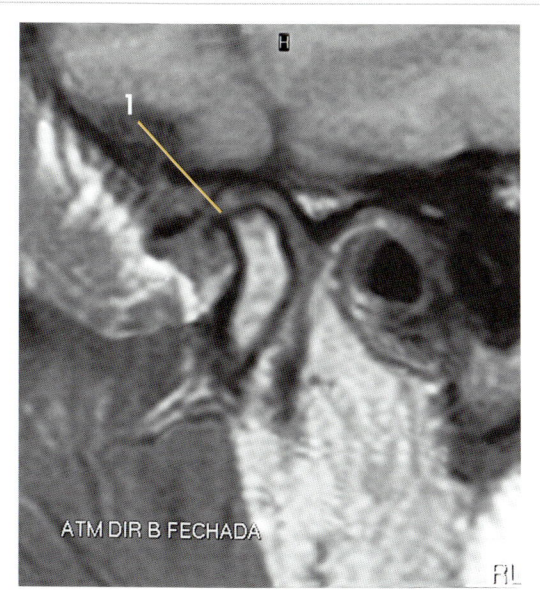

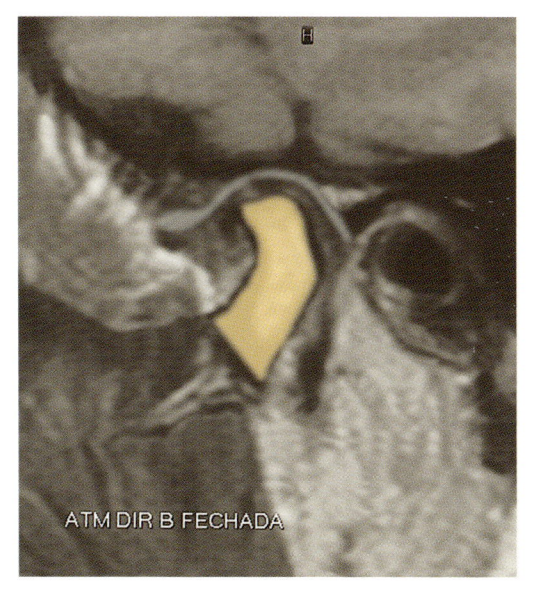

FIGURA 6.139: RN. Figura 6.131 RN. Artrose: Os osteófitos (1)encontrados no nível do bordo anterior do côndilo mandibular também são associados a um processo patológico. ATM direita, boca fechada. RNM do mesmo paciente com realce de cores.

Hipermobilidade condilar

Uma hipermobilidade condilar é a super-rotação do complexo disco-condilar para além do zênite da eminência, durante a abertura da boca (Schultz, 1947). Este fenômeno também pode ser encontrado em pacientes saudáveis, sem problemas (Wooten, 1966).

A hipermobilidade condilar é relativamente freqüente. Existe hiperalongamento do ligamento lateral: o côndilo é capaz de executar uma translação ventral excepcionalmente ampla (fig. 6.140-6.142 RN).

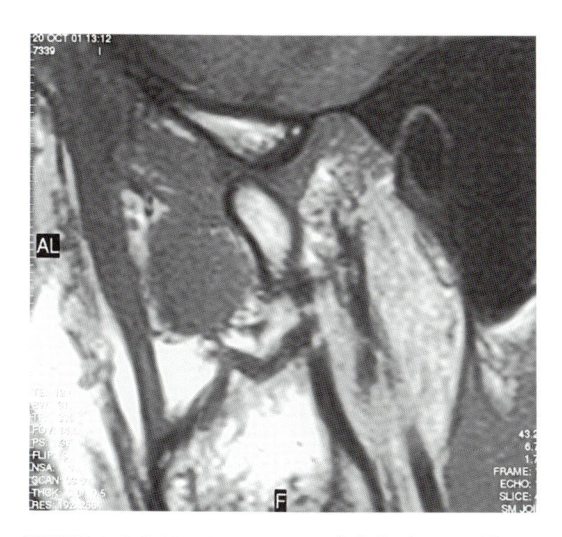

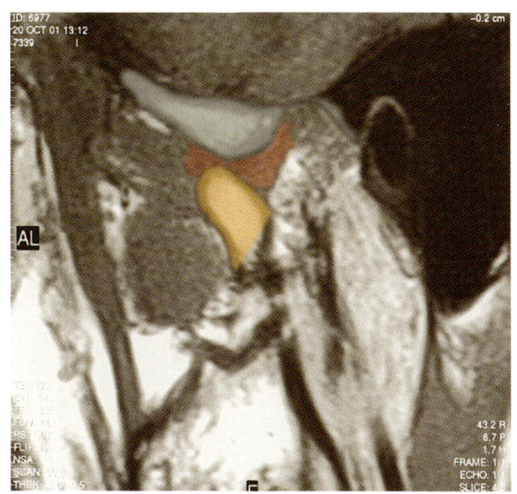

FIGURA 6.140: RN. Hipermobilidade condilar: Existe hiperalongamento do ligamento lateral, que é a super-rotação do complexo disco-condilar para além do zênite da eminência, durante a abertura da boca. ATM direita, boca aberta. RNM do mesmo paciente com realce de cores.

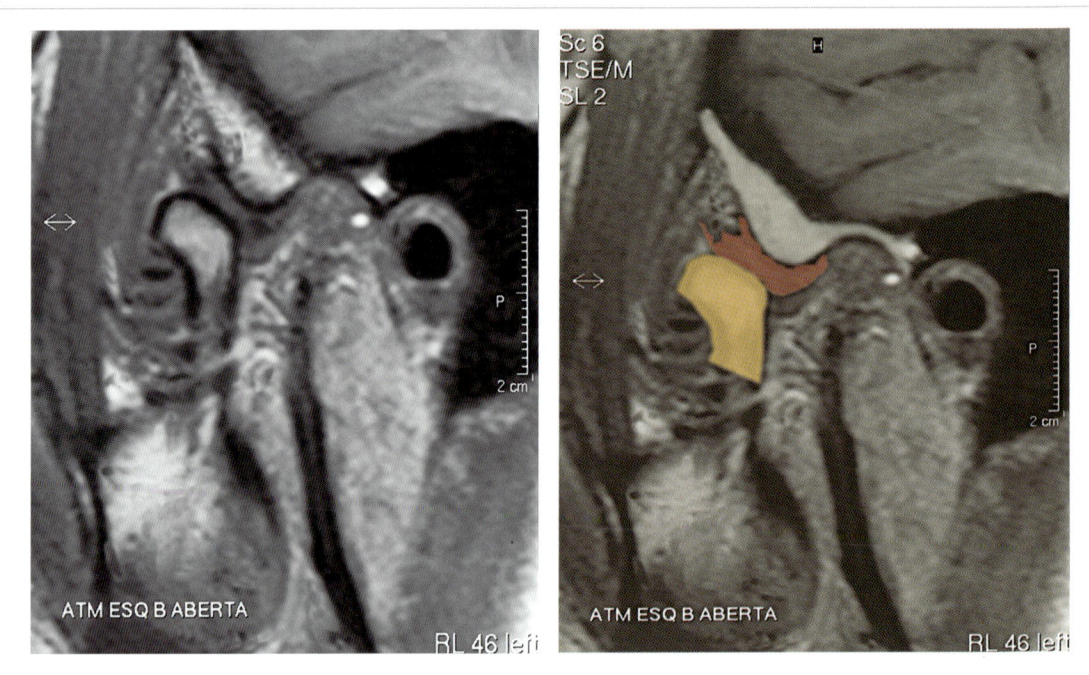

FIGURA 6.141: RN. ATM esquerda, boca aberta. RNM do mesmo paciente com realce de cores.

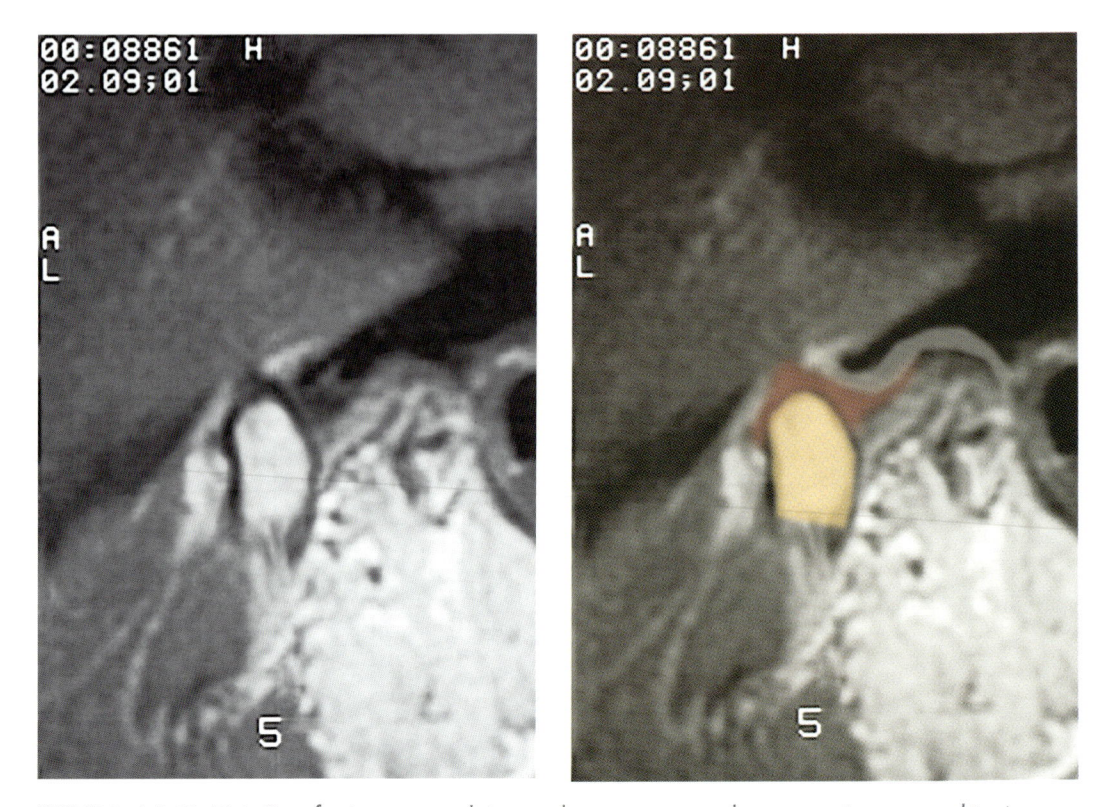

FIGURA 6.142: RN. Este fenômeno também pode ser encontrado em pacientes saudáveis, sem problemas. ATM boca aberta. RNM do mesmo paciente com realce de cores.

Osteoartrose

A osteoartrose é uma condição crônica degenerativa comum, que aumenta com a idade. O tecido articular e o osso subcondrial são os locais das principais anormalidades no processo osteoartrótico. A sinovite é, freqüentemente, vista como uma complicação clínica da osteoartrose (DANIEL ROZENCWEIG, DAVID GERDOLLE e CHRISTIAN DELGOFE) (fig. 6.143 -6.146 RN).

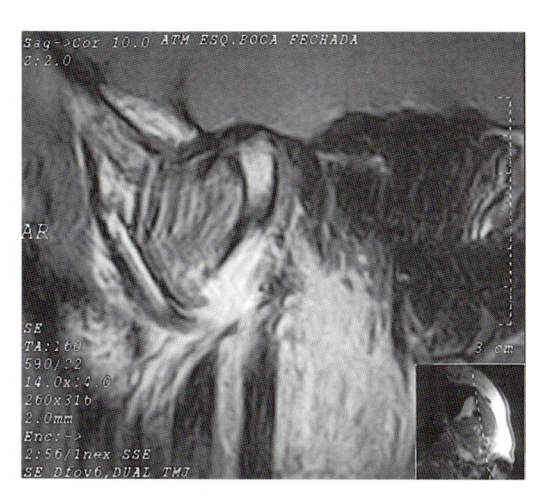

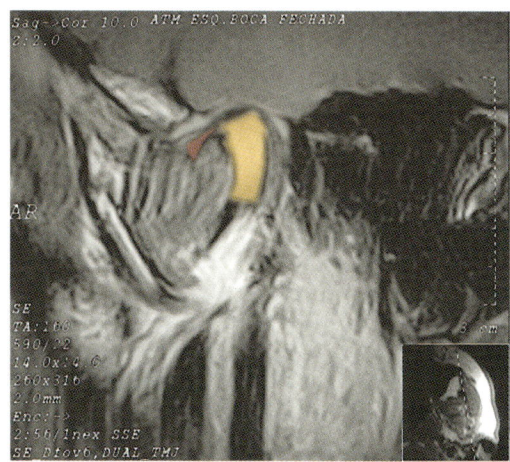

FIGURA 6.143: RN. A osteoartrose é uma condição crônica degenerativa comum. ATM esquerda, boca fechada. RNM do mesmo paciente com realce de cores.

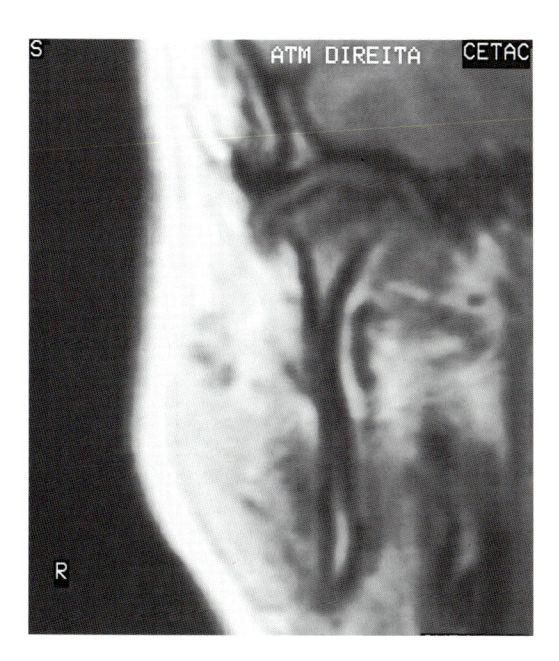

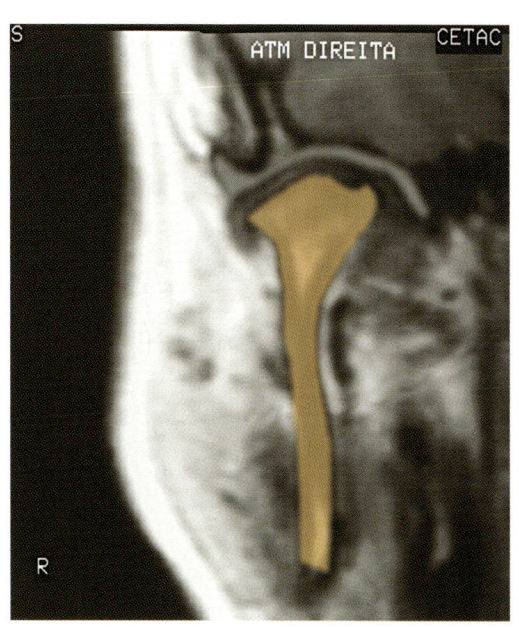

FIGURA 6.144: RN. O tecido articular e o osso subcondrial são os locais das principais anormalidades no processo osteoartrótico. ATM direita, frontal. RNM do mesmo paciente com realce de cores.

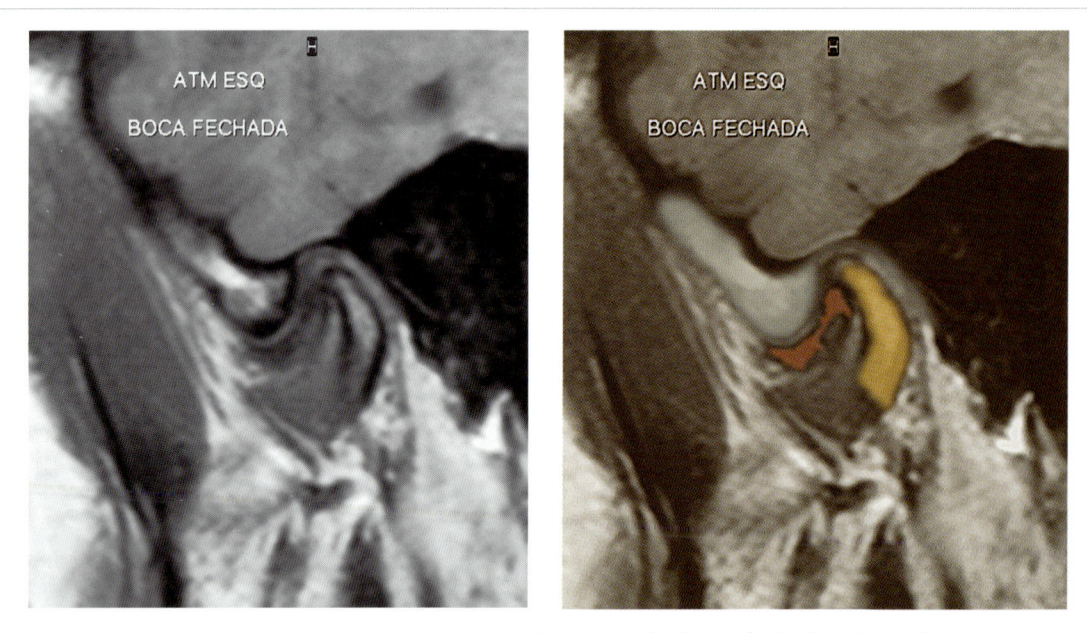

FIGURA 6.145: RN. Processo osteoartrótico. ATM esquerda, boca fechada. RNM do mesmo paciente com realce de cores.

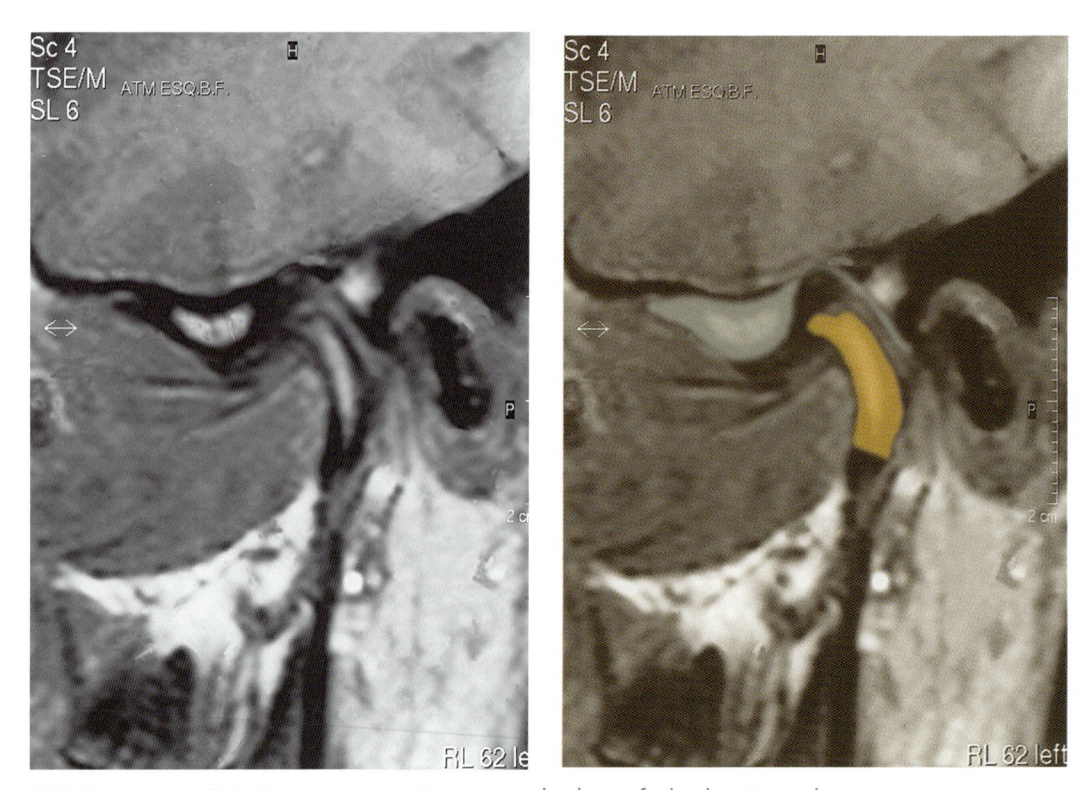

FIGURA 6.146: RN. Osteoartrose. ATM esquerda, boca fechada. RNM do mesmo paciente com realce de cores.

MÉTODOS DE ESTUDO DOS MOVIMENTOS MANDIBULARES

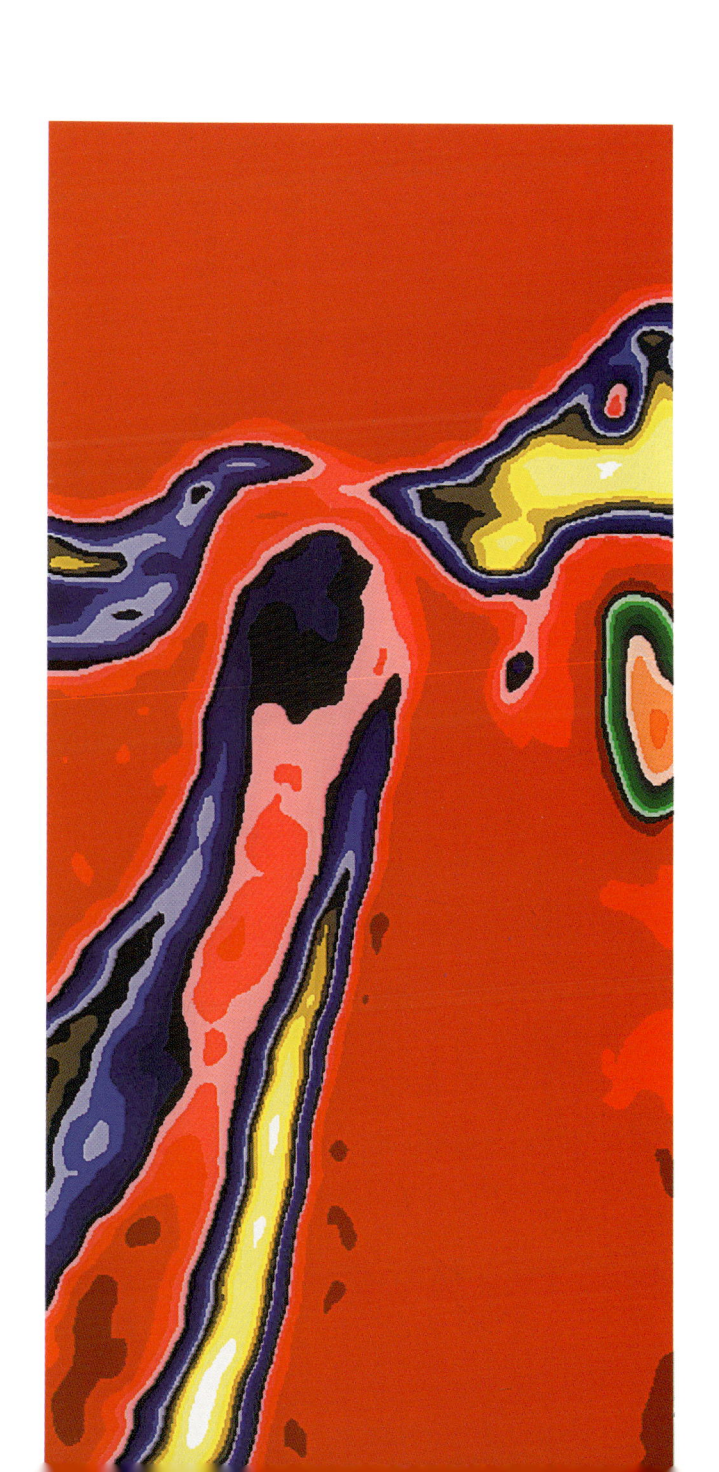

Capítulo VII

MÉTODOS DE ESTUDO DOS MOVIMENTOS MANDIBULARES

O estudo dos movimentos mandibulares foi sempre um dos objetivos da Odontologia, não apenas para os investigadores nesta área da ciência, mas também para o clínico geral, no momento em que este se encontra diante da necessidade de realizar algum tipo de modificação ou de restauração da oclusão.

Segundo Jankelson, devemos definir a cinesiologia como a ciência que estuda a anatomia e os princípios mecânicos em sua relação com o movimento humano. Portanto, podemos definir a cinesiologia mandibular como a análise do traçado dos movimentos que esta realiza nos três sentidos do espaço.

As primeiras tentativas para obter os registros dinâmicos dos movimentos mandibulares foram realizados por HILDEBRAND, em 1931, na Suécia, e, posteriormente, estes estudos foram atualizados e ampliados por BECHELLI (1982). Este trabalho baseou-se na utilização de uma pequena fonte luminosa aderida à face vestibular dos incisivos inferiores, cuja translação, durante os movimentos mandibulares, era registrada por uma câmara fotográfica, a qual prolongava o tempo de disparo por meio de um dispositivo denominado bulbo. Desta forma, os movimentos mandibulares permaneciam impressos na película fotográfica, da mesma maneira que o trajeto de um veículo é registrado em meio à escuridão, em uma foto noturna. Esta técnica foi denominada *gnatofotografia*.

O trabalho original de Hildebrand abriu caminho para os trabalhos de Klatsky, em 1941, através da cinefluografia, e de Kurth, por meio da câmara estroboscópica.

Hoje em dia, as metodologias usadas para avaliar o funcionamento mastigatório podem ser divididas em três categorias:
1) Métodos eletromecânicos;
2) Métodos optométricos;
3) Métodos magnetométricos.

MÉTODOS ELETROMECÂNICOS

Um dos instrumentos utilizados na metodologia eletromecânica é o axiógrafo computadorizado. Este foi modificado a partir de um axiógrafo comum, pela inserção de transdutores. Esta adaptação permitiu monitorar os movimentos tridimensionais, possibilitando reconstruir a trajetória mandibular durante a mastigação. Esta foi a técnica usada por Slavicek, seu criador, para registrar os movimentos de propulsão. Isto requer o uso de um arco facial, que é fixado no maxilar inferior. Este possui um peso importante que altera a propriocepção dos músculos e ligamentos, gerando uma alteração na harmonia dos movimentos durante a mastigação. Esta alteração de peso na mandíbula modifica a atividade dos músculos craniocervicomandibulares. A grande vantagem desta metodologia é a possibilidade de reconstruir os movimentos mandibulares, em qualquer plano do espaço.

MÉTODOS OPTOMÉTRICOS

No método optométrico, uma câmara de televisão segue os movimentos mandibulares por meio de algumas luzes situadas na mandíbula. Estas luzes devem ser brilhantes. O movimento das luzes apresenta uma figura tridimensional dos movimentos mandibulares. Os sinais são enviados da câmara para um computador, que reconstitui os padrões que as lâmpadas criam no espaço. Os pontos que refletem a luz devem estar aderidos à mandíbula ou à superfície vestibular dos dentes mandibulares. Este método foi usado nas investigações de Palla e Ostry.

Como no método magnetométrico, a grande vantagem é a possibilidade de reconstruir tridimensionalmente os movimentos da mandíbula, a partir de qualquer ponto.

MÉTODOS MAGNETOMÉTRICOS

No método magnetométrico, um pequeno ímã é fixado aos incisivos mandibulares e uma tiara dotada de uma antena é colocada na cabeça do paciente. Esta antena recebe os movimentos do ímã, tridimensionalmente, registrando seus deslocamentos no computador.

A grande vantagem do método magnetométrico é a absoluta liberdade do sistema. Com exceção de um pequeno ímã aderido às superfícies labiais dos incisivos mandibulares, nada é colocado dentro da boca. Corretamente colocado, este ímã, por seu peso reduzido, não altera a propriocepção nem interfere nos movimentos de abertura e fechamento, nem nos movimentos da mastigação habitual. Por outro lado, com estes aparelhos, pela primeira vez, poderemos medir a posição de repouso mandibular.

Desta forma, e através do computador, é possível reconstruir os movimentos mandibulares nos três planos espaciais. Entretanto, é necessário conhecer as características do movimento mandibular, tendo em conta que o mesmo é produto de movimentos de torque.

CINESIÓGRAFO

Logo após ter Jankelson definido as condições dos elementos ideais para registrar e avaliar os movimentos mandibulares, o desenvolvimento das tecnologias para se poder levar a cabo o estudo destes movimentos teve início.

Jankelson determinou que existem sete princípios que estes equipamentos devem cumprir:

1) os deslocamentos deveriam ser registrados de maneira simultânea, nos três sentidos do espaço;

2) os dados obtidos deveriam ser passíveis de análise logo após a tomada dos mesmos;

3) o sistema não deveria interferir nas superfícies oclusais, para não alterar a propriocepção;

4) permitir um livre movimento mandibular e não possuir cabos ou elementos que possam interferir no livre movimento mandibular;

5) cada uso deve requerer um tempo mínimo para sua instalação;

6) os registros devem possuir uma precisão de aproximadamente 0,1mm;

7) o sistema deve ser facilmente operável no âmbito de um consultório odontológico.

É dentro destes conceitos que se desenvolveu o cinesiógrafo, dando origem ao K1, equipamento que permitia registrar sobre um tubo de raios catódicos, similar a um pequeno televisor, os deslocamentos de um ímã aderido à face vestibular dos incisivos inferiores. Os gráficos obtidos por este método eram arquivados por meio de fotografias obtidas, a partir da tela, por uma câmara Polaroid. Desta forma, podiam ser os mesmos medidos e avaliados durante o diagnóstico e tratamento. A evolução tecnológica dos anos 90 permitiu a adaptação desta tecnologia a um computador, viabilizando assim a obtenção de medições da dinâmica mandibular, nunca antes possíveis à clínica diária do consultório odontológico.

Hoje em dia, existem muitos sistemas que utilizam esta tecnologia, sendo os mais importantes:

1) Cinesiógrafo K7;
2) Bio-Pack;
3) Sirognatógrafo.

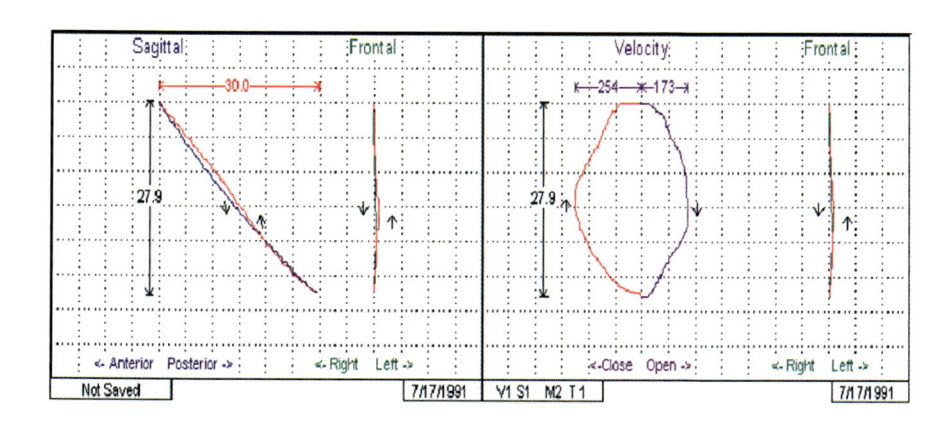

FIGURA 7.1: Trajetórias de abertura e fechamento coincidentes (paciente sadio).

Elementos constituintes do cinesiógrafo

O cinesiógrafo é constituído por dois elementos fundamentais: a tiara e o ímã.

1) a tiara é constituída por um suporte cefálico e pela antena, composta, por sua vez, por oito sensores eletrônicos que determinam os deslocamentos do ímã dentro de sua zona de cobertura;

2) o ímã, que traz identificado seu pólo norte, ou pólo positivo. Este ímã gera um campo magnético registrável pelas antenas, as quais permitem determinar, a todo momento, o deslocamento do mesmo nos três sentidos do espaço.

Os dados assim obtidos podem ser avaliados, mensurados e quantificados por um computador equipado por um *software* ou programa, especialmente desenvolvido para este fim.

Isto nos permite determinar o deslocamento do ímã no sentido sagital, frontal, horizontal, assim como a velocidade da mandíbula, de forma simultânea.

Estes registros podem ser visualizados de acordo com formatos predeterminados, a fim de sistematizar os protocolos do diagnóstico.

Estes protocolos permitem-nos avaliar os movimentos de abertura, fechamento, oclusão, lateralidade, assim como a posição de repouso e as funções de deglutição e mastigação.

O Biopack

Este equipamento caracteriza-se por possuir 24 sensores de cada lado em sua antena, determinando a obtenção de gráficos com maior precisão e, além disso, permitindo o estudo dos torques mandibulares.

VISUALIZAÇÃO DOS MOVIMENTOS MANDIBULARES

Os gráficos dos movimentos mandibulares, visualizados através do computador, podem variar em sua apresentação, segundo os provedores dos distintos programas. Assim, mesmo os números com os quais cada fabricante identifica os distintos gráficos podem variar.

Por tal motivo, e com a intenção de universalizar a descrição das diversas características, descreveremos os gráficos como aqueles correspondentes ao plano frontal, plano sagital, plano horizontal e à velocidade. Deixaremos a análise da posição de repouso para ser desenvolvida mais adiante.

Gráficos em plano sagital

Embora a variação de possibilidades seja infinita, do ponto de vista pedagógico e apenas com finalidade didática, podemos agrupar os gráficos nos seguintes tipos:

A) a trajetória de fechamento e de abertura são coincidentes. Este gráfico corresponde ao deslocamento mandibular de um paciente são. Além disso, a amplitude de abertura deve ser cerca de 50% maior que o deslocamento da sínfise mandibular para distal.

B) a trajetória de fechamento encontra-se por trás do ponto de oclusão: este gráfico está presente naqueles pacientes que apresentam interferência no último momento do fechamento, correspondendo este tipo de gráfico a engramas de fechamento patológicas por interferências oclusais;

C) a trajetória de fechamento se realiza adiante do ponto de oclusão: estes gráficos possuem seu fator etiológico em alterações da guia incisiva, a qual determina a presença de engramas patológicas. Isto não somente demonstra a importância da inclinação da guia incisiva, como também a essencial influência da sua localização tridimensional;

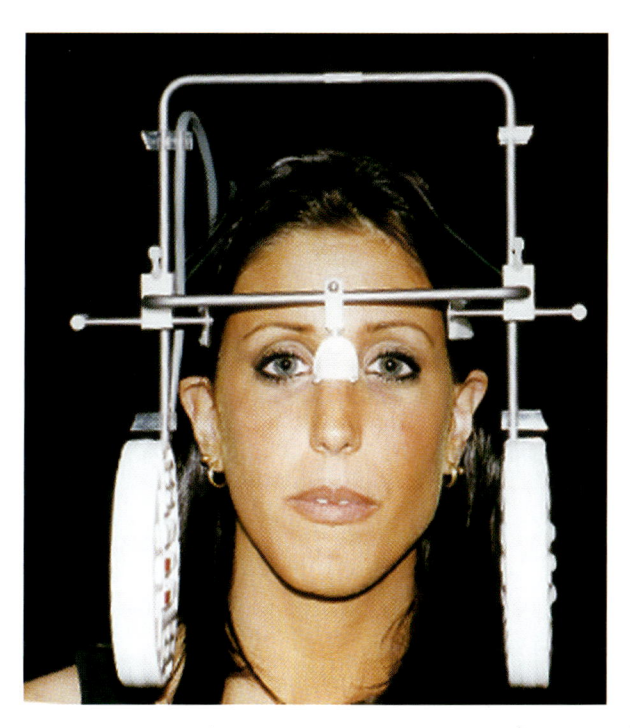

FIGURA 7.2: Antenas do equipamento magnetográfico BioPack.

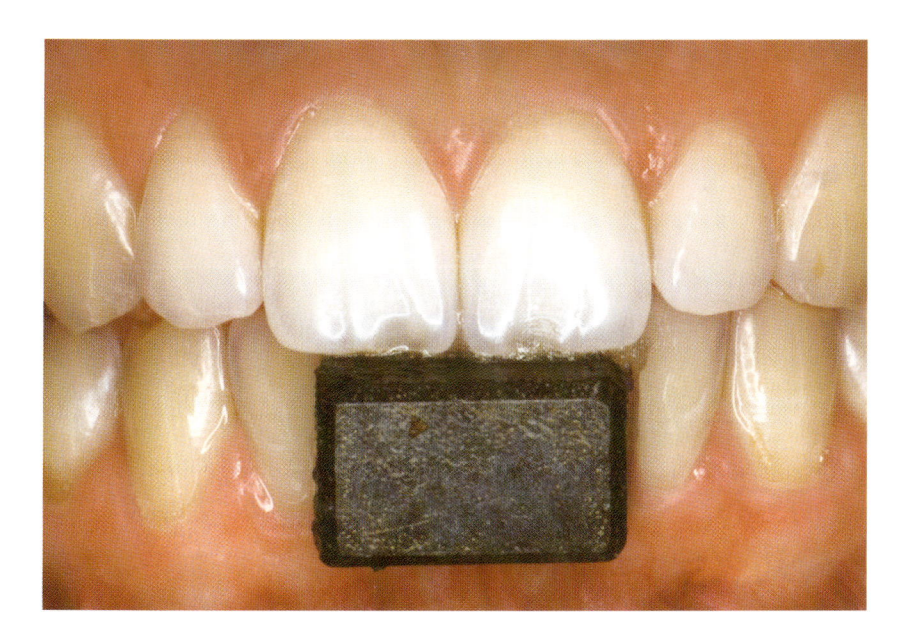

FIGURA 7.3: Figura intraoral com magneto.

FIGURA 7.4: Exemplos de diferentes gráficos de abertura e fechamento no plano sagital e frontal.

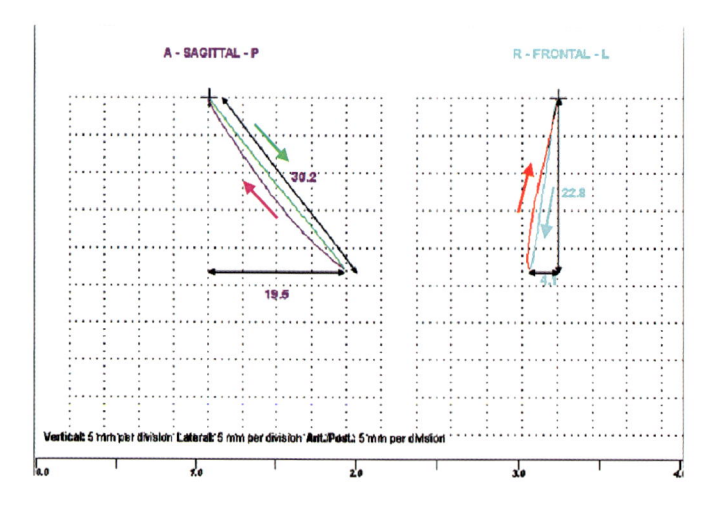

Gráfico de abertura e fechamento com deflecção para direita.

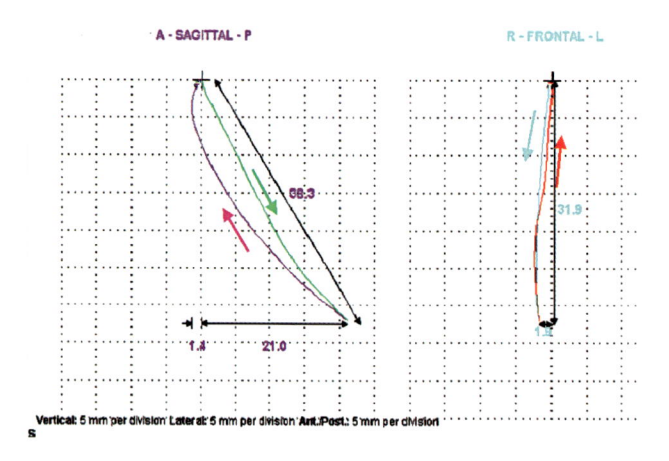

Movimento de abertura com fechamento propulsivo.

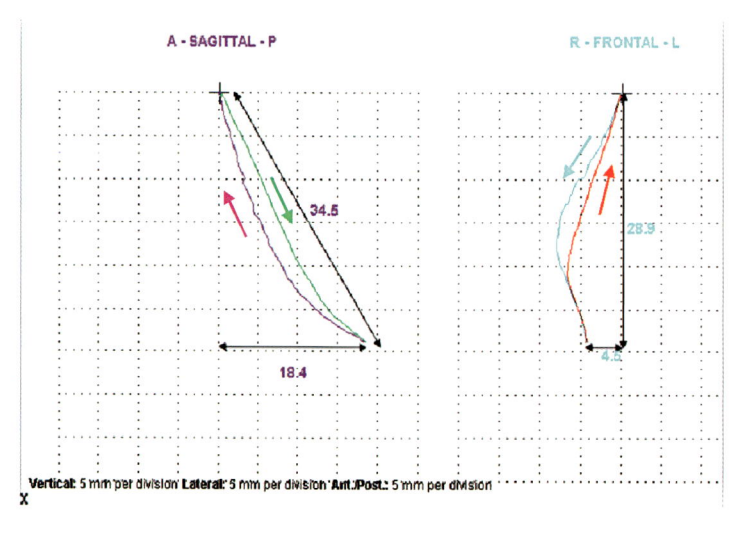

Movimento de abertura com fechamento propulsivo e lateralização no plano frontal.

FIGURA 7.4 (continuação): Exemplos de diferentes gráficos de abertura e fechamento no plano sagital e frontal.

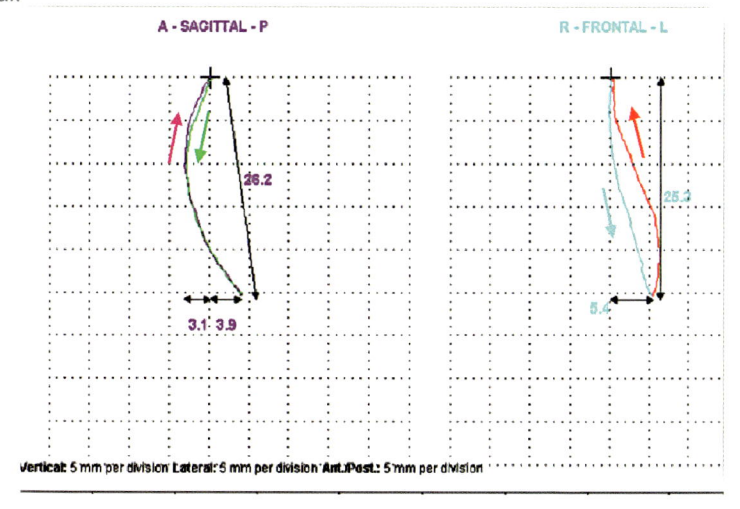

Gráfico de abertura e fechamento muito vertical com desdobramento da abertura.

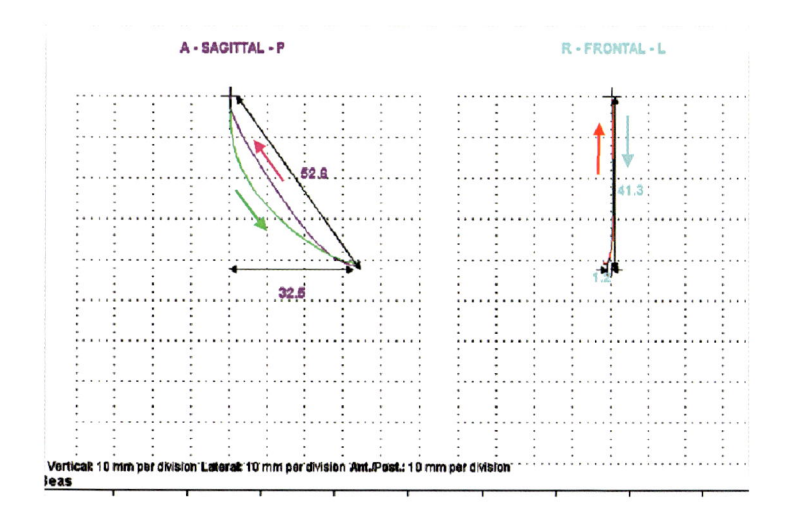

Gráfico de abertura e fechamento com propulsão na abertura.

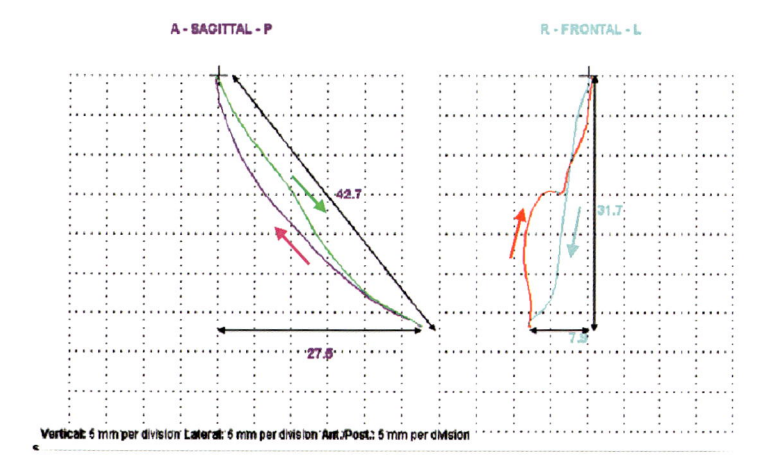

Movimentos erráticos na abertura e fechamento.

D) a trajetória de fechamento se cruza com a de abertura: este gráfico pode corresponder a interferências oclusais ou a luxações discais anteriores que se reduzem na abertura, ou a interferências na guia incisiva ou canina;

E) a trajetória de fechamento cruza repetidamente a trajetória de abertura: costuma estar relacionada a luxações bilaterais com redução. Observamos que em pacientes hiperlassos este tipo de gráfico costuma aparecer no terço final do movimento de abertura e corresponde a subluxações mandibulares por hiperdeslocamento condilar.

Gráficos do plano frontal

No plano frontal, os gráficos mais comuns são:

A) a trajetória de fechamento é coincidente com a trajetória de abertura: este gráfico corresponde às articulações temporomandibulares sãs. Em alguns casos, observamos gráficos de abertura coincidentes, mas que se afastavam da linha média. Isto pode ser observado em pacientes com quadros agudos de luxações discais anteriores sem redução. Mas cabe assinalar que, em alguns casos, encontramos este tipo de gráfico em pacientes com assimetria de base de crânio, a qual gera uma localização tridimensional distinta entre o côndilo direito e o esquerdo;

B) a trajetória de fechamento é lateral com respeito à posição de oclusão: estes registros correspondem a dois fatores etiológicos distintos:

1. a trajetória dental final de fechamento não coincide com os vetores musculares;

2. o paciente apresenta algum tipo de interferência intra-articular que impede o movimento de fechamento mandibular normal.

C) a trajetória de abertura se desvia da linha média: estes gráficos são produto de uma hipomobilidade do côndilo, para o qual se desvia a linha do gráfico. Esta pode ter sua origem em distintas patologias, desde aderências intra-articulares, luxações do disco ou anquiloses fibrosas;

D) a trajetória de fechamento se desvia da linha média: costuma corresponder a movimentos involuntários do paciente, que tenta recapturar o disco articular;

E) a trajetória de fechamento descreve uma forma de "S". Essa imagem pode aparecer em diferentes níveis no registro:

1. se a imagem aparece na porção superior do gráfico, a mesma corresponde a uma luxação com redução bilateral do disco articular;

2. se a imagem aparece no terço inferior do registro, a mesma corresponde a uma subluxação mandibular.

Gráficos a partir do plano horizontal

Estes gráficos costumam representar a acumulação de desvios dos gráficos sadios. No plano horizontal, devemos apreciar a relação vertico-distal no deslocamento mandibular. A presença de aberturas extremamente verticais encontra-se em pacientes com acentuada sobremordida e, geralmente, associada a uma infraoclusão dos setores posteriores.

Gráficos de velocidade

A velocidade é um dos parâmetros mais importantes para medir a evolução dos casos. Isto se deve ao fato de que é uma condição fundamental para se obter uma boa velocidade nos movimentos mandibulares o estar em presença de um correto sincronismo muscular entre os elevadores e os depressores. Isto implica em uma boa saúde muscular e uma coincidência oclusomuscular.

De modo oposto, a perda de velocidade dos movimentos mandibulares indica-nos alterações musculares, lesões intra-articulares ou discrepâncias dentomusculares.

A perda de velocidade foi descrita como bradicinesia. Os gráficos de pacientes sem bradicinesia são traçados circulares, nos quais o afastamento do traçado em relação à linha média indica a velocidade de deslocamento mandibular. Portanto, a maior distância do traçado para com a linha média implica uma maior velocidade de deslocamento. Estes gráficos circulares apresentam dois achatamentos localizados, se tomarmos como referência os quadrantes de um relógio, às 5 e às 11 horas, produto da diminuição da velocidade de abertura nas posições de abertura máxima e oclusão.

De modo diverso, os gráficos com bradicinesia apresentam uma forma errática e fácil de diferenciar. Estas perdas de velocidade estão associadas a mudanças nos deslocamentos em outros sentidos do espaço, sendo necessário para sua melhor compreensão avaliarmos o mesmo tendo como referência os gráficos nos três sentidos do espaço.

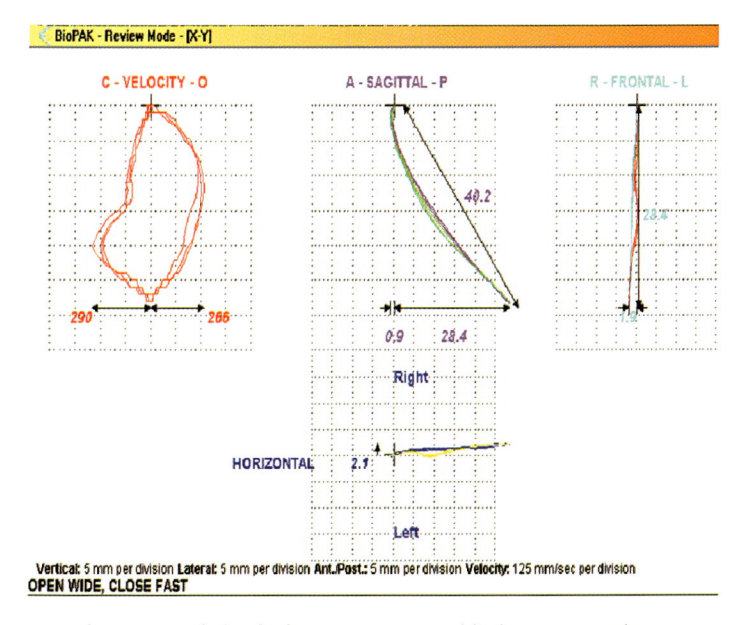

FIGURA 7.5: Vista tridimensional do deslocamento mandibular registrado com o equipamento BioPack®.

ANÁLISE DOS MOVIMENTOS BORDEJANTES

Por meio do cinesiógrafo, podemos estudar os movimentos bordejantes e reproduzi-los em bicúspide, como descreveu Pousselt.

Através desta tecnologia, podemos medir e reproduzir os movimentos efetuados pela guia canina ao realizar o deslocamento da mandíbula sobre as superfícies caninas. Mas também, pela primeira vez, podemos analisar a trajetória condilar pura se pedirmos ao paciente que realize os movimentos a partir da posição de repouso.

Esta valoração é importante ser realizada ao tentar-se determinar se a inclinação do plano oclusal é produto de uma assimetria da base do crânio ou se é o resultado de uma intrusão secundária das peças dentárias, pela patologia intra-articular da articulação temporomandibular.

E, finalmente, podemos medir o espaço livre interoclusal em nossos pacientes sem que nenhum elemento intra-oral influencie no sistema proprioceptivo.

Importância da avaliação do ciclo mastigatório
Andrea Bono

Os estudos de Kuwahara sobre a mastigação de substâncias duras e moles podem ser de utilidade no diagnóstico precoce de patologias da articulação temporomandibular.

Os padrões mastigatórios foram identificados como auxiliares no processo do diagnóstico. KUWAHARA *et al.* identificaram diferenças entre os pacientes com desordens articulares internas e pacientes sem desordens internas. Além disso, identificaram padrões diferentes entre os pacientes que apresentavam desordens uni ou bilaterais. Estes estudos permitiram descrever padrões identificados de mastigação, os quais foram classificados em categorias diagnósticas distintas.

Ciclos mastigatórios sãos e patológicos

Nos padrões estandardizados por KUWAHARA *et al.* (Fig. 7.3),

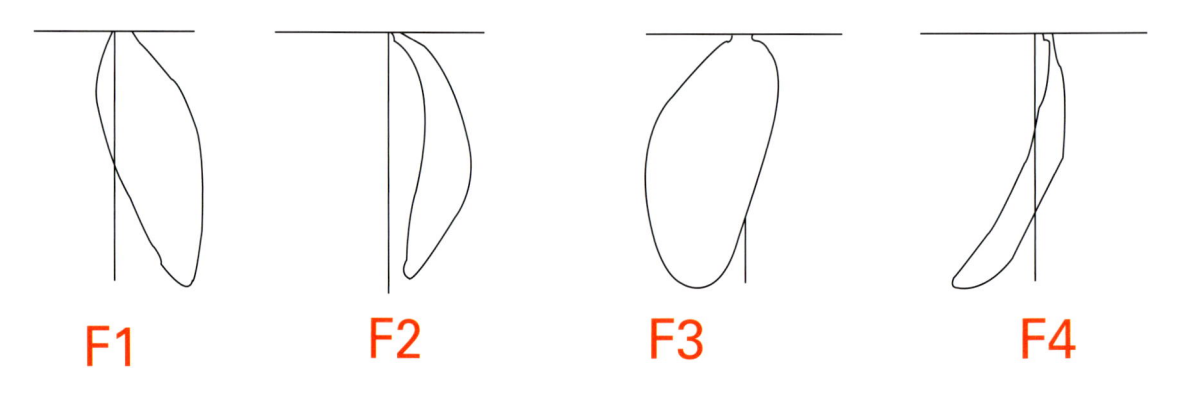

F1   F2   F3   F4

FIGURA 7.6:

F1: representa um padrão normal de mastigação, sendo o elemento representado no gráfico o ciclo mastigatório do lado direito. A abertura começa com um pequeno deslizamento para o lado oposto ao de trabalho (lado de não-trabalho), com um deslocamento de 5 a 8 mm para o lado de trabalho e um fechamento em forma oval aberta, com um retorno para o ponto inicial;

F2,F3,F4: representam padrões associados a desordens internas. É importante notar o significante deslocamento para o lado de não-trabalho. Ademais, mostram uma diminuição da Largura Máxima Lateral. Quando o deslocamento para o lado de não-trabalho é maior, Kuwahara indica que a disfunção do lado contralateral evoluiu a um estágio posterior.

Kull avaliou um grande número de pacientes sob o critério estabelecido por Kuwahara e viu que muitos pacientes apresentavam desordens internas e disfunções miogênicas, mas não havia um modo de relacionar os padrões de mastigação com o diagnóstico clínico. Aparentemente, as alterações na consistência da substância utilizada durante a prova de mastigação pode determinar estas diferenças.

Os padrões de mastigação de substâncias moles em pacientes que apresentavam dor bilateral das articulações e um estalo inicial bilateral continuavam sendo F1, tanto na articulação direita quanto na esquerda.

Não obstante, ao realizar as provas de mastigação de substâncias duras, os padrões mostraram claramente um padrão F2 de mastigação que se repete nos lados direito e esquerdo, sustentando o diagnóstico clínico de um deslocamento bilateral do disco.

Além disso, o propósito do estudo de Kull é o de identificar o significado das alterações nos padrões mastigatórios de substâncias duras e macias. Kull selecionou 124 pacientes, entre uma população total de 1100, nos quais se identificou algum tipo de patologia articular e comparou os registros obtidos durante a mastigação de substâncias macias e duras. Também confrontou os dados com os de uma população controle composta por pacientes assintomáticos, com os quais comparou os registros patológicos, comprovando-se a validade das verificações efetuadas por Kuwahara.

REVISÃO DOS ESTUDOS DO CICLO MASTIGATÓRIO

Pela complexidade dos movimentos existentes nos ciclos mastigatórios, a mastigação vem, recentemente, sendo estudada. Os primeiros estudos começaram em 1950, utilizando uma câmara cinematográfica. Em 1956, Silverman usou este método para descrever a forma de lágrima que, de maneira periódica, teriam os ciclos mastigatórios, formados por uma abertura máxima vertical seguida de um movimento mandibular em direção ao lado de trabalho, durante o fechamento.

Silverman descreve o deslizamento sobre as cúspides para alcançar a intercuspidação máxima. Em 1958, Mongol, utilizando a mesma técnica, alcançou conclusões similares. Subseqüentemente, em 1964, Cannon construiu um sistema que, mais tarde, seria conhecido como Replicador ou Replicador Mandibular. Estes sistema estava composto por um aparato unido às superfícies labiais dos dentes mandibulares, deixando as superfícies oclusais totalmente descobertas. Através dos transdutores, este aparato poderia determinar e demonstrar os movimentos mandibulares com seis tipos de movimentos. Os dados foram gravados em um computador. Os pacientes foram conectados a este, permitindo que os ciclos mastigatórios fossem observados.

Em 1966, Gibbs usou um replicador em uma amostra de 185 pacientes, incluindo sujeitos de diferentes sexos e idades. Foram definidos parâmetros fisiológicos e patológicos. Os aspectos patológicos estudados incluíam a presença de abrasão dental ou contatos prematuros.

MURAI et al. utilizaram outro equipamento, denominado Sirognatógrafo, destinado a avaliar as características da mastigação entre os indivíduos, analisando os movimentos mastigatórios e ajudando a detectar pequenas desordens. O sirognatógrafo foi usado para gravar e analisar os movimentos mandibulares com diferentes substâncias alimentícias.

MONGINI, em 1984, utilizando também um sirognatógrafo, demonstrou que os pacientes com patologia ortodôntica de classe II mastigavam por diante de sua posição de oclusão habitual, e que uma alta porcentagem de pacientes com patologia de classe III mastigava em uma posição posterior em relação à sua posição de oclusão máxima.

THROCKMORTON et al. determinaram que, pela morfologia que apresenta a articulação temporomandibular, a mesma controla os movimentos da mandíbula durante a mastigação e as fraturas condilares poderiam romper com os padrões estabelecidos de mastigação. Em seu trabalho, documentou mudanças nos padrões mastigatórios depois de uma fratura, concluindo que estes se afastavam dos padrões normais de mastigação.

Na fase de abertura, poderiam não existir muitas mudanças nos casos de fratura bilateral dos côndilos. Entretanto, diminuem consideravelmente as funções do pterigóideo lateral na translação anterior e as excursões laterais durante o ciclo mastigatório.

GERSTENER, G.E. e FEHRMAN, J., apresentaram um trabalho em que descreviam a falta de confiabilidade dos traçados mandibulares para refletir a rotina de funcionamento mandibular. Mas se os movimentos mandibulares podem ser estudados de um modo não-invasivo, os dados sobre os deslocamentos mandibulares, velocidade e aceleração extrema podem ser confiáveis.

RILO B et al. determinaram que as desordens craniomandibulares apresentavam mastigação unilateral, assimetria muscular mastigatória, parecendo estes fatos, estarem relacionados entre si. Por isso, seria interessante estudar a atividade muscular mastigatória durante a mastigação unilateral de indivíduos sãos.

Outra das aplicações do estudo do ciclo mastigatório é determinar as características dos mesmos ciclos e a eficiência mastigatória em crianças com mordidas cruzadas, tanto laterais quanto anteriores.

MARTÍN et al. estudaram os movimentos de deglutição e mastigação e determinaram que não existem diferenças nos ciclos mastigatórios, não havendo relação entre o lado da mordida cruzada e o lado de preferência mastigatória.

OS CICLOS MASTIGATÓRIOS PARA AVALIAR AS PATOLOGIAS ARTICULARES

Uma das maiores críticas nesta área investigativa dos ciclos mastigatórios é a impossibilidade de registrar, de forma consistente, os mesmos. Na realidade, esta aparente inconsistência no registro gráfico dos movimentos mandibulares é, na verdade, produto dos diferentes hábitos, características oclusais, fenótipos de nossos pacientes. Isto seria similar a negar as características de nossas impressões digitais e as particularidades individuais que as determinam.

Além disso, apresenta-se a dúvida acerca de se este tipo de análise provê informação complementar para o diagnóstico das desordens craniomandibulares.

As investigações reportaram importantes diferenças entre pacientes sãos e portadores de disfunções. Nestes trabalhos, os parâmetros majoritariamente empregados são a velocidade e outros parâmetros dinâmicos, como a largura e altura dos ciclos. Por outro lado, não foi possível encontrar trabalhos cujos autores estejam habilitados a distinguir entre população sadia e portadora de disfunção, utilizando os ciclos mastigatórios como objeto de análise.

Usando um replicador de Gibbs, encontrou-se uma predisposição para os valores médios mas não na variação das medidas.

Não obstante, um grupo de investigadores, seguidos por Howell e Klineberg, conduziram um estudo que demonstrou a falta de variabilidade e uma grande repetitividade nos ciclos mastigatórios com a mesma classe de alimentos em 15 dos 20 pacientes, dentro de 40 parâmetros analisados. Os 5 pacientes restantes tinham uma grande repetitividade em 36 parâmetros. A possibilidade de utilizar os ciclos mastigatórios no diagnóstico foi proposta por Proschel, que desenvolveu um sistema utilizando os ciclos do plano frontal. Este sistema permitiu-lhe correlacionar os estados disfuncionais com certo tipo de movimentos.

KUWAHARA *et al.* demonstraram diferentes padrões nos côndilos do lado de trabalho e no lado de não-trabalho em pacientes disfuncionais. Ele observou como diferentes tipos de ciclos mastigatórios estavam associados a desordens específicas da articulação temporomandibular.

A diferenciação dos pacientes com desordens internas e sem elas pode ser seguida avaliando-se o ponto de retorno dos ciclos mastigatórios (ponto no qual a abertura começa a fechar-se) e a velocidade. Ele pôde diferenciar pacientes com desordens unilaterais dos que possuíam desordens bilaterais.

Wilding e Lewin analisaram pacientes com boa e má atividade mastigatória. Eles puderam observar que a boa atividade mastigatória está ligada a largos ciclos mastigatórios, com padrões de fechamento predominantemente laterais e uma mínima alteração da velocidade.

É possível notar como diferentes aspectos dos ciclos mastigatórios podem ser usados para definir saúde e disfunção. Nos pacientes disfuncionais, pode-se ter um desvio para um lado, uma grande variabilidade ou uma absoluta repetitividade nos movimentos, mínima distância entre os traçados de abertura e fechamento, uma diminuição na abertura vertical e uma variação na velocidade de abertura e fechamento. Isto se encontrou tanto nos bolos alimentares duros como nos macios.

Aspecto fisiológico do ciclo mastigatório

Em cada ciclo mastigatório, devem ser estudadas e reconhecidas características que o fazem individualizado:

1) A forma geral do ciclo;
2) A extensão do ciclo;
3) A altura dos ciclos;
4) A inclinação do eixo;
5) A posição do ápice.

Analisando os pacientes sem patologias no registro cinemático em plano frontal, pôde-se determinar que o ciclo mastigatório é um movimento elíptico, como uma lágrima, que está composto por três fases:

1) a fase de abertura;
2) a fase de fechamento, em que se produz a captura do bolo alimentar;
3) a fase de poder, em que se tritura e esmaga o alimento.

Na Fig. 7.7, mostra-se uma ilustração de um ciclo mastigatório. Em um ciclo normal, o paciente abre e fecha, abre e fecha, na forma de uma lágrima. À medida que o bolo alimentar se despedaça, os ciclos tornam-se menores que os anteriores. As articulações temporomandibulares, discos e músculos mastigadores devem ter uma coordenação perfeita para poder criar este movimento.

Avaliando o paciente no plano frontal, determinou-se um lado de trabalho e um lado de não-trabalho. O lado de trabalho é o lugar onde são triturados os alimentos e o lado de não-trabalho é o lado contralateral.

Em um ciclo mastigatório, podemos distinguir um ápice e um corpo (Fig. 7.8). No ápice, encontramos o ponto de intercuspidação máxima. No corpo, distinguimos largura, comprimento e um eixo. A largura é a distância máxima entre as linhas de abertura e fechamento; o comprimento é a distância entre a intercuspidação máxima e o ponto de retorno ao fechamento. O eixo liga o ponto de retorno com a pausa oclusal.

A forma de ápice está influenciada pelas características do bolo alimentar.

Aspectos do plano frontal

Analisando a mastigação do lado direito, encontramos:

A mandíbula traslada-se para o lado de não-trabalho, com um movimento curvo.

A concavidade está aberta para o lado de trabalho.

Quando a abertura termina, a mandíbula move-se horizontalmente até o lado de trabalho.

Quando começa o fechamento, a mandíbula realiza uma curvatura aberta até o lado de não-trabalho.

Quando a mandíbula está próxima da oclusão cêntrica, a mesma se move para o lado de não-trabalho para começar um novo ciclo.

Nesta parte do movimento, os alimentos são triturados.

Os bolos alimentares macios criam ciclos estreitos e curtos.

Os bolos alimentares duros criam ciclos longos e largos. (Fig. 7.9)

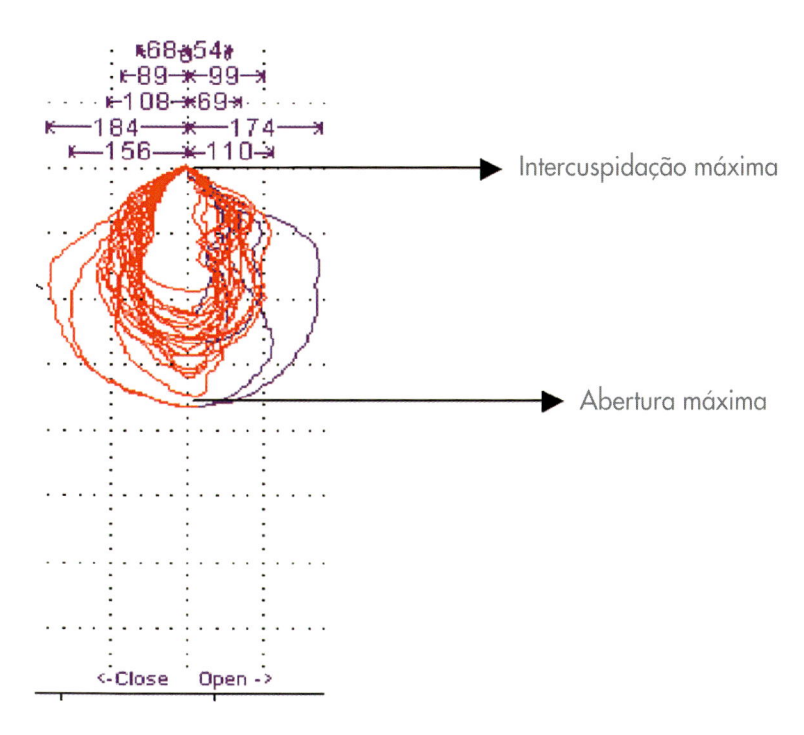

FIGURA 7.7: Amostra de um ciclo mastigatório

Nos ciclos que são realizados por um paciente sem patologia intra-articular, ao realizar a mastigação de um determinado lado, o eixo inclina-se para o lado de trabalho. A inclinação do eixo incrementa-se com a dureza do bolo alimentar.

Por outro lado, espera-se a introdução da mastigação de elementos duros e macios como parte da modalidade de diagnóstico, o que poderia permitir uma análise crítica de nosso paciente. Efetivamente, poder-se-ia mostrar que os pacientes com sinais clínicos de disfunção podem ser mais claramente identificados pelas mudanças na mastigação do bolo alimentar.

A seleção de indivíduos está, ainda, em processo e o número de pessoas para esta população é considerado pequeno para se poder fazer previsões atendendo às correlações com a curva normal.

Os dados dos pacientes revelam grandes relações entre as variáveis independentes entre os bolos alimentares macios e duros, com níveis de significância da ordem de 0,05 polegada, como máxima amplitude lateral, 0,00001 polegada, no ponto terminal da mastigação. Todas as demais variáveis, com exceção da posição lateral do ponto de retorno demonstraram, também, grandes diferenças.

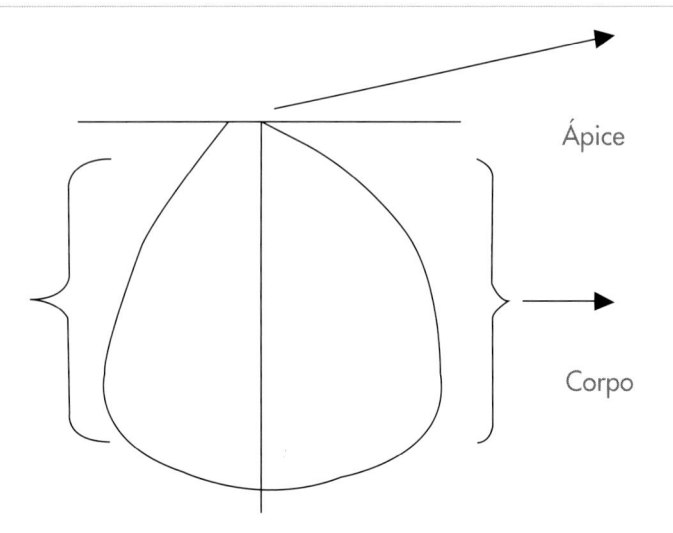

FIGURA 7.8: As partes do ciclo mastigatório. Ápice e corpo.

Os dados dos sujeitos normais indicaram poucas diferenças entre o bolo alimentar duro e o macio nas variáveis que dependem da consistência. Notaram-se diferenças menores em algumas bases unilaterais apenas na amplitude máxima lateral, na posição antero-posterior, na posição vertical do ponto de volta e no tempo de fechamento.

A posição vertical terminal de mastigação do lado direito indica uma variável significativa de 0,01. Os resultados mostram claramente que este novo método permite analisar claramente os movimentos mandibulares.

As observações obtidas resumem os princípios derivados da análise seguidos dos movimentos mandibulares, coincidindo os movimentos laterais com os achados de Goodsn, J.M.

Com estes dados, expandem-se os trabalhos de Kuwahara para estabelecer a mastigação como uma grande ajuda de diagnóstico para o clínico, não só para diferenciar pacientes, mas também auxiliando em refinar as categorias de diagnóstico.

Durante o ato mastigatório em pacientes sãos, a articulação contralateral é a que mais se traslada. Quando se mastiga uma substância macia, como chiclete, os músculos apresentam mais atividade do lado da mastigação. Quando a patologia encontra-se do lado da mastigação, os músculos do lado oposto apresentam um aumento da atividade.

Quando se mastiga uma substância dura, os músculos apresentam um incremento da atividade.

É importante alternar os lados no estudo da mastigação.

Caso houver dor, o paciente cria mecanismos protetores para evitar essa trajetória ou esse movimento específico. Muitas patologias podem progredir por anos, sem produzir dor. No entanto, destroem progressivamente as estruturas, sendo este um processo contínuo e progressivo, determinando alterações na localização tridimensional da mandíbula, tanto na posição de repouso como durante a função.

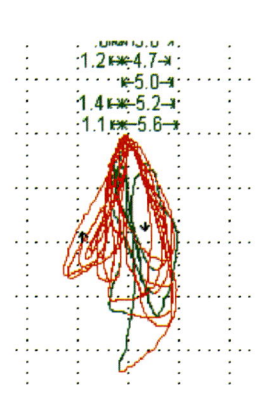

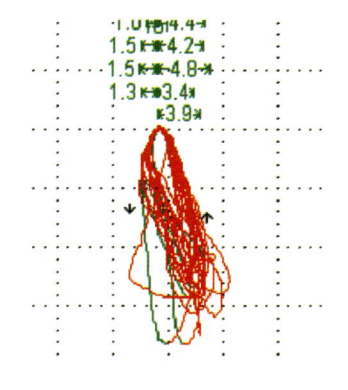

FIGURA 7.9: Bolo alimentar duro.   Bolo alimentar macio.

Nos últimos 15 anos, foram propostos muitos sistemas para classificar estas patologias e os fatores etiológicos foram discutidos por anos, considerando atualmente que podem existir fatores etiológicos assintomáticos, assim como fatores precipitantes que podem transformar um estado silencioso de enfermidade em uma forma ativa e sintomática, clinicamente falando.

Isto ainda continua em uma etapa de mudança.

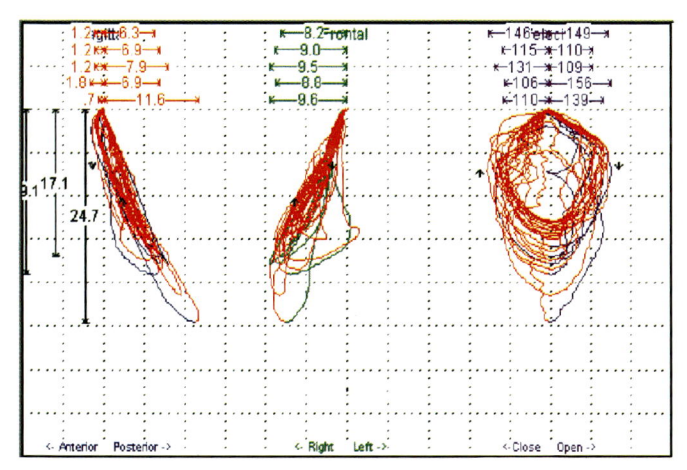

Mastigação direita

FIGURA 7.10: Inclinação no plano frontal, com a mastigação de substâncias duras.

O que nós acreditamos e entendemos está continuamente sendo posto à prova. Existem muitos fatores etiológicos em combinação com a variabilidade de sintomas. Muitos sinais e sintomas, quando considerados isoladamente, não são determinantes da existência ou não de patologia, enquanto em combinação com muitos outros, eles nos permitem não só determinar a presença da mesma, mas também o diagnóstico diferencial da doença.

Por outro lado, o conceito de NORMAL deve ser substituído pelo conceito de SADIO, visto que a grande incidência mundial destas patologias faz com que elas apareçam, estatisticamente falando, como normais. Isto não somente é produto do pequeno número utilizado em tais estatísticas, mas também pelos métodos de diagnóstico usados para definir os conceitos de são e enfermo.

Muitos autores sustentam que, quando se usam instrumentos auxiliares do diagnóstico, existe uma alta porcentagem de casos que dão falsos positivos. Isto porque não definiu claramente onde está o limite entre são e enfermo.

Este problema traz uma pergunta: quais fatores, sinais e sintomas consideramos quando se desenvolve um diagnóstico?

Estes instrumentos eletrônicos passaram a ser respeitados pela reprodutibilidade de seus resultados, os quais os tornam válidos. Em muitos casos, seus detratores, em uma alta porcentagem de casos, interpretaram mal os gráficos, possivelmente por falta de experiência ou perícia no uso destes equipamentos, ou porque tenham instaurado inadequadamente os procedimentos clínicos para identificar a patologia inicial. Sabemos como os instrumentos gnatográficos mostram os movimentos mandibulares, mas uma análise detalhada da capacidade funcional do órgão estomatognático não pode ser ignorada. Isto deve incluir a análise da faixa de mobilidade mandibular e da capacidade da musculatura de contrair-se e relaxar-se.

A análise deve valorar a atual capacidade de mastigação e extrapolar estes dados com a capacidade funcional dos músculos intrínsecos e a mobilidade mandibular. A análise da capacidade mastigatória ou, mais importante, a capacidade funcional do órgão estomatognático durante a mastigação é estudada a partir do ciclo mastigatório.

O teste de mastigação é o estudo que se realiza utilizando alimentos estandardizados para compreender a capacidade funcional dos músculos, arcos nervosos proprioceptivos, articulações e as possibilidades compensatórias que existem. Para que um teste seja aplicado ao diagnóstico, ele DEVE ser estandardizado. O estudo dos ciclos mastigatórios espontâneos não serve, porque não é reprodutível e não pode ser comparado. Daí porque existem estudos que dizem que o ciclo mastigatório não é aplicável na pesquisa do diagnóstico, mas a falha está na falta de reprodutibilidade que ocorre nestas investigações.

As variáveis dinâmicas e eletromiográficas associadas com a mastigação são muitas e só os elementos eletrônicos computadorizados permitem o acúmulo de uma grande quantidade de dados para serem comparados simultaneamente.

Com isto, pode-se agregar ao diagnóstico neuromuscular uma nova dimensão, ao diagnosticar, analisar e avaliar o sistema estomatognático funcionalmente, permitindo-nos o diagnóstico precoce das patologias da articulação temporomandibular.

ELETROMIOGRAFIA

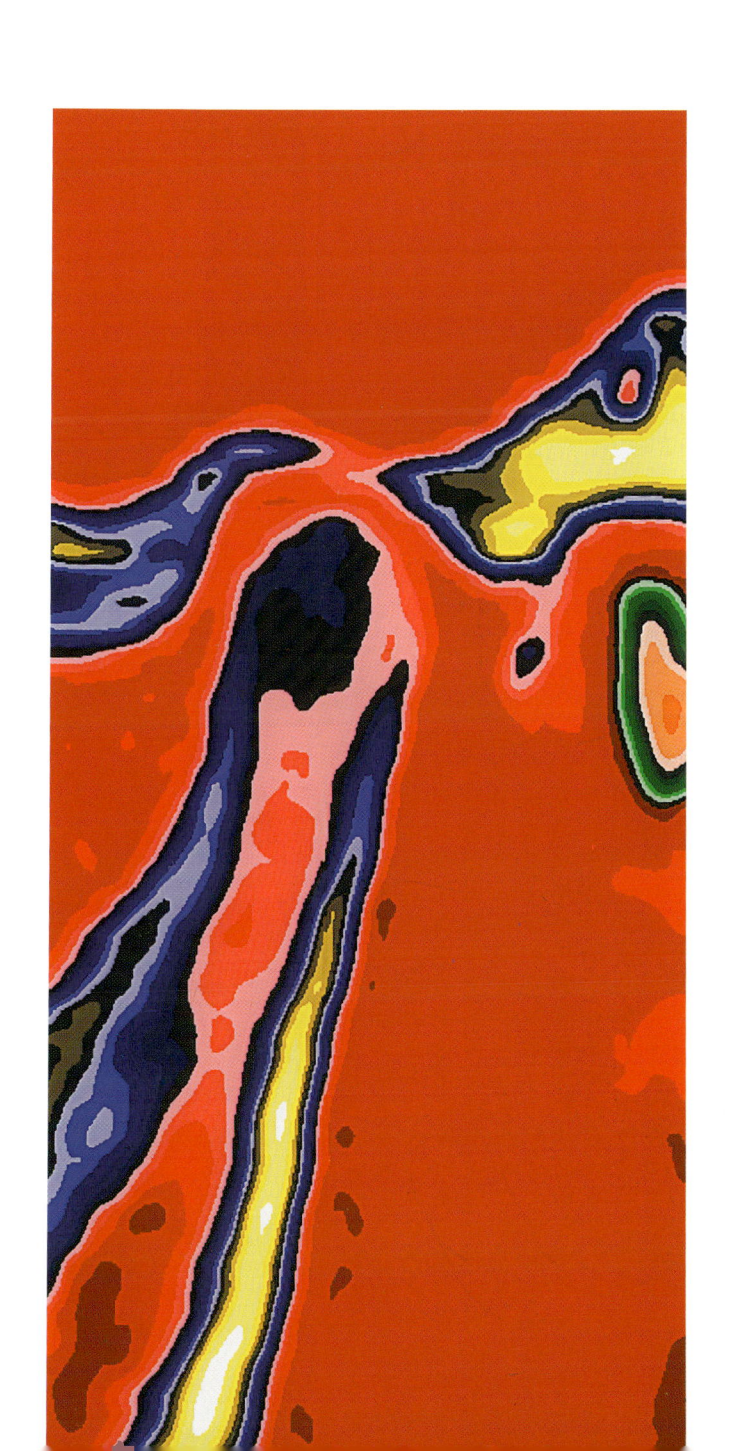

Capítulo VIII

ELETROMIOGRAFIA - PRINCÍPIOS BÁSICOS

Drª. Lídia Yavich

Podemos definir a eletromiografia como a técnica na qual a gravação dos potenciais de ação das fibras musculares é colocada em um meio de exibição.

O descobrimento da eletricidade, conjuntamente com o avanço tecnológico da instrumentação, permitiu medir acontecimentos que não poderiam ser apreciados só com os nossos sentidos e faculdades intelectuais.

Assim como a radiologia, hoje universalmente utilizada, marcou no seu aparecimento uma nova era no diagnóstico médico, a eletromiografia por sua vez, marca o aparecimento,e ou, a descoberta de um novo modelo, pelo qual é possível avaliar a energia do músculo.

É, também, a emergência de um universo que nos permite medir a atividade dos músculos craniocervicomandibulares e determinar e avaliar a nossa intervenção. Neste modelo, a ênfase está colocada na energia do corpo, mais que em sua forma; o que nos permite estudar o seu desempenho.

Assim como em todo paradigma, muitos indivíduos são relutantes em abrir suas mentes, alguns insistem em afirmar que os músculos podem ser avaliados simplesmente com a palpação. A palpação e a observação são partes importantes e inseparáveis do exame clínico, mas nenhum de nós, de maneira consciente, em uma época em que já foram decifrados os códigos do genoma humano, seria capaz de iniciar qualquer procedimento de difícil reversão, nas mais variadas áreas da medicina, somente com a observação e a palpação.

Quando se trata de novos paradigmas, vale a pena recordar a frase de Albert Einstein, que disse: *"É mais fácil revelar o interior do átomo que modificar conceitos"*.

A história de diferentes teorias oclusais na Odontologia é velha e variada. Entretanto, existem fatos fisiológicos básicos que transcendem essas diferenças de opinião nas filosofias oclusais. Os músculos antagonistas devem funcionar de forma sinérgica e deve existir um período de relaxamento. Sinergismo e relaxamento propiciam a recuperação muscular (JANKELSON).

Muitos dos chamados sintomas temporomandibulares são o resultado de espasmos cervicais, faciais e dos músculos mastigadores. Estes espasmos são criados quando a posição craniomandibular requer uma adaptação repetida de acomodação, para alcançar a posição intercuspidal, durante a função oclusal. A eletromiografia nos permite observar esta condição de hipertonicidade muscular, como um registro da atividade elétrica elevada no músculo afetado, quando ele está em repouso.

Restaurar uma oclusão, nas mais variadas áreas e especialidades da odontologia, com músculos em um estado de hipertonicidade ou em um estado de fadiga, perpetua e exacerba a patologia existente.

A Unidade Motora

A organização nervosa do músculo, em seu nível básico, é a unidade motora. Associado ao sistema, o neurônio motor alfa está representado por:
O neurônio motor, seu axônio e a fibra muscular que ele inerva.

O número de fibras musculares por unidade motora varia enormemente no corpo humano. Os músculos do rosto representam o nível mais alto de inervação. O maior exemplo está representado pelos músculos extraoculares, cujo raio de inervação é de 3 para 1. Isto quer dizer que um neurônio motor inerva, em média, três fibras musculares.

O mais baixo raio de inervação no corpo humano é encontrado no músculo gastrocnênio da perna, que é de 2.000 para 1. Isto quer dizer que um neurônio motor inerva, em média, 2.000 fibras musculares.

Os altos raios de inervação são excelentes para as tarefas motoras refinadas. Os baixos raios de inervação são ideais para a produção de força.

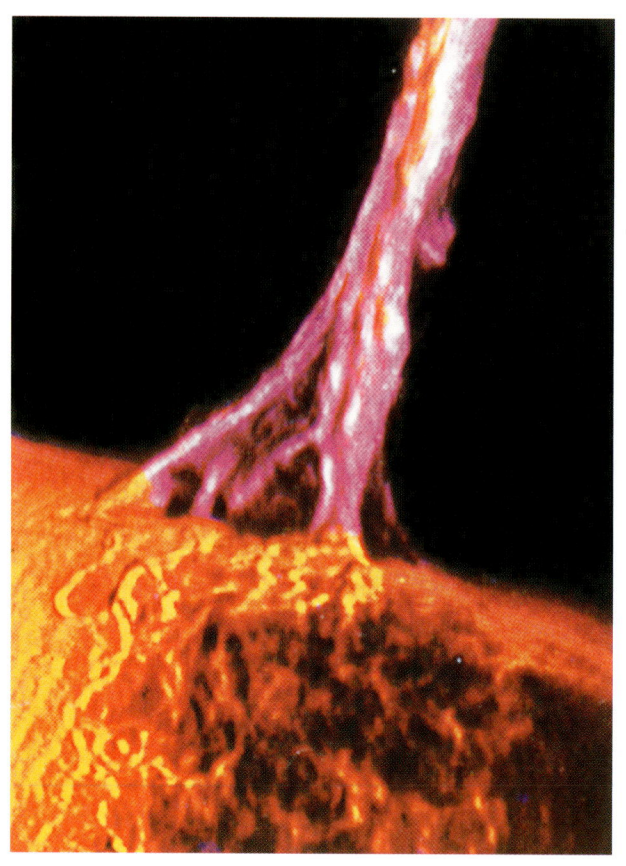

FIGURA 8.1: Imagem microscópica de um ramo terminal de um neurônio motor.
Fonte: CAYMAN, Charles. **The human body**. DK Publishing, Inc.

MOTONEURONA

Nas sinapses neuromusculares, (entre um neurônio e uma fibra muscular), o axônio do neurônio motor inferior divide-se para poder chegar à fibra muscular e ao final da placa motora. Como a ramificação das fibras nervosas que chegam a cada fibra muscular varia em seu diâmetro e longitude, o tempo em que cada potencial chega à placa motora varia, resultando em uma ativação assincrônica das fibras musculares pertencentes a essa mesma unidade motora.

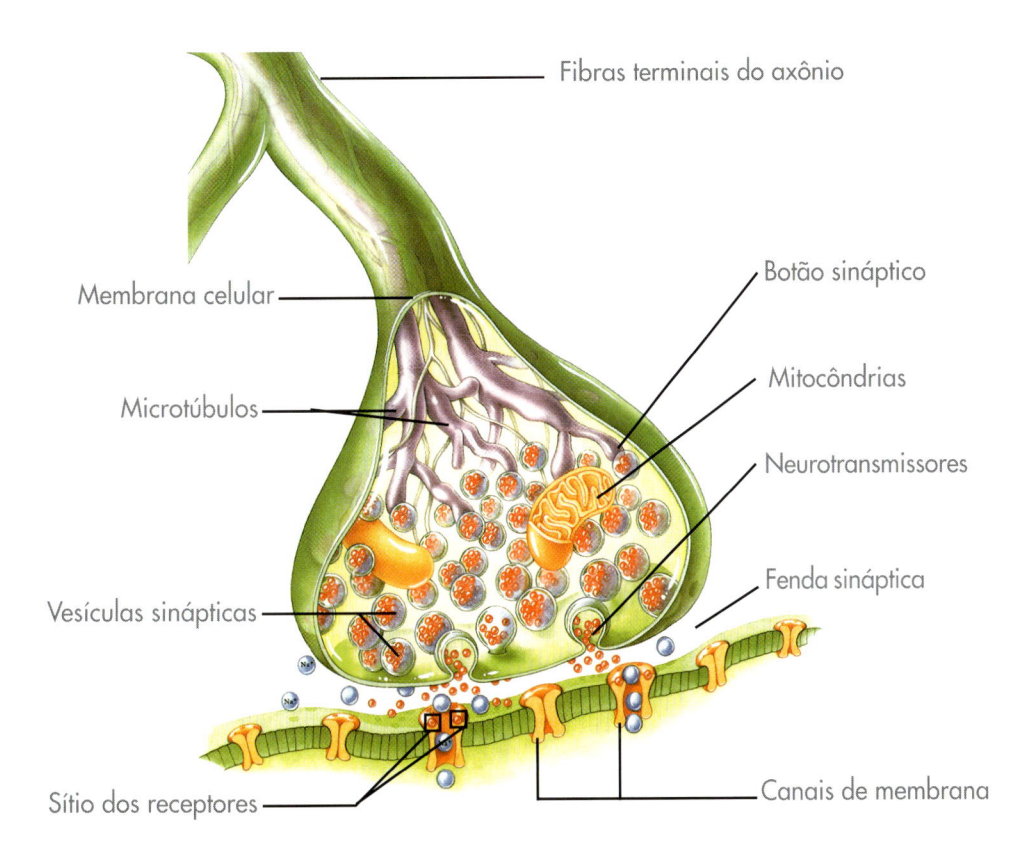

FIGURA 8.2: Sinapse. Fonte: CAYMAN, Charles. The human body. **DK Publishing, Inc.**

Uma só fibra muscular recebe a entrada de uma só unidade motora, embora diferentes unidades motoras tendam a sobrepor espacialmente o território de suas fibras.

Os potenciais de ação de cada fibra muscular, somados, espacial e temporalmente, formam a unidade motora de potencial de ação **MUAP, (m**otor **u**nit **a**ction **p**otential).

Um neurônio não se comunica fisicamente com outro neurônio nem com a fibra muscular de maneira que, entre eles, não existe continuidade citoplasmática. O que existe é um microespaço, uma região de contigüidade, denominada sinapse, na qual um neurônio transmite o impulso nervoso para outro ou para uma fibra muscular ou glândula através da ação de mediadores químicos, que se combinam com receptores moleculares presentes na fibra muscular.

Desta combinação resulta a mudança na permeabilidade da membrana da célula receptora, o que desencadeia uma entrada de íons sódio no interior da célula e a conseqüente inversão da polaridade de membrana. Surge, então um potencial de ação que gera, na célula receptora, um impulso nervoso.

A gravação extracelular, do intercâmbio de energia descrito neste fenômeno, provê a base da eletromiografia.

Quando um **MUAP** é gravado usando eletrodos de agulha, a magnitude da energia é na faixa dos milivolts.

Os censores de superfície tendem a gravar populações de MUAPs, não uma unidade motora isolada, e a magnitude da energia gravada está na faixa dos microvolts.

Esta amplitude reduzida deve-se à perda de energia associada com a impedância do tecido corporal. Em eletromiografia de superfície, os eletrodos são colocados sobre a pele, parte do potencial elétrico registrado é disperso no seu recorrido, até chegar ao sitio da gravação.

ELETROMIOGRAFIA DE SUPERFÍCIE

Os neurologistas concordam que a eletromiografia demonstra o completo relaxamento do músculo estriado humano. Entretanto, existe um tônus muscular esquelético para manter as demandas posturais. O estado de contração parcial exibida pelos músculos em repouso é conhecido como tônus, ou tônus muscular. Tônus é definido como uma contração postural

O tônus muscular representa um estado de baixo nível de contração, que é característica do músculo em repouso. Este tônus estabiliza as estruturas esqueléticas, evitando que as articulações se separem. O tônus muscular provê a base para a resistência à gravidade, à emoção e ao movimento.

De fato a atração do campo gravitacional que a terra exerce sobre qualquer corpo colocado nas suas vizinhanças é onipresente, os músculos não são exceção. Sem a ação da gravidade os músculos não progrediriam. O Instituto de Medicina espacial de Toulouse, no sul da França, divulgou em janeiro de 2003 um estudo sobre efeitos da gravidade zero no homem. Destacando a atrofia muscular e a redução da densidade óssea.

O sistema nervoso central, ativa diferentes unidades motoras no mesmo grupo muscular mas, não faz isto ao mesmo tempo, o faz incitando uma ativação alternada, para que o peso postural do músculo seja transferido de uma unidade motora para outra, de forma suave e contínua. Com esta brilhante administração evita-se a fadiga. Em adição a este trabalho mecânico, o tônus muscular provê a base para diferentes estados emocionais. Quando uma contração muscular ocorre, a unidade motora é recrutada com base principalmente no tamanho. As unidades motoras das fibras musculares menores são as primeiras a serem recrutadas e as unidades motoras das fibras musculares maiores são chamadas depois, quando o caminho sináptico continua aumentado.

O sistema nervoso pode modificar o recrutamento das unidades motoras, esta ação pode mudar de um estilo alternado ou assincrônico, para um estilo sincrônico, quer dizer, muitas unidades motoras recrutadas em um mesmo tempo. Este fato tem como conseqüência o aumento dos valores nos registros obtidos mediante a eletromiografia de superfície. Se a contração do músculo é sustentada com demasiada força, durante um longo período, a velocidade de condução dos potenciais de ação através das fibras musculares começa a diminuir e o músculo começa a ter contrações menos freqüentes. O resultado deste trabalho intenso ou contínuo é a fadiga muscular. Ela está associada, com a diminuição dos nutrientes e a criação de produtos metabólicos. Lembremos que o conjunto de reações químicas e de transformações de energia que envolve a síntese e degradação de moléculas relativamente simples, constitui o metabolismo.

Durante as contrações musculares rítmicas, a pressão das ondas de contração ajuda o músculo a distribuir seus recursos metabólicos e a remover os produtos catabólicos. Não obstante, durante uma contração prolongada, o músculo é desprovido de seus nutrientes e mantém a formação de resíduos. Por isso é tão importante para o músculo ter microperíodos de repouso, como parte de seu período de atividade. Quando os músculos se encontram em repouso o mecanismo respiratório fornece energia, permitindo a formação de novas moléculas para a síntese de ATP.

É importante ter o tônus muscular correto, de acordo com a tarefa que tenhamos que cumprir, nem muito nem pouco, dependendo da necessidade.

Sobre a base desse tônus, existem normas de eletromiografia em repouso, ou basal. Estão baseadas na comparação de 100 pacientes assintomáticos e 100 pacientes com patologias. Estas normas foram estabelecidas pelo grupo de pesquisa da Myo-tronics, em 1982 e ao mesmo tempo pelos estudos sobre eletromiografia conduzidos pelo Dr. Jeffrey Cram no Swedish Hospital da Clínica da Dor em Seattle, Washington. Cada grupo desconhecia o trabalho dos outros pesquisadores.

Os valores da atividade normal de repouso, estabelecidos pelo Dr. Cram, coincidiam com as normas estabelecidas pelo grupo de pesquisa da Myotronics.

A energia gerada pelo músculo tem um valor pequeno e é medida em milionésimos de volts, ou seja, em microvolts, entendendo-se como microvolt a milionésima parte do volt.

Carga elétrica

É a quantidade de eletricidade (número de elétrons) que temos disponível em um determinado momento, em um elemento de matéria ou em um acumulador, cuja unidade é o Coulomb, que vale aproximadamente 6,26 trilhões de elétrons (também denominado um mol de elétrons).

Diferença de potencial, tensão elétrica ou voltagem

É o que faz com que os elétrons se desloquem de uma zona com excesso a outra com déficit. Sua unidade é o volt.

A diferença de potencial é o que chamamos, habitualmente, tensão ou voltagem.

É O QUE FAZ COM QUE OS ELÉTRONS SE DESLOQUEM DE UMA ZONA COM EXCESSO PARA OUTRA COM DÉFICIT. SUA UNIDADE É O VOLT.

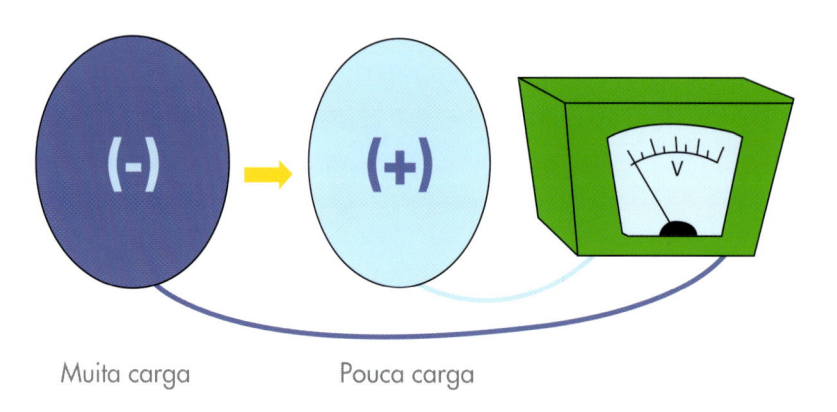

Muita carga   Pouca carga

FIGURA 8.3: Diferença de potencial, tensão elétrica ou voltagem.

Intensidade

É a quantidade de elétrons que passam por um ponto, em um tempo determinado (este tempo será o segundo). Sua unidade é o ampère (A) e é representada como (I).

A intensidade é o parâmetro que habitualmente denominamos como corrente elétrica e sua medida deve ser realizada sempre que ocorra passagem de energia elétrica por um ponto.

É A QUANTIDADE DE ELÉTRONS QUE PASSAM POR UM PONTO EM UMA UNIDADE DE TEMPO DETERMINADA (O SEGUNDO). SUA UNIDADE É O AMPÈRE (A) E É REPRESENTADA COMO (I).

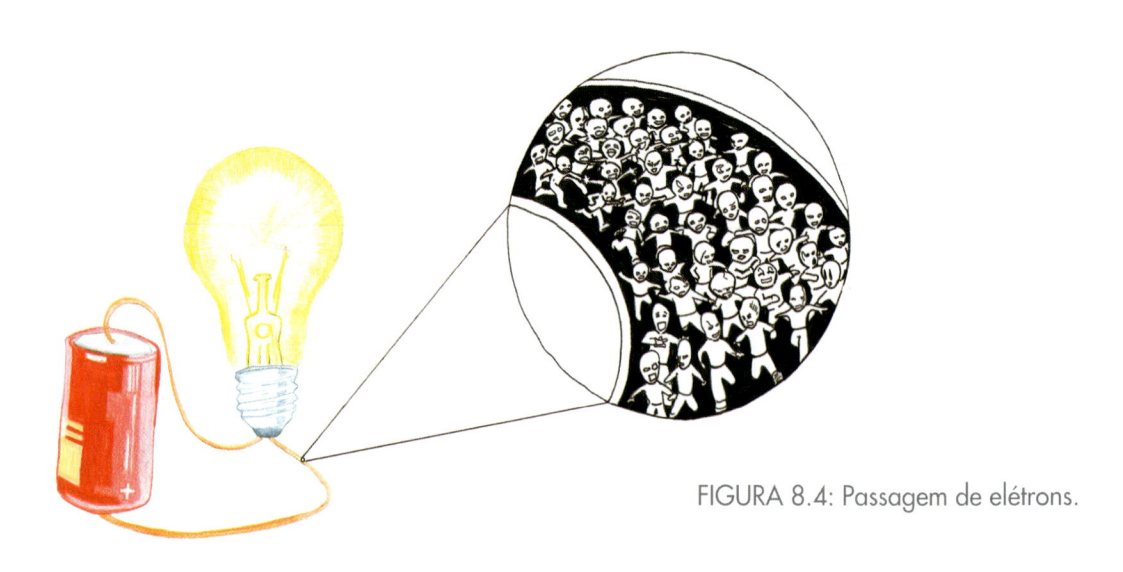

FIGURA 8.4: Passagem de elétrons.

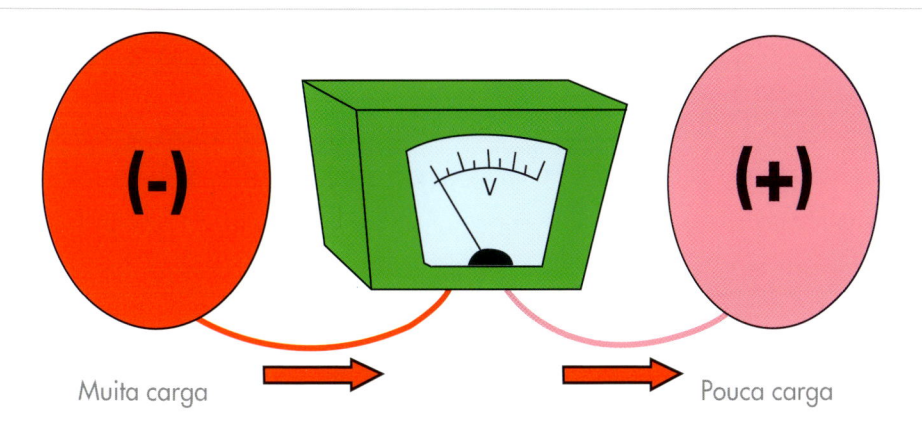

FIGURA 8.5: Intensidade.

Resistência

É o freio que opõe a matéria ao movimento dos elétrons, quando estes circulam através dela. Sua unidade é o ohm.

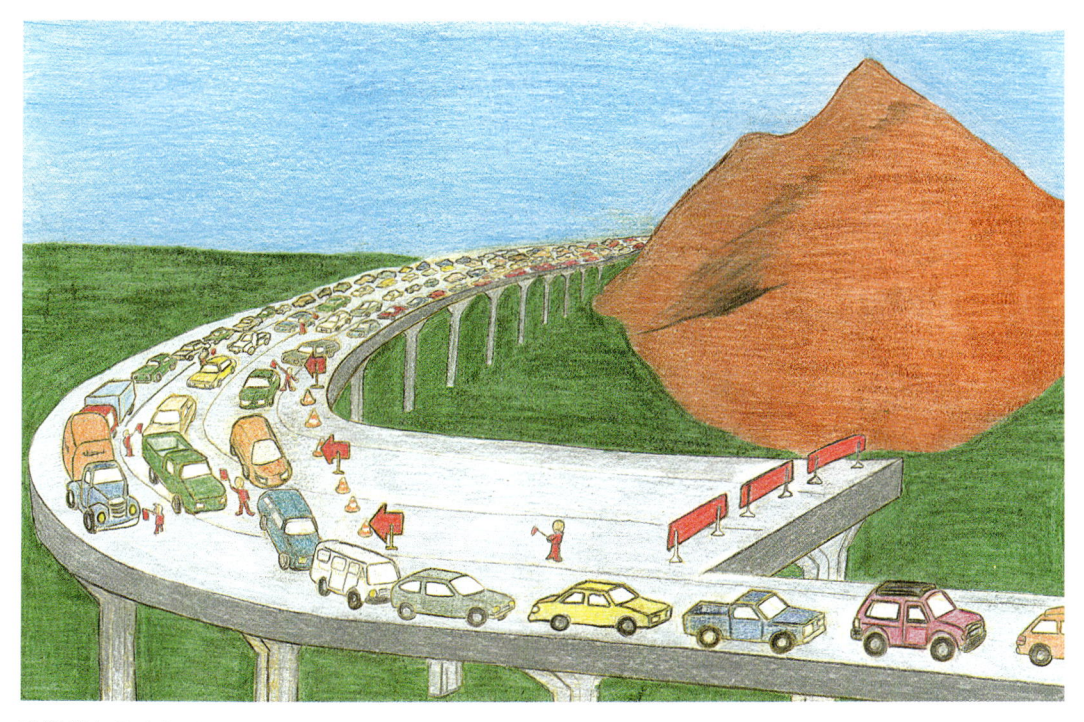

FIGURA 8.6 Resistência.

Freqüência

A freqüência de uma corrente alternada é o número de ciclos que ocorrem em um segundo. O ciclo está composto por duas alternâncias completas dentro de um período de tempo. Um hertz é um ciclo por segundo.

Um ciclo representa uma quantidade definida de tempo. O tempo necessário para terminar um ciclo completo é um período.

Instrumentação

A energia gerada pelo músculo tem um pequeno valor e é medida em microvolts (um microvolt é a milionésima parte de um volt).

É necessário o uso de instrumentos muito sensíveis e sofisticados para amplificar este sinal para que possa ser visto e ouvido.

Em essência, a SEMG nada mais é que um voltímetro muito sensível. Nos primeiros tempos da SEMG, os amplificadores usados eram facilmente contaminados por outras fontes de energia eletromagnética no ambiente de gravação. Por isso, as SEMG eram, normalmente, conduzidas em uma sala de cobre. Estas salas eram como telas de cobre que eliminavam os ruídos elétricos da sala, enviando-os para a terra e eliminando-os do ambiente de gravação.

Durante a década de 1950, a engenharia biomédica introduziu os amplificadores diferenciais. Esse amplificador, essencialmente, eliminava a necessidade de efetuar as gravações dentro de salas de cobre e as gravações de SEMG transferiram-se do reino dos investigadores para o reino dos clínicos.

Com a base da instrumentação, a SEMG clínica começou a florescer. No começo era usada por fisiologistas para *biofeedback*, depois começou a estender-se a outras especialidades como a quiropraxia, a fisioterapia, a medicina esportiva, a neurologia e a urologia.

Já dissemos que o sinal de SEMG é o MUAP e já falamos, também, do recrutamento de unidades motoras em padrões assincrônicos, o que permite movimentos suaves. É a soma da atividade que constitui o volume do sinal conduzido, que é recolhido nos eletrodos e amplificado pelo instrumento de SEMG.

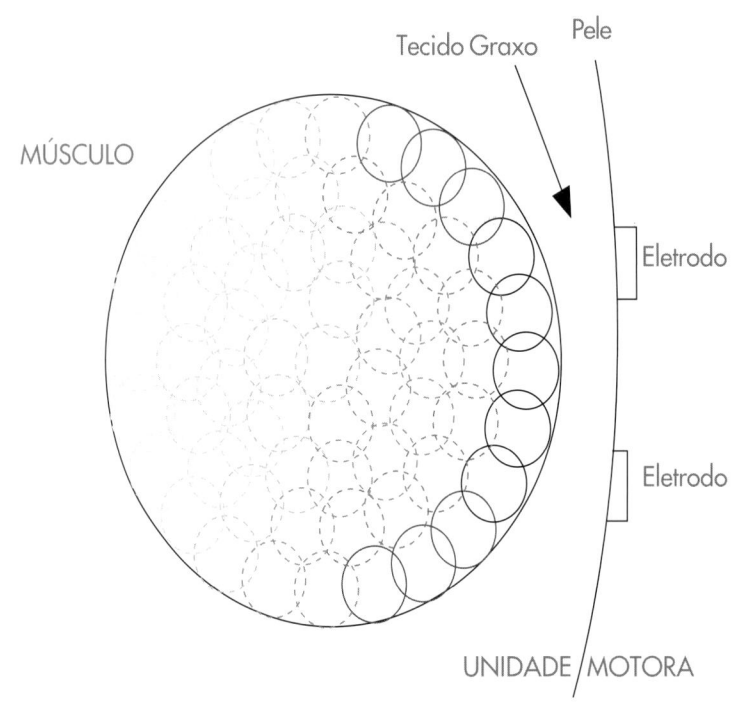

FIGURA 8.7: Chegada do sinal na eletromiografia de superfície. Modificado de JEFREY; R. CRAM GLENN, S.K. Introduction to surface electromyography.

Cada círculo pequeno representa o território da fibra muscular associada com uma área de recrutamento de unidade motora. Note-se como eles se sobrepõem suavemente.

Os círculos sólidos mais próximos da superfície da pele e, portanto, mais próximos da área de gravação dos eletrodos contribuem mais fortemente para o sinal eletromiográfico. Os círculos mais suaves são os que estão mais distantes da área de gravação dos eletrodos e são os que menos contribuem para a gravação do sinal eletromiográfico.

Quanto mais o sinal precisa viajar através do tecido corporal antes de alcançar os eletrodos de gravação, mais resistência vai encontrar. Esta resistência absorve energia, portanto, menos energia original alcança a superfície do eletrodo.

Somado a isto, o tecido do corpo tende a absorver os componentes de alta freqüência do sinal, deixando passar as baixas freqüências mais facilmente, razão porque o tecido corporal é considerado como um filtro que deixa passar as baixas freqüências do sinal.

Em adição, se houver tecido adiposo entre o músculo e os eletrodos de gravação, mais sinal é absorvido: a camada gordurosa atua como um isolante imperfeito entre o músculo e os eletrodos de gravação. Um isolante para o fluxo de corrente elétrica, como o revestimento plástico de um cabo elétrico.

IMPEDÂNCIA

Uma vez que a energia do músculo alcança a pele e é captada pelos eletrodos, a interface entre a captação do eletrodo e a pele é também uma matéria de discussão delicada. Por exemplo, a impedância da pele, também referida como resistência, em uma corrente direta ou em um circuito, pode variar em relação às características da pele, se esta é oleosa, ou em relação à quantidade de células de descamação.

Algum tipo de meio eletrolítico é, comumente, usado entre a superfície do eletrodo e a pele. Este é, geralmente, hipersalino e potencializa os sinais da eletromiografia da pele, até o eletrodo.

Na SEMG, é importante manter a impedância da pele até o sítio do eletrodo, a mais baixa possível. Comumente, é aconselhável limpar a pele vigorosamente com álcool. Certos investigadores propõem que a impedância no sítio do eletrodo deve estar abaixo dos 5.000 a 10.000 ohms.

Quão baixa deve ser a impedância no sítio da pele para permitir um registro válido? A resposta a esta pergunta depende do instrumento eletromiográfico. Um dos atributos do amplificador é medir a impedância. Mais que medir, avaliá-la.

A interface da impedância na pele e a entrada do sinal têm que ser reguladas de certa maneira. A impedância de entrada do pré-amplificador absorve, essencialmente, a energia do músculo que chega à interface do eletrodo com a pele, e provê a base para a amplificação de um pequeno sinal.

Oscilações de voltagem podem ser medidas somente como função de impedância. Isto se baseia na lei de Ohm (E=I.R), ou seja, a tensão é igual à corrente vezes a resistência ou impedância, pelo que o sistema de amplificação da SEMG coloca uma impedância de entrada conhecida, para absorver a energia que se deseja quantificar.

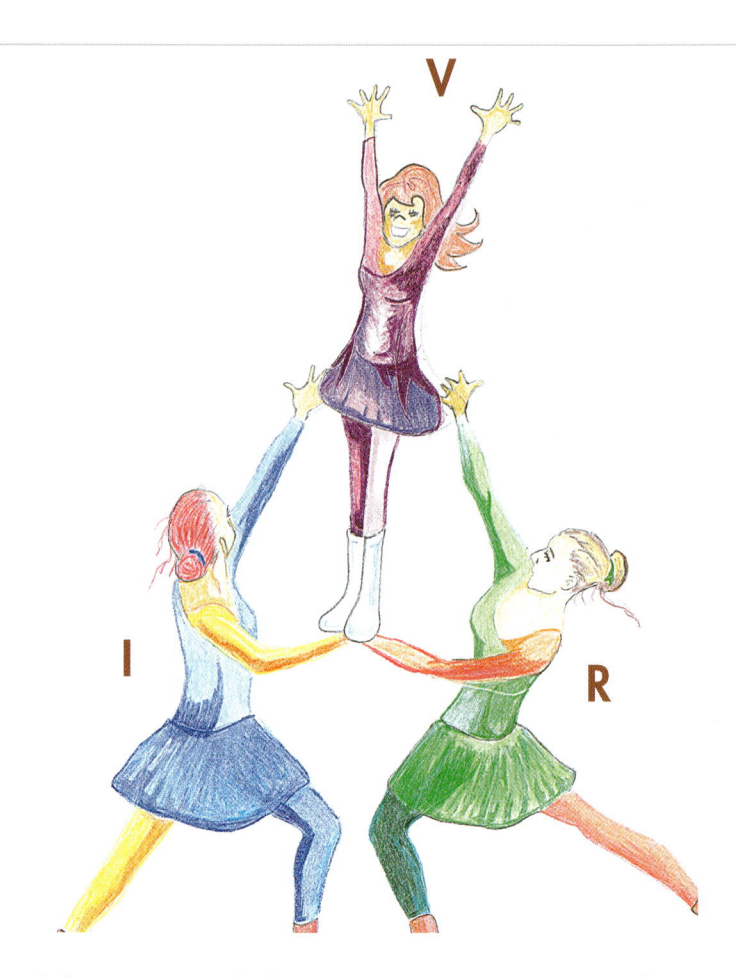

FIGURA 8.8: Lei de Ohms
(Volts, Ampères, Ohms)

Para que este voltímetro de luxo possa trabalhar, é importante que a impedância da pele seja tão ou mais baixa que a impedância de entrada do pré-amplificador. A impedância de entrada do pré-amplificador do eletromiógrafo deve ser de 10 a 100 vezes maior que a impedância do sítio na interface pele-eletrodo. Isto quer dizer que se um instrumento de eletromiografia tem uma impedância de entrada de 1 megaohm (um milhão de ohms), vai tolerar uma impedância no sítio pele-eletrodo de até 10.000 ohms. De todas as maneiras, se o sistema de eletromiografia tem uma impedância de entrada de 1 gigaohm (1.000.000.000, um bilhão de ohms), o amplificador pode tolerar uma impedância de 10.000.000 milhões de ohms ou de 10 megaohms.

Como regra geral, quanto maior for a impedância de entrada para o pré-amplificador, melhor será o registro. Quanto maior a impedância de entrada do pré-amplificador, mais poderoso será o eletromiógrafo de superfície, em suas conexões pele-eletrodos.

De qualquer modo, não podemos nos seduzir ante a idéia de ter um poderoso amplificador que permita uma resistência de 10 megaohms no sítio do eletrodo, já que uma pele seca, descamada ou oleosa, pode facilmente exceder uma impedância de 10 megaohms.

Os amplificadores dos eletromiógrafos de superfície são muito sensíveis às diferenças de impedância dos dois sítios de gravação dos eletrodos. Diferenças nesta impedância podem ocorrer quando um dos eletrodos está em uma área com pêlos, enquanto o outro não. Deve-se evitar a colocação de eletrodos em áreas onde há pêlos.

Pode também suceder uma perda de balanço quando um eletrodo perde sua aderência durante uma avaliação dinâmica. Os amplificadores do eletromiógrafo de superfície podem, normalmente, tolerar uma discrepância de 20% de impedância entre os dois sítios.

Outros elementos podem intervir na impedância do sinal; um deles é o eletrodo. Em geral, o tamanho e o material do qual este é confeccionado podem fazer uma total diferença. Hoje em dia, a maioria dos eletrodos são feitos de cloreto de prata.

Outro elemento é o cabo que existe entre o eletrodo e o amplificador. Este é um dos sítios mais vulneráveis do sistema, já que pode romper-se facilmente.

Se um cabo se rompe provoca uma resistência infinita e satura o amplificador. O melhor é manter estes cabos o mais curtos possível e inspecioná-los de tempos em tempos.

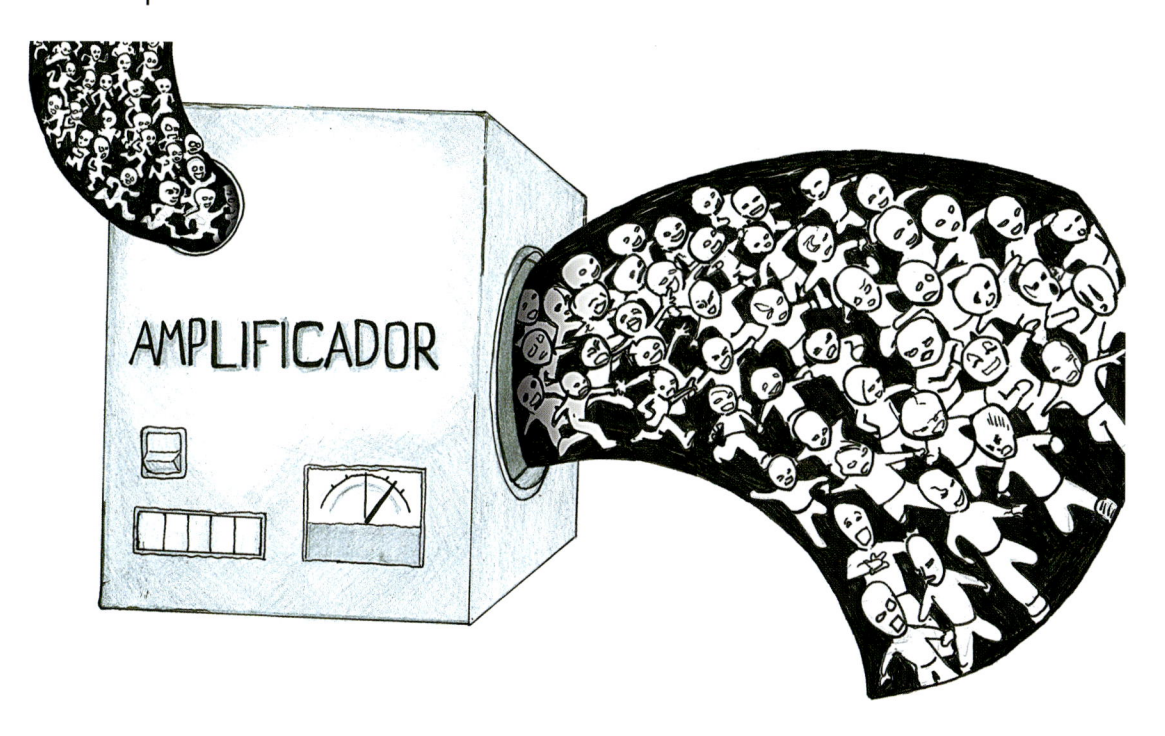

FIGURA 8.9: Durante a amplificação, a intensidade do sinal biológico é elevada, fato que é descrito como *gain*, ou ganho. Isto determina quão grande ou quão pequeno o sinal eletromiográfico aparece em nosso monitor.

AMPLIFICAÇÃO DIFERENCIAL E MODO COMUM DE REJEIÇÃO

Quando o potencial de ação do músculo supera a interface entre o eletrodo e a pele, ele passa, através de um processo diferencial de amplificação, a um modo comum de rejeição.

Durante a amplificação, a intensidade do sinal biológico é elevada, fato que é descrito como *gain*, ou ganho. Isto determina quão grande ou quão pequeno o sinal eletromiográfico aparece em nosso monitor. Para ter esse sinal de amplificação, são necessários 3 eletrodos: dois eletrodos de gravação e um de referência. Os eletrodos de gravação são colocados sobre os músculos, com o eletrodo de referência simplesmente fazendo um bom contato em algum lugar do corpo.

A energia biológica que alcançam ambos os eletrodos de gravação é, então, comparada com o eletrodo de referência e somente a energia biológica, que é única em cada sítio do eletrodo de gravação, é passada para diante, para posteriormente condicionar o sinal e monitorá-lo. Quando o eletrodo de gravação é colocado paralelamente às fibras musculares e ligeiramente fora do centro do ventre do músculo (onde existe uma alta densidade de placas motoras), o potencial de ação que sai das fibras migra e alcança os dois eletrodos de gravação em momentos diferentes.

Esta energia é única para cada eletrodo e passará, posteriormente, para a amplificação. Tal energia, que é comum a ambos os eletrodos de gravação (o modo comum), é eliminada neste processo.

O modo comum do sinal provém, tipicamente, de ruídos eletromagnéticos externos, como o da corrente de 60 hertz que dá poder às luzes e computadores.

Às vezes, o uso de uma analogia ajuda a esclarecer um conceito. Monitorando a amplitude dos cantos dos pássaros no campo, é usado o modelo de diferencial de amplificação dos grandes microfones que são colocados para gravar o canto das aves. À medida que os pássaros voam em direção aos microfones, cada um deles recebe um som levemente diferente, uma vez que os pássaros estão mais próximos de um microfone que do outro. O diferencial do amplificador simplesmente subtrai o nível de canto de um microfone a outro.

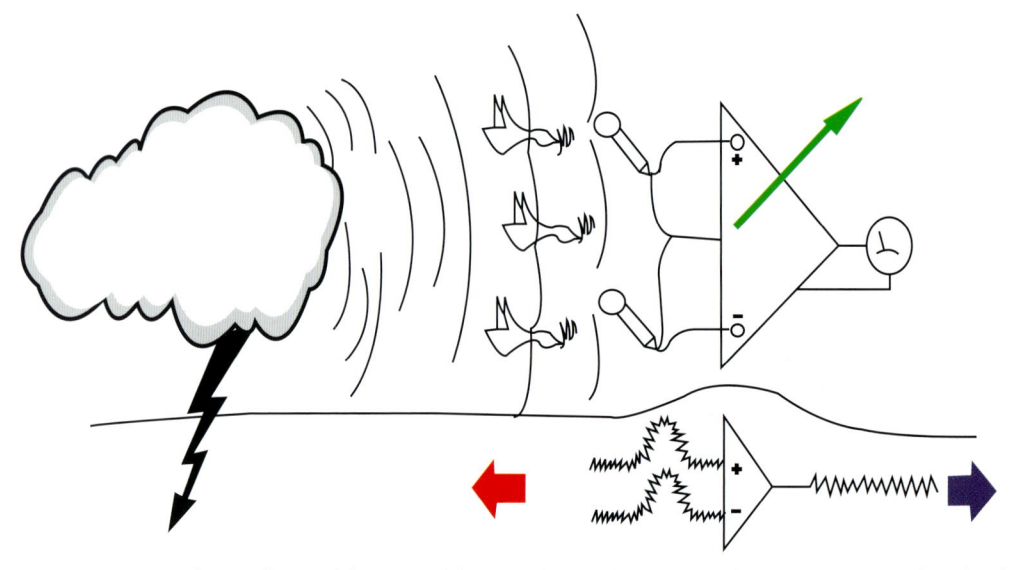

FIGURA 8.10: Analogia de amplificação diferencial e modo comum de rejeição. Modificado de JEFREY; R. CRAM GLENN, S.K. Introduction to surface electromyography.

Suponhamos que uma tempestade na área produza um ruído de trovão. O som do trovão move-se em todas as direções, eventualmente alcançando os microfones. Como o trovão vem de uma fonte distante, alcança os microfones ao mesmo tempo e com a mesma intensidade. Os microfones deixam passar o trovão e o canto dos pássaros ao amplificador diferencial. Pelo processo de modo comum de seleção, o trovão, que é comum a ambos os microfones, é subtraído do sinal, deixando somente o canto dos pássaros. Quanto mais alto for o raio do MCR (modo comum de rejeição), melhor. Em geral, está entre 90 e 140 decibéis.

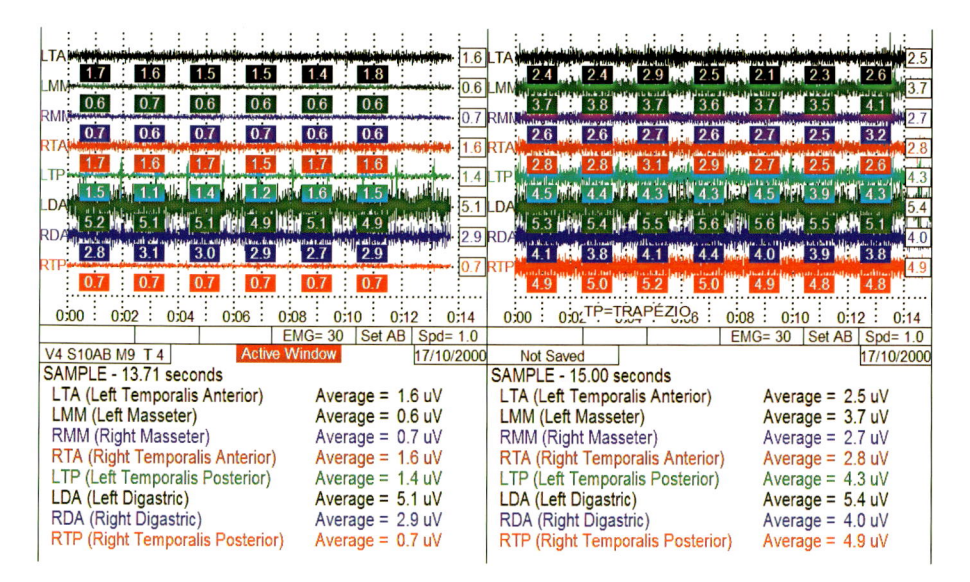

Com o eletrodo de referência   Sem o eletrodo de referência

FIGURA 8.11: Registro eletromiográfico com e sem eletrodo de referência.

FILTRANDO O SINAL ELETROMIOGRÁFICO

Uma vez que o sinal eletromiográfico tenha sido aumentado pelos amplificadores diferenciais, ele é processado. O primeiro nível de processamento é conhecido como filtragem. A grande maioria dos eletromiógrafos de superfície tem um filtro de 60 hertz.

Este filtro pode ser encontrado no circuito eletrônico dos eletromiógrafos de superfície (filtro analógico), ou no *software* (filtro digital). O propósito deste filtro é eliminar todo ruído elétrico de 60 hertz do ambiente de gravação. Em outras palavras, repelir e impedir a passagem de qualquer energia que esteja entre 59 e 61 hertz.

Infelizmente, estes filtros não são perfeitos e se os níveis de ruído forem muito grandes ficam saturados.

O próximo filtro essencial para a eletromiografia de superfície é o filtro de banda. Este filtro deixa passar certos tipos de energia para posteriormente quantificá-la no monitor. Por exemplo, um filtro de banda típico pode deixar passar toda a energia superior a 20 hertz e depois fechar a passagem em 300. O nível mais baixo ajuda o clínico a eliminar muito do ruído elétrico associado com os fios e com a miscelânea de artefatos biológicos. O alto nível elimina o ruído do tecido no sítio do eletrodo.

Selecionar os filtros de um eletromiógrafo de superfície é uma arte, porque certos filtros são melhores para certas aplicações que outros. Por exemplo: um eletromiógrafo de superfície de 25 a 500 hertz para gravar músculos do rosto é preferível, porque os músculos do rosto realmente emitem freqüências superiores aos 500 hertz, e isto tem a ver com o raio de inervação dos músculos do rosto e seus respectivos padrões de ativação.

Os de 100 a 200 hertz ou de 100 a 500 hertz são efetivos para eliminar os artefatos, por exemplo, do coração. Entretanto, podem não ser sensíveis para músculos fatigados, porque o espectro de freqüência desce a níveis muito baixos durante a fadiga.

A energia dos músculos tem um espectro de freqüência parecido com as cores do arco-íris, quando a luz é refratada através de um prisma. O sinal da SEMG pode ser revelado em seu âmbito de freqüências.

O sinal eletromiográfico que chega ao amplificador diferencial consiste em uma soma de várias unidades motoras sendo ativadas. Na gravação eletromiográfica, os amplificadores vão mostrar o sinal composto.

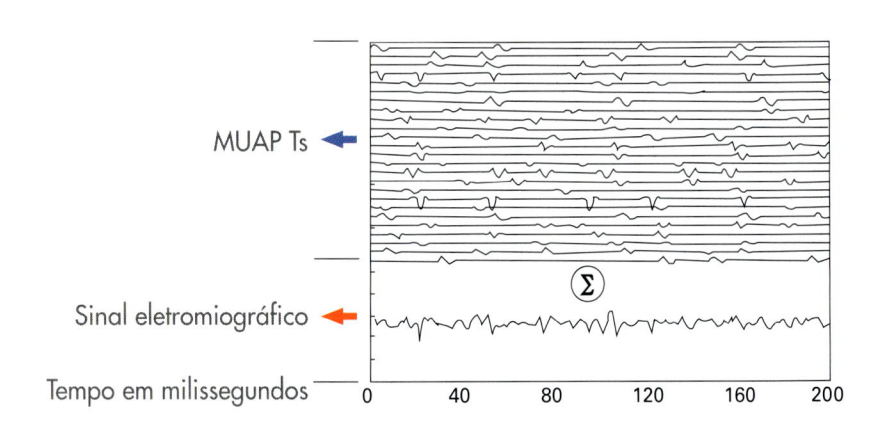

FIGURA 8.12: Composição do sinal eletromiográfico.

Tipos de *display* para visualização dos sinais eletromiográficos

Uma vez que o sinal eletromiográfico tenha sido ampliado e filtrado, é preparado para uma representação visual e quantitativa.

Há diferentes formas primárias de *display* em SEMG; analisaremos apenas as seguintes:
   não-processado;
   processado;
   análise de espectro.

Cada uma delas tem benefícios e desvantagens.

O modo não-processado é a forma mais antiga de representação. Apresenta um *display* de osciloscópio pico-a-pico não-processado do sinal eletromiográfico. Quando o MUAP somado chega à pele, os pequenos sinais são amplificados e sua natureza sinusoidal é representada quando eles oscilam entre os pólos positivo e negativo.

Variam, também, em espessura e em altura. A espessura do traçado representa a força ou amplitude da contração: quanto mais grosso o traçado, mais forte é o sinal eletromiográfico, mais forte é a contração. Neste exemplo, o músculo vai de aproximadamente 2 microvolts pico-a-pico em repouso, para aproximadamente 200 microvolts pico-a-pico, durante a contração.

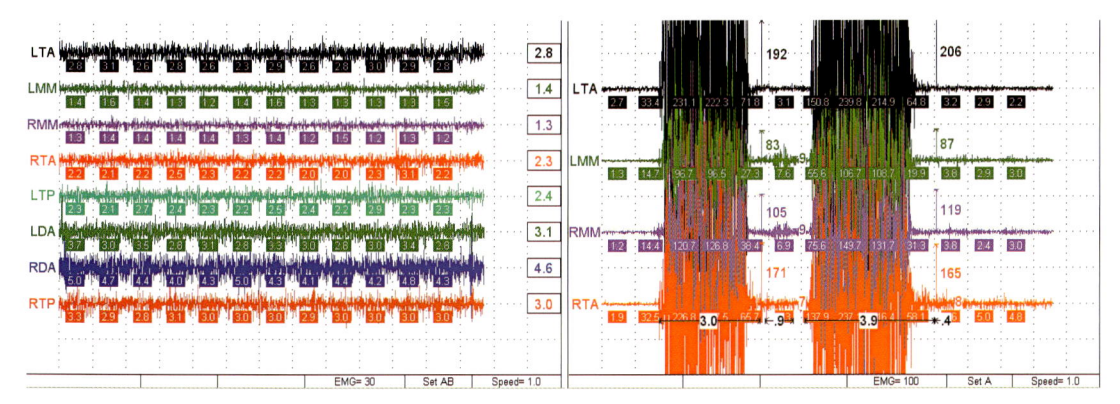

FIGURA 8.13: Sinal não processado.

A unidade de medida para os traçados processados ou não-processados é o microvolt. A vantagem do traçado não-processado é que contém toda a informação do sinal eletromiográfico: nada é processado fora, pode-se realmente ver as variadas formas do artefato no sinal.

O sinal processado

Os fabricantes de instrumentos para eletromiografia de superfície desenvolveram formas para processar este sinal. Isto pode ser feito eletronicamente, com capacitores, resistores, circuitos integrados que seguem o amplificador. Também pode ser digitalizado por um *software* de computador. Isto é feito para converter o sinal em uma leitura mais fácil de ser interpretada, o que é muito importante quando é necessário treinar pacientes, por exemplo, em *biofeedback*. O primeiro passo no processo é retificar o sinal. Isso significa que a porção do sinal que está abaixo do ponto 0, o potencial elétrico negativo, é tornado positivo e artificialmente colocado acima da linha 0.

FIGURA 8.14: O mesmo exame:

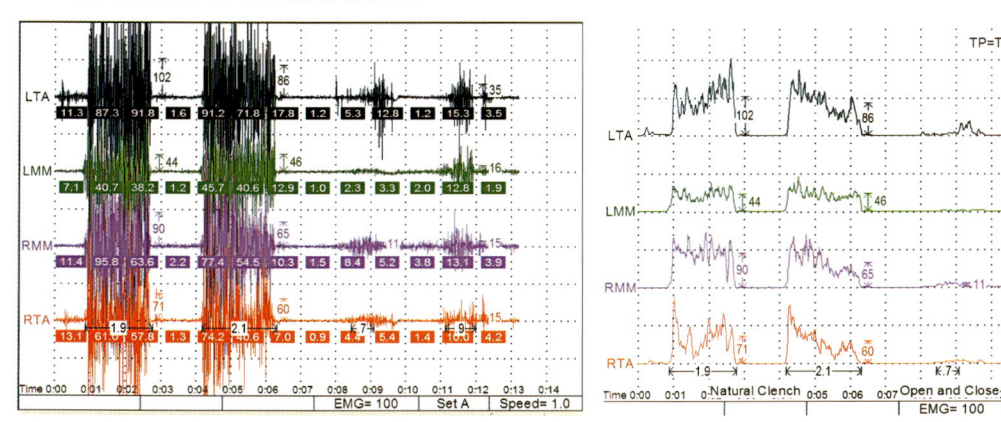

Esquerda: não-processado   Direita: processado

Quantificação do sinal do SEMG

Juntamente com a preparação visual, a informação da amplitude da eletromiografia é também processada em quantidades. Este processo recebe números que descrevem a quantidade da energia muscular exercida. Desde que o sinal eletromiográfico oscila de positivo a negativo, não é possível somar todas as voltagens e determinar uma quantidade. Isto porque todos os valores positivos cancelariam todos os valores negativos e a resultante seria 0. Por este motivo, há três formas das quais os valores da eletromiografia são comumente derivados.

1) pico-a-pico;
2) média integral;
3) RMS *root mean square* (raiz quadrada).

Pico-a-pico é usado nos SEMG não-processados e representa a quantidade da energia muscular medida desde cima até o ponto mais baixo do traçado, ou sua largura.

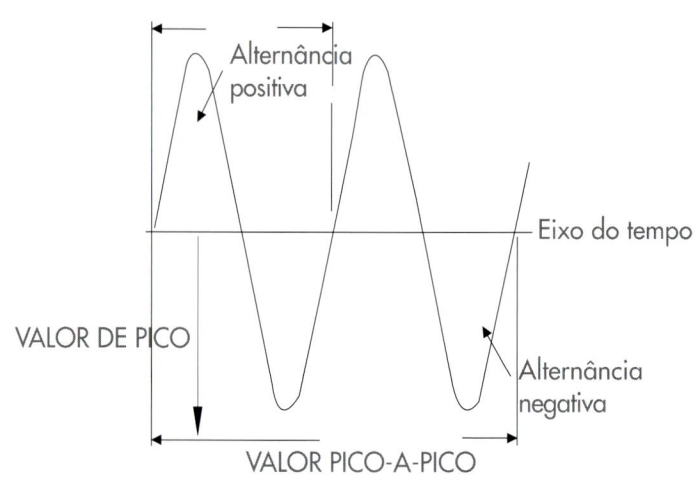

FIGURA 8.15.

Geralmente, a medida pico-a-pico é somada e recebe um valor médio durante um período de tempo (tomam-se amostras). Os valores normais de pico-a-pico em um músculo em repouso devem estar entre 2 e 10 microvolts, dependendo do espaço entre os eletrodos, do teor de gordura do corpo, do músculo monitorado, da postura na qual eles estão sendo gravados e, particularmente, das características do amplificador do eletromiógrafo.

Integral average, ou média integral: é usada com um sinal processado de eletromiografia e representa simplesmente a média aritmética do sinal processado durante uma unidade de tempo. Os valores positivos ou negativos do sinal não-processado são ignorados. Estes valores são somados durante um período de tempo definido e depois divididos pelo número de valores observados.

RMS *root mean square* (raiz quadrada):

É um método para quantificar o sinal eletromiográfico, no qual cada valor é calculado em área, somado, sendo então determinado um valor médio e, finalmente, obtida a raiz quadrada do produto. Parece que esta é a forma com menor distorção.

Cada eletromiógrafo tem um amplificador, um filtro e um quantificador de sinal distintos. Por isso, não se podem comparar valores obtidos por eletromiografia de diferentes fabricantes, a menos que tenham as mesmas características.

Ruídos e artefatos

São funcionalmente definidos como qualquer coisa no sinal eletromiográfico que não gostaríamos de ter obtido.

Há ruídos internos, provenientes do circuito interno do instrumento. Os ruídos de fora do instrumento também podem ser um problema.

Uma fonte comum de ruído é o artefato do coração: é muito coerente e muito maior que o dos músculos; está claramente elevado em todos os sítios localizados no torso; é primariamente visto no lado esquerdo do corpo e pode gerar valores assimétricos durante o repouso.

Este artefato pode ser minimizado usando-se um filtro de 100 a 200 hertz.

O artefato do movimento é visto como um corrente direta. Isto acontece quando o eletrodo resvala na superfície da pele, gerando um potencial elétrico próprio (vê-se no traçado não-processado).

Outra enorme fonte de ruído é a energia de 60 ciclos que se usa para conectar os computadores e o monitor. Esta é uma fonte de ruídos muito significante. Todos os eletromiógrafos têm um filtro especial para tratar de erradicá-la. De todas as formas, quando há conexões pobres de eletrodos, podem prover ao meio um ruído de 60 ciclos, que excede a capacidade do filtro de eliminá-lo e que modifica o sinal.

Se o clínico observa este artefato de 60 ciclos, deve transferir os eletrodos e fazer o exame novamente, limpando a pele meticulosamente, o que pode evitar que o eletrodo atue como uma antena captando o ruído.

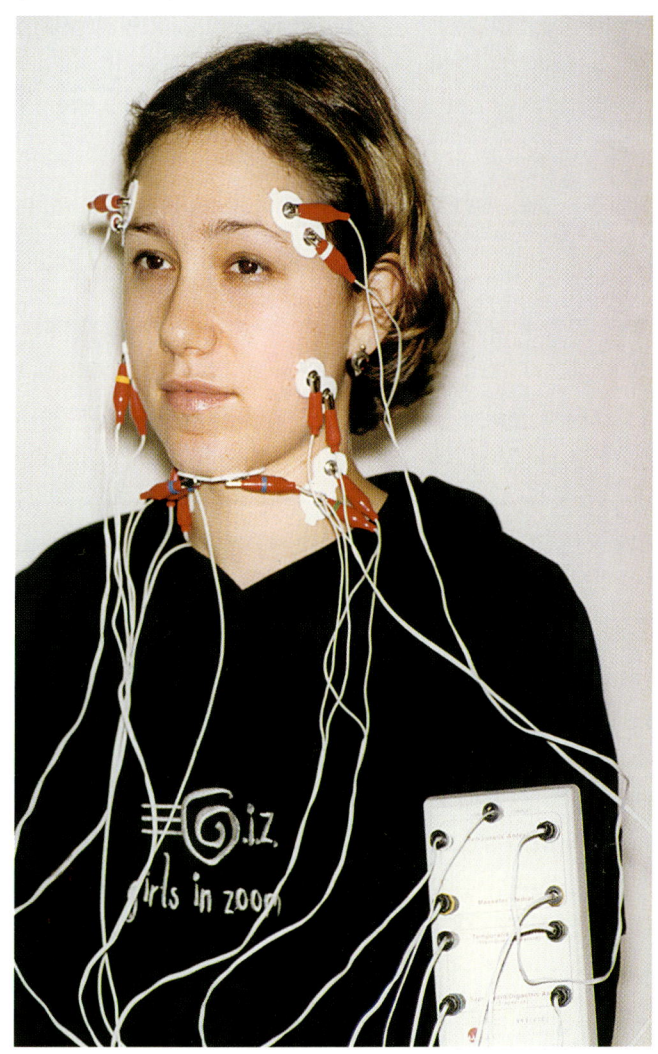

FIGURA 8.16 Paciente com eletrodos de superfície conectados ao preamplificador.

Outra fonte de ruído bastante comum é o próprio monitor do computador e, por esta razão, o paciente deve estar, no mínimo, a um metro deste.

A respiração é outro artefato biológico comumente visto nas gravações de eletromiografia. É visto com mais freqüência no torso superior e no pescoço, especialmente nas inserções do trapézio superior e do esternocleidomastóideo.

Outro artefato biológico é conhecido como *cross talk* (linha cruzada). Isto ocorre quando a energia de um músculo distante chega ao eletrodo colocado em outro músculo.

Especificações dos instrumentos de SEMG

Impedância de entrada: a faixa desejável é de 100 quiloohms a um gigaohm.

A grande maioria das máquinas comerciais têm um megaohm de impedância de entrada. Isto é mais que adequado para usos médicos.

O CMR (modo comum de rejeição) é de 70 a 180 decibéis. Isto determina a habilidade do amplificador do eletromiógrafo de eliminar ruídos externos do meio ambiente, ruídos da energia usada, por exemplo, nas tomadas: em geral, quanto mais alto o valor, melhor.

Nível de ruído do instrumento

De 0,1 a 1 microvolt. Isto representa o nível mais baixo do sinal eletromiográfico que o instrumento pode coletar. Em essência, este é o nível de ruído do amplificador do eletromiógrafo e quanto mais baixo melhor. A maioria dos instrumentos comerciais deixam uma deflexão de 0,5 microvolts ou maior.

A banda do filtro, em casos gerais, é de 20 a 1.000. Para treinamento de relaxamento, de 100 a 200. Para o estudo e reabilitação do músculo esquelético de 20 a 300 hertz, em músculos craniocervicofaciais os registros obtidos oscilam entre 20 a 600 Hz. A grande maioria dos sinais eletromiográficos situa-se entre 20 e 300 hertz. Os músculos faciais são a exceção porque estão próximos da superfície, são menores e têm um grande raio de inervação. Estes podem ser monitorados a até 600 hertz. Este filtro também determina a natureza do ruído que se deixa entrar.

O artefato do coração (ECG) pode ser eliminado usando-se um filtro de 100 a 200 hertz. Se o instrumento permite que o clínico coloque um filtro amplo, ele nos dá um maior nível de liberdade. Este filtro deve ser selecionado de acordo com o tipo de trabalho.

Quando trabalhamos com disfunções musculoesqueletais ou traumatismos de tecidos moles, em que os músculos podem ter um componente de fadiga, o profissional deve estar seguro de que o nível inferior deste filtro está próximo dos 20 hertz.

Por outro lado, um filtro de 100 a 200 vai atuar em um trabalho muito mais fino, baseado no relaxamento.

Faixa

Esta representa a amplitude que pode ser monitorada usando um eletromiógrafo particular.

Para estudos dinâmicos, de 0 a 1.000 microvolts.

Para trabalhos de relaxamento, de 1 a 100 microvolts.

Se o eletromiógrafo tem uma faixa de 0 a 500 e o clínico estuda os eventos que excedem esta quantidade, os amplificadores estarão saturados no limite superior da escala e certos valores de informação serão perdidos.

Para padrões de relaxamento, não se pode esperar ver amplitudes maiores que 100 microvolts. O melhor instrumento deve permitir ao clínico selecionar faixas para que a gravação possa ser sensível ao que está sendo estudado.

A eletromiografia de superfície já percorreu um longo caminho: é atraente a todos os profissionais que trabalham com os músculos e não é invasiva. Atua como um estetoscópio eletrônico, destacando sua energia e função. Ela evoluiu muito desde os tempos em que se efetuavam as gravações dentro de salas de cobre, caminhando lado a lado com a tecnologia.

A eletromiografia de superfície é um instrumento maravilhoso para o clínico e o investigador.

Os conceitos sobre instrumentação são baseados no livro *Introduction to Surface Electromyogmaphy*, de Jeffrey R. Cran e Glen S. Kasmav, utilizando as próprias analogias do livro.

UTILIZAÇÃO CLÍNICA DA ELETROMIOGRAFIA

A eletromiografia de superfície (SEMG) é um método eletrônico de registro da função muscular que tem sido amplamente utilizado no estudo tanto da atividade normal como para a análise das disfunções temporomandibulares.

A eletromiografia adiciona uma nova dimensão ao tratamento, tanto dos pacientes odontológicos sintomáticos como dos assintomáticos, provendo ao odontólogo a capacidade de assegurar resultados previsíveis e fisiológicos (Jankelson).

Estes registros eletromiográficos podem ser tomados através de diversas classes de eletrodos, já que existem, fundamentalmente, três tipos. Estes são:

a) eletrodos de profundidade: também denominados de agulhas, consistem em uma pequena agulha que é introduzida dentro do músculo;

b) eletrodos subcutâneos: são introduzidos sob a pele, no tecido celular subcutâneo;

c) eletrodos de superfície: estes últimos aderem à superfície da pele.

Os dois primeiros possuem o inconveniente de estarem cravados no paciente, alterando, portanto, a liberdade dos movimentos. Entretanto, estudos realizados sobre pacientes demonstraram que não existe variação entre os registros com os distintos eletrodos, já que uma pesquisa realizada por Herbs determinou que a variação de registro entre os mesmos era constante e de apenas 10%.

Por outro lado, os registros obtidos por meio de eletrodos bipolares permitem-nos lograr dados de dois lugares distintos do músculo, e obter uma média da atividade do mesmo.

ELETROMIOGRAFIA DE SUPERFÍCIE

O estudo da relação entre as correntes elétricas e a atividade muscular tem suas origens nos trabalhos de Galvani que, ao final do século XVIII, demonstrou a inter-relação entre aquelas e a contração muscular.

Em 1849, Du Bois-Reymond, utilizando um galvanômetro, demonstrou as alterações elétricas produzidas pela contração voluntária dos músculos.

Pratt, em 1917, demonstrou a relação da intensidade do potencial elétrico gerado com a quantidade de fibras motoras requeridas para o movimento, tendo sido o primeiro a projetar a existência da atividade basal ou tônus muscular.

Gasser utilizou pela primeira vez o osciloscópio de raios catódicos para observar o sinal elétrico dos músculos, trabalho este que lhe garantiu a obtenção do prêmio Nobel, em 1944.

É a partir de 1940 que a utilização da eletromiografia clínica faz sua aparição com os trabalhos de Inman sobre a atividade dos músculos do ombro.

Price estudou pacientes que padeciam de dores nas costas e observou que as mesmas começavam a migrar para longe dos lugares de origem. Este foi o primeiro estudo que sinalizou a existência de posições antálgicas e da presença de espasmos musculares preventivos.

Whatmore, na década de 50, estuda a influência dos fatores emocionais sobre a atividade muscular. É a partir destes trabalhos que primeiramente Basmajian e depois Green desenvolveram o *biofeedback*, método este que permitiu o controle da atividade muscular em pacientes emocionalmente alterados.

Budzynski começou a utilizar o *biofeedback* em pacientes com cefaléias tensionais, produto da contração dos músculos dos ombros e das costas.

Yem demonstrou a inter-relação entre os fatores tensionais e a atividade muscular dos músculos mastigadores.

Vantagens e inconvenientes da eletromiografia de superfície

A eletromiografia nos brinda, hoje em dia, um método de registro seguro, simples e não-invasivo para registrar a atividade muscular de nossos pacientes, tanto para ser utilizado na investigação clínica como na prática diária de nossos consultórios.

A utilização de eletrodos de distribuição bilateral em nosso paciente nos permite avaliar o balanço muscular do mesmo, tanto na posição de repouso como nos distintos movimentos mandibulares.

Isto nos permite medir não somente a atividade dos músculos sobre os quais colocamos os eletrodos, mas também a de seus sinergistas e antagonistas. Estes registros possibilitam observar a dinâmica muscular com uma precisão maior, até recentemente impossível de se obter na prática odontológica de todos os dias. Mesmo assim, a medição dos valores obtidos nos permite objetivar o estudo e transformar uma opinião em um dado factível de comparação com registros posteriores.

Os detratores desta técnica insistem na possibilidade da má-localização dos eletrodos em estudos sucessivos, sem lembrar que toda técnica pode ser realizada erroneamente com operadores inexperientes. Sob este ponto de vista, podemos falar dos erros de traçado anatômico na cefalometria ortodôntica, na localização das peças retidas em cirurgia com as técnicas de fogo cruzado, nos erros de avaliação nas lesões periapicais ou na radiologia convencional, sem que ninguém duvide da eficácia ou da confiabilidade das mesmas.

Eletrodos

Para a realização destes registros, devemos considerar que os mesmos são feitos sobre tecidos vivos e que não se pode ocasionar incômodos desnecessários em nossos pacientes. Por outro lado, existem íons que são componentes normais dos tecidos, carregados tanto positiva como negativamente, os quais nos permitem recorrer ao auxílio de elementos eletrônicos que nos possibilitam perceber os potenciais elétricos tissulares, para que os mesmos possam ser medidos e registrados.

Estes elementos, utilizados para realizar a tomada de registro destes potenciais, são denominados eletrodos.

Os eletrodos podem possuir distintas formas, que variam desde esféricos a triangulares, segundo o fabricante.

Dentro de sua estrutura, os eletrodos estão constituídos por uma trama, ou malha metálica, confeccionada em diversos materiais, dos quais os mais comuns são o cobre e a prata.

Como o ar é um mau condutor de correntes elétricas, para se conseguir um íntimo contato entre estas superfícies é necessária a presença de uma interface que nos assegure a passagem da corrente. Mas esta interface, por sua vez, devido às reações químicas que se produzem nela, comporta-se como pilha, condensador e resistência. Isto dá origem a uma pequena corrente elétrica que se denomina *potencial de off set do eletrodo*.

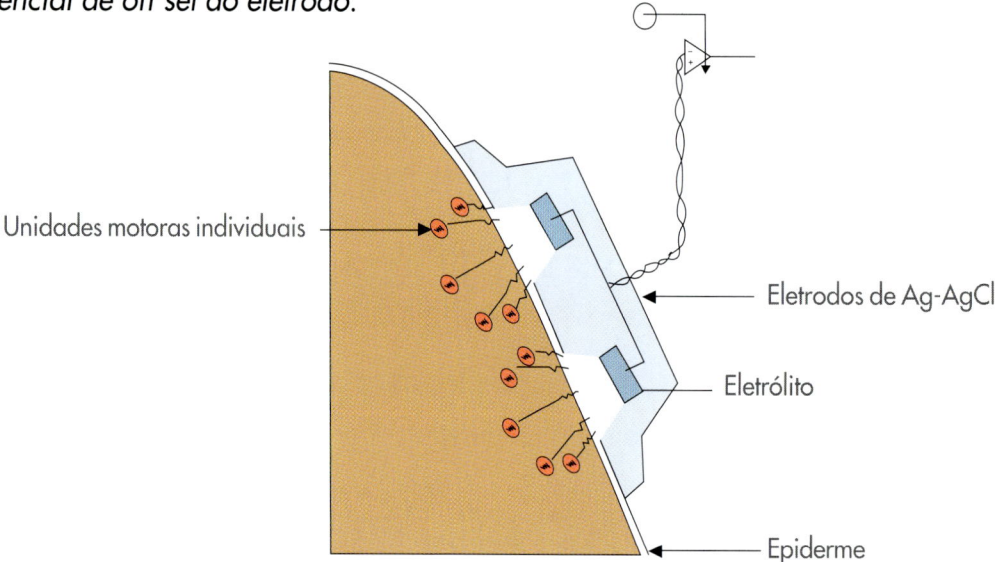

FIGURA 8.17: Esquema de eletrodos de superfícies. Modificado de JANKELSON, R. R. Neuromuscular dental diagnosis and treatment.

A intensidade do potencial gerado dependerá do metal com o qual está confeccionado o mesmo e do eletrólito utilizado como interface. Este potencial de *off set*, dado que o mesmo não pode ser anulado, deve ser o mais baixo possível. Hoje em dia, existem no mercado eletrodos de excelente qualidade com potenciais muito baixos.

RUÍDOS

Quando colocamos um eletrodo sobre a pele do paciente, cria-se na superfície interna do eletrodo, por reação química entre o metal do mesmo e a interface, uma acumulação de cargas elétricas que produzem interferências nos registros, denominadas ruídos. Para diminuir este efeito, os eletrodos devem ser previamente estabilizados por um processo denominado cloração e colocados sobre a pele do paciente por um período de tempo antes de se proceder ao registro, o qual deve ser indicado pelo fabricante.

Os ruídos são classificados em:
deriva na linha de base;
ruídos ou flutuações rápidas;
potencial de recuperação.

Deriva na linha de base

Caracteriza-se por gerar uma elevação constante no registro basal ou em repouso. Esta elevação pode gerar um aumento no valor do registro da linha basal que pode oscilar entre uns poucos mV a 100mV ou mais.

Flutuações rápidas

Estas produzem uma alteração variável no registro, produzindo alterações denominadas ruídos de contato.

Potencial de recuperação

Este é produto da resposta do eletrodo à passagem de uma corrente. Nos registros eletromiográficos, este efeito acha-se diminuído, dado o baixo potencial elétrico que o mesmo suporta, mas que deve ser levado em conta na utilização associada ao TENS, dado que a utilização de correntes de má qualidade pode nos trazer alterações no registro.

ESTRUTURA DOS ELETRODOS

Os eletrodos utilizados hoje em dia na eletromiografia clínica são denominados suspensos, nos quais somente o gel de interface toca a pele. Estes eletrodos acham-se aderidos por suas bordas, as quais lhe asseguram uma posição estável durante os movimentos.

Por outro lado, a utilização de um gel como substância de interface assegura uma continuidade no registro que seria impossível de ser obtido com outro tipo de contato.

Os denominados eletrodos suspensos são constituídos por uma superfície de prata banhada por um gel de cloreto de prata, recoberta por uma esponja absorvente. Em equipamentos mais modernos são utilizados eletrodos nos quais se eliminou a esponja e o gel está em contato direto com a pele e a superfície receptora.

Estes eletrodos são sempre duplos, permitindo assim obter-se, de forma simultânea, um duplo registro da atividade do músculo, registrando-se desta forma padrões de atividade média representativa da atividade do mesmo.

A utilização de eletrodos de profundidade é restrita ao registro da velocidade de condução nervosa, já que os mesmos tomam unicamente a atividade de umas poucas fibras e entorpecem o funcionamento muscular normal.

CONDUTORES ELÉTRICOS

Os eletrodos devem ser conectados ao amplificador ou ao pré-amplificador, por meio de cabos de cobre, os quais possuem, em uma de suas extremidades, um meio de conexão, que pode ser um *clipe* ou em um jacaré metálico.

O outro extremo acha-se conectado ao amplificador por diferentes sistemas.

Estes cabos de cobre devem ser retorcidos ou trançados um sobre o outro, uma vez que os condutores em forma de arco são muito sensíveis aos campos magnéticos ambientais, os quais podem influenciar nossos registros.

Estes cabos devem ser repostos periodicamente, visto que sua estrutura se altera com o uso.

O AMPLIFICADOR

O amplificador foi inventado nos anos 50, simplificando a tomada de registros eletromiográficos e tornando-os acessíveis ao clínico geral.

Tem por função, conforme já vimos, aumentar a intensidade do sinal, a fim de se obter registros observáveis, sem produzir nenhum tipo de distorção nesta.

Este amplificador deverá contar com tantos canais quantos sinais se queira registrar, mais um canal de registro da impedância do paciente.

1. Músculo Temporal Anterior
2. Músculo Masseter
3. Músculo Trapézio
4. Músculo Esternocleidomastóideo
5. Músculo Digástrico

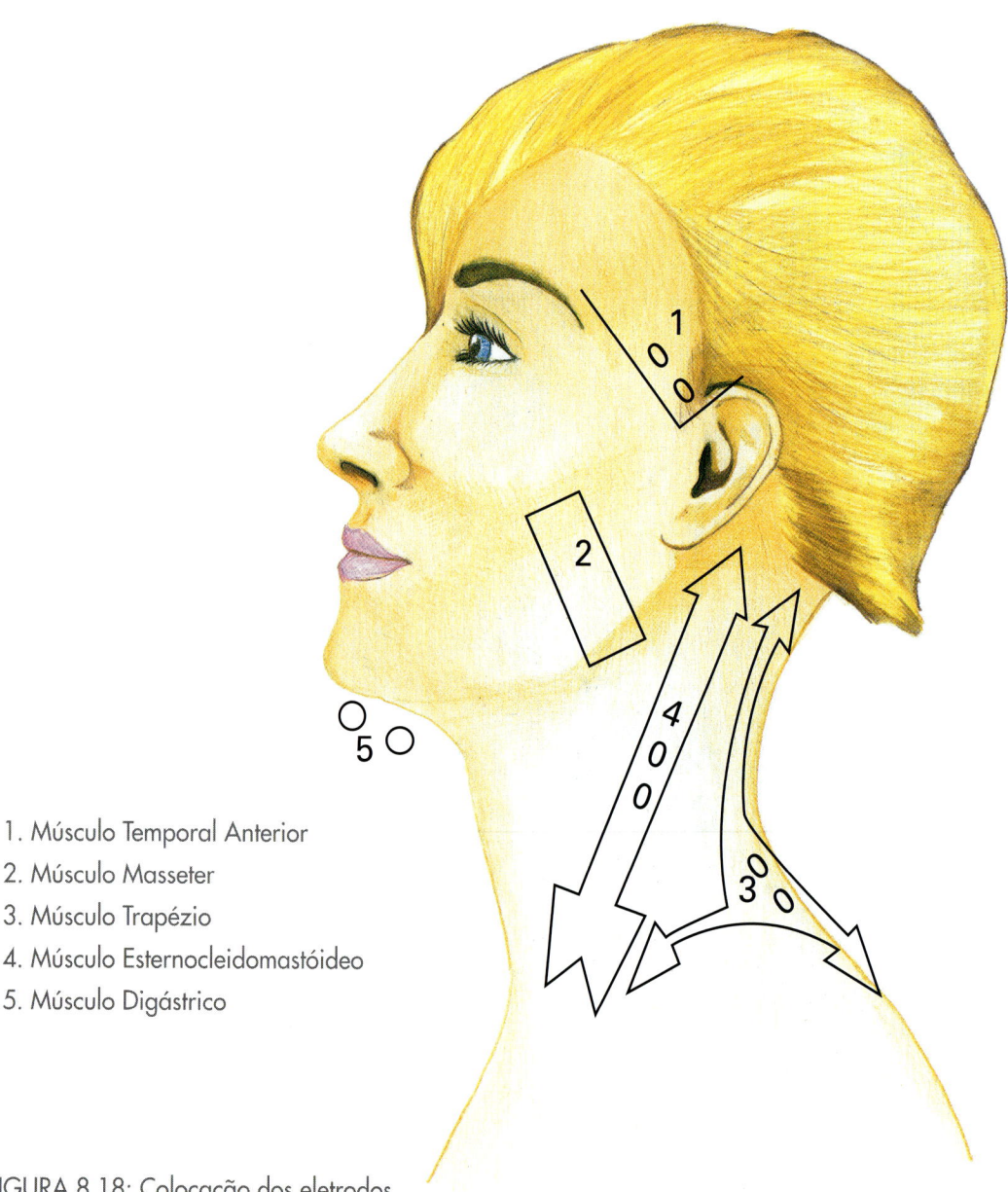

FIGURA 8.18: Colocação dos eletrodos.

FILTROS

É necessário integrar ao sistema filtros passivos que nos permitam eliminar dos sinais obtidos os artefatos produzidos pelos eletrodos, sendo estes filtros de tipo passa-altos, de 10Hz, suficientes para melhorar o mesmo.

COLOCAÇÃO DOS ELETRODOS

A colocação dos eletrodos deve reunir uma série de condições, que são:

✓ localização dos eletrodos em uma posição que nos assegure a reprodutibilidade do estudo;
✓ limpeza da superfície cutânea de colocação do eletrodo;
✓ respeitar as instruções tanto do fabricante dos eletrodos como do fabricante do equipamento a utilizar.

Limpeza da superfície

A superfície de implantação dos eletrodos deve se encontrar totalmente limpa e desengordurada. Por tal motivo, devemos solicitar ao paciente que, antes da consulta, lave abundantemente a superfície da pele com água e sabão.

Em alguns casos, devemos solicitar ao paciente que realize esta manobra durante a consulta, sobretudo nos meses de verão. A razão disto é a necessidade de que a pele de nosso paciente encontre-se totalmente desengordurada, pois a oleosidade impede a correta condução dos potenciais elétricos gerados pelos músculos.

Uma vez em consulta, procederemos de forma a desengordurar novamente a superfície da pele com álcool e, em alguns casos, deveremos recorrer a líquidos especialmente desenvolvidos para este mister.

Localização dos eletrodos

Os eletrodos devem ser conectados no centro do músculo ou dos fascículos a estudar. Sem dúvida, a colocação dos eletrodos é fundamental para a obtenção de registros corretos, mas na eletromiografia de superfície isto é muito mais simples que com os eletrodos de profundidade ou de agulha. A razão disto consiste no mesmo princípio destes estudos, uma vez que os registros de superfície prevêem a obtenção de uma atividade média do funcionamento muscular. Portanto, a colocação destes tem uma influência menor.

Os eletrodos de profundidade, pelo contrário, são utilizados a fim de avaliarmos a capacidade de condução dos distintos trajetos nervosos, sendo imprescindível a necessidade de repetibilidade de sua localização. Por outro lado, a mesma estrutura destes eletrodos (uma agulha contra a superfície de um eletrodo cutâneo) torna-os mais propensos a um erro de localização.

Na localização dos eletrodos, tenha sempre a precaução de evitar colocá-los, se possível, sobre pontos sensíveis à palpação, uma vez que estes pontos podem ser potenciais pontos-gatilho que alterariam nosso registro.

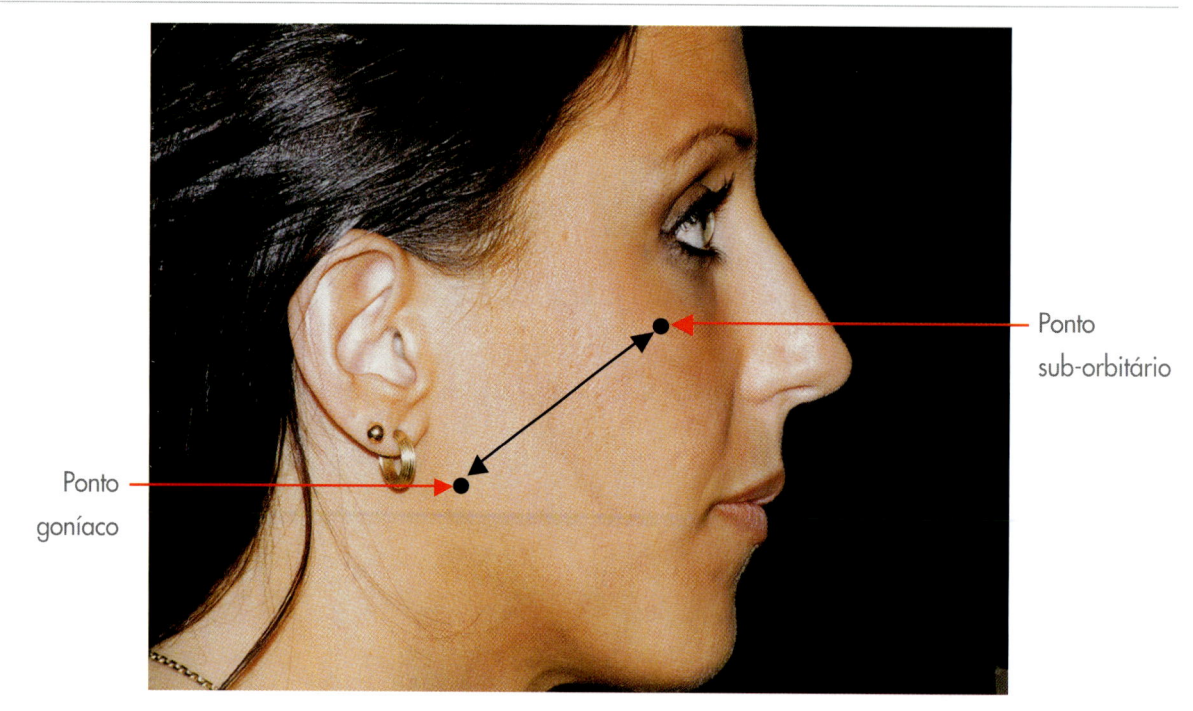

FIGURA 8.19: Plano de implantação correta do eletrodo do músculo masseter.

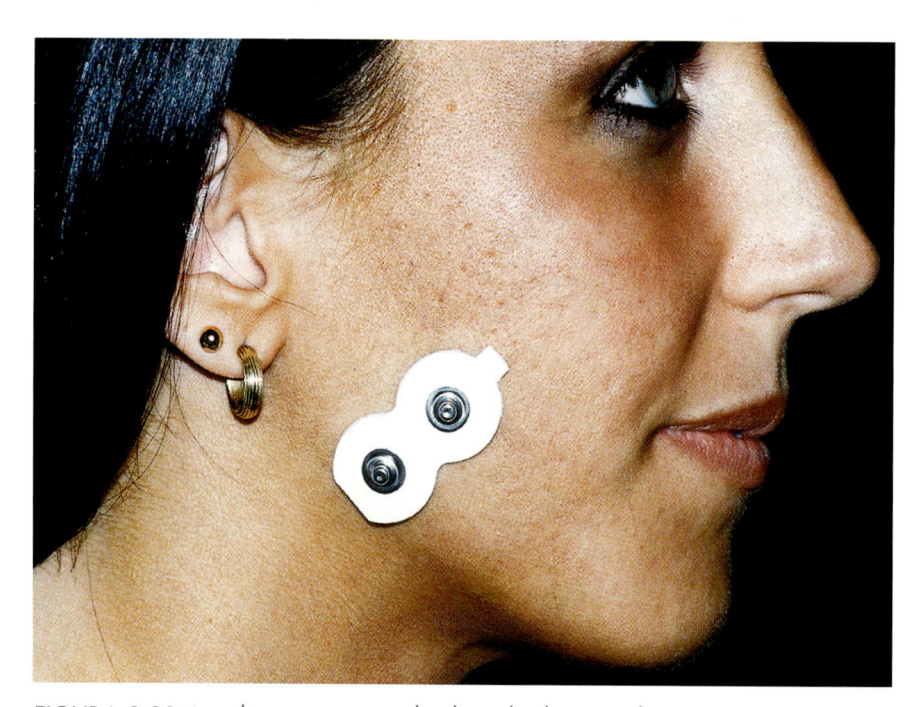

FIGURA 8.20: Localização correta do eletrodo do músculo masseter.

Músculo masseter

Na maioria dos pacientes, a forma ideal de colocar este eletrodo consiste em traçar uma linha imaginária que passe sobre este músculo, desde o ângulo interno do olho, até o ângulo goníaco.

Dado que em alguns testes devemos associar nossos estudos ao TENS, devemos recordar que é necessário deixar livre o espaço para o eletrodo do mesmo.

Por esta razão, aconselhamos deslocar a localização do eletrodo de eletromiografia ligeiramente para a zona da borda inferior do corpo da mandíbula, seguindo sempre o eixo maior deste músculo.

Na atualidade, preferimos colocar os eletrodos do músculo em um eixo que possua como referência o ângulo goníaco e o ponto mais em declive da órbita (suborbitário cutâneo).

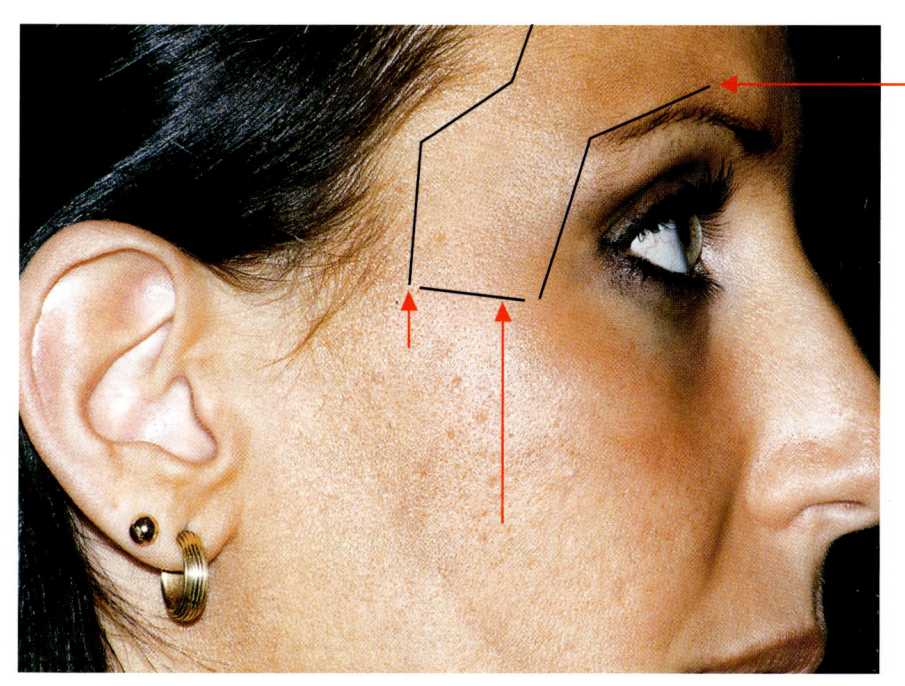

FIGURA 8.21: Zona de implantação correta do eletrodo do músculo temporal anterior.

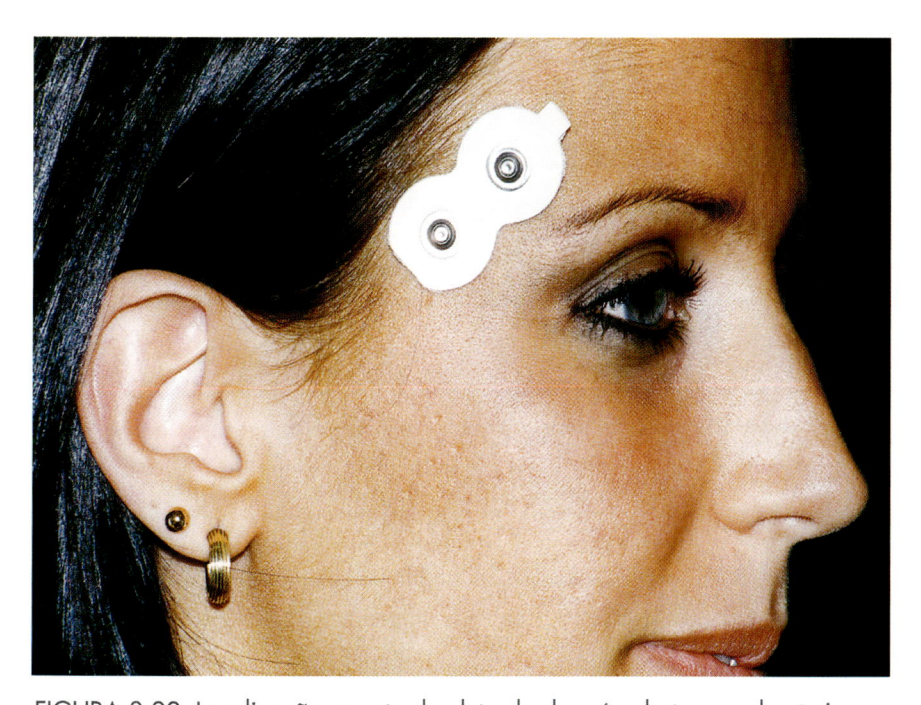

FIGURA 8.22: Localização correta do eletrodo do músculo temporal anterior.

Músculo temporal (fascículo anterior)

Este eletrodo apresenta poucos inconvenientes para sua implantação, visto que existem poucas possibilidades de colocá-lo fora do lugar.

Este eletrodo deve ser colocado por cima do arco zigomático e na região situada por trás da borda orbitária do frontal e da linha do cabelo.

Em alguns pacientes será necessário depilar a região, dado que a presença de pilosidades pode alterar nosso registro.

De modo diverso, em pacientes calvos utilizaremos como reparo o contorno posterior da borda orbitária do frontal.

Músculo temporal (fascículo posterior)

Este eletrodo é de difícil implantação por diversas razões:

a) a região acha-se, comumente, com abundante quantidade de cabelo, o qual impede a localização retilínea do eletrodo, salvo se efetuarmos uma depilação da zona;

b) a situação do pavilhão auricular e o limite do couro cabeludo delimitam a implantação do mesmo.

Alguns autores (Jankelson) aconselham reduzir ligeiramente o tamanho do eletrodo cortando parte do anel adesivo do mesmo, tendo muita precaução em permitir o transbordamento do gel de interface.

Músculo digástrico (ventre anterior)

Sua colocação deve ter como referência a borda inferior da mandíbula, à altura da sínfise do queixo, por um lado, e o corpo do osso, por outro.

Este eletrodo pode apresentar certa dificuldade nos pacientes com papada proeminente.

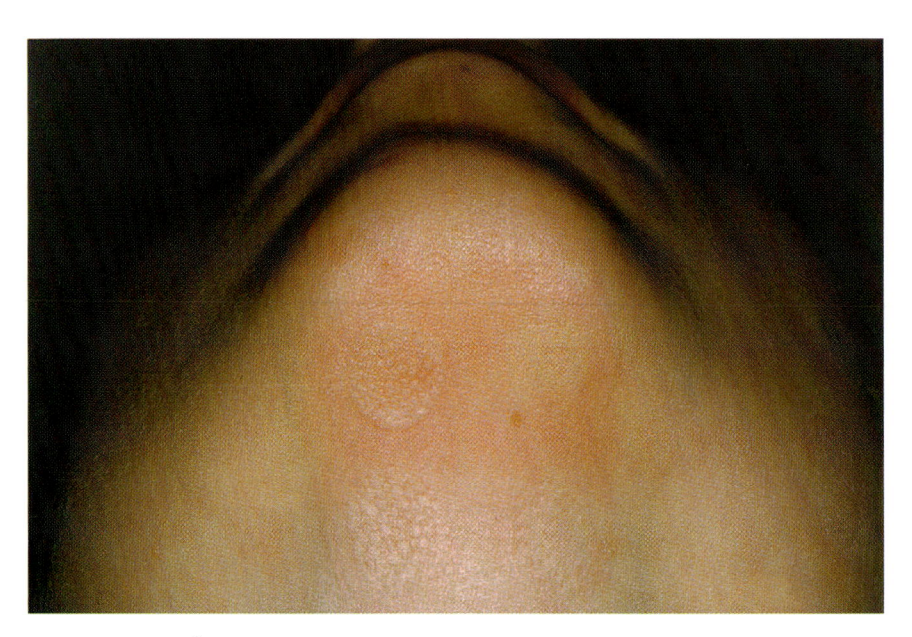

FIGURA 8.23: Área de implantação correta do eletrodo do músculo digástrico.

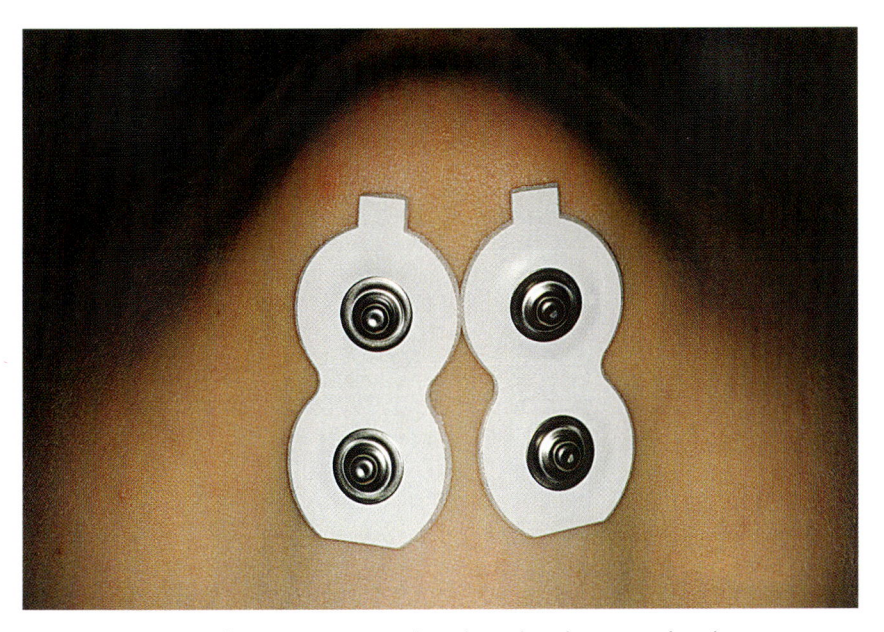

FIGURA 8.24: Implantação correta dos eletrodos dos músculos digástricos.

Músculo trapézio

Por suas dimensões e pela importante massa muscular que apresenta este músculo, seria impossível seu registro com somente um eletrodo. Portanto, nos limitaremos a registrar a atividade do fascículo horizontal, o qual é o mais comprometido com a dinâmica mastigatória.

Cabe recordar que em todos os músculos devemos evitar a colocação dos eletrodos sobre pontos de atividade muscular alterada ou sensíveis à palpação, visto que os mesmos podem ser pontos-gatilho que alterariam nosso registro. Esta observação deve ser tida especialmente em conta no músculo trapézio, por ser este geralmente o primeiro a apresentar sintomatologia.

Para os leitores interessados em aprofundar este tema aconselhamos a leitura do livro de R. Jankelson.

Algumas vezes, os eletrodos podem acabar situados sobre a artéria supraescapular posterior, a qual, em alguns casos, pode alterar o registro, tendo pouca importância em outros.

Músculo esternocleidomastóideo

Para colocar o eletrodo sobre este músculo, devemos fazer girar a cabeça de nosso paciente para o lado oposto ao do músculo que queremos estudar e, com o músculo em alongamento, colocar nosso eletrodo na metade da distância compreendida entre a apófise mastóidea e o esterno.

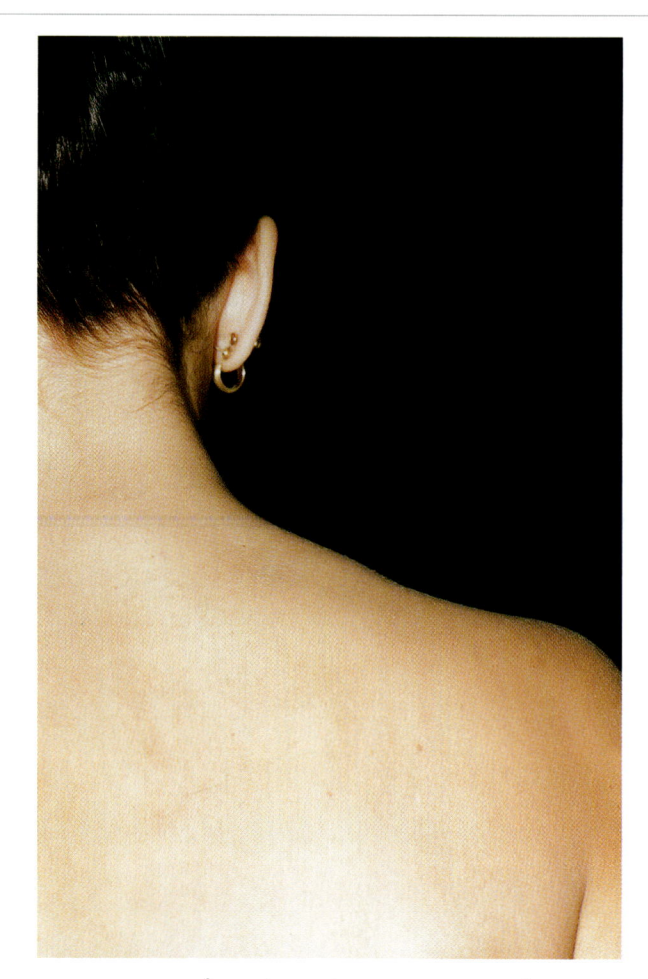

FIGURA 8.25: Área de implantação correta do eletrodo do músculo trapézio.

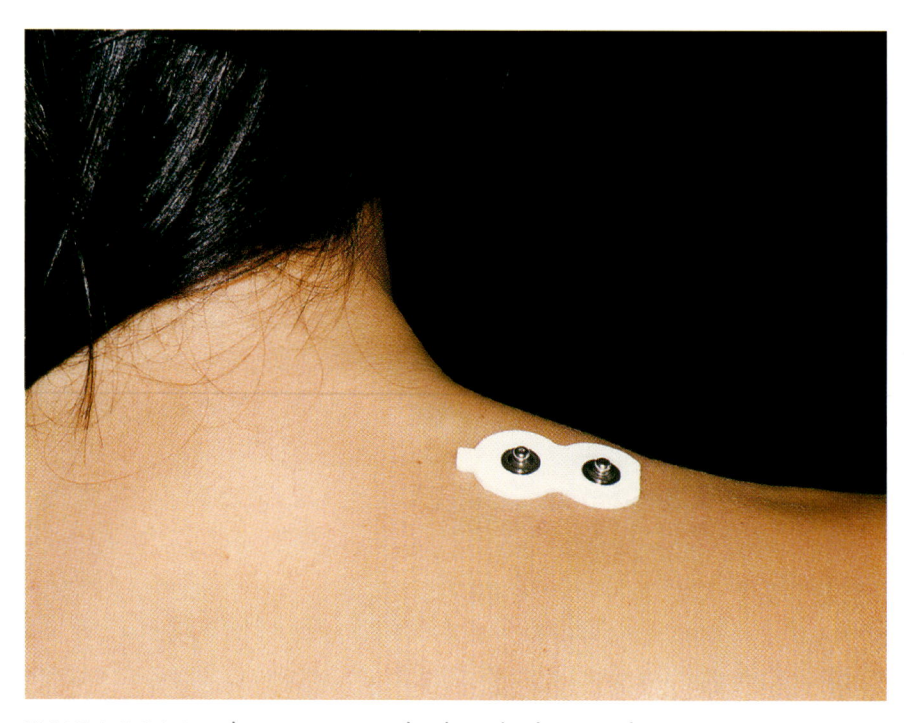

FIGURA 8.26: Localização correta do eletrodo do músculo trapézio.

Estes músculos são os mais importantes indicadores da função mastigatória e da presença de alterações miofuncionais do sistema estomatognático, sendo possível realizar registros eletromiográficos em outros músculos. Para leitores interessados em aprofundar o tema aconselhamos a leitura dos trabalhos de Cram.

Visualização e arquivo dos registros

Em épocas passadas, os registros eletromiográficos eram grafados e arquivados sobre tiras de papel, o que era pouco prático, tanto no momento do diagnóstico quanto no tratamento das patologias da articulação temporomandibular.

Na atualidade, contamos com eletromiógrafos montados sobre computadores que nos permitem não apenas uma maior maleabilidade no processamento dos dados, mas também uma maior qualidade dos dados obtidos.

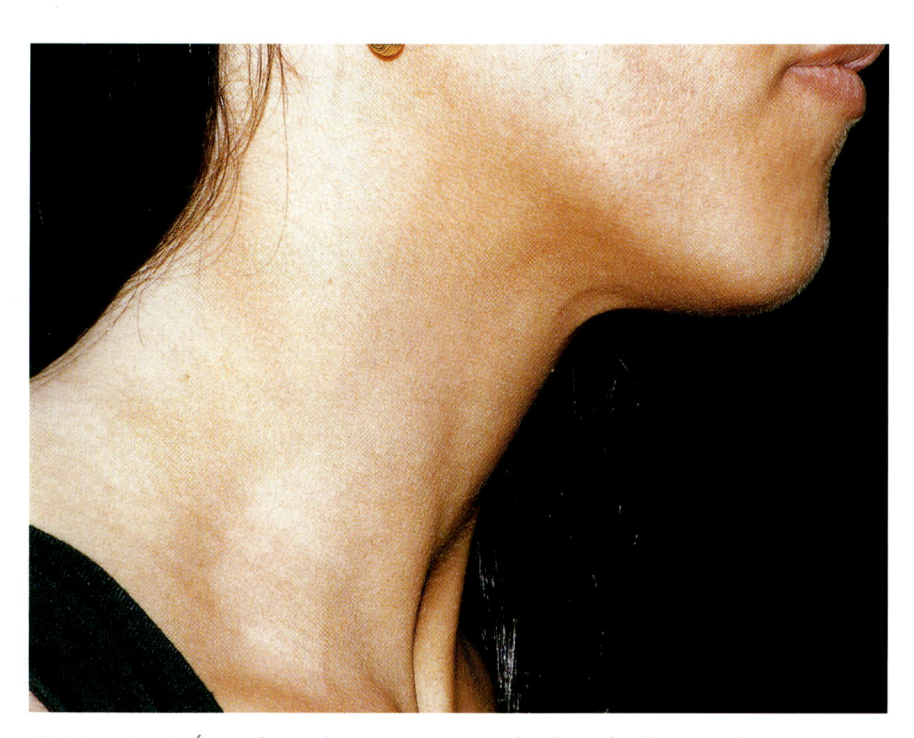

FIGURA 8.27: Área de implantação correta do eletrodo do músculo esternocleidomastóideo.

Os dados obtidos pelo eletromiógrafo computadorizado podem ser vistos sobre um tubo de raios catódicos, como se faz sobre a tela do monitor do computador, ou ser impresso sobre folhas de papel para análise ou arquivamento.

Seja qual for o método de visualização do registro, é necessário esclarecer que os dados que temos de registrar são produto de variações elétricas produzidas pela atividade muscular.

Esta atividade possui picos de corrente positivos e negativos, que dão como resultado o denominado potencial de eletromiografia.

Como já dissemos, este registro é formado por valores positivos e negativos, produto das alterações tissulares que são produzidos durante a atividade muscular.

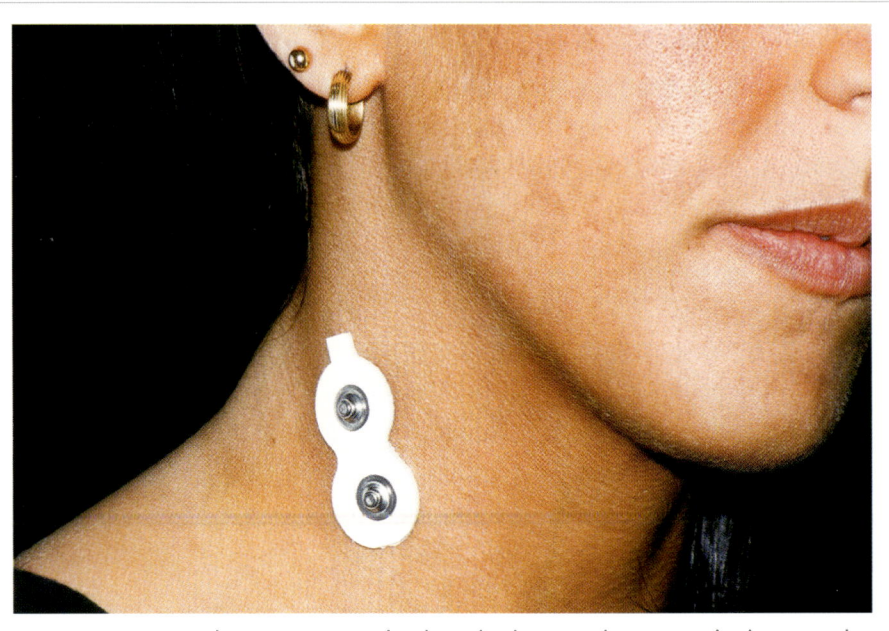

FIGURA 8.28: Localização correta do eletrodo do músculo esternocleidomastóideo.

Isto pode ser visualizado de distintas maneiras:

1) observar somente os pontos que representam a atividade máxima (registro em pontos de dados);

2) pedir ao computador que una estes pontos, a fim de gerar um gráfico mais simples e fácil de observar (registro integrado);

3) retificar o gráfico utilizando como linha base o valor negativo mais importante, denominando-se esta de retificação do registro (registro retificado);

4) sobre o registro integrado desliza um retângulo que, por sua vez, encontra-se refletido em uma segunda tela, na qual podemos observar o registro retificado (registro espectrográfico);

5) pedir ao sistema que compare o lado direito com o esquerdo;

6) que realize uma média de atividade do lado direito e do esquerdo e que os compare;

7) que filtre os ruídos existentes, deixando como remanescente o registro puro, etc.

Em todo registro, ao observar gráficos eletromiográficos alterados, devemos verificar a correta colocação dos eletrodos e as instruções do fabricante e, como toda prática, requer um treinamento prévio.

Estes registros podem ser estáticos ou dinâmicos.

Estudos estáticos

São aqueles nos quais se registra a atividade basal dos músculos de nosso paciente. Para realizá-los, devemos ter colocado os eletrodos entre 20 e 30 minutos antes da tomada de registro. Uma vez transcorrido este período de tempo, solicitaremos a nosso paciente que se coloque em uma posição cômoda e confortável, visto que o registro de todos os exames poderá requerer alguns minutos. Devemos comunicar ao paciente que inclusive os movimentos da língua e de deglutição devem ser suspensos até que nós os autorizemos. Muito se tem insistido a respeito da posição do paciente e da variação dos registros que pode existir com a mesma. Por esta razão, alguns profissionais preferem tomá-los com o paciente sentado em uma cadeira ou, inclusive, em pé. Em nossa prática profissional, ao longo de 10 anos realizando esse tipo de estudo, preferimos realizá-lo com o paciente na cadeira odontológica, assegurando-nos um correto suporte para a cabeça e pescoço.

•Valores normais em atividade basal

O conhecimento dos valores basais normais foi estabelecido pelo Dr. Cram, no Swedish Hospital, em Seattle (WA, USA), em 1982. Ele realizou registros de 100 pacientes assintomáticos e os comparou com os de 100 outros que apresentavam sintomas. Neste estudo, os valores normais para os músculos mastigatórios tanto primários como secundários foram determinados na faixa de aproximadamente 2mV.

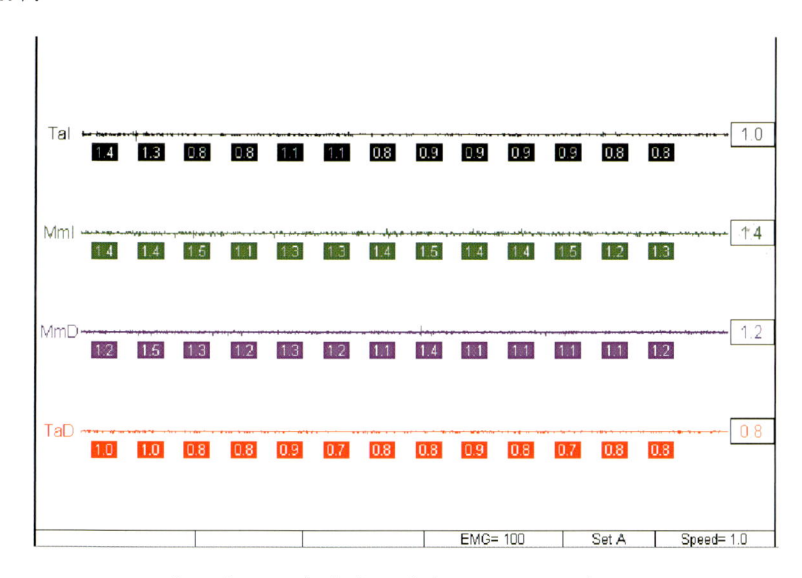

FIGURA 8.29: Gráfico de atividade basal de paciente sadio.

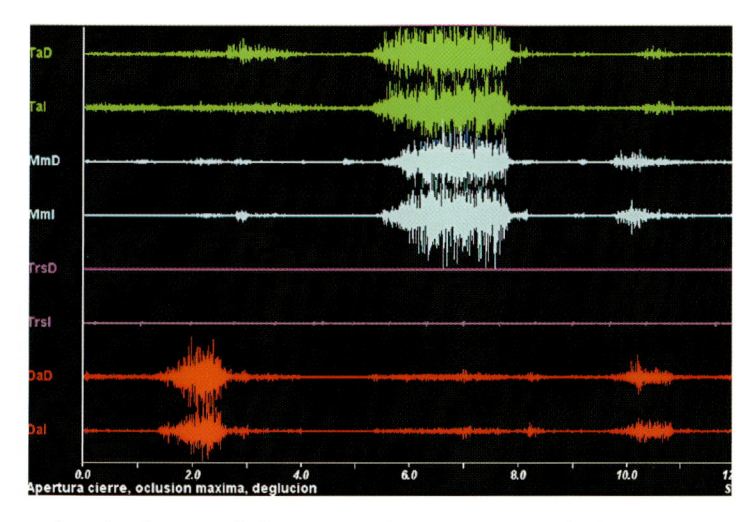

FIGURA 8.30: Gráfico de abertura, fechamento, oclusão máxima e deglutição em um paciente são.

Mas, sem dúvida, é importante observar também o equilíbrio entre os músculos, visto que eles não somente devem apresentar valores que sejam normais, mas deve existir um equilíbrio entre o lado esquerdo e o lado direito.

Alguns autores insistem na importância de solicitar ao paciente que permaneça com os olhos fechados durante este registro.

• Valores patológicos da atividade basal

Os valores da atividade basal são, muitas vezes, um reflexo claro da patologia que apresenta nosso paciente. As alterações mais comuns, podem ser classificadas em patologias por hiperatividade, por hipoatividade e por desequilíbrio.

a) Patologias por hiperatividade:

Contrariamente ao conceito que se teve durante muitos anos sobre a origem da dor na hiperatividade muscular, esta não é tão habitualmente encontrada nos registros clínicos. Pelo contrário, é na hipoatividade que costumamos encontrar a origem da dor.

A hiperatividade, também denominada por alguns autores de espasmo, pode ser encontrada em alterações oclusais agudas, processos neurológicos e em bruxômanos compulsivos.

b) Patologias por hipoatividade:

Sem dúvida, as patologias por hipoatividade são as produtoras mais comuns de dores em nossos pacientes. Encontramos hipoatividade em processos degenerativos da articulação temporomandibular, em fraturas de cabeça do côndilo, em fratura do colo do côndilo, entre outras.

Esta patologia, sem dúvida, apresenta-se como espasmo muscular preventivo ante qualquer noxa que afete a região.

c) Patologias por desequilíbrio:

Estas patologias surgem, geralmente, associadas a alterações oclusais e processos crônicos de longa data. Têmo-las visto associadas a contatos prematuros que produzem deslizamentos mandibulares, tanto no sentido ântero-posterior, como lateral. Em outras oportunidades, nós as encontramos em processos pós-traumáticos de longa data, os quais levaram à produção de patologias do lado oposto.

Estudos dinâmicos

Todos sabemos que a atividade muscular varia segundo o comprimento do músculo, o estado ou condição do mesmo, a velocidade de contração e a quantidade de fibras musculares estimuladas pelos centros motores centrais.

Esta atividade muscular varia suas características segundo o movimento ou a função realizados por ela. Assim, temos contrações isométricas puras, durante a oclusão máxima, isotônicas, durante a fonação, e mistas, durante a deglutição.

Os estudos dinâmicos podem incluir diferentes atividades de nossos pacientes, as quais deverão ter como ponto inicial e final a posição na qual se tomou o estudo da atividade basal. Estes estudos podem envolver a abertura e o fechamento bucal, a deglutição, a fonação de determinados fonemas ou os movimentos de lateralidade da cabeça ou da mandíbula.

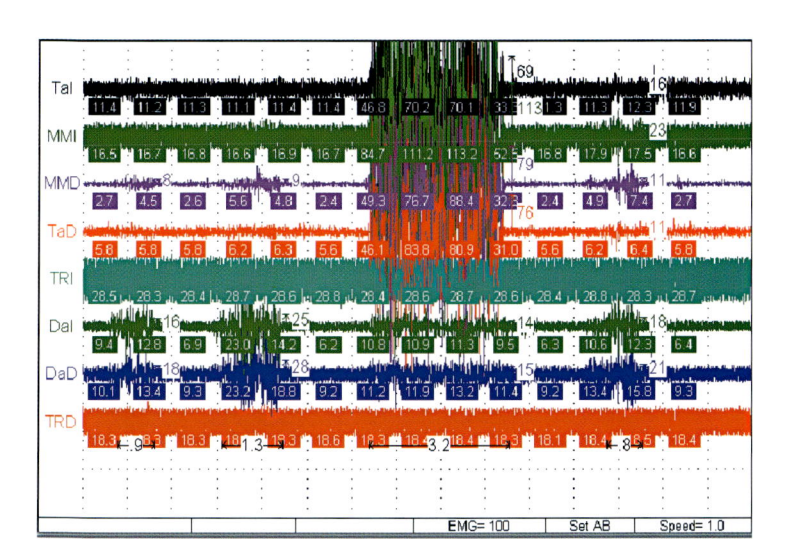

FIGURA 8.31: Registro de abertura, fechamento, oclusão máxima e deglutição em formato integrado.

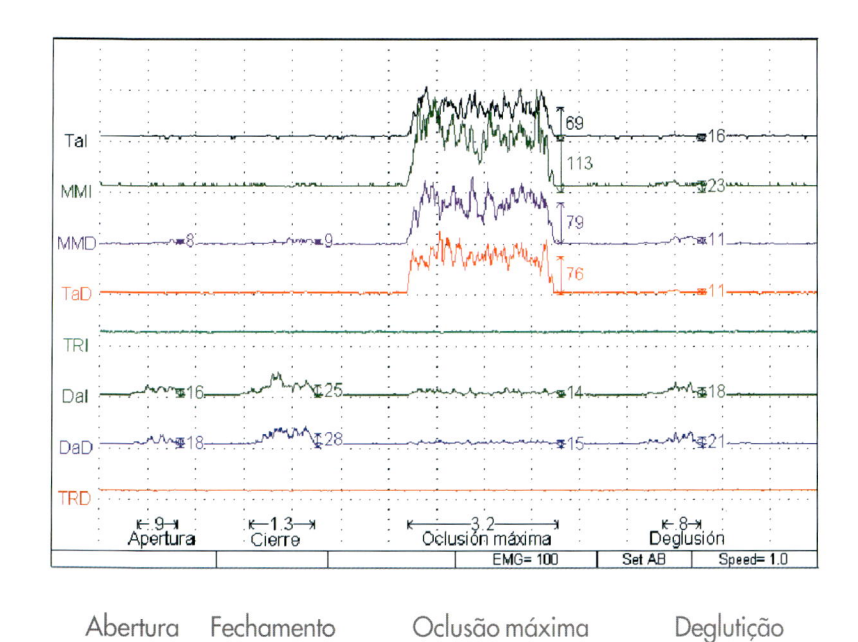

Abertura   Fechamento   Oclusão máxima   Deglutição
FIGURA 8.32: O mesmo registro, processado (retificação do registro).

Gráficos mais comuns
Eletromiografia do movimento de abertura

Para nós, é o primeiro gráfico a ser realizado. Ele se caracteriza pela atividade dos fascículos anteriores do músculo digástrico, não devendo observar-se nenhum outro tipo de atividade, não só nos músculos elevadores, mas tampouco nos músculos do pescoço.

Eletromiografia do movimento de fechamento

Caracteriza a atividade dos músculos elevadores da mandíbula. Geralmente a atividade começa com os músculos temporais que atuam situando a mandíbula, a fim de posicioná-la. Esta ação, muitas vezes, produz-se simultaneamente com a atividade dos masseteres que, conjuntamente com os pterigóideos internos, geram a maior força muscular.

Neste registro não se deve observar atividade nem dos músculos depressores, nem dos músculos cervicais.

Eletromiografia em oclusão máxima

A atividade muscular em oclusão máxima deve ser equilibrada com o silêncio muscular tanto dos músculos cervicais como dos depressores. Este registro é uma forma indireta de monitorar o equilíbrio existente entre os músculos e as peças dentárias. Isto é fácil de compreender se considerarmos que as cúspides das peças dentárias são a guia dos movimentos finais de fechamento, as quais podem deslocar nossa mandíbula para trás, para a frente ou lateralmente.

Este deslocamento gera uma descoordenação entre os distintos fascículos musculares, os quais deverão contrair-se de forma assincrônica e assimétrica, com a conseqüente irritação dos núcleos motores.

Este tipo de interferências oclusais primárias são as responsáveis por uma grande porcentagem de casos das algias dolorosas em fascículos musculares hipoativos.

Na literatura podemos encontrar muitas evidências sobre a influência da oclusão na atividade muscular máxima em pacientes que apresentam algum grau de patologia intra-articular.

Por outro lado, trabalhos realizados criando interferências oclusais demonstraram, uma vez mais, um incremento da atividade muscular e um desequilíbrio na atividade dos mesmos. Sem dúvida, diante da presença de fatores oclusais que impeçam um fechamento mandibular coincidente com os padrões musculares, estes devem ser alterados à medida que a mandíbula se veja obrigada a adotar uma posição espacial conveniente.

Isto gera forças de torque mandibular que alteram tridimensionalmente a posição mandibular.

Eletromiografia em oclusão máxima com rolos de algodão

O registro, comparado com o anterior, permite-nos avaliar as possíveis razões da descoordenação muscular de nossos pacientes e faremos questão deste tipo de registro, ao falarmos do diagnóstico de nosso paciente.

Eletromiografia do movimento de deglutição

O registro da deglutição se caracteriza por uma importante atividade dos digástricos, precedida esta pela atividade dos músculos elevadores, primordialmente pela atividade dos masseteres.

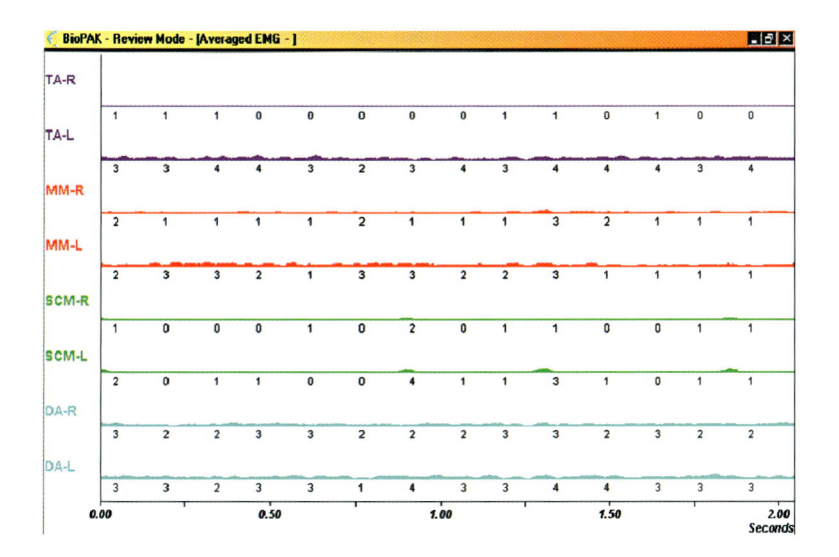

FIGURA 8.33: Registro eletromiográfico da atividade bassal registrado com equipamento Bio Eng.

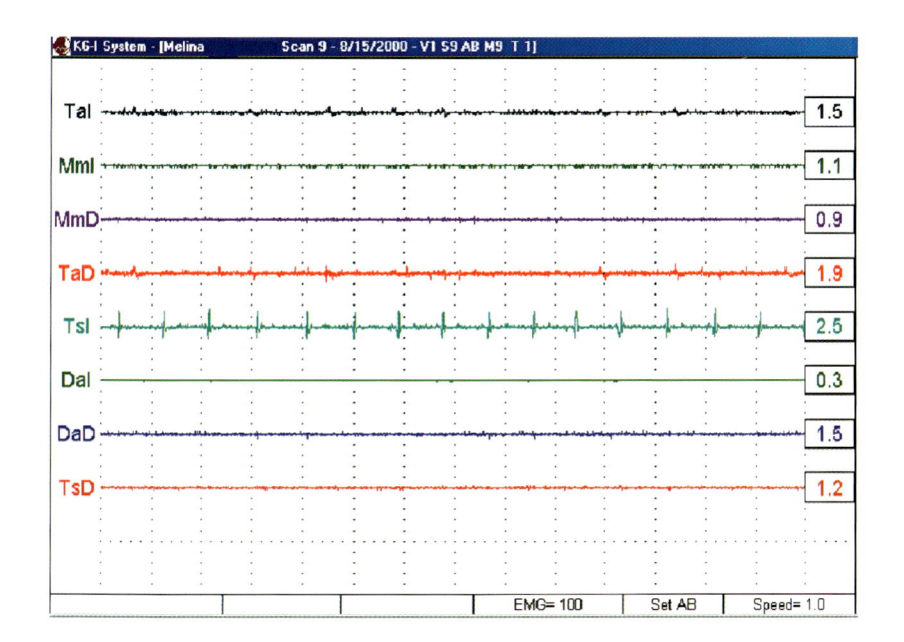

FIGURA 8.34: Registro eletromiográfico da atividade bassal registrado com equipamento Myotronics.

Em alguns casos, observamos variações nos ciclos deglutitórios, associados ao tipo de rotação mandibular de nossos pacientes, sendo característico nestes um duplo período de atividade durante a deglutição.

Por outro lado, em estudos realizados por nós em indivíduos assintomáticos e sem sinais clínicos de patologia em suas articulações temporomandibulares, pudemos observar a influência da postura durante a tomada de registros.

Eletromiografia dos movimentos de mastigação

A atividade mastigatória deve ser registrada não apenas por meio da eletromiografia, mas também pela cinesiografia, a qual nos permite ver não só a atividade muscular, mas também os deslocamento mandibulares durante a mesma.

Além disso, é também importante observar a variação dos registros, tanto eletromiográficos quanto cinesiográficos, durante a mastigação de substâncias de consistências diferentes. Isto nos permitiu observar uma maior força muscular durante a mastigação de alimentos duros (amêndoas), em relação à mastigação de substâncias moles (chicletes).

Estes valores da atividade muscular média encontram-se diminuídos naqueles pacientes que possuem diferentes graus de patologia na articulação temporomandibular. Estudos realizados nos permitiram apreciar variações na atividade muscular durante a mastigação mas, contrariamente ao descrito por outros autores, não parece existir relação entre esta e o tipo rotacional mandibular. SATO *et al.* estudaram o valor da eletromiografia de superfície durante a mastigação em pacientes com deslocamento anterior do disco articular da articulação temporomandibular e sua comparação com aqueles que não apresentavam esta patologia intra-articular. Durante estes estudos, determinou-se a duração da contração, o período de latência, a duração dos ciclos e os valores integrados. Os resultados levaram à conclusão de que existiriam muitas diferenças entre os pacientes com deslocamento de disco e aqueles da amostra controle. Nos pacientes que apresentavam patologia intra-articular, a potência muscular, os picos eletromiográficos e a energia total de trabalho eram menores que naqueles que não possuíam patologia intra-articular.

Sato definiu a eletromiografia de superfície como um método eficaz para medir a função mastigatória.

LASSAUZAY *et al.* determinaram as diferenças na mastigação em estudos realizados em diferentes sessões. Utilizou-se eletromiografia de superfície nos músculos temporais e masseteres, com intervalos de uma semana entre um estudo e outro, não se encontrando diferenças com o mesmo tipo de alimento nas diferentes sessões.

Os estudos realizados por Tanaka introduziram um método para medir a eficiência mastigatória utilizando eletromiografia de superfície para observar as alterações nos músculos, avaliando três fases no ciclo mastigatório. Tanaka concluiu que o estudo da eficiência mastigatória pode ser bem realizado utilizando-se a eletromiografia de superfície.

Forças de mastigação

Por meio da atividade muscular, podemos, indiretamente, medir a força desenvolvida pelos músculos mastigadores. Estudos foram realizados interpondo-se sensores piezoelétricos, os quais, a partir da deformação de sais de cálcio (turmalina), geram cargas elétricas. Estas cargas elétricas são produto das variações estequiométricas dos cristais componentes dos mencionados sais, sendo elas proporcionais à deformação destes.

Estes sensores colocados nas superfícies oclusais permitem, portanto, de acordo com tabelas de carga previamente desenvolvidas, registrar a força produzida pelos músculos mastigadores e correlacionar estas com os registros eletromiográficos tomados simultaneamente.

A força média máxima foi determinada por alguns autores entre os 60 e os 75 kg, mas é reconhecida por todos a existência de pessoas que possuem a capacidade de gerar até mais de 200 kg.

As maiores forças musculares são, sem dúvida, desenvolvidas ao se interporem sensores no setor posterior e pedindo-se ao paciente que morda em posição de oclusão habitual. De modo oposto, esta atividade diminui quando o paciente morde nas posições de retrusão, lateralidade e propulsão.

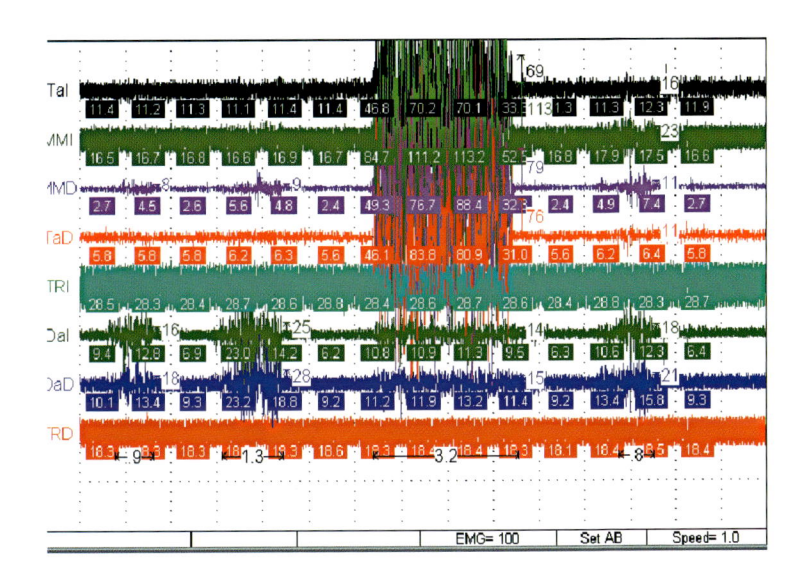

FIGURA 8.35: Registro tomado com limiar de 100 mV.

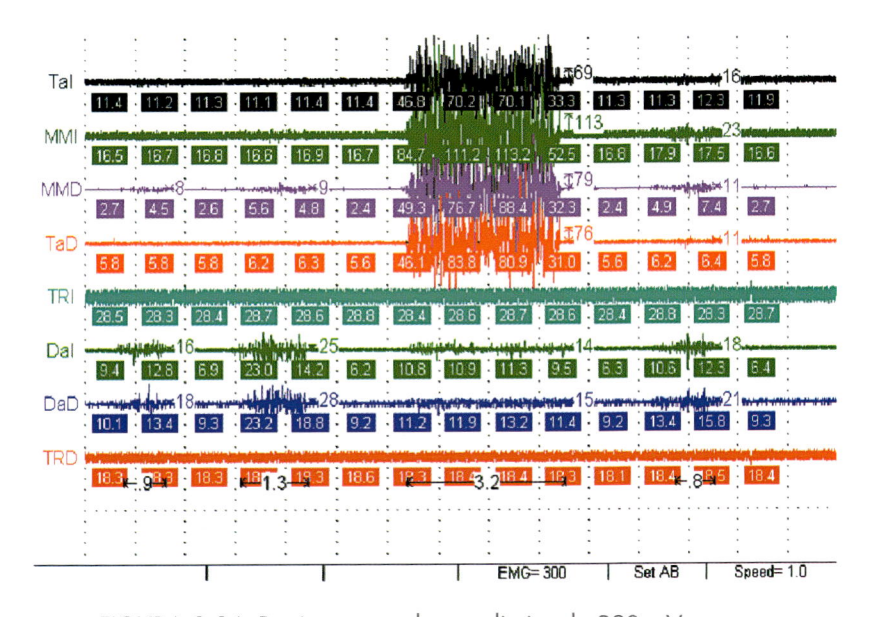

FIGURA 8.36: Registro tomado com limiar de 300 mV.

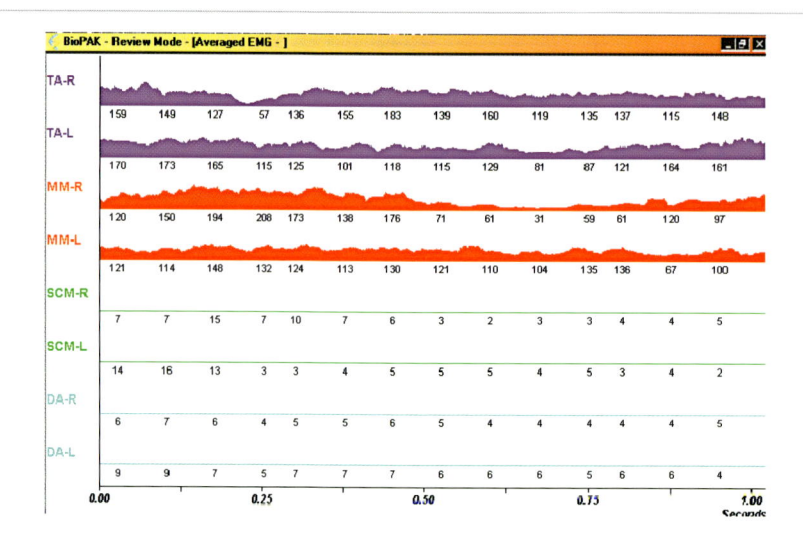

FIGURA 8.37: Registro eletromiográfico dos músculos temporal anterior, masseter medial, esternocleidomastóideo e ventre anterior do digástrico, obtido com eletromiógrafo Biopack.

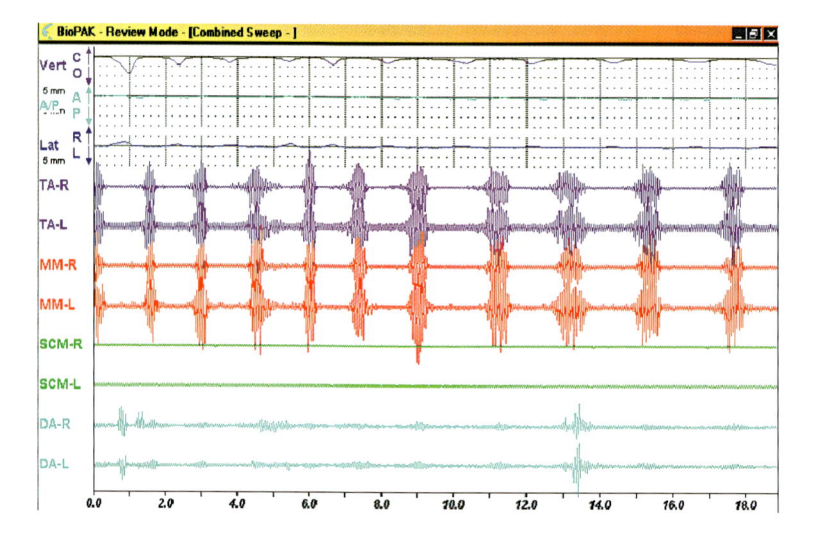

FIGURA 8.38: Registro eletromiográfico do ciclo mastigatório, obtido com eletromiógrafo Biopack.

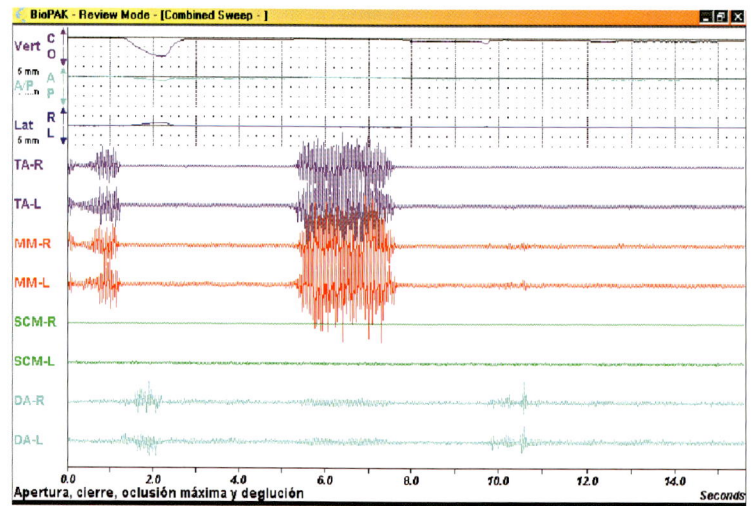

FIGURA 8.39: Registro eletromiográfico dos movimentos de abertura, fechamento, oclusão máxima e deglutição, obtido com eletromiógrafo Biopack.

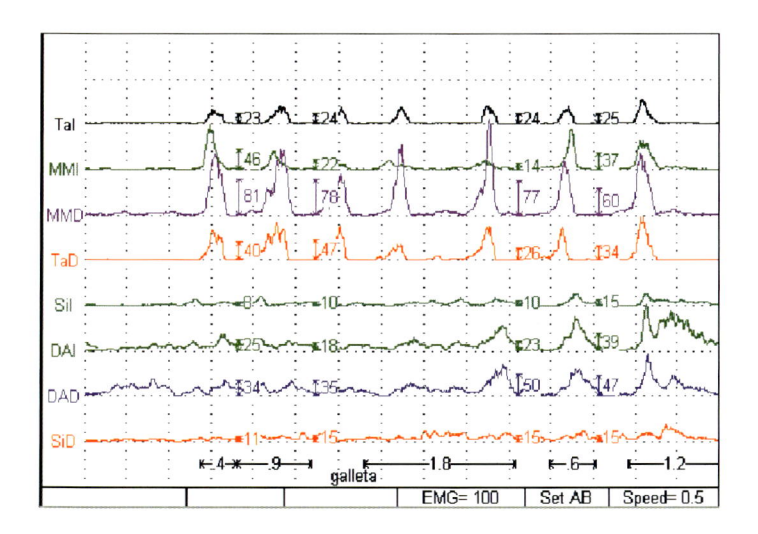

FIGURA 8.40: Registro eletromiográfico durante a mastigação de biscoitos duros.

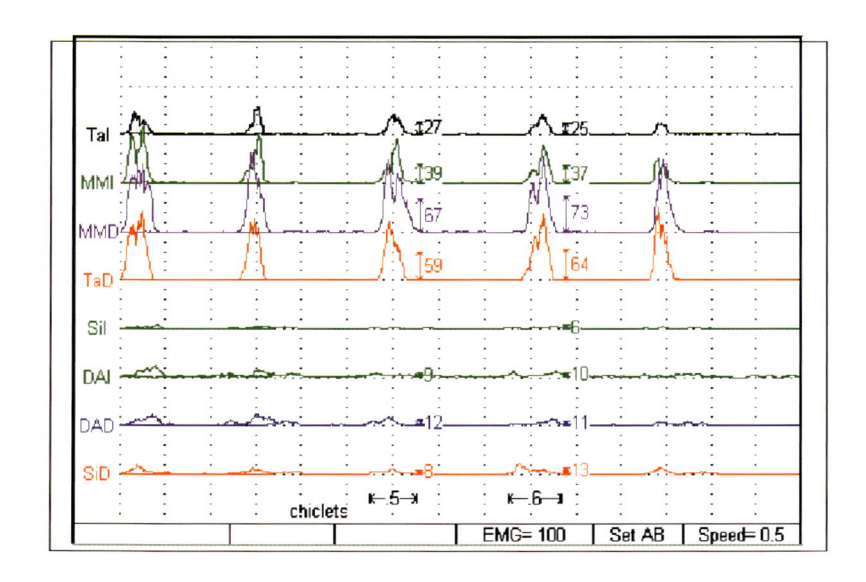

FIGURA 8.41: Registro eletromiográfico durante a mastigação de chicletes.

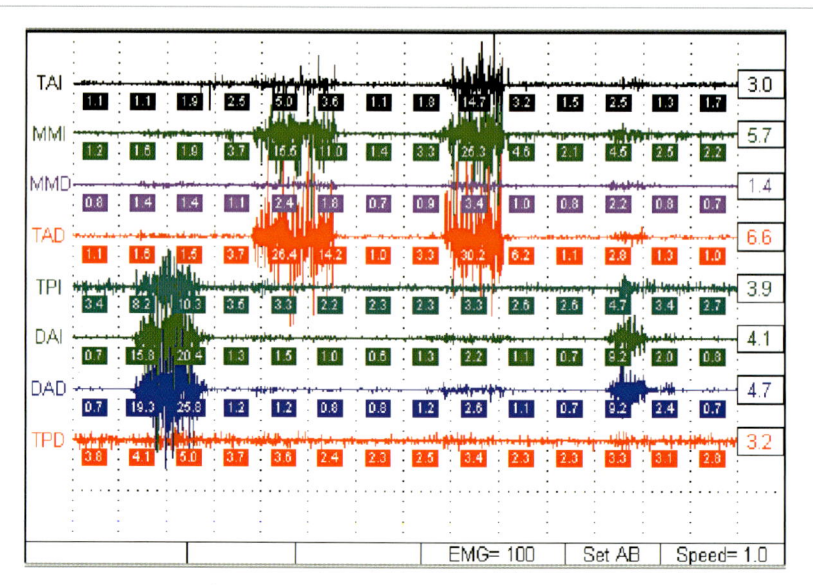

FIGURA 8.42: Espasmo muscular preventivo de masseter superficial direito (fratura do côndilo).

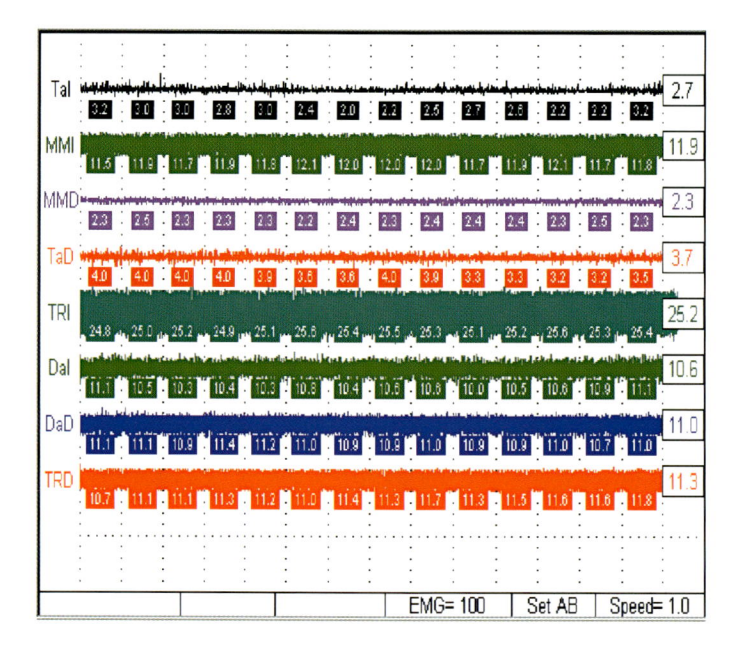

FIGURA 8.43: Espasmo muscular preventivo de masseter superficial direito (MMD), temporal anterior direito (TAD) e espasmo com hiperatividade do trapézio superior esquerdo (TRI), por fratura do colo do côndilo direito.

Outro fator que influi na força mastigatória desenvolvida é a altura do elemento interposto ao nível molar para realizar a experiência, sendo uma altura de 15 a 20 mm a ideal para gerar a maior potência muscular.

De modo geral, os registros máximos obtidos em pacientes sem patologias articulares oscilam entre os 450 e os 500 μV.

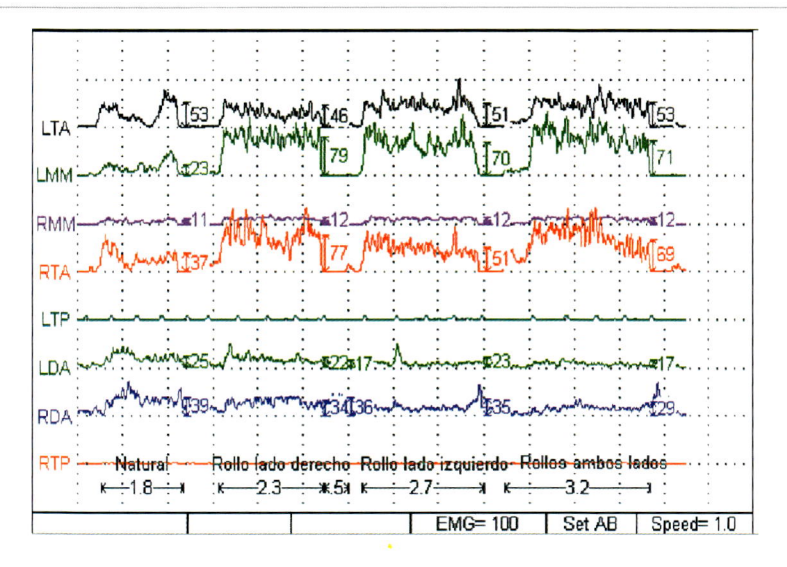

FIGURA 8.44: Registro funcional EMGs de paciente anoréxica com rolos de algodão.

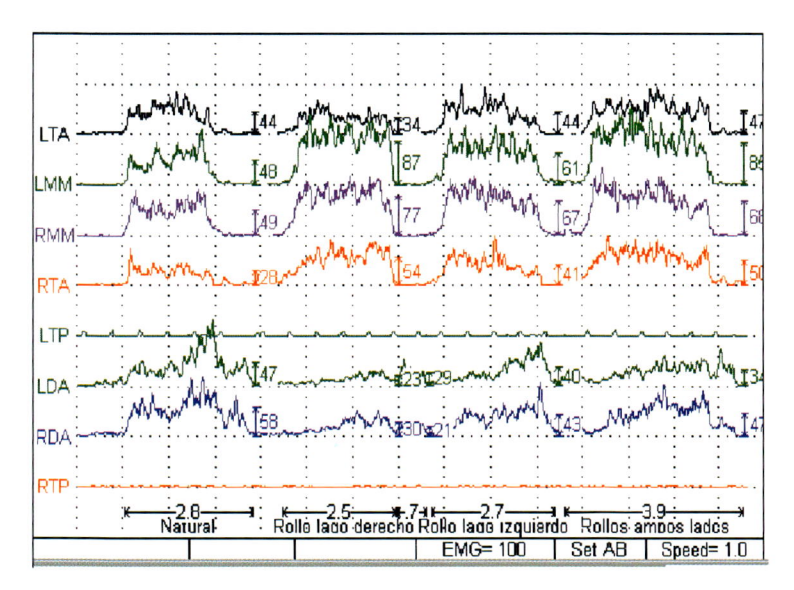

Ao natural
Rolo do lado direito
Rolo do lado esquerdo
Rolos em ambos os lados

FIGURA 8.45: Registro funcional EMGs de paciente anoréxica com rolos de algodão, logo após uma dieta rica em açúcar durante 5 dias.

AVALIAÇÃO DOS RUÍDOS INTRA-ARTICULARES

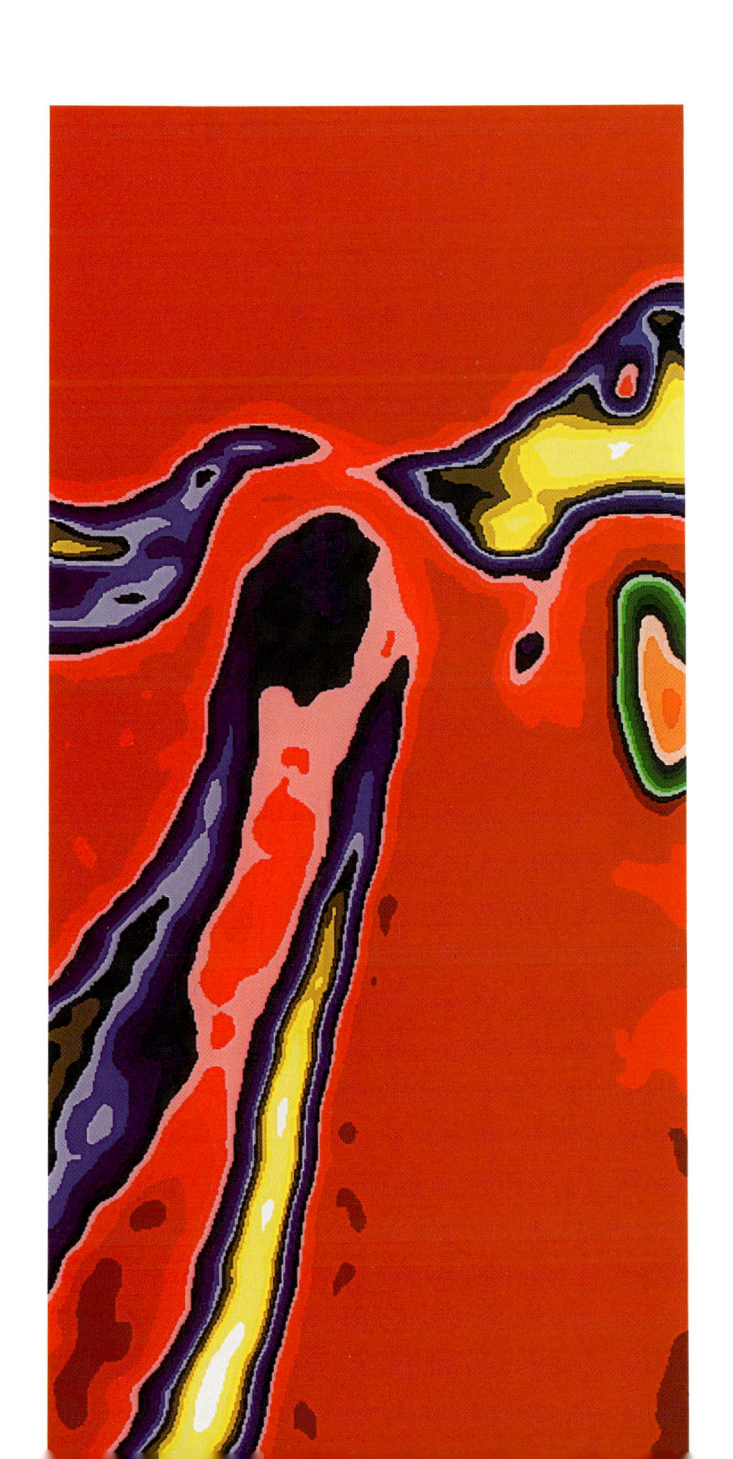

Capítulo IX

AVALIAÇÃO DOS RUÍDOS INTRA-ARTICULARES

O registro dos ruídos intra-articulares foi recomendado por numerosos autores como um meio acertado de determinar o estado de saúde das articulações temporomandibulares. Sem dúvida, os ruídos articulares apresentam diferentes sons, como os estalos e as crepitações, que nos apontam as características funcionais das articulações. Por isso, muitos autores preconizaram o uso do estetoscópio em estudos que nos permitam avaliar e diagnosticar as patologias articulares.

CARACTERÍSTICAS DOS RUÍDOS

Os ruídos intra-articulares produzidos pelas patologias existentes nas articulações temporomandibulares são resultado das alterações inerentes às mesmas, mas, sem dúvida, como todo som ou ruído, podem ser medidos de acordo com os parâmetros que a física, como ciência, desenvolveu para seu estudo. Estes são: a amplitude, a freqüência e a duração dos mesmos.

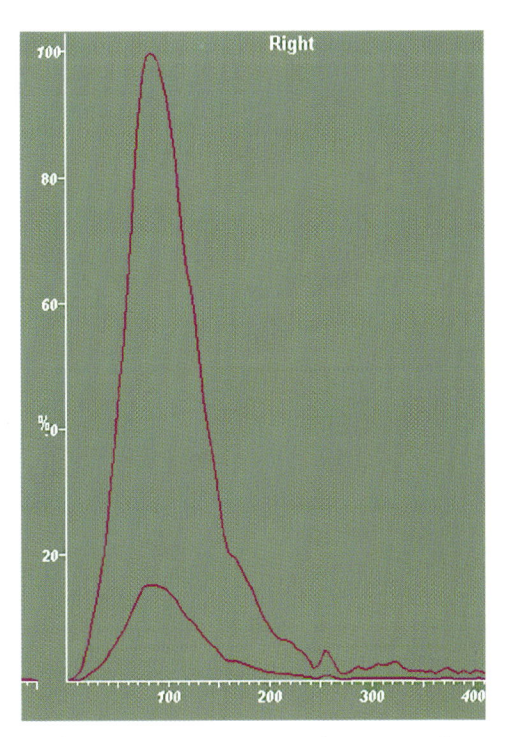

FIGURA 9.1: Visualização gráfica dos sons intra-articulares tomados por meio do Sonopack*.

 * Marca registrada de BioResearch, Inc.

Amplitude

Entende-se por amplitude a intensidade do ruído, sendo esta, portanto, relacionada de forma direta com a importância do mesmo. Estes serão registrados tomando-se como referência uma linha basal, a partir da qual os sons mais intensos nos darão uma curva em forma de onda, que se distancia da chamada linha de base.

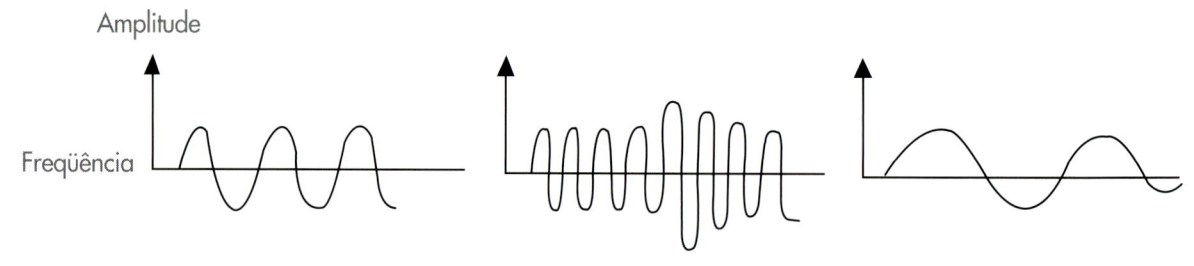

FIGURA 9.2: Esquema dos conceitos de amplitude e freqüência.

Freqüência

É o número de ciclos que ocorrem em um segundo, medido em hertz. O incremento da quantidade de ciclos por segundo estará, portanto, relacionado com as características do ruído mais do que por sua intensidade.

Duração

Entende-se por duração a extensão de tempo que um ruído perdura.

Um quarto parâmetro a se ter em conta é a localização espacial do som, ou seja, em que momento do movimento mandibular ele aparece.

MÉTODOS DE AVALIAÇÃO DOS RUÍDOS

Os métodos utilizados, atualmente, são o estetoscópio, o *doppler*, a sonografia e a análise vibracional.

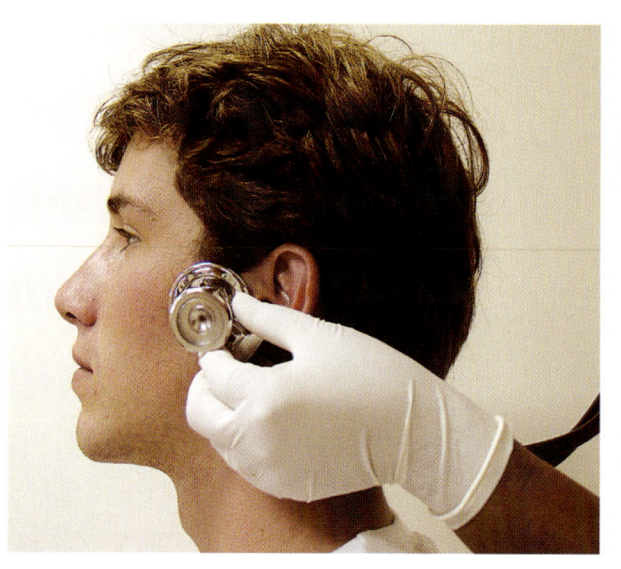

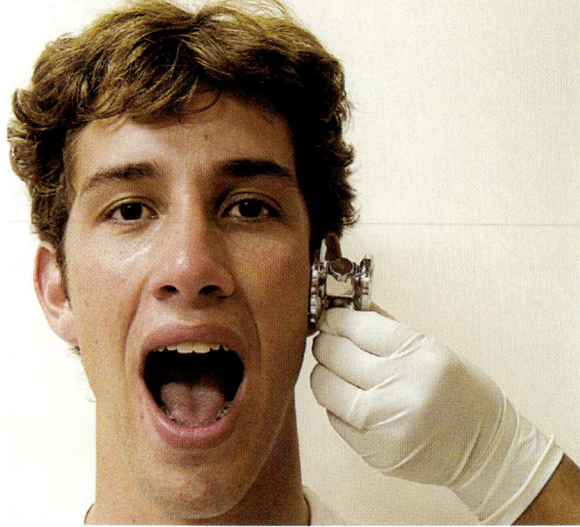

FIGURA 9.3: Auscutação dos ruídos articulares com estetoscópio.

ESTETOSCÓPIO

Este é um método que vem sendo utilizado durante anos para auscultar ruídos no interior do corpo. Na articulação temporomandibular, este instrumento pode nos dar a possibilidade de escutar sons que seriam impossíveis de se perceber sem sua ajuda.

O estetoscópio apresenta em sua extremidade um complemento com duas superfícies que permitem a auscultação da articulação temporomandibular. A primeira delas é uma superfície dotada de uma membrana e é a mais comumente utilizada na medicina. Esta membrana, ao ser apoiada sobre o corpo, amplifica os sons.

O outro lado deste complemento possui forma de taça e é desprovido da referida membrana. Este dispositivo é o mais apropriado para auscultar a articulação temporomandibular, uma vez que o lado oposto, por apoiar sua membrana à superfície corporal, pode nos fazer confundir os ruídos da superfície cutânea com uma crepitação. Isto é ainda mais marcante em pacientes do sexo masculino, nos quais a presença da barba pode aumentar este fenômeno.

Este método pode ser de utilidade para o clínico geral, mas para o especialista resulta insuficiente.

Doppler

O *doppler* ultra-sônico consiste em um microfone direcional de profundidade que nos permite uma avaliação mais correta dos ruídos existentes na articulação temporomandibular.

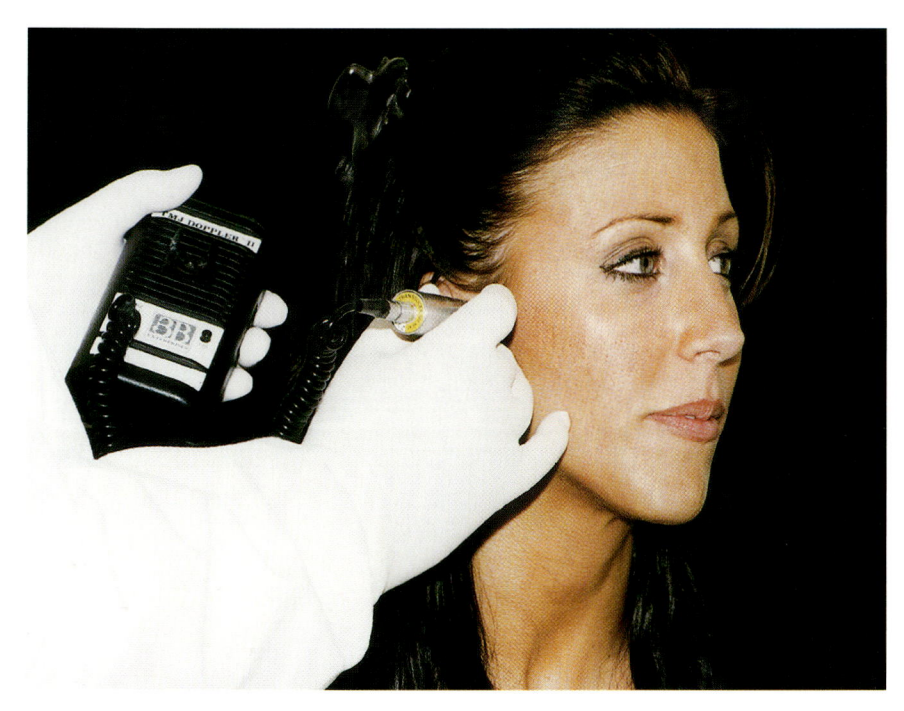

FIGURA 9.4: *Doppler*.

Este aparelho compõe-se de três elementos:

a antena: encontra-se equipada com um microfone de profundidade que focaliza a percepção dos sons profundos, evitando os produzidos na superfície. Existem antenas com diversas características, sendo as mais indicadas aquelas que percebem os ruídos que aparecem a 5mm da superfície;

o cabo: podem existir equipamentos com cabos de distintas características, desde que a união com a antena seja a mais sólida possível, uma vez que vimos vários casos em que, com o uso, esta ligação se danifica, originando ruídos alheios à articulação temporomandibular que alteram nosso diagnóstico;

o amplificador: este elemento tem por função receber os sons detectados por meio da antena, que chegam através do cabo descrito acima. Este amplificador possui um alto-falante, o qual permite a audição dos sons não só pelo profissional, mas faz também com que os mesmos possam ser ouvidos pelo paciente. Isto é muito importante, visto que os sons, ao serem percebidos pelo paciente, fazem-no tomar consciência do estado de sua articulação.

Este amplificador pode, em certos equipamentos, ser conectado a gravadores, com a finalidade de arquivar a evolução do paciente, assim como, com o acréscimo de equipamentos especiais, é possível registrar esta evolução por meios gráficos.

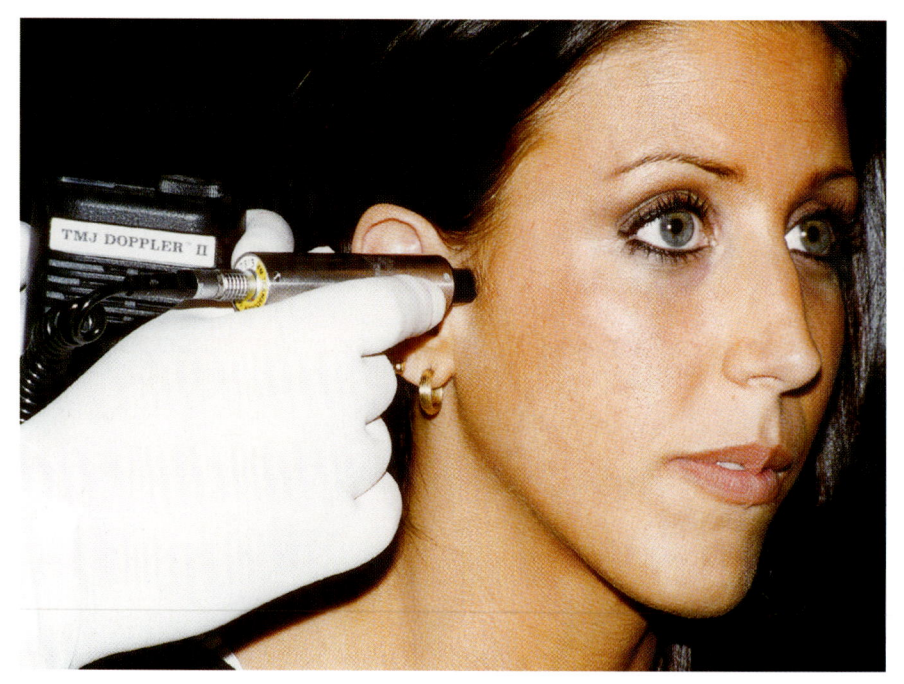

FIGURA 9.5: Paciente com o *Doppler*.

Sonografia

A sonografia (ESG) foi desenvolvida para permitir o registro dos ruídos da articulação temporomandibular por meio de um computador. O mesmo consiste em uma antena equipada com dois elementos sensíveis aos sons (como um par de fones de ouvido), os quais, ao serem colocados em ambos os lados da cabeça, sobre as articulações temporomandibulares, transmitem tais sons para o computador. Neste, a partir de um programa desenvolvido para tal fim, os sons podem ser analisados a partir de três parâmetros distintos. Nestes equipamentos, podemos registrar os sons associados ao uso do cinesiógrafo ou independentemente do mesmo. Para este fim, existe no programa um recurso chamado metrônomo, que consiste em uma esfera que se desloca verticalmente, a qual o paciente deve seguir, sincronizando com ela sua abertura bucal.

O uso associado ao cinesiógrafo só deve ser feito no sentido frontal e em velocidade, já que os sensores geram campos magnéticos que podem desvirtuar os nosso registros.

Os sons produzidos podem ser registrados em gráficos, indicando a amplitude ou intensidade e a freqüência. Estas podem ou não serem tomadas em associação com o sistema magnetométrico computadorizado de escolha.

Sem dúvida, a valoração dos ruídos intra-articulares é mais precisa quando os mesmos podem ser localizados espacialmente sobre os gráficos sagitais e frontais.

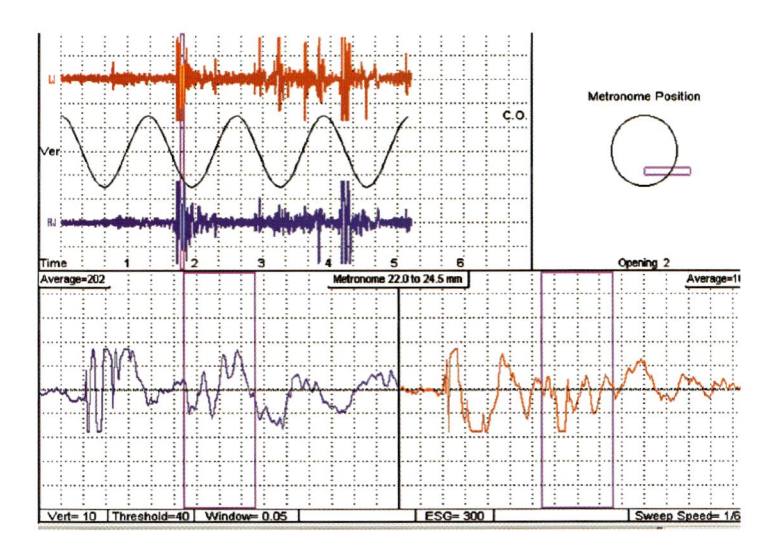

FIGURA 9.6a: Registro sonográfico dos movimentos de abertura máxima e fechamento.

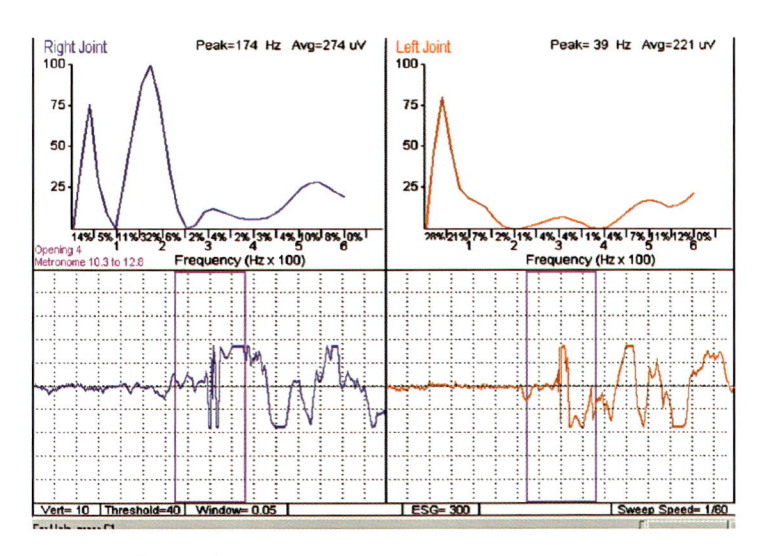

FIGURA 9.6b: Marcação dos ruídos.

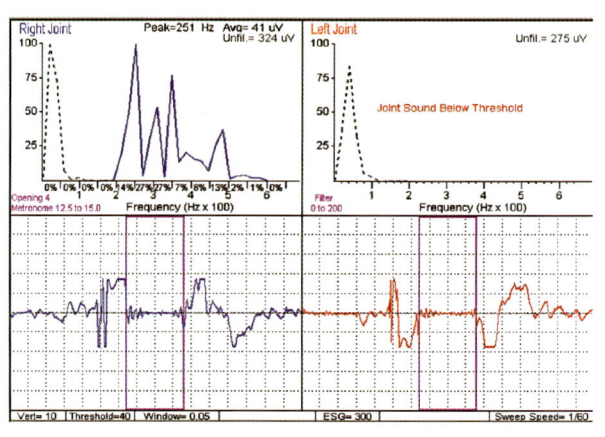

FIGURA 9.7: Visualização dos ruídos com aplicação dos filtros.

A combinação de ambos os elementos é muito útil para determinar em que porção do movimento mandibular estão localizados os ruídos. Isto nos permite avaliar suas características, possibilitando-nos, desta forma, a valoração dos mesmos em relação aos momentos mandibulares e seus respectivos torques. A valoração dos ruídos articulares foi considerada, através dos anos, um método efetivo no diagnóstico e na avaliação da evolução dos pacientes afetados por patologias nas articulações temporomandibulares durante o tratamento. Hoje em dia, porém, a auscultação com o estetoscópio e o *doppler* carece da objetividade necessária para a valoração, comparação e análise da evolução dos sons intra-articulares. Isto se deve, em grande medida, à presença de sons cuja faixa ou freqüência excedam a capacidade do ouvido humano.

Por outro lado, a avaliação dos sons não é, por estes métodos, factível de mensuração, tornando impossível a sua quantificação. A valoração dos sons é, portanto, um elemento importante para um diagnóstico racional da patologia da articulação temporomandibular. Esta importância reside na possibilidade de determinar a existência de patologias intra-articulares e estabelecer a relação causa-efeito nos sintomas de nosso paciente.

CARACTERÍSTICAS DOS RUÍDOS OBTIDOS

Os ruídos, conforme dissemos, podem ser classificados segundo sua freqüência e intensidade. Mas a distribuição destes ruídos e a valoração dos ruídos intra-articulares, por sua vez, falam-nos de patologias específicas. Assim, por exemplo, os ruídos de alta freqüência costumam estar associados a antigos processos patológicos e a processos degenerativos. Os ruídos provenientes de processos degenerativos apresentam, como característica, a existência de uma grande quantidade de picos que retornam à base do registro.

Os ruídos de baixa freqüência e baixa amplitude podem ser produzidos pelo atrito dos ligamentos ou pela compressão da região retrodiscal, sobretudo se produzidos nos primeiros períodos da abertura. O deslocamento do líquido sinovial pode, também, produzir ruídos de baixa freqüência e de grande amplitude.

Os estalos produzem ruídos de baixa duração e de grande amplitude.

A subluxação produz sons similares, mas de maior amplitude, localizados no terço inferior do gráfico de abertura. A presença de estalos no terço médio da abertura corresponde a luxações anteriores ou ântero-mediais do disco articular, as quais são reduzidas.

Os estalos que se repetem na mesma posição nos gráficos de abertura e fechamento são denominados estalos recíprocos, correspondendo a discos hipomóveis ou a discos aderidos à raiz transversa do zigoma.

Análise vibracional

Denomina-se *Joint Vibration Analisys* (JVA[1]) a um sistema constituído por uma antena equipada com dois microfones, os quais registram os sons em profundidade. Este equipamento foi amplamente utilizado em centros de investigação, o que demonstra a eficácia do mesmo, assim como a especificidade dos resultados obtidos.

Mediante tal equipamento, podemos realizar o diagnóstico diferencial das distintas patologias, sendo os resultados correlacionados com os achados obtidos nos estudos por imagens realizados através da ressonância nuclear magnética.

Estes dispositivos permitem a superposição dos sons, a fim de se poder determinar a repetitividade dos mesmos, medir sua amplitude, freqüência e intensidade, de forma similar aos dados obtidos por meio da ESG. Eles possuem a vantagem de permitir o registro simultâneo dos movimentos mandibulares, por meio do JT3[2], o qual permite determinar com precisão a localização do som. A razão disto é que os transdutores colocados no antena do JVA não geram campos magnéticos que possam alterar o registro, tornando-o mais preciso.

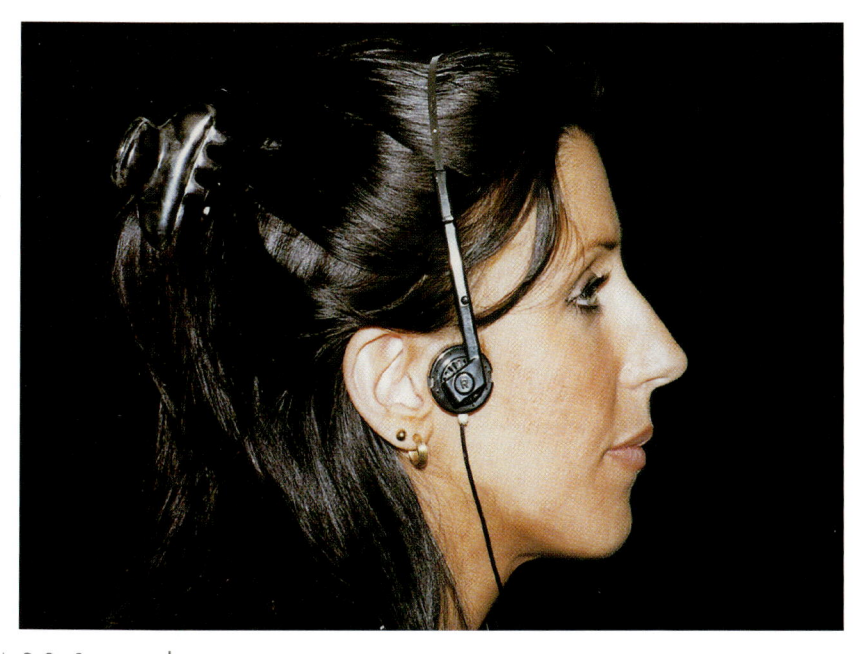

FIGURA 9.8: Sonopack.

1 Marca registrada de BioResearch, Inc.
2 id.

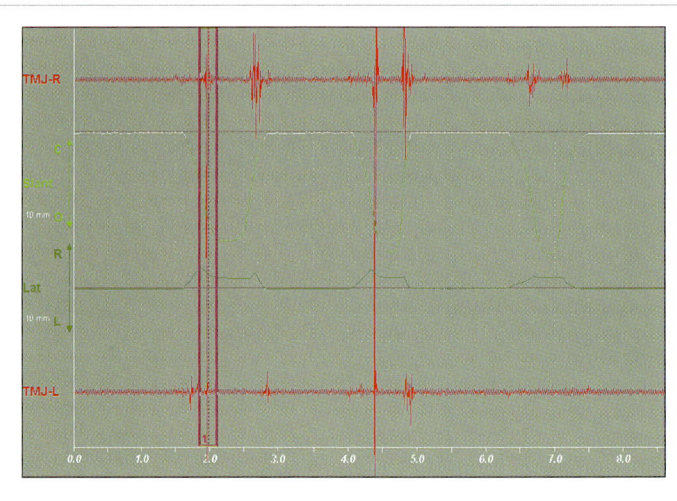

FIGURA 9.9: Marcação do ruído sobre o gráfico geral.

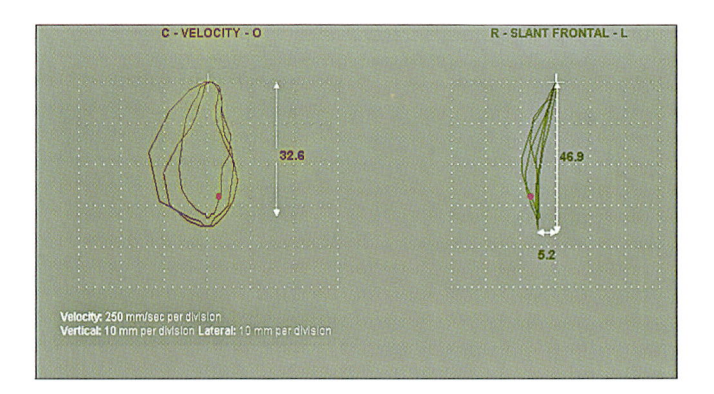

FIGURA 9.10: Projeção automática do ruído no plano frontal e velocidade.

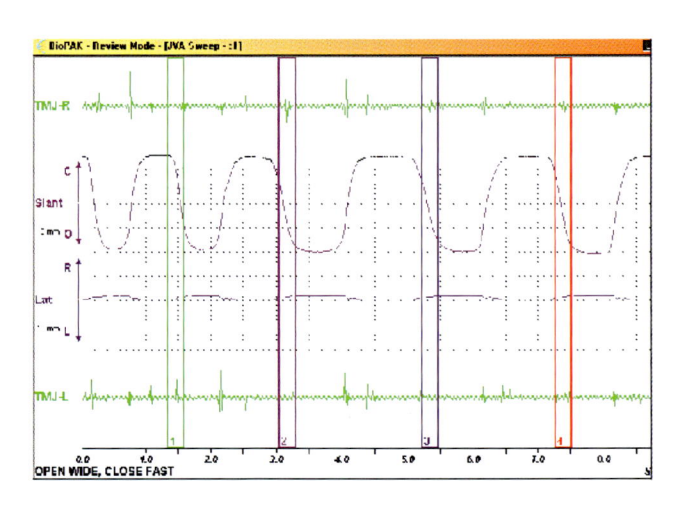

FIGURA 9.11: Ampliação do registro para uma maior precisão na marcação.

Princípios físicos da análise vibracional

Os primeiros a desenvolver este conceito, em 1982, foram os doutores Mollar e Kernohan, do Departamento de Cirurgia e Ortopedia da Universidade de Belfast, na Irlanda do Norte. Eles utilizaram, pela primeira vez, aceleradores piezoelétricos para registrar os ruídos produzidos no interior dos joelhos de pacientes que apresentavam patologias distintas. Estes sons eram obtidos, amplificados e gravados por meio de um gravador eletromagnético. Estes registros eram logo transferidos para um espectroanalizador, o qual fornecia registros possíveis de comparar e valorar.

Em 1987, Gray e Bertolami utilizaram este método pela primeira vez para analisar os sons intra-articulares. Em 1992, Christensen assinalou a importância da utilização dos aceleradores piezoelétricos em lugar dos microfones, por considerar os primeiros mais confiáveis para este tipo de registro. A razão disto é que os ruídos intra-articulares podem ser confundidos ou contaminados por ruídos emitidos por tecidos circundantes à articulação temporomandibular, já que os microfones registram sons produzidos pelo deslocamento de ar.

A razão deste conceito é o princípio físico pelo qual a análise vibracional percebe somente os sons emitidos pelo roçamento de corpos sólidos. Assim, por exemplo, o som percebido pelo roçar da pele pode ser interpretado, se o registramos por meio do microfone, como uma osteoartrose, não sucedendo o mesmo se o registro for tomado por meio de um acelerador piezoelétrico. Por outro lado, o uso de microfones pode, em determinadas circunstâncias, ser alterado por ruídos existentes no ambiente, ou pelo deslizamento da substância adesiva que se utiliza para fixá-lo.

Em 1992, WIDMAN, WESTENSSON e cols. realizaram provas sobre cadáveres, comparando os resultados com os achados nas autópsias, e encontraram nas mesmas uma alta confiabilidade para determinar, extra-articularmente, as patologias existentes dentro das estruturas articulares.

FIGURA 9.12: Quantificação numérica do ruído.

	Média		Janela 1		Janela 2	
	Esquerda	Direita	Esquerda	Direita	Esquerda	Direita
Total integral	7.5	224.4	5.7	138.8	9.3	309.9
Integral < 300Hz	6.6	208.7	4.8	133.8	8.3	283.6
Integral > 300Hz	0.9	15.7	0.9	5.0	1.0	26.4
Razão >300/<300	0.14	0.08	0.19	0.04	0.11	0.09
Amplitude de pico	0.8	22.4	0.7	15.4	1.0	30.1
Freqüência de pico	52	91	60	84	52	95
Freqüência média	103	103	99	99	103	107
Distância de inclinação	31.4		31.2		31.6	
Velocidade	92.2		72.0		112.3	
Inclinação máxima	47					
Deflexão lateral	5 R.					

Características de manejo

A obtenção dos registros é simples, visto que consiste em colocar sobre a articulação temporomandibular, ou adiante do trágus, a antena do equipamento de registro dos movimentos mandibulares (JT3), solicitando ao paciente que adote uma posição cômoda e estável na cadeira odontológica.

Uma vez posicionado o paciente, temos de solicitar-lhe que abra rapidamente sua boca, mas que a feche lentamente, golpeando seus dentes no fechamento.

Análise do registro obtido

Uma vez obtido o registro inicial, procederemos à marcação dos ruídos e à análise dos mesmos, marcando-os sobre a tela. Esta marcação será registrada automaticamente sobre os gráficos frontal e de velocidade, permitindo-nos saber em que parte do gráfico de abertura encontram-se os ruídos a analisar.

Como já comentamos, isto é de vital importância para determinar ou estudar as características da patologia, ou sua evolução. Por exemplo, um estalo não recíproco, situado a poucos milímetros da posição de oclusão habitual no gráfico de abertura, é mais fácil de tratar que um outro que se encontre distanciado da referida posição de oclusão habitual.

Assim, também a evolução, ao longo do tempo, de um ruído articular, que cada vez se aproxime mais da posição de oclusão máxima, fala-nos de uma articulação que está reagindo favoravelmente ao nosso tratamento. Desta forma, e uma vez selecionados os registros, poderemos visualizá-los de diferentes maneiras, realizando um diagnóstico espectrográfico do ruído articular, podendo ele ser visualizado de distintas maneiras.

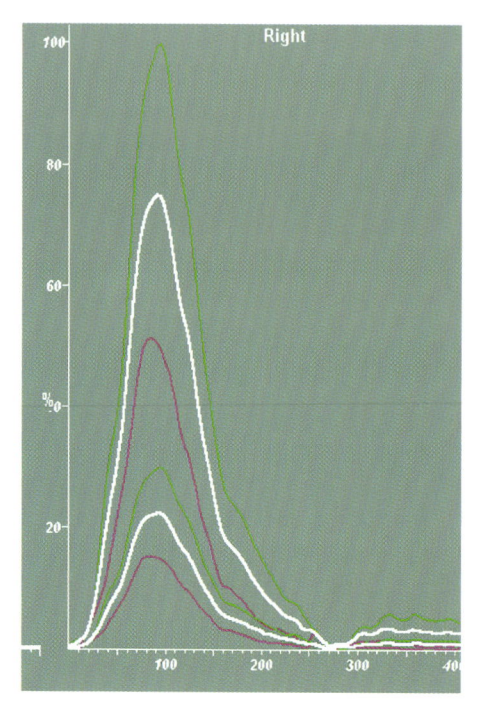

FIGURA 9.13: Espectroanálise dos ruídos

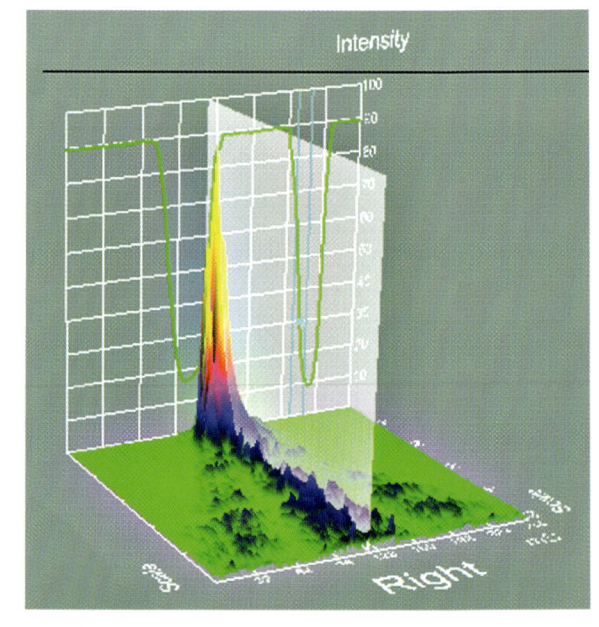

FIGURA 9.14: Espectroanálise dos ruídos visualizada tridimensionalmente.

Tabela de Stevens -Rose

Os doutores Chris Stevens e Steve Rose desenvolveram uma tabela que pode nos servir de guia para o diagnóstico das patologias da articulação temporomandibular. Reconhece a mesma 11 períodos, começando com a articulação temporomandibular sã e chegando aos processos degenerativos. Esta tabela foi comparada com os obtidos em pacientes através da Ressonância Nuclear Magnética.

Esta classificação utilizou como base as categorias do Dr. Wilkes, as quais foram aprovadas pela AMA.

TABELA DE STEVEN-ROSE

Estado articular	Total integral (PaHz)	Integral >300 Hz (PaHz)	Amplitude de Pico Pascal	Freqüência de Pico (Hz)	Abertura (mm)	Desvio lateral (mm)
Sã	0-20	0-5	0-15	SR	40-60	0-3
Subluxação	80-400	6-90	6-30	80-170	40-60	0-4
Inflamação	3-20	SR	0,3-1,7	SR	40-60	0-4
Movimento discal	20-80	0-6	1,5-30	0-80	40-60	0-4
Desl. Disc. com Redução (DCR)	90-1000	10-170	6-100	6-160	40-60	0-4
DCR com Proc. Deg. (DCR+PD)	120-700	30-225	7-60	SR	40-60	0-4
Disco aderido	0-20	0-5	0-1,5	SR	0-35	4-10
Desl. Disc. com vibração	20-80	0-6	1,5-6	SR	0-35	4-10
DCR com proc. Deg. Moderado (DCR+PD)	20-80	6-15	1,5-6	0-200	25-40	4-10
Processo degenerativo precoce	20-80	6-15	1,5-6	SR	35-60	SR
Processo degenerativo avançado	80-250	15-100	3-20	SR	35-60	SR

SR = Sem referência significativa.

LEITURAS RECOMENDADAS

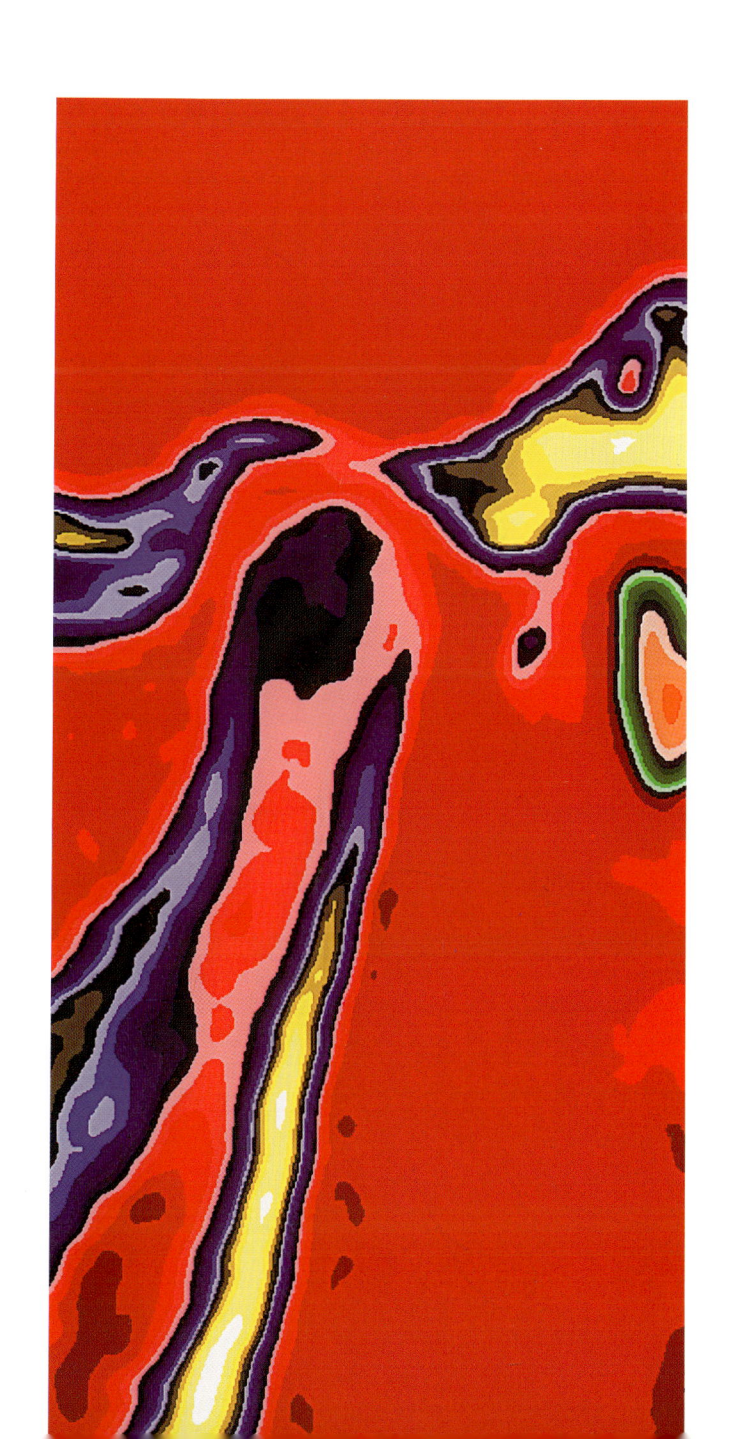

LEITURAS RECOMENDADAS

CAPÍTULO I

AGUR, A.M.R.; LEE, M.J. **Grant atlas de anatomia**. [S.l.]: Panamericana, 1994.
ANDERSEN, P.; HENRIKSSON, J. Training induced changes in the subgroups of human type II skeletal muscle fibres. **Acta Physiol Scand**, v.99, p.123, 1977.
ANDERSEN, P.; SJOGAARD, G. Selective glycogen depletion in the subgroups of type II muscle fibres during intense submaximal exercise in man. **Acta Physiol Scand**, v.96, p.26A, 1975.
APRILE, H. et al. **Anatomía odontológica**. Buenos Aires: El Ateneo, 1990.
APRILE, H.; FIGUN, M.; GARINO, A. **Anatomía odontológica**. Buenos Aires: El Ateneo, 1960.
AXELSSON, S. et al. Glycosaminoglycans in normal and osteoarthrotic human temporomandibular joint disk. **Acta Odontol Scand**, v.50, 1992.
BARANY, M. ATPase activity of myosin correlated with speed of shortening. **J Gen Physiol**, v.50, p.197, 1967.
BUCHTHAL, F.; SCHMALBRUCH, H. Contraction times and fibre types in intact human muscle. **Acta Physiol Scand**, v.79, p.435, 1970.
KUGELBERG, E. Histochemical composition, contraction speed, and fatigability of rat soleus motor units. **J Neuro Sci**, v.20, p.177, 1973.
BAUMANN, J.A. Contributions a l'etude de l'innervation de l'articulation temporomandibulaire. **C R Anat**, v.38, p.120, 1951.
BILLETER, R.; WEBER, H.; LUTZ, H.; HOWALD, H.; EPPENBERGER, H.M.; JENNY, E. Myosin types in human skeletal muscle fibers. **Histochemistry**, v.65, p.249, 1980.
BLOOM; FAWCETT, D.W. **Tratado de histologia**. 12.ed. [S.l.]: Interamericana: McGraw-Hill, 1995.
BONAL, O. **La sinovial en la articulación tempero-mandibular**. Trabalho de pesquisa. Cátedra de Histologia e Embriologia. Faculdade de Odontologia, U.B.A., 1978.
BOOTH, F.W.; KELSO, J.R. Effect of immobilization on contractile and histochemical properties of skeletal muscle. **Pflugers Arch**, v.342, p.231, 1973.
BROOKE, M.H.; KAISER, K.K. Muscle fiber types: how many and what kind? **Arch Neurol**, v.23, p.369, 1970.
BUCHTHAL, F.; SCHMALBRUCH, H. Contraction times and fibre types in intact human muscle. **Acta Physiol Scand**, v.79, p.435, 1970.
BURKE, R.E.; LEVINE, D.N.; ZAJAC, F. B.;TSAIRLS, P.; ENGEL, W. K. Mammalian motor units: physiological-histochemical correlates of three types in cat gastrocnemius. **Science**, v.174, p.709, 1971.
CARLSON, D.S. Cephalometric analysis of adaptation after lengthening of the masseter muscle in adult rhesus monkeys, Macaca mullata. **Arch Oral Biol**, v.28, p.627, 1983.
CARLSON, D.S.; POZNANSKI, A. Experimental models of surgical intervention in the growing face: histochemical analysis of neuromuscular adaptation to altered muscle length. In: McNAMARA JR., J.A.; CARLSON, D.S.; RIBBENS, K.A. (Eds.) **The effect of surgical intervention on craniofacial growth**. Ann Arbor: University of Michigan, 1982. p.73.
CAVANAUGH, D.J.; KURHANEWICZ, J.; CANN, C.E. **In vivo kinetics of phosphorus during single muscle contraction by magnetic resonance spectroscopy**. Las Vegas: Southwest American Colleges of Sports Medicine, 1987 (abstract).
CHANCE, B.; LEIGH, J.S.; KENT, J.; McCULLY, K.; NIOKA, S.; CLARK, B.J.; MARIS, J.M.; GRAHAM, T. Multiple controls of oxidative-metabolism in living tissues as studied by phosphorus magnetic resonance. **Proc Natl Acad Sci**, v.83, p.9458, 1986.
CHANG, L.H.; CHEW, W.B.; WEINSTEIN, P.R.; JAMES, T.L. A balanced-matched, double-tuned probe for in vivo IH and 31P NMR. **J Magn Reson Imaging**, v.72, p.168, 1987.
CHIERICI, G.; MILLER, A.J. Experimental study of muscle reattachment following surgical detachment. **J Oral Maxillofac Surg**, v.42, p.485, 1984.
COLLING-SALTIN, A.S. Enzyme histochemistry on skeletal muscle of the human foetus. **J Neurol Sci**, v.39, p.169, 1978.
COOKE, R.; PATE, E. The effects of ADP and phosphate on the contraction of muscle fibers. **Biophys**, v.48, p.789, 1985.
COOPER, S. et al. Muscle spindles in man. **Brain**, v.85, p.563,1963.
DE BONT, J. et al. Spatial arrangement of collagen fibrils in the articular cartilage of the mandibular condyle: a light microscopic and electronic microscopy study. **J Oral Maxillofac Surg**, v.42, n.5, May 1984.
DELAIRE, J. The evolution of the lower jaw and the jaw joint, from reptiles to man. **Rev Stomatol Chir Maxillofac**, v.99, n.1, p.3-10, Apr. 1998.
DIBBETS, J.M. **Introducción al estudio de la articulación temporomandibular**. [S.l.: s.n.], 1992.
DUBOWITZ, V.; BROOKE, M.H. **Muscle biopsy: a modern approach**. London: W. B. Saunders, 1973.
EDWARDS, R.H.T.; HILL, D.K.; JONES, D.A. Metabolic changes associated with the slowing of relaxation in fatigued mouse muscle. **J Physiol**, London, p.251-289, 1975.
ENLOW, D. **Crecimiento Maxilofacial**. Mexico: Nueva Editorial Interamericana, 1992.
ERIKSSON, P.O. Muscle fibre composition of the human mandibular locomotor system. Enzyme-histochemical and morphological characteristics of functionally different parts, **Swed Dent J**, (Suppl. 12), v.1, 1982.
ERIKSSON, P.O.; ERIKSSON, A.; RINGQVIST, M.;THORNELL, L.E. Histochemical fibre composition of the human digastric muscle. **Arch Oral Biol**, v.27, p.207, 1982.
ERIKSSON, P.O.; ERIKSSON, A.; RINGQVIST, M.;THORNELL, L.E. Special histochemical muscle-fibre characteristics of the human lateral pterygoid muscle. **Arch Oral Biol**, v.26, p.495, 1981.
ERIKSSON, P.O.;THORNELL, L.E. Histochemical and morphological muscle-fibre characteristics of the human masseter, the medial pterygoid, and the temporal muscles. **Arch Oral Biol**, v.28, p.781, 1983.
FAULKNER, J.A.; MAXWELL, L.C.; LIEBERMAN, D.A. Histochemical characteristics of muscle fibers from trained and detrained guinea pigs. **Am J Physiol**, n.222, p.836, 1972.
FINN, R.A. et al. Neuromuscular aspects of vertical maxillary dysplasia. In: BELL, W.H.; PROFFIT, W.R.; WHITE, R.P. (Eds.) **Surgical correction of dentofacial deformities**. Philadelphia: W.B. Saunders, 1980.
GADIAN, D.G.; DAWSON, M.J.; WILKIE, D.R. Contraction and recovery of living muscles as studied by P31 NMR. **J Physiol**, London, v.267, p.703, 1977.
GADIAN, D.G.; RADDA, G.K.; DAWSON, M.J.; WILKIE, D.R. pH measurements of cardiac and skeletal muscle using 3IP-NMR. In: NUCCITELLI, R.; DEAMER, D.W. (Eds.) **Intracellular pH: its measurements regulation and utilization in cellular functions**. New York: Alan Liss, 1982. p.61.
GUTH, L.;YELLIN, H. The dynamic nature of the so called fiber types of mammalian skeletal muscle. **Exp Neurol**, v.31, p.277, 1971.
HAGGMARK, T.; THORSTENSSON, A. Fibre types in human abdominal muscles. **Acta Physiol Scand**, v.107, p.319, 1979.
HAMILTON, W.J.; BOYD, J.D.; MOSSMAN, H.W. **Human Embryology**. 2.ed. Cambridge: Heffer, 1957.
HARTMANN, F.; CUCCHI, G. **Les dysfonctions cranio-mandibulaires** (SADAM). Paris: Springer-Verlag, 1993
HERMANSEN, L. Lactate production during exercise. In: PEMOW, B.; SALTIN, B. (Eds.) **Muscle metabolism during exercise**. New York: Plenum, 1971. p.401.

HILLANDER, W. **The temporomandibular joint: a biological basis for the clinical practice**. [S.l.]: Saunders Company, 1991.
HOH, J.F.Y.; HUGHES, S.; CHOW, C.; HALE, P.T.; FITZSIMMONS, R.B. Immunocytochemical and electrophoretic analyses of changes in myosin gene expression in cat posterior temporalis muscle during postnatal development. **J Mus Res Cell Motil**, v.9, n.48, 1988.
HOY, J.F.Y.; HUGHES, S. Myogenic and neurogenic regulation of myosin gene expression in cat jaw-closing muscles regenerating in fast and slow limb muscle beds. **J Mus Res Cell Mut**, v.9, n.59, 1988.
IMBRIANO, A.E. **Neurobiología cerebral**. Buenos Aires: Leuka, 1993.
JANKELSON, R. **Neuromuscular dental diagnosis and treatment**. St. Louis: Ishiyaku Euro America Inc., 1990.
JANSSON, E.; SJODIN, B.; TESCH, P. Changes in muscle fibre type distribution in man after physical training. A sign of fibre type transformation? **Acta Physiol Scand**, v.104, 235. 1978.
JONES, D.A.; RUTHERFORD, O.M. Human muscle strength training: the effects of three different regimes and the nature of the resultant changes. **J Physiol**, London, v.391, n.1, 1987.
KARP, G. **Biología celular y molecular**. [S.l.]: McGraw-Hill Interamericana, 1998.
KUGELBERG, E. Histochemical composition, contraction speed, and fatigability of rat soleus motor units. **I Neurol Sci**, v.20, p.177, 1973.
KUMEGAWA, M. Effects of long-term intake of a fine-grained diet on the mouse masseter muscle. **Acta Anat**, v.128, n.326, 1987.
KURHANEWICZ, J.; CAVANAUGH, D.D., CANN, C.; MOSELEY, M. **Qualitative phosphorus metabolic differences in elite and recreational athletes are not evidenced by peak strength measurements**. San Francisco: Society Magnetic Resonance in Medicine, 1988 (abstract).
LAMBERT, G.M. et al. Fibrous component of the temporomandibular joint disk. **J Craniomand Pract**, v.3, n.4, p.369-373, 1985.
LARSON, I.E.; THILANDER, B. Mandibular positioning. Effect of the preassure of the joint capsule. **Acta Neurol Scand**, v.40, p,131-143, 1964.
LUTZ, H.; ERMINI, M.; JENNY, E.; BRUGGMANN, S.; JORIS, F.; WEBER, E. The size of the fibre populations in rabbit skeletal muscles as revealed by indirect immunofluorescence with anti-myosin sera. **Histochemistry**, v.57, n.223, 1978.
MacDOUGALL, J.D.; ELDER, G.C.B.; SALE, D.G.; MOROZ, J.R.; SUTTON, J.R. Effects of strength training and immobilization human muscle fibres. **Eur J Appl Physiol**, v.43, p.25, 1980.
MAEDA, N.; KAWASAKI, T.; OSAWA, K.; YAMAMOTO, Y.; SUMIDA, H.; MASUDA, T.; KUMEGAWA, M. Effects of long-term intake of a fine-grained diet on the mouse masseter muscle. **Acta Anat**, v.28, p.326, 1987.
MAEDA, N.; KAWASAKI, T.; OSAWA, K.; YAMAMOTO, Y.; SUMIDA, H.; MASUDA, T.; MAXWELL, L.C.; CARLSON, D.S., McNAMARA, J.A.; FAULKNER, J.A. Adaptation of the masseter and temporalis muscles following alteration in length, with or without surgical detachment. **Anat Rec**, v.200, p.127, 1981.
MAXWELL, L.C.; CARLSON, D.S.; McNAMARA, J.A.; FAULKNER, J.A. Adaptation of the masseter and temporalis muscles following alteration in length, with or without surgical detachment. **Anat Rec**, v.200, p.127, 1981.
MAXWELL, L.C.; FAULKNER, J.A.; LIEBERMAN, D.A. Histochemical manifestations of age and endurance training in skeletal muscle fibers. **Am J Physiol**, v.224, p.356. 1973.
MAXWELL, L.C.; CARLSON, D.S.; McNAMARA JR., J.A.; FAULKNER, J.A. Histochemical characteristics of the masseter and temporalis muscles of the rhesus monkey (Macaca mullata). **Anat Rec**, v.193, p.389, 1979.
MAXWELL, L.C.; FAULKNER, J.A.; LIEBERMAN, D.A. Histochemical manifestations of age and endurance training in skeletal muscle fibers. **Am J Physiol**, v.224, p.356. 1973.
MAXWELL, L.C.; McNAMARA JR., J.A.; CARLSON, D.S.; FAULKNER, J.A. Histochemistry of fibres of masseter and temporalis muscles of edentulous monkeys Macaca mullata. **Arch Oral Biol**, v.25, p.87, 1980.
MILLER, A.J.; FARIAS, M. Histochemical and electromyographic analysis of craniomandibular muscles in the rhesus monkey, Macaca mullata. **J Oral Maxillofac Surg**, v.46, p.767, 1988.
MILLER, A.J. Spectral analysis of the electromyogram of the temporal muscle of the rhesus monkey (Macaca mullata) EEG. **Clin Neurophysiol**, v.44, p.317, 1978.
MILLER, A.J.; VARGERVIK, K.; PHILLIPS, D. Neuromuscular adaptation of craniofacial muscles to altered oral sensation. **Am J Orthod Dentofacial Orthop**, v.87, p.303, 1985.
MILLER, A.J. Deglutition. **Physiol Rev**, v.62, 1982.
MOLE, P.A.; COULSON, R.L.; CATON, J.R.; NICHOLS, B.G.; BARSTOW, T.J. In vivo 3lP-NMR in human muscle: transient patterns with exercises. **Applied Physiol**, v.59, p.101, 1985.
ORBAN, B. **Histología y embriología bucodental**. Argentina: Labor, 1957.
PADYKULA, H.A.; HERMAN, E. The specificity of the histochemical method for adenosine triphosphatase. **J Histochem Cytochem**, v.3, p.170, 1955.
PARK, J.H.; BROWN, R.L.; PARK, C.R.; COHN, M.; CHANCE, B. Energy metabolism of the untrained muscle of elite runners as observed by 31 P magnetic resonance spectroscopy: evidence suggesting agenetic endowment for endurance exercises. **Proc Natl Acad Sci**, v.85, p.87-80, 1988.
PETTE, D.; VRBOVA, G. Invited review: neural control of phenotypic expression in mammalian muscle fibers. **Muscle Nerve**, v.8, p.676, 1985.
REY, L. **Dicionário de termos técnicos de medicina e saúde**. Rio de Janeiro: Guanabara Koogan, 1999. 850p.
RILEY, D.A.; ALLIN, E.F. The effects of inactivity. Programmed stimulation and denervation on the histochemistry of skeletal muscle fiber types. **Exp Neurol**, v.40, p.391, 1973.
RINGQVIST, M. Fiber types in human masticatory muscles. Relation to function. **Scand J Dent Res**, v.82, p.333, 1974.
RINGQVIST, M.; RINGQVIST, I.; ERIKSSON, P.O.; THORNELL, L.E. Histochemical fibre type profile in the human masseter muscle. **J Neurol Sci**, v.53, p.273, 1982.
RINGQVLST, M. A histochemical study of temporal muscle fibers in denture wearers and subjects with natural dentition. **Scand J Dent Res**, v.82, p.28, 1974.
SALMONS, S.; STRETER, F.S. Significance of impulse activity in the transfonnation of skeletal muscle type. **Nature**, v.263, p.30, 1976.
SAVALLE, W.P.M. Some aspect of the morphology of the human temporomandibular joint capsule. **Acta Anat**, v.131, 1988.
SCARPELI, D.G.; HESS, R.; PEARSE, A.G.E. The cytochemical localization of oxidative enzymes. **J Biophys Biochem Cytol**, v.4, p.747, 1958.
SERRATRICE, G.; PELISSIER, J.F.; VIGNON, C.; BARET, J. The histochemical profile of the human masseter. An autopsy and biopsy study. **J Neurol Sci**, v.30, p.189, 1976.
SHANKLAND, W.E. The effects of glucosamini and chondroitin sulfate on osteoarthitis of the TMJ: a preliminary report of 50 patients. **J Craniomand Pract**, v.16, n.4, 1998.
SICHER, H.; DUBRUL, E.L. **Oral Anatomy**. 5.ed. St. Louis: Mosby, 1970.
STOREY, A. **The temporomandibular joint: a biological basis for clinical practice**. [S.l.]: W.B. Saunders Company, 1992
SYMONS, N.B. The development of the human mandibular joint. **J Anat**, v.86, p.326, 1952.
TAYLOR, A.; CODY, F.W.J.; BOSLEY, M.A. Histochemical and mechanical properties of the jaw muscles of the cat. **Exp Neurol**, v.38, p.99, 1973.
TEN CATE, A.R. **Oral Histology**. [S.l.]: Mosby: Year Book, Inc., 1994.
TESTUD, L.; LATARJET, A. **Compendio de Anatomía Descriptiva**. [S.l.]: Salvat Editores S.A., 1953.
TESTUD, L.; LATARJET, A. Tratado de Anatom a Humana. [S.l.]: Salvat Editores, 1966.

THEXTON, A.J. Mastication and swallowing: an overview. **Br Dent J**, v.173, p.197-206, 1992.
THILANDER, B. Innervations of the temporomandibular disc in man. **Acta Odontol Scand**, v.22, 1964.
THILANDER, B. Innervations of the temporomandibular joint capsule in man. Apud STOREY, A. Reflex function of the temporomandibular joint. **J Prosthet Dent**, v.30, 1973.
THILANDER, B. The structure of the collagen of the temporomandibular disc in the man. **Acta Odontol Scand**, v.22, 1964.
THOMSON, H. **Occlusion**. 2.ed. London: Butterworth Heinemann, 1990.
THORNELL, L.E.; BILLETER, R.; ERIKSSON, P.O.; RINGQVIST, M. Heterogeneous distribution of myosin in human masticatory muscle fibres as shown by immunocytochemistry. **Arch Oral Biol**, v.29, n.1, 1984.
VAN DER LINDER, E.J. et al. Critical periods in the prenatal morphogenesis of the human lateral pterygoid muscle, the mandibular condyle, the articular disk, and the media articular capsule. **Am J Orthod Dentofacial Orthop**. v.91, 1987.
VIGNON, C.; PELISSIER, J.F.; SERRATRICE, G. Further histochemical studies on masticatory muscles. **J Neurol Sci**, v.45, p.157, 1980.
WARMOLTS, J.R.; ENGEL, W.K. Correlation of motor unit behaviour with histochemical myofiber type in humans by open-biopsy electromyography. In: DESMEDT, J.E. (Ed.) **New developments in Electromyography and Clinical Neurophysiology**. Vol. I Karger: Basel, 1973.
WILLIAMS, P.E.; GOLDSPINK, G. Changes in sarcomere length and physiological properties in immobilized muscle. **J Anal**, v.127, p.459, 1978.
WILLIAMS, P.; WARWICK, R. **Gray anatomía**. [S.l.]: Churchill Livingstone, 1996.
WILLIAMS, P.E.; GOLDSPINK, G. Longitudinal growth of striated muscle fibers. **J Cell Sci**, v.9, p. 751, 1971.
WILSON-PAUWELS, L. et al. **Nervios craneanos. Anatomía y clínica**. [S.l.]: Panamericana, 1991.
WISH-BARATZ, S. et al. Anatomical relationships and superior reinforcement of the TMJ mandibular fossa. **J Craniomandib Disord Facial Oral Pain**, v.6, n.3, 1992.
YUNG, J.P. L'ATM en mouvement. Le sens de la forme. **Rev Orthop Dento Faciale**, n.21, 1987.

CAPÍTULO II

ANDERSON, D.I.; HECTOR, M.P. Periodontal mechanoreceptors and parotid secretion in animals and man. **J Dent Res**, v.66, 1987.
ANDERSON, S.A.; KELLER, O.; VYLICKY, L. Cortical activity evoked from tooth pulp afferents. **Brain Res**, v.120, p.221-229, 1973.
ANDERSON, K.V.; KHAWHAJI, Y.; CAPRA, N.P. Loci of brainstem neurons involved in trigeminal antinociception. **J Dent Res**, (Abstracts) v.61, p.165-197, 1982.
APPENTENG, R.; DOUGA, R.; WILLIAMS, R.G. Morphological and electrophysiological determination of jaw-elevator muscle spindle afferents in rats. **J Physiol**, London, p.369, 1985.
AUROY, P.; IRTHUM, B.; WODA, A. Oral nociceptive activity in the rat superior colliculus. **Brain Res**, p.549, 1991.
AZERAD, J. Physiologie de la manducation. [S.l.]: Mason Paris, 1992.
BONFIL, I.L. Sensibilité fusoriale des muscles masticateurs, intercuspidation canine et position mandibulaire de repos. Étude chez le Chat aigu. **J Biol Bucc**, v.3, 1975.
BRODAL, A. Central course of afferent fibres for pain in facial, glossopharyngeal and vagus nerves: clinical observations. **Arch Neurol Psych**, Chicago, 1947.
CAMPBELL, N.C.; CLARKE, R.W.; MATTHEWS, B. Neurones in Trigeminal subnucleus oralis with inputs from tooth-pulp in the cat. **J Dent Res**, v.63, p.4, 1984.
CAPRA, N.P.; WAX, T. Masticatory muscle afferents terminate on trigeminothalamic neurones in subnucleus interpolaris. **J Dent Res**, (Abstract 68), p.237, 1989.
CARLSON, D.S. Cephalometric analisis of adaptation after lengthering of the masseter muscle in adult rhesus monkeys Macaca mullata. **Arch Oral Biol**, v.28, p.627, 1983.
CODY, F.W.I.; RICHARDSON, H.C. Mossy and climbing fibre projections of trigeminal inputs to the cerebellar cortex in the cat. **Brain Res**, v.153, p.352-356, 1978.
COTRAN, R.S. et al. **Robbins. Patologia estructural y funcional**. 6.ed. [S.l.]: Mc Graw Hill, Interamericana, 1999.
COTTLE, M.K. Degeneration studies of primary afferents of IXth and Xth cranial nerves in the cat. **J Compar Neurol**, v.122, p.329, 1964.
CRUCCU, G. Central and peripheral conduction in the human trigeminal motor system. In: **Electromyography of jaw reflexes in man**. Louvain: CRIADS, 1988.
DAHLSTROM, L. Electromyographic studies of craniomandibular disorders: a review of the literature. **J Oral Rehabil**, v.16, n.1, p.1-20, 1989.
DALLEL, R.; RABOISSON, P.; AUROY, P.; WODA, A. The rostral part of the trigeminal complex is involved in oral-facial nociception. **Brain Res**, v.448, p.7-19, 1988.
DALLEL, R.; RABOISSON, P.; WODA, A.; SESSLE, B.I. Properties of nociceptive and non nociceptive neurons in trigeminal subnucleus oralis in the rat. **Brain Res**, v.521, p.95-106, 1990.
DARIAN-SMITH, I.; PHILLIPS, G. Secondary neurones within a trigemino-cerebellar projection to the anterior lobe of the cerebellum in the cat. **J Physiol**, London, v.353, p.42, 1984.
DE LAAT, A.; VAN DER GLAS, H.W.; WEYTJENS, J.L.F.; VAN STEENBERGHE, D. The masseteric post-stimulus electromyographic-complex in people with dysfunction of the mandibular joint. **Arch Oral Biol**, v.30, p.177-180, 1985.
DE LAAT, A.; VAN STEEBERGHE, D.; WEYTJENS, J.L.F. Masseteric PSEC and temporomandibular joint dysfunction CR. **Symp Int Phys Oro Fac**, Nancy, p.87-95, 1987.
DORF, J. Migrations of tendinous insertions. Causes and mechanisms. **J Anat**, v.131, p.179, 1980.
DUDAY, H.; LAPEYRE, L. La place du pterygoldien lateral dans les mouvements de la mandibule. **Rev EEG Neurophysiol**, v.12, p.153-157, 1982.
DUNKER, E.; VON REHREN, D. Liaisons fonctionnelles entre le système vagal et les "neurones de la douleur" du complexe nucléaire trigéminal. In: IANZEN; KEIDEL; HERTZ; STEICHELE (Eds.) **La douleur**. Paris: Masson, 1973.
EKHOLM, A.; SIIRILA, H.S. An electromyographic study of the function of the lateral pterygoid muscle. **Suom Hammasliiak Toim**, v.56, p.90-106, 1960.
ELIAS, S.A.; TAYLOR, A. Direct projections of jaw proprioceptor first-order afferents to the cerebellar cortex in the ferret. **J Physiol**, London, v.353, p.42, 1984.
ELIAS, S.A.; TAYLOR, A.; SOMJEN, G. Direct and relayed projection of periodontal receptor afferents to the cerebellum in the ferret. **Proc R Soc Lond B**, v.231, p.199-216, 1987.
FUNAKOSHI, M.; AMANO, N. Periodontal jaw reflexes in the albino rat. **J Dent Res**, v.53, p.598-605, 1974.
FUNAKOSHI, M.; NAKASHIMA, N. Excitation of Masseter muscle spindle induced by periodontal stimulation. **J Dent Res**, (Abstract 422) p.992, 1980.
GARREL, A.; BARRET, L.; MAYNARD, R. Potentiels evoques somesthesiques du trijumeau chez l'homme. Premiers resultats. **Rev Electroenceph Neurophysiol**, v.12, p.129-134, 1982.

GIBBS, C.H et al. Functional movements of the mandible. **J Prosthet Dent**, v.26, p.604, 1971.

GLAS VAN DER, H.W.; WEYTJENS, J.L.F.; DE LAAT, A.; VAN STEENBERGHE D.; PARDAENS. J. The influence of clenching level on the post stimulus EMG complex including silent periods of the masseter muscles in man. **Arch Oral Biol**, v.129, p.51-58, 1984.

GRANT, P.G. Lateral pterygoid, two muscles? **Am J Anat**, v.138, p.1-10, 1973.

GRANT, P.G. Biomechanical significance of the instantaneous centre of rotations: the human temporomandibular joint. **J Biomech**, v.6, p.109, 1973.

HARTMANN, F.; VEDEL, J.P.; MEI, N. Physiologie et physiopathologie de la mastication. Encycl Med Chir. **Stomato**, Paris, 1982.

HYLANDER, W.L.; BAYS, R. An in vivo strain gauge analysis of squamosal dentary joint reaction force during mastication and incision in Macaca mullata and Macaca fascicularis. **Arc Oral Biol**, v.24, p.689, 1979.

HECTOR, M.P. Evidence for the involvement of periodontal mechanoreceptors in the control of parotid secretion. **J Dent Res**, v.63, n.4, p.490, 1984.

HOLMGREN, K.; SHEIKHOLESLAM, A.; RIISE, C.; KOPP, S. The effects of an occlusal splint on the electromyographic activities of the temporal and masseter muscles during maximal clenching in patients with a habit of nocturnal bruxism and signs and symptoms of craniomandibular disorders. **J Oral Rehabil**, v.17, p.5, 1990.

IOHANSSON, R.S.; OLSSON, K.A. Microelectrode recording from human oral mechanoreceptors. **Brain Res**, p.307-311, 1976.

IUCH, P.J.W.; HORST, O.I.; MINKELS, R.F. Parvocellular in reticular nucleus projections to orofacial nuclei in the rat. **J Dent Res**, (Abstract 68), v.237, p.896, 1989.

JUNIPER, R.P. Temporomandibular joint dysfunction: a theory based upon electromyographic studies of the lateral pterygoid muscle. **Br J Oral Maxillofac Surg**, v.22, p.1-8, 1984.

KALIA, M.; MELUSAM, M.M. Brain stem projections of sensory and motor components of the vagus complex in the cat: I - The cervical vagus and nodos ganglion. **J Compar Neurol**, v.193, 1980.

KALIA, M.; SULLIVAN, I.M. Drainstem projection of sensory and motor components of the vagus nerve in the rat. **J Compar Neurol**, v.211, 1982.

KARAMANDILIS, A. Trigemino-cerebellar connections in the goat studied by means of the retrograde cell degeneration method. **J Compar Neurol**, v.133, p. 71-88, 1968.

KAWAMURA, Y. **Physiology of mastication**. Kawamura, Osaka: [s.n.], 1974.

KERR, W.L. Facial vagal and glossopharyngal nerves in the cat. **Arch Neurol**, v.16, p.264, 1962.

LAVIGNE, G.; FRYSINGER, R.; LUND, J.P. Human factors in the measurement of the masseteric silent period. **J Dent Res**, v.62, p.9, 1983.

LIMOGE, A.; LIMOGE-LENDAIS, I. **Neurophysiologie générale**. Régulations et comportements. Paris: Masson, 1992.

LUND, J.P.; LAVIGNE, O.; KIM, I.S. Le rôle des récepteurs parodontaux dans le contrôle de la mastication. **Symp Int Physiol Oro Fac**, Nancy, 1987.

LUND, I.P.; LAMARRE, Y. The importance of positive feed-back from periodontal pressoreceptors during voluntary isometric contraction of jaw closing muscles in man. **J Biol Bucc**, v.1, 1973.

MAHAN, P.E.; WILKINSON, T.M.; GIBBS, C.H.; MAUDERLI, A.; BRANNON, L.S. Superior and inferior bellies of the lateral pterygoid muscle EMG activity at basic jaw positions. **J Prosthet Dent**, v.50, 1983.

MATTHEWS, P.B.C. **Mammalian muscle receptors and their central action**. London: Arnold, 1972.

MATTHEWS, B.; YEMM, R. Response of masseter and digastric muscle to mechanical stimulation of teeth in decerebrate cats. **J Dent Res**, v.50, p.697, 1911.

MELZACK, R.; HAUGEN, F.P. Responses evoked at the cortex by tooth stimulation. **Am J Physiol**, v.3, p.190, 1957.

MILLER, A.J. **Craniomandibular muscles: their role in function and form**. [S.l.: s.n.], 1991.

MILLER, A.J.; NIELSEN, I.L. Adaptation of craniofacial muscles in subjects with craniomandibular disorders. In: **Electromyography of jaw reflexes in man**. Louvain: CR IADS, 1988.

MOLIN, C. An electromyographic study of the function of the lateral pterygoid muscle. **Swed Dent J**, v.66, 1973.

NAKAMURA, Y.; GOLDBERG, L.J.; MINUZO, N.; CLEMENTE, C.D. Masseteric reflex inhibition induced by afferent, impulses in the hypoglossal nerve. **Brain Res**, v.18, 1970.

NIELSEN, I.L.; McNEILL, C.; DANZIG, W.; GOLDMAN, S.; LEVY, J.; MILLER, A.J. Adaptation of craniofacial muscles in subjects with craniomandibulars disorders. **Am J Orthod Dentofacial Orthop**, v.97, n.1, p.20-34, 1990.

OERARD, M.W. Afferent impulses of the trigeminal nerves, the intramedullary course of the painful thermal and tactil impulses. **Arch Neurol Psych**, Chicago, v.9, 1923.

OLSSON, K.A.; WEISBERG, K.G. Interneurones in the trigeminal motor system. In: VAN STEENBERGHE, D.; DELAAT, A. (Eds.) **Electromyography of jaw reflexes in man**. Lewen Univ Press, 1989.

OLSEWSKI, J. On the anatomical and functional organization of the spinal trigeminal nucleus. **J Compar Neurol**, v.92, 1950.

OOLDBERG, L.I. Masseter muscle excitation induced by stimulation of periodontal and gingival receptors in man. **Brain Res**, v.32, 1971.

PALAZZI, C.; PAOLINELLI, P.; ADRIAN, H.; MANNS, A. Canine evoked potentials in the somatic cortex of the dog. **J Dent Res**, v.70, n.4, 1991.

PAPY, I.I.; HARTMANN, F. Étude de la conduction sensitive du trijumeau dans le SADAM à son début. **CR Symp Int Phys Oro Fac**, Nancy, 1987.

PAPY, I.I.; HARTMANN, F.; CUCCHI, O.; REY, M. L'exploration électrophysiologique du SADAM à son début: premières données comparatives axiées sur les études de conduction du nerf trijumeau. **Rev EEO Neurophysiol Clin**, v.17, 1987.

PAPY, I.I.; HARTMANN, F.; REY, M.; CUCCHI, O. Temporal muscle EMO and somatosensory investigation of trigeminal pathways. In: **EMG of jaw reflexes in man**. Leuven Univers Press, 1989.

PAVESI; MACALUSO, G.M.; TINCHELLI, S.; MEDICI, D.; GEMIGNANI, F.; MANCIA D. Magnetic motor evoked potentials (MEPS) in masseter muscles. **Electromyogr Clin Neurophysiol**, v.31, 1991.

PENFIELD, W.; RASMUSSEN, T. **The cerebral cortex of man**. New York: Mac Millan, 1950.

RICHARDSON, H.C.; CODY, F.W.J.; PAUL, V.E.; THOMAS, A.G. Convergence of trigeminal and limb inputs onto cerebellar interpositus nuclear neurones in the cat. **Brain Res**, v.156, 1978.

ROSSI, F.; BRODAL, A. Terminal distribution of spinoreticular fibres in the cat. **Arch Physiol**, v.37, 1957.

SMITH, D.M. et al. A numerical model of the temporomandibular joint loading. **J Dent Res**, v.65, p.1046, 1986.

SOMANA, R.; KOTCHABAKDHI, N.; WALBERG, F. Cerebelar afferents from the trigeminal sensory nuclei in the cat. **Exp Brain Res**, v.38, 1980.

SOUTH, E.H.; RITTER, R.C. Substance P-containing trigeminal sensory neurones project to nucleus of the solitary tract. **Brain Res**, v.372, 1986.

STRAZIELLE, C.; MAHLER, P.; JACQUART, G. Localisation des afférences primaires trigémino-cérébelleuses chez le rat Wistar. **Symp Int Physiol Oro Fac**, Nancy, 1987.

SUNAKAWA, M.; SUDA, H. Convergence of trigeminal input in the primary somatosensory cortex. **J Dent Res**, v.63, n.4, p.557, 1984.

SUNAKAWA, M.; YAMAMOTO, Y.; IKEDA, H.; SUDA, H.; SUNADA, I. Inferior alvolar nerve-driven neurones in cervical spine. **J Dent Res**, (Abstract 68) p.884, 1989.

TRUB, M. Projections hypothalamiques de la sensibilité desmodontale. Thèse 3 e cycle. **Sci Odont**, Marseille, 1979.

TRUB, M.; MEI, N.; ORSINI, J.C. Étude par macro et micro électrodes des projections hypothalamiques des afférences desmodontales

chez le rat et le chat. **Acta Odont Stomatol**, v.151, p.673-683, 1983.
TRUB, M.; MEI, N. Effects on periodontal stimulation on VMH neurones in anesthetized rats. **Brain Res Bull**, v.27, p.29-34, 1991.
VERKINDERE, M.T.; LODTER, J.PH. Un nouveau critère d'analyse électromyographique: la phase d'activité initiale. **Inf Dent**, v.65, p.35, 1983.
WATSON, C.R.R.; SWITZER, R.L. Trigeminal projections to cerebellar tactile areas in the rat origin mainly from noyau interpolaris and principalis. **Neuro Sci Lett**, v.10, p.77-82, 1978.
WEN-BIN, Z.; N-SHUO, L.; HUI-LI SP-Like immuno-reactivity in the primary trigeminal neurones projecting to the nucleus tractus solitarii. **Brain Res**, v.558, p.87-89, 1991.
WESTPBAL, A.; DIVRY, M. **Le comportement manducateur**. Nancy: Presses Universitaires, 1991.
WILLIAMS, W.N.; LAPOINTE, L.L.; MAHAN, P.E.; CORNELL, C.E. Discrimination des forces de morsure après modification ou diminution de la sensibilité des ATM et des incisives. **J Dent Res**, IADR (Abstract) v.63, p.288, 1984.
WODA, A. **Abrégé de physiologie orofaciale**. Paris: Masson, 1983.
YAMADA, Y.; ASH, M.M. Reflexe responses in jaw muscle to mechanical tooth stimulation. **J Dent Res**, v.63, p.323, 1984.
YAMOSHI, M.; OZAWA, M.; KAWANO, J. Effect of periodontal sensation on masticatory movement in man. **J Dent Res**, v.70, n.4, p.802, 1991.
YOKOTA, T.; KOYAMA, N. Trigeminal nociceptive neurons in subnucleus reticularis ventralis of caudal medulla oblongata. **J Dent Res**, v.60, n.49, p.1239, 1981.

CAPÍTULO III

ABRAHAM, W.M. Factors in delayed muscle soreness. **Med Sri Sports**, v.9, p.11-20, 1977.
ADAIR, S.M.; HECHT, C. Association of generalized joint hypermobility with history, signs, and symptoms of temporomandibular joint dysfunction in children. **Pediatr Dent**, v.15, p.323-326, 1993.
AGERBERG. G; KAPOOL, I. Craniomandibular disorders in an urban Swedish population. **J Craniomandibular Disord**, v.4, n.3, p.154-164, 1990.
AHLGREN, J. Mechanism of mastication: a quantitative cinematographic and electromyographic study of masticatory movements in children, with special reference to occlusion of the teeth. **Acta Odontol Scand**, v.24 (Suppl. 44), n.1, 1966.
AKERMAN, S.; KOPP, S.; ROHLIN, M. Histological changes in temporomandibular joints from elderly individuals: an autopsy study. **Acta Odontol Scand**, v.44, n.4, p.231-239, 1986.
AKERMAN, S.; ROHLIN, M.; KOPP, S. Bilateral degenerative changes and deviation in form of temporomandibular joints. An autopsy study of elderly individuals. **Acta Odontol Scand**, v.42, n.20, p.214, 1984.
ALSAWAF, M.; GARLAPO, D.A.; GALE, E.N.; CARTER, M.J. The relationship between condylar guidance and temporomandibular joint clicking. **J Prosthet Dent**, v.61, p.349, 1989.
AOLDBERG, H.L. Trauma and the improbable anterior displacement. **J Craniomandibular Disord Facial Oral Pain**, v.4, p.131-134, 1990.
ARNETT, F.C. Immunogenetics and rheumatic diseases. In: McCARTY, D.J. (Ed.) **Arthritis and allied conditions. A textbook of rheumatology**. 11.ed. Philadelphia: Lea & Febiger, 1989.
ASHTON-MILLER, J.A.; McGLASHEN, K.M.; HERZENBERG, J.E.; STOHLER, C.S. Cervical muscle myoelectric response to acute experimental sternocleidomastoid pain. **Spine**, v.15, n.10, 1990.
AUFDEMORTE, T.B.; VAN SJE; DOLWICK, M.F.; SHERIDAN, P.J.; HOLT, G.R.; ARILGON, S.B.; GATES, G.A. Estrogen receptors in the temporomandibular joint of the baboon (Papio cynocephalus): an autoradio graphic study. **Oral Surg Oral Med Oral Pathol Oral Radiol Endod**, v.161, n.4, p.307-314, 1986.
AXELSSON, S.; FITINS, D.; HELLSING, G.; HOLMLUND, A. Arthrotic changes and deviation in form of the temporomandibular joint – an autopsy study. **Swed Dent J**, v.11, p.198-200, 1987.
BAKKE, M.; MICHLER, L. Temporalis and masseter activity in patients with anterior open bite and craniomandibular disorders. **Scand J Dent Res**, v.99, p.219, 1991.
BARNSLEY, L.; LORD, S.; BOGDUK, N. Whiplash injury: A clinical review. **Pain**, v.58, p.283-307, 1994.
BATES JR., R.E.; STEWART, C.M.; ATKINSON, W.B. The relationship between internal derangements of the temporomandibular joint and systemic joint laxity. **J Am Dent Assoc**, v.109, n.3, p.446-447, 1984.
BELL, W.E. Management of temporomandibular joint problems. In: GOLDMAN, H.M. et al. **Current therapy in dentistry**. St. Louis: Mosby, 1970. v.4, p.398-415.
BELL, W.E. **Temporomandibular disorders**. 3.ed. Chicago: Year Book Medical Publishers, 1990. p.60-61.
BENNETT, J.C. Etiology of rheumatic diseases. In: KELLY, W.N.; HARRIS JR., E.D.; RUDDY, S.; SLEDGE, C.B. (Eds.) **Textbook of rheumatology**. 3.ed. Philadelphia: W.B. Saunders, 1989. p.138-147.
BEZUUR, J.N.; HABETS, L.L.M.H.; HANSSON, T.L. The recognition of craniomandibular disorders A comparison between clinical, tomographical and dental panoramic radiographical findings in thirty-one subjects. **J Oral Rehabil**, v.15, 1988a.
BEZUUR, J. N. et al. The recognition of craniomandibular disorders – a comparison between clinical and radiographic findings in eighty-nine subjects. **J Oral Rehabil**, v.5, p.215-221, 1988.
BLASBERG, B.; HUNTER, T.; PHILIP, S. Peripheral joint hypermobility in individuals with and without temporomandibular disorders. **J Dent Res**, v.70, p.278, 1991.
BOYD, R.L.; GIBBS, C.H.; RICHMOND, A.F.; LASKIN, J.L.; BREHNAN, K. Temporomandibular joint forces in monkey measure with piezoelectric foil. **J Dent Res**, v.61, p.351, 1982.
BRANDT, D. Temporomandibular disorders and their association with morphologic malocclusion in children. In: CARLSON, D.S.; McNAMARA, J.A.; RIBBENS, K.A. (Eds.) **Developmental aspects of temporomandibular joint disorders**. Ann Arbor: University of Michigan Press, 1985. p.279.
BRAUN, B.L. et al. A cross-sectional study of temporomandibular joint dysfunction in post-cervical trauma patients. **Craniomandibular Disorder Facial Oral Pain**, v.6, p.24-31, 1992.
BREEDVELD, F.C.; VERWEIJ, C.L. T-cells in rheumatoid arthritis. **Br J Rheumatol**, v.36, p.617, 1997.
BREHNAN, K.; BOYD, R.H.; LASKIN, J.L.; GIBBS, C.H.; MAHAN, P. Direct measurement of loads at t h e temporomandibular joint in Macaca arctoides. **J Dent Res**, v.60, p.1820, 1981.
BROOKES, G.B.; MAW, A.R.; COLEMAN, M.J. "Costen's syndrome" – correlation or coincidence: A review of 45 patients with temporomandibular joint dysfunction, otalgia and other aural symptoms. **Clin Otolaryngol**, v.5, n.1, 1980.
BUCKINGHAM, R.B. et al. Temporomandibular joint dysfunction syndrome: a close association with systemic joint laxity (the hypermobile joint). **Oral Surg**, v.72, p.514, 1991.
BUCKINGHAM, R.B.; BRAUN, T.; HARINSTEIN, D.A.; ORAL, K.; BAUMAN, D.; BARTYNSKI, W.; KILLIAN, P.J.; BIDULA, L.P. Temporomandibular joint dysfunction syndrome: a close association with systemic joint laxity (the hypermobile joint syndrome). **Oral Surg Oral Med Oral Pathol Oral Radiol Endod**, v.72, n.5, p.514-519, 1991.
BURGESS, J. Symptom characteristics in TMD patients reporting blunt trauma or whiplash injury. **J Craniomandibular Disord**, v.5, n.4, p.251-257, 1991.

BURGESS, J.A.; DWORKIN, S.F. Litigation and post-traumatic TMD: how patients report treatment outcome. **J Am Dent Assoc**, v.124, p.105-110, 1993.
BUSH, P.M. Tinnitus and otalgia in temporomandibular disorders. **J Prosthet Dent**, v.58, n.4, p.495-498, 1987.
CACCHIOTTI, D.A.; FLESH, O.; BIANCHI, P.; McNEILL, C. Signs and symptoms in samples with and without temporomandibular disorders. **Craniomandibular Disord**, v.5, n.3, p.167-172, 1991.
CARLSAN, D.S. Cephalometric analysis of adaptation after lengthening of the masseter muscle in adult rhesus monkeys, Macaca mullata. **Arch Oral Biol**, v.28, p.627, 1983.
CARLSON, C.R. et al. Reduction of pain and EMG activity in the masseter region by trapezius trigger point injection. **Pain**, v.55, p.397-400, 1994.
CARLSON, C.R.; OKESON, J.P.; FALACE, D.A.; NITZ, A.J.; CURRAN, S.L.; ANDERSON, D. Comparison of psychologic and physiologic functioning between patients with masticatory muscle pain and matched controls. **J Orofacial Pain**, v.7, n.1, p.15-22, 1993.
CARLSON, C.R.; OKESON, J.P.; PALACE, D.A.; NITZ, A.J.; LINDROTH, J.E. Reduction of pain and EMG activity in the masseter region by trapezius trigger point injection. **Pain**, v.55, n.3, p.397-400, 1993.
CARLSOO, S. An electromyographic study of the activity, and an anatomic analysis of the mechanics of the lateral pterygoid muscle. **Acta Anal**, v.26, p.339, 1956.
CASSIDY, I.T. et al. The development of classification criteria for children with juvenile rheumatoid arthritis. **Bull Rheum Dis**, v.38, n.1, 1989.
CHOONG, P.F. et al. Musculoskeletal oncology-advances in cytogenetics and molecular genetics and their clinical implications. **Acta Oncol**, v.36, p.245, 1997.
CHRISTENSEN, L.V.; MOHAMED, S.E.; HARRISON, J.D.; Delayed onset of masseter muscle pain in experimental tooth clenching. **J Prosthet Dent**, v.48, n.5, p.579-504, 1982.
CHRLSTENSEN, F.G. Some anatomical concepts associated with the temporomandibular joint. **Ann Austr Coll Dent Surg**, v.2, p.39, 1969.
GRANT, P.G. Lateral pterygoid: two muscles? **Am J Anat**, v.138, p.1, 1973.
CHUN, D.S.; KOSKINEN-MOFFETT, L. Distress, jaw habits, and connective tissue laxity as predisposing factors to TMJ sounds in adolescents. **J Craniomandibular Dis**, n.3, p.165-176, 1990.
CIANCAGLINI, R.; LORETI, P.; RADAELLI, G. Ear, nose, and throat symptoms in patients with TMD: the association of symptoms according to severity of arthropathy. **J Orofac Pain**, v.8, n.3, p.293-297, 1994.
COOK, N.R.; EVANS, D.A.; FUNKENSTEIN, H.H.; SCHERR, P.A.; OSTFELD, A.M.; TAYLOR, J.O.; HENNEKENS, C.H. Correlates of headache in a population-based cohort of elderly. **Arch Neurol**, v.146, n.12, p.1338-1344, 1989.
CROMPTON, A.W.; PARKER, P. Evolution of the mammalian masticatory apparatus. **Am Sci**, v.66, p.192, 1975.
DAHL, B.L.; KROGSTAD, B.S.; OGAARD, B.; ECKERSBERG, T. Signs and symptoms of craniomandibular disorders in two groups of 19 year-old individuals, one treated orthodontically and the other not. **Acta Odontol Scand**, v.46, n.2, p.89-93, 1988.
DAL CIN, P.; VAN DEN BERGHE, H. Ten years of the cytogenetics of soft tissue tumors. **Cancer Genet Cytogenet**, v.95, p.59, 1997.
DARN, J. Migration of tendinous insertions. I. Causes and mechanisms. **J Anat**, v.131, p.179, 1980.
DARN, J. Migration of tendinous insertions. II. Experimental modifications. **J Anat**, v.131, p.229, 1980.
DE LEEUW, R.; BOERING, G.; STEGENGA, B.; DE BONT, L.G. Clinical signs of TMJ osteoarthrosis and internal derangement 30 years after nonsurgical treatment. **J Orofac Pain**, v.8, n.1, p.18-24, 1994.
DE LEEUW, R.; BOERING, G.; STEGENGA, B.; DE BONT, L.G. Temporomandibular joint osteoarthrosis: clinical and radiographic characteristics 30 years after nonsurgical treatment – a preliminary report. **Cranio**, v.11, n.1, p.15-24, 1993.
DE LEEUW, R.; BOERING, G.; STEGENGA, B.; DE BONT, L.G. TMJ articular disc position and configuration 30 years after initial diagnosis of internal derangement. **J Oral Maxillofac Surg**, v.53, n.3, p.234-241, 1995.
DE BOEVER, J.A.; ADRIAENS, P.A. Occlusal relationship in patients with pain-dysfunction symptoms in the temporomandibular joint. **J Oral Rehabil**, p.1-7, 1983.
DE BONT, L.G.M. et al. Osteoarthritis and internal derangement of the temporomandibular joint: a light microscopic study. **J Oral Maxillofac Surg**, v.44, p.634-643, 1986.
DIAMOND, S. Muscle contraction headaches. In: DALESSIO, D. (Ed.) **Wolff's headache and other head pain**. 5.ed. New York: Oxford University Press, 1987. p.172.
DIBBETS, J.M.; VAN DER, W.L.T. Extraction, orthodontic treatment, and craniomandibular dysfunction. **Am J Orthod Dentofacial Orthop**, v.99, n.3, p.210-219, 1991.
DIBBETS, J.M.; VAN DER, W.L.T. Long-term effects of orthodontic treatment. including extraction, on signs and symptoms attributed to CMD. **Bull J Orthod**, v.14, n.1, p.16-20, 1992.
DIBBETS, J.M.; VAN DER, W.L.T. Orthodontic treatment in relation to symptoms attributed to dysfunction of the temporomandibular joint: a 10-year report of the University of Groningen study. **Am J Orthod Dentofacial Orthop**, v.91, n.3, p.193-199, 1987.
DIBBETS, J.M.H.; VAN DER, W.L.T. The prevalence of joint noises as related to age and gender. **J Craniomandibular Disord Facial Oral Pain**, v.6, p.157-160, 1992.
DICKSON-PARNELL, B.; ZEICHNER, A. The premenstrual syndrome: psychophysiologic concomitants of perceived stress and low back pain. **Pain**, v.34, p.161, 1988.
DIGIOVINE, F.S. et al. Interleukin I (IL-I) as a mediator of crystal arthritis: stimulation of T cell and sinovial fibroblast mitogenesis by urate crystal-induced IL-I. **J Immunol**, v.38, p.3213, 1987.
DIJKGRAAF, L.C.; DE BONT, L.G.M.; BOERING, G.; LIEM, R.S.B. The structure, biochemistry, and metabolism of osteoarthritic cartilage: a review of the literature. **J Oral Maxillofac Surg**, v.53, 1995.
DIJKSTRA, P.U.; DE BONT, L.G.M.; DE LEEUW, R.; STEGENGA, B.; BOERING, G. Temporomandibular joint osteoartrosis and temporomandibular joint hypermobility. **J Craniomandibular Pract**, v.11, p.268-275, 1993.
DIJKSTRA, P.U.; DE BONT, L.G.M.; STEGENGA, B.; BOERING, G. Temporomandibular joint osteoartrosis and generalized joint hypermobility. **J Craniomandibular Pract**, v.10, p.221, 1992.
DRUZINSKY, R.E.; GREAVES, W.S. A model to explain the posterior limit of the bite point in reptiles. **J Morphol**, v.160, p.165, 1979.
DUBRUL, E.L. **Sicher's oral Anatomy**. 7.ed. St. Louis: C. V. Mosby, 1980. p.147.
DWORKIN, R.H.; RICHLIN, D.M.; HANDLIN, D.S.; BRAND, L. Predicting treatment response in depressed and non-depressed chronic pain patients. **Pain**, v.24, n.3, p.343-353, 1986.
DWORKIN, S.F.; HUGGINS, K.H.; LERESCHE, L.; VON, K.M.; HOWARD, J.; TRUELOVE, E.; SOMMERS, E.; Epidemiology of signs and symptoms in temporomandibular disorders: clinical signs in cases and controls. **J Am Dent Assoc**, v.120, n.3, p.273-281, 1990.
EERNAL, M.; TSAMTSOURIS, A. Signs and symptoms of temporomandibular joint dysfunction in 3 to 5 year old children. **J Pedod**, v.10, n.2, p.127-140, 1986.
ERIKSSON, L.; WESTESSON, P.L.; ROHL, I.N.M. Temporomandibular joint sounds in patients with disc placement. **Int J Oral Surg**, v.14, n.5, p.428-436, 1985.
FARRAR, B.; McCARTY JR., W.L. **A clinical outline of temporomandibular joint diagnosis and treatment**. 7.ed. Montgomery: Normandie Publications, 1982.
FAUCETT, J.A. Depression in painful. chronic disorders: the role of pain and conflict about pain. **J Pain Symptom Manage**, v.9, n.8, p.520-526, 1994.
FINE, E.W. Psychological factors associated with non-organic temporomandibular joint pain dysfunction syndrome. **Br Dent J**, v.131, n.9, p.402-404, 1971.

FORSSELL, H.; KANGASNIEMI, P. Correlation of the frequency and intensity of headache to mandibular dysfunction in headache patients. **Proc Finn Dent Soc**, v.80, n.5-6, p.223-226, 1984.
FORSSELL, H.; KIRVESKARI, P.; KANGASNIEMI, P. Response to occlusal treatment in headache patients previously treated by mock occlusal adjustment. **Acta Odontol Scand**, v.45, n.2, p.77-80, 1987.
GASPARD, M.; LAISON, F.; MAILLAND, M. Organisation architecturale du muscle temporal et des faisceaux de transition du complexe Temporo-masseterin chez les primates et l'homme. **J Biol Bucalle**, v.2, p.171, 1973.
GELB, H.; CALDERONE, J.P.; GROSS, S.M.; KANTOR, M.E. The role of the dentist and the otolaryngologist in evaluating temporomandibular joint syndromes. **J Prosthet Dent**, v.18, n.5, p.497-503, 1967.
GELB, H.;TARTE, J. A two-year clinical dental evaluation of 200 cases of chronic headache: the craniocervical-mandibular syndrome. **J Am Dent Assoc**, v.91, n.6, p.1230-1236, 1975.
GERMAN, D.C.; HOLMES, E.W. Hyperuricemia and gout. **Med Clin North Am**, v.70, p.419, 1986.
GIBBS, C.H.; MESSERMAN, T.; RESWICK, J.B.; DERDA, H.J. Functional movements of the mandible. **J Prosthet Dent**, v.26, p.604, 1971.
GLAROS, A.G.; EROCKIIIAN, D.L.; ACHERMAN, R.J. Impact of overbite on indicators of temporomandibular joint dysfunction. **J Craniomandibular Pract**, v.10, p.277, 1992.
GOLDSPINK, G.; TABARY, C.; TABARY, J.C.; TARDIEU, C.; TARDIEU, G. Effect of denervation on the adaptation of sarcomere number and muscle extensibility to the functional length of the muscle. **J Physiol**, London, v.236, p.733, 1974.
GONZALES, R.; CODERRE, T.J.; SHERBOURNE, C.D.; LEVINE, J.D. Postnatal development of neurogenic inflammation in the rat. **Neurosci Lett**, v.127, n.1, p.25-27, 1991.
GRAFF-RADFORD, S.B. Oromandibular disorders and headache: a critical appraisal. **Neurol Clin**, v.8, n.4, p.929-945, 1990.
GRANFORS, K. Host-microbe interaction in HLA-B27-associated diseases. **Ann Med**, v.29, p.153, 1997.
GRANT, P.G. Biomechanical significance of the instantaneous center of rotation: the human temporomandibular joint. **J Biomech**, v.6, p.109, 1973.
GRASSI, C.; PASSATORE, M. Action of the sympathetic system on skeletal muscle. **Ital J Neurol Sci**, v.9, n.1, p.23-28, 1988.
GREAVES, W.S. The jaw lever system in ungulates: a new model. **J Zool**, London, v.184, p.271, 1978.
GRENNAN, M. **Rheumatology**. London: Balliere's Concise Medical Textbooks, 1984. p. 20-35.
GRIFFIN, G.; WILLIAMS, P.E.; GOLDSPINK, G. Region of longitudinal growth in striated muscle fibers. **Nature**, v.232, p.25, 1971.
GROSS, M. Crystallographic antibodies. **Nature**, v.373, n.1, p.5, 1995.
GUILLOU, L. et al. Comparative study of the National Cancer Institute and French Federation of Cancer Centers Sarcoma Group grading systems in a population of 420 adult patients with soft tissue sarcoma. **J Clin Oncol**, v.15, p.350, 1997.
GUNN, S.M.; WOOLFOLK, M.W.; FAJA, E.W. Malocclusion and TMJ symptoms in migrant children. **J Craniomandibular Disord**, v.2, n.4, p.196-200, 1988.
GYNTHER, G.W.; HOLMLUND, A.B.; REINHOLT, F.P. Synovitis in internal derangement of the temporomandibular joint: correlation between arthroscopic and histologic findings. **J Oral Maxillofac Surg**, v.52, n.9, p.913-917, 1994.
HABETS, L.L.M.H.; BEZUUR, J.N.; NAEIJE, M.; HANSSON, T.L. The orthopantomogram, an aid in diagnosis of temporomandibular joint problems. The vertical symmetry. **J Oral Rehabil**, v.15, p.465-471, 1988.
HALEY, D.; SCHIFFMAN, E.; BAKER, C.; BELGRADE, M. The comparison of patients suffering from temporomandibular disorders and a general headache population. **Headache**, v.33, p.210-213, 1993.
HANINGTON, E.; JONES, R.J.; AMESS, J.A.; WACHOWICZ, B. Migraine: a platelet disorder. **Lancet**, v.2, n.8249, p.720-723, 1981.
HANSSON, L.G.; HANSSON, T.; PETERSSON, A. A comparison between clinical and radiologic findings in 259 temporomandibular joint patients. **J Prosthet Dent**, v.50, p.89-94, 1983.
HANSSON, T.; ILNER, M. A study of the occurrence of symptoms of diseases of the temporomandibular joint, in masticatory musculature and related structures. **J Oral Rehabil**, v.2, p.313-324, 1975.
HANSSON, T. Infrared laser in the treatment of craniomandibular disorders arthrogenous pain. **J Prosthet Dent**, v.6, p.614-617, 1989.
HANSSON, T. Craniomandibular disorders and sequencing in their treatment. **Aust Prosthod J**, v.2, p.9-15, 1988.
HARKINS, S.J.; MARTENEY, J.L. Extrinsic trauma: a significant precipitating factor in temporomandibular dysfunction. **J Prosthet Dent**, v.54, n.2, p.271-272, 1985.
HASEGAWA, S.; FLETCHER, C. Fibromatosis in the adult. Adv Pathol, v.9, p.259, 1996. In: MALOGOLOWKIN, M.; ORTEGA, J.A. Rhabdomyosarcoma of childhood. **Pediatr Ann**, v.17, p.253, 1992.
HEIR, G.M.; BERETT, A.; WORTH, D.A. Diagnosis and management of TMJ involvement in ankylosing spondylitis. **J Craniomandib Pract**, v.1, p.75-81, 1983.
HEISE, A.P.; LASKIN, D.M. Incidence of temporomandibular joint symptoms following whiplash injury. **J Oral Maxillofac Surg**, v.50, p.825, 1992.
HELMY, E.; BAYS, R.; SHARAWY, M. Osteoarthrosis of the temporomandibular joint following experimental disc perforation in Macaca fascicularis. **J Oral Maxillofac Surg**, v.46, n.11, p.979-990, 1988.
HENDLER N: Depression caused by chronic pain. II. **J Clin Psych**, v.45, n.3, p.30-38, 1984.
HERTZBERG, S.R.; MUHL, Z.F.; BEGOLE, E.A. Muscle sarcomere length following passive jaw opening in the rabbit. Anal Rec, v.197, p.435, 1980. In: SICHER, H. **Oral anatomy**. 6.ed. St. Louis: C.V. Mosby, 1965. p.136.
HESSE, J.R.; NAEIJE, M.; HANSSON, T.L. Craniomandibular stiffness toward maximum mouth opening in healthy subjects: a clinical and experimental investigation, **J Craniomandibular Disord**, v.4, n.4, p.257-266, 1990.
HIGH, A.S.; Mac GREGOR, A.J.; TOMLINSON, G.E. A gnathodynamometer as an objective means of pain assessment following wisdom tooth removal. **Br J Oral Maxillofac Surg**, v.26, p.284, 1988.
HIRATA, R.H.; HEFT, M.W.; HERNANDEZ, B.; KING, G.J. Longitudinal study of signs of temporomandibular disorders (TMDs) in orthodontically treated and non-treated groups. **Am J Orthod Dentofacial Orthop**, v.101, n.1, p.35-40, 1992.
HOLMLUND, A.; HELLSING, G.; AXELSSON, S. The temporomandibular joint: a comparison of clinical and arthroscopic findings. **J Prosthet Dent**, v.62, n.1, p.61-65, 1989.
HOLUMLUND, A.B.; GYNTHER, G.W.; REINHOLT, F.P. Disk derangement and inflammatory changes in the posterior disk attachment of the temporomandibular joint. **Oral Surg**, v.73, p.9, 1992.
HOPWOOD, M.B.; ABRARN, S.E. Factors associated with failure of trigger point injections. **Clin J Pain**, v.10, n.3, p.227-234, 1994.
HOWARD, R.P.; BENEDICT, J.V.; RADDIN, J.H.; SMITH, H.L. Assessing neck extension-flexion as a basis for temporomandibular joint dysfunction. **J Oral Maxillofac Surg**, v.49, p.1210-1213, 1991.
HOWARD, R.P.; HATSELL, C.P. Temporomandibular joint injury potential imposed by the low-velocity extension-flexion maneuver. **J Oral Maxillofac Surg**, v.53, 1995.
HUBBARD, D.R.; BERKOFF, G.M. Myofascial trigger points show spontaneous needle EMG activity. **Spine**, v.18, n.13, p.1803-1807, 1993.
HUDZINSKI, L.G.; LAWRENCE, G.S. Significance of EMG surface electrode placement models and headache findings. **Headache**, v.28, n.1, p.30-35, 1988.
HUET DE LA TOUR, E.; TABARY, J.C.; TABARY, C.; TARDIEU, C. The respective roles of muscle length and muscle tension in sarcomere number adaptation of guinea-pig soleus muscle. **J Physinl**, Paris, v.75, p.589, 1979.
HYLANDER, W.L. Mandibular function and temporomandibular joint loading, in developmental aspects of temporomandibular joint disorders. In: McNAMARA JR., J.A.; RIBBENS, K.A. (Eds.) **Center for human growth and development**. Ann Arbor: University of Michigan, 1985. p.19.

HYLANDER, W.L.; BAYS, R. An *in vivo* strain gauge analysis of squamosal dentary joint reaction force during mastication and incision in *Macaca mullata* and *Macaca fascicularis*. **Arch Oral Biol**, v.24, p.689, 1979.
HYLANDER, W.L.; BAYS, R. Reaction force and the temporomandibular joint: an *in vivo* analysis of subcondylar bone strain in macaques. **Am J Phys Anthrop**, v.48, p.408, 1978.
HYLANDER, W.L. An experimental analysis of temporomandibular joint reaction force in macaques. **Am J Phys Anthrop**, v.51, p.433, 1979.
HYLANDER, W.L. Incisal bite force direction in humans and the functional significance of mammalian mandibular translation. **Am J Phys Anthrop**, v.48, n.1, 1978.
HYLANDER, W.L. Mandibular function in *Galago crassicaudatus* and *Macaca fascicularis*: an *in vivo* approach to stress analysis of the mandible. **J Morph**, v.159, p.253, 1979.
HYLANDER, W.L. Mechanical properties of food and recruitment of masseter force. **J Dent Res**, v.62, p.297, 1983.
HYLANDER, W.L. The human mandible: lever or link? **Am J Phys Anthropol**, v.43, p.227, 1975.
HYLANDER, W.L. An experimental analysis of temporomandibular joint reaction force in macaques. **Am J Phys Anthropol**, v.51, p.433-456, 1979.
ISBERG, A.; ISACSSON, G. Tissue reactions associated with internal derangement of the temporomandibular joint: a radiographic, cryomorphologic, and histologic study. **Acta Odontol Scand**, v.44, n.3, p.160-164, 1986.
JANSON, M.; HASUND, A. Functional problems in orthodontic patients out of retention, **Br J Orthod**, v.3, n.3, p.173-179, 1981.
JENSEN, R.; RASMUSSEN, B.K.; PEDERSEN, B. Prevalence of oromandibular dysfunction in a general population. **J Orofac Pain**, v.7, p.175-182, 1993.
JOHANSSON, A.S.; ISBERG, A. The anterosuperior insertion of the temporomandibular joint capsule and condylar mobility in joints with and without internal derangement: a double contrast arthrotomographic investigation, **J Oral Maxillofac Surg**, v.49, p.1142, 1991.
KAI, S. *et al*. Clinical symptoms of open lock position of the condyle: relationship to anterior dislocation of the temporomandibular joint. **Oral Surg**, v.74, p.143-148, 1992. KATZBERG, R.W.; WESTESSON, P.L.; TALLENTS, R.H.; DRAKE, C.M. Anatomic disorders of the temporomandibular joint disc in asymptomatic subjects. **J Oral Maxillofac Surg**, v.54, p.147-153, 1996.
KATZBERG, R.W.; WESTESSON, P.L.; TALLENTS, R.H.; DRAKE, C.M. Orthodontics and temporomandibular joint internal derangement. **Am J Orthod Dentofacial Orthop**, v.109, n.5, p.515-520, 1996.
KEELE, K.D. A physician looks at painfull. *In*: WEISENBERG, M. (Ed.) **Pain: clinical and experimental perspectives**. St Louis: Mosby, 1975. p.45-52.
KELLY, H.T.; GOODFRIEND, D.J. Medical significance of equilibration of the masticating mechanism. **J Prosthet Dent**, v.10, p.496-515, 1960.
KELLY, H.T.; GOODFRIEND, D.J. Vertigo attributable to dental and temporomandibular joint causes. **J Prosthet Dent**, v.14, p.159-173, 1964.
KEMPER JR., J.T.; OKESON, J.P; Craniomandibular disorders and headaches. **J Prosthet Dent**, v.49, n.5, p.702-705, 1983.
KERSTEN, H.C.J. *et al*. Inclination of the temporomandibular joint articular eminence and anterior disc displacement. **J Oral Maxillofac Surg**, v.18, p.229, 1989.
KHAN, F.A.; PEDLAR, J. Generalized joint hypermobility as a factor in clicking of the temporomandibular joint. **Int J Oral Maxillofac Surg**, v.25, n.2, p.101-104, 1996.
KILIARIDIS, S. *et al*. Endurance test and fatigue recovery of the masticatory system. **J Dent Res**, v.70, p.342, 1991.
KIRCOS, L.T.; ORTENDAHL, D.A.; MARK, A.S.; ARAKAWA, M. Magnetic resonance imaging of the TMJ disc in asymptomatic volunteers. **J Oral Maxillofac Surg**, v.45, n.10, p.852-854, 1987.
KNIBBE, M.A.; CARTER, J.B.; FROKJER, M. Post anesthetic temporomandibular joint dysfunction. **Anesth Pros**, v.36, n.1, p.21-25, 1989.
KOBAYASHI, Y. Influences of occlusal interference on human body. **J Int Coll Dent**, v.13, p.56-64, 1982.
KONONEN, M. Craniomandibular disorders in psoriatic arthritis. Correlations between subjective symptoms, clinical signs and radiographic changes. **Acta Odontol Scand**, v.44, p.377-383, 1986.
KONONEN, M. Radiographic changes in the condyle of the temporomandibular joint in psoriatic arthritis. **Acta Radiol**, v.28, p.185-188, 1987.
KONONEN, M. Clinical signs of craniomandibular disorders in patients with psoriatic arthritis. **Scand J Dent Res**, v.95, p.340-346, 1987a.
KRAUS, V.B. Pathogenesis and treatment of osteoarthritis. **Med Clin North Am**, v.81, p.85, 1997.
KREISBERG, M. Headache as a symptom of craniomandibular disorders. II. Management. **J Craniomandibular Pract**, v.4, p.220, 1986.
KREMENAK, C.R. *et al*. Orthodontics as a risk factor for temporomandibular disorders (TMD). **Am J Orthod Dentofacial Orthop**, v.101, v.1, p.21-27, 1992.
KREMENAK, C.R.; KINSER, D.D.; HARMAN, H.A.; MENARD, C.C.; JAKOBSEN, J.R. orthodontic risk factors for temporomandibular disorders (TMDs). I. Premolar extractions. **Am J Orthod Dentofacial Orthop**, v.101, n.1, p.13-20, 1992.
KRONN, E. The incidence of TMJ dysfunction in patients who have suffered a cervical whiplash injury following a traffic accident. **J Orofac Pain**, v.7, n.2, p.209-213, 1993.
KUNDINGER, K.K. *et al*. An evaluation of temporomandibular joints and jaw muscles after orthodontic treatment involving premolar extractions. **Am J Orthod Dentofacial Orthop**, v.100, p.100-115, 1991.
LARHEIM, T.A.; HAANES, H.R. Micrognathia, TMJ changes and occlusion in juvenile rheumatoid arthritis of adolescents and adults. **Scand J Dent Res**, v.89, p.329-338, 1981.
LARHEIM, T.A.; STORHAUG, K.; TVEITO, L. Temporomandibular joint involvement and dental occlusion in a group of adults with rheumatoid arthritis. **Acta Odontol Scand**, v.41, p.301-309, 1983.
LARSSON, E.; RONNERMAN, A. Mandibular dysfunction symptoms in orthodontically treated patients ten years after the completion of treatment. **Br J Orthod**, v.3, n.2, p.89-94, 1981.
LASKIN, D.M. Etiology of the pain-dysfunction syndrome. **J Am Dent Assoc**, v.79, n.1, p.147-153, 1969.
LEVINE, J.D.; DARDICK, S.J.; BASBAUM, A.L.; SDPIO, E. Reflex neurogenic inflammation. Contribution of the peripheral nervous system to spatially remote inflammatory responses that follow injury. **J Neurosci**, v.5, n.5, p.1380-1386, 1985.
LINTON, S.J.; HELLSING, A.L.; ANDERSSON, D. A controlled study of the effects of an early intervention on acute musculoskeletal pain problems. **Pain**, v.54, p.353-359, 1993.
LITTLE, J.W. Psoriatic arthritis of the TMJ. **Oral Surg**, v.53, p.351-357, 1987.
LOUGHNER, B.A.; LARKIN, L.H.; MAHAN, P.E. Discomalleolar and anterior malleolar ligaments: possible causes of middle ear damage during temporomandibular joint surgery. **Oral Surg Oral Med Oral Pathol Oral Radiol Endod**, v.68, n.1, p.14-22, 1989.
LUBSEN, C.C.; HANSSON, T.L.; NORDSTROM, B.B.; SOLBERG, W.K. Histomorphometric analysis of cartilage and subchondral bone in mandibular condyles of young adults at autopsy. **Arch Oral Biol**, v.30, p.129-136, 1985.
LUDER, H.U.; BOBST, P.; SCHROEDER, H.E. Histometric study of synovial. cavity dimension of human temporomandibular joints with normal and anterior disc position. **J Orofac Pain**, v.7, p.263-274, 1993.
LUND, J.P.; DONGA, R.; WIDMER, C.G.; STOHLER, C.S. The pain adaptation model: a discussion of the relationship between chronic musculoskeletal pain and motor activity. **Can J Physiol Pharmacol**, v.69, p.683-694, 1991.
LUND, J.P.; OLSSON, K.A. The importance of reflexes and their control during jaw movements. **Trends Neurosci**, v.6, p.458-463, 1983.

LUSCHEI, E.S.; GOODWIN, G.M. Paltems of mandibular movement and jaw muscle activity during mastication in the monkey. **J Neurophy**, v.37, p.954, 1974.

LUZ, J.A.C.; JAEGER, R.A.; ARAUJO, V.C.; REZENDE, J.R.V. The effect of indirect trauma on the rat temporomandibular joint. **Int J Oral Maxillofac Surg**, v.20, p.48-52, 1991.

Mac CONALL, M.A.; BASMAJIAN, J.V. **Muscles and movements: a basis for human kinesiology**. Baltimore: Williams and Wilkins, 1969.

MAEDA, Y.; KORIOTH, T.; WOOD, W. Stress distribution on simulated mandibular condyles of various shapes. **J Dent Res**, v.69, p.337, 1990. (abstract 1829).

MAGNI, G.; MARCHETTI, M.; MORESCHI, C.; MERSKEY, H.; LUCHINI, S.R. Chronic musculoskeletal pain and depressive symptoms in the National Health and Nutrition Examination. I. Epidemiologic follow-up study. **Pain**, v.53, p.163-168, 1993.

MALKIN, D.P. The role of TMJ dysfunction in the etiology of middle ear disease. **Int J Orthod**, v.25, n.1-2, p.20-21, 1987.

MARASA, P.K.; HAM, B.D. Case reports involving the treatment of children with chronic otitis media with effusion via craniomandibular methods. **J Craniomandib Pract**, v.6, p.256-270, 1988.

MARBACH, J.J.; LENNON, M.C.; DOHRENWEND, B.P. Candidate risk factors for temporomandibular pain and dysfunction syndrome: psychosocial, health behavior, physical illness and injury. **Pain**, v.34, n.2, p.139-151, 1988.

MAXWELL, L.C.; CARLSON, D.S.; BRANGWYN, C.E. Lack of acid reversal of myofibrillar ATPase in masticatory muscle fibers of rhesus monkey. **Histochemistry**, v.12, p.200, 1980.

McCARROLL, R.S.; HESSE, J.R.; NAEIJE, M.; YOON, C.K.; HANSSON, T.L. Mandibular border positions and their relationships with peripheral joint mobility. **J Oral Rehabil**, v.14, n.2, p.125-131, 1987.

McCARTY, W.L.; FARRAR, W.B. Surgery for internal derangements of the temporomandibular joint. **J Prosthet Dent**, v.42, n.2, p.191-196, 1979.

McMILLAN, A.S.; BLASBERG, B. Pain-pressure threshold in painful jaw muscles following trigger point injection. **J Orofac Pain**, v.8, n.4, p.384-390, 1994.

McMINN, R.M.; NATCHINGS, R.T.; LOGAN, B.M. **Head and neck anatomy**. Chicago: Yearbook Medical Publishers, 1981. p.114.

McNAMARA JR., J.A.; SELIGMAN, D.A.; OKESON, J.P. Occlusion, orthodontic treatment, and TMDs: a review. **J Orofac Pain**, v.9, p.73-90, 1995.

McNAMARA JR., J.A. The independent functions of the two heads of the lateral pterygoid muscles. **Am J Anal**, v.138, p.197, 1973.

McNULTY, W.H.; GEVIRTZ, R.N.; HUBBARD, D.R.; BERKOFF, G.M. Needle electromyographic evaluation of trigger point response to a psychological stressor. **Psychophysiology**, v.31, n.3, p.313-316, 1994.

MEHSE, S.; MEYER, H. Bradykining induced sensitization of high-threshold muscle receptors with slowly conducting afferent fibers. **Pain**, (Suppl S204), 1981.

MENSE, S. Considerations concerning the neurobiological basis of muscle pain. **Can J Physiol Pharmacol**, v.69, n.5, p.610-616, 1991.

MENSE, S. Nociception from skeletal muscles in relation to clinical muscle pain. **Pain**, v.54, n.3, p.241-289, 1993.

MEYERNBERG, K.; KUBIK, S.; PALLA, S. Relationship of the muscles of mastication to the articular disc of the temporomandibular joint. **Helv Odont Acta**, v.30, p.1, 1986.

MILAM, S.B.; AUFDEMORTE, T.B.; SHERIDAN, P.J.; TRIPLETT, R.G.; VAN, S.J.E.; HOLT, G.R. Sexual dimorphism in the distribution of estrogen receptors in the temporomandibular joint complex of the baboon. **Oral Surg Oral Med Oral Pathol Oral Radiol Endod**, v.64, n.5, p.527-532, 1987.

MILAM, S.B.; SCHMITZ, J.P. Molecular biology of temporomandibular joint disorders: proposed mechanisms of disease. **J Oral Maxillofac Surg**, v.12, p.1448-1454, 1995.

MILLS, D.K.; DANIEL, J.C.; HERZOG, S.; SCAPINO, R.P. An animal model for studying mechanisms in human temporomandibular joint disc derangement. **J Oral Maxillofac Surg**, v.52, n.12, p.1279-1292, 1994.

MOILER, E. The chewing apparatus: an electromyographic study of the action of the muscles of mastication and its correlation to facial morphology. **Acta Physiol Scand**, v.69 (Suppl. 280), n.1, 1966.

MOLDOFSKY, H.; SCARISBRICK, P.; ENGLAND, R.; SMYTHE, H. Musculoskeletal symptoms and non-REM sleep disturbance in patients with "fibrositis" and healthy subjects. **Psychosom Med**, v.37, p.341, 1986.

MOLDOFSKY, H.; SCARISBRICK, P. Induction of neurasthenic musculoskeletal pain syndrome by selective sleep stage deprivation. **Psychosom Med**, v.38, n.1, p.35-44, 1976.

MOLDOFSKY, H.; TULLIS, C.; LUE, F.A. Sleep related myoclonus in rheumatic pain modulation disorder (fibrositis syndrome). **J Rheumatol**, v.13, n.3, p.614-617, 1986.

MOLONEY, F.; HOWARD, J.A. Internal derangements of the temporomandibular joint in anterior repositioning splint therapy. **Aust Dent J**, v.31, n.1, p.30-39, 1986.

MOLONY, R.R.; Mac PEEK, D.M.; SCHIFFMAN, P.L.; FRANK, M.; NEUBAUER, J.A.; SCHWARTZBERG, M.; SEIBOLD, J.R. Sleep, sleep apnea and the fibromyalgia syndrome. **J Rheumatol**, v.13, n.4, p.797-800, 1986.

MONGINI, F. Remodeling of the mandibular condyle in the adult and its relationship to the condition of the dental arches. **Acta Anat**, v.82, p.437-453, 1972.

MONJE, F.; DELGADO, E.; NAVARRO, M.J.; MIRALLES, C.; ALONSO DEL, H.J.R. Changes in temporomandibular joint after mandibular subcondylar osteotomy: an experimental study in rats. **J Oral Maxillofac Surg**, v.51, p.1221-1234, 1993.

MOSS, M.L.; MOSS-SALENTLJN, L. The muscle-bone interface: an analysis of a morphological boundary. *In*: CARLSON. D.S.; McNAMARA JR., J.A. (Eds.) **Muscle adaptation in the craniofacial region**. Ann Arbor: University of Michigan, 1978. p.39.

MUHL, Z.F.; GRIMM, A.F. Adaptability of rabbit digastric muscle to an abrupt change in length: a radiographic study. **Arch Oral Biol**, v.19, p.829, 1974.

MURAKAMI, K.I.; SEGAMI, N.; MORIYA, Y.; IIZUKA, T. Correlation between pain and dysfunction and intra-articular adhesions in patients with internal derangement of the temporomandibular joint. **J Oral Maxillofac Surg**, v.50, p.705-708, 1992.

MYRHAUG, H. Parafunctions in gingival mucosa as cause of an otodental syndrome. **Quintessence Int**, v.1, p.81, 1970.

MYRHAUG, H. **The theory of otosclerosis and morbus Meniere (labyrinthintis vertigo) being caused by the same mechanism: physical irritants, an otognathic syndrome**. Bergen: Staudia Publisher, 1969.

NAEIJE, M.; HANSSON, T.L. Electromyographic screening of myogenous and arthrogenous TMJ dysfunction patients. **J Oral Rehabil**, v.13, p.433-441, 1986.

NIINER, M. Functional disturbances and diseases of the stomatognathic system: a cross-sectional study. **J Pedod**, v.10, n.3, p.211-238, 1986.

NITZAN, D.W.; DOLWICK, M.F. An alternative explanation for the genesis of closed-lock symptoms in the internal derangement process. **J Oral Maxillofac Surg**, v.49, n.8, p.810-815, 1991.

NITZAN, D.W.; MAHLER, Y.; SIMKIN, A. Intra-articular pressure measurements in patients with suddenly developing, severely limited mouth opening. **J Oral Maxillofac Surg**, v.50, p.1038-1042, 1992.

NORDSTROM, S.H.; BISHOP, M.; YEMM, R. The effect of jaw opening on the sarcomere length of the masseter and temporalis muscles of the rat. **Arch Oral Biol**, v.19, p.151, 1974.

OKESON, J. (Ed.) **Orofacial pain: guidelines for classification, assessment, and management**. 3.ed. Chicago: Quintessence, 1996. p.53-60.

OKESON, J.P. **Bell's orofacial pains**. 5.ed. Chicago: Quintessence, 1995.

OLESEN, J.; EDVINSSON, L. (Ed.) **Basic mechanisms of headache**. Amsterdam: Elsevier, 1988. p.223-227.

OLESEN, J. Clinical and pathophysiological observations in migraine and tension-type headache explained by integration of vascular, supraspinal and myofascial inputs. **Pain**, v.46, p.125-132, 1991.

OLSOH, G.B.; PETERS, C.J.; FRANGER, A.L. The incidence and severity of premenstrual syndrome among female craniomandibular pain patients. **Cranio**, v.6, n.4, p.330-338, 1988.

OZAWA, S.; ITOT, K.Y. Spontaneous anterior dislocation of the temporomandibular joint disk: report of case. **J Jpn Soc TMJ**, v.5, p.127-134, 1993.

PANAYI, G.S. T-cell-dependent pathways in rheumatoid arthritis. **Curr Opin Rheumatol**, v.9, p.236, 1997.

PAPPO, A.S. *et al*. Rhabdomyosarcoma: biology and treatment. **Pediatr Clin North Am**, v.44, p.953, 1997.

PARKER, W.S.; CHOLE, R.A. Tinnitus, vertigo, and temporomandibular disorders. **Am J Orthod Dentofacial Orthop**, v.107, p.153-158, 1995.

PASSATORE, M.; GRASSI, C.; FILIPPI, G.M. Sympathetically-induced development of tension in jaw muscles: the possible contraction of intrafusal muscle fibres. **Plugers Arch**, v.405, n.4, p.297-304, 1985.

PHILLIPS, P.E. Viral arthritis. **Curr Opin Rheumatol**, v.9, p.337, 1997.

PLUNKETT, G.A.; WEST, V.C. Systemic joint laxity and mandibular range of movement. **Cranio**, v.6, p.4, 1988.

PRICTON, J.R.; KROENING, R.; HALEY, D.; SIEGERT, R. Myofascial pain syndrome of the head and neck: a review of clinical characteristics of 164 patients. **Oral Surg Oral Med Oral Pathol Oral Radiol Endod**, v.60, n.6, p.615-623, 1985.

PRITCHARD, D.W. EMG cranial muscle levels in headache suffers before and during headache. **Headache**, v.29, p.103, 1989.

PROBERT, T.C.S.; WIESENFELD, P.C.; READE, P.C. Temporomandibular pain dysfunction disorder resulting from road traffic accidents- an Australian study. **Int J Oral Maxillofac Surg**, v.23, p.338-341, 1994.

PROFFIT, W.R.; FIELDS, H.W.; NIXON, W.L. Occlusal forces in normal and long-face adults. **J Dent Res**, v.62, p.566, 1983.

PULLINGER, A.G.; MONTEIRO, A.A. History factors associated with symptoms of temporomandibular disorders. **J Oral Rehabil**, v.115, n.2, p.117-124, 1988.

PULLINGER, A.G.; SELIGMAN, D.A.; SOLBERG, W.K. Temporomandibular disorders. Occlusal factors associated with temporomandibular joint tenderness and dysfunction. **J Prosthet Dent**, v.59, n.3, p.363-367, 1988.

PULLINGER, A.G.; SELIGMAN, D.A. Association of TMJ sub-groups with general trauma and MVA. **J Dent Res**, v.67, p.403, 1988.

PULLINGER, A.G.; SELIGMAN, D.A. Overbite and overjet characteristics of refined diagnostic groups of temporomandibular disorder patients. **Am J Orthod Dentofacial Orthop**, v.100, p.401, 1991.

PULLINGER, A.G.; SELIGMAN, D.A. Trauma history in diagnostic groups of temporomandibuar disorders. **Oral Surg Oral Med Oral Pathol Oral Radiol Endod**, v.71, n.5, p.529-534, 1991.

PULLINGER, A.G.; SELIGMAN, D.A. The degree of which attrition characterizes differentiated patient groups of temporomandibular disorders. **J Orofac Pain**, v.7, p.196-208, 1993.

QUAYLE, A.A.; GRAY, R.J.; METCALFE, R.J.; GUTHRIE, B.; WASTELL, D. Soft occlusal splint therapy in the treatment of migraine and other headaches. **J Dent Res**, v.18, n.3, p.123-129, 1990.

RAMFJORD, S.P.; ASH, M. **Occlusion**. Philadelphia: W. B. Saunders, 1971.

RAMFJORD, S.P.; ASH, M. **Occlusion**. 3.ed. Philadelphia: W.B. Saunders, 1983. p.309.

RANDOW, K.; CARLSSON, K.; EDLUND, J. The effect of an occlusal interference on the masticatory system. **Odontol Review**, v.27, p.245—256, 1976.

RAYNE, J.; CRAWFORD, G.N.C. The relationship between fibre length muscle excursion and jaw movements in the rat. **Arch Oral Biol**, v.17, p.859, 1972.

REIK JR., L.; HALE, M. The temporomandibular joint pain-dysfunction syndrome: a frequent cause of headache. **Headache**, v.21, n.4, p.151-156, 1981.

REN, Y.F.; ISBERG, A. Tinnitus in patients with temporomandibular joint internal derangement. **Cranio**, v.13, n.2, p.75-80, 1995.

REN, Y.F.; ISBERG, A.; WESETESSEN, P.L. Steepness of the articular eminence in the temporomandibular joint. **Oral Surg**, v.80, p.258-266, 1995.

RICHARDS, L.C.; BROWN, T. Dental attrition and degenerative arthritis of the temporomandibular joint. **J Oral Rehabil**, v.8, p.293-307, 1981.

ROBERTS, C.A.; TALLENTS, R.H.; ESPELAND, M.A.; HANDELMAN, S.L.; KATZBERG, R.W. Mandibular range of motion versus arthrographic diagnosis of the temporomandibular joint. **Oral Surg Oral Med Oral Pathol Oral Radiol Endod**, v.60, n.3, p.244-251, 1985.

RONQUILLO, H.I. *et al*. Comparison of internal derangements with condyle-fossa relationship, horizontal and vertical overlap, and angle class. **Craniomandibular Disord Facial Oral Pain**, v.2, n.137, 1988.

RUBENSTEIN, B.; CARLSSON, G.P. Effects of stomatognathic treatment of tinnitus: a retrospective study. **J Craniomandibular Pract**, v.5, p.254-259, 1987.

RUBINSTEIN, B.; AXELSSON, A.; CARLSSON, G.E. Prevalence of signs and symptoms of craniomandibular disorders in tinnitus patients. **J Craniomandibular Disord**, v.4, n.3, p.186-192, 1990.

RUGH, J.D.; HATCH, J.P. The effects of psychological stress on electromyographic activity and negative affect in ambulatory tension-type headache patients. **Headache**, v.30, p.216-219, 1990.

RULL, M. Calcium-crystal diseases and miscellaneous crystals. **Curr Opin Rheumatol**, v.9, p.274, 1997.

SADOWSKY, C.; BEGOLE, E.A. Long-term status of temporomandibular joint function and functional occlusion after orthodontic treatment. **Am J Orthod Dentofacial Orthop**, v.78, n.2, p.201-212, 1980.

SADOWSKY, C.; POISON, A.M. Temporomandibular disorders and functional occlusion after orthodontic treatment: results of two long-term studies. **Am J Orthod Dentofacial Orthop**, v.86, n.5, p.386-390, 1984.

SADOWSKY, C.; THEISEN, T.A. Orthodontic treatment and temporomandibular joint sounds-a longitudinal study. **Am J Orthod Dentofacial Orthop**, v.99, n.5, p.441-447, 1991.

SAKKAS, U.; PLATSOUCAS, C.D. Immunopathogenesis of juvenile rheumatoid arthritis: role of T cells and MHC. **Immunol Res**, v.14, p.218, 1995.

SARNAT, B.G.; LASKIN, D.M. Surgery of the temporomandibular joint. *In*: SARNAT, B.G.; LASKIN, D.M. (Eds.) **The temporomandibular joint. A biological basis for clinical practice**. 4.ed. Philadelphia: W.B. Saunders, 1991.

SASSOUNI, V. A classification of skeletal facial types. **Am J Orthod Dentofacial Orthop**, v.55, p.109, 1969.

SCHIFFMAN, E.L.; FRICTON, J.R.; HALEY, D. The relationship of occlusion, parafunctional habits and recent life events to mandibular dysfunction in a non-patient population. **J Oral Rehabil**, v.19, p.201-223, 1992.

SCHOKKER, R.F.; HANSSON, T.L.; ANSINK, B.J. Craniomandibular disorders in patients with different types of headache. **J Craniomandibular Disord**, v.4, n.1, p.47-51, 1990.

SCHOKKER, R.P.; HANSSON, T.L.; ANSINK, B.J. The result of treatment of the masticatory system of chronic headache patients. **J Craniomandibular Disord**, v.4, n.2, p.126-130, 1990.

SCHWARTZ, L.L. A temporomandibular joint pain-dysfunction syndrome. **J Chron Dis**, v.3, p.284, 1956.

SCULLY, C.; CAWSON, R.A. **Medical problems in dentistry**. Bristol: Wright PSG, 1982.

SEALS JR., R.R.; MORROW, R.M.; KUEBKER, W.A.; FARNEY, W.D. An evaluation of mouthguard programs in Texas high school football. **J Am Dent Assoc**, v.110, n.6, p.904-909, 1985.

SELIGMAN, D.A.; PULLINGER, A.G. Association of occlusal variables among refined TM patient diagnostic groups. **J Craniomandibular Disord**, v.3, n.4, p.227-236, 1989.

SELYE, H. **Stress without distress**. Philadelphia: JB Lippincott, 1974.

SHAW, R.M.; MOLYNEUX, G.S. The effects of induced dental malocclusion on the fibrocartilage disc of the adult rabbit temporomandibular joint. **Arch Oral Biol**, v.38, p.415-422, 1993.
SICUTERI, F. Migraine, a central biochemical dysnociception. **Headache**, v.16, p.145-159, 1976.
SIGAL, L.H. Lyme disease: a review of aspects of its immunology and immunopathogenesis. **Ann Rev Immunol**, v.15, p.63, 1997.
SIMONS, D.G.; TRAVELL, J. Myofascial trigger points, a possible explanation. **Pain**, v.10, n.1, 1981.
SINN, D.P.; ASSIS, E.A de. Throckmorton GS: Mandibular excursions and maximum bite forces in patients with temporomandibular joint disorders. **J Oral Maxillofac Surg**, v.54, n.6, 1996.
SKOLNICK, J.; IRANPOUR, B.; WESTESSON, P.L.; ADAIR, S. Prepubertal trauma and mandibular asymmetry in orthognathic surgery and orthodontic patients. **Am J Orthod Dentofacial Orthop**, v.105, p.73-77, 1994.
SMITH, A.M. The coactivation of antagonist muscles. **Can J Physiol Pharmacol**, v.159, 1981.
SMITH, D.M. **A numerical model of temporomandibular joint loading**. Buffalo, 1984. (M.S. thesis), State University of New York.
SMITH, D.M.; McLACHLAN, K.R.; McCALL, W.D. A numerical model of temporomandibular joint loading. **J Dent Res**, v.65, p.1046, 1986.
SMITH, R.J. Mandibular biomechanics and temporomandibular joint function in primates. **Am J Phys Anthrop**, v.49, p.341, 1978.
SOLBERG, W.K.; BIBB, C.A.; NORDSTROM, B.B.; HANSSON, T.L. Malocclusion associated with temporomandibular joint changes in young adults at autopsy. **Am J Orthod Dentofacial Orthop**, v.89, n.4, 1986.
SOLBERG, W.K.; HANSSON, T.L.; NORDSTROM, B. The temporomandibular joint in young adults at autopsy: a morphologic classification and evaluation. **J Oral Rehabil**, v.2, n.4, 1985.
SOLBERG, W.K.; BIBB, C.A.; NORDSTROM, B.B.; HANSSON, T.L. Malocclusion associated with temporomandibular joint changes in young adults at autopsy. **Am J Orthod Dentofacial Orthop**, v.89, 1986.
SOLBERG, W.K.; HANSSON, T.L.; NORDSTROM, B.B. The temporomandibular joint in young adults at autopsy: A morphologic classification and evaluation. **J Oral Rehabil**, v.12, 1985.
SOLBERG, W.K. Temporomandibular disorders: clinical significance of TMJ changes. **Br Dent J**, v.160, 1986.
STEELE, J.G.; LAMEY, P.J.; SHARKEY, S.W.; SMITH, G.M. Occlusal abnormalities, pericranial muscle and joint tenderness and tooth wear in a group of migraine patients. **J Oral Rehabil**, v.18, n.5, 1991.
STEGENGA, B.; DE BONT, L.A.; BOERING, A.; VAN, W.J.D. Tissue responses to degenerative changes in the temporomandibular joint: a review. **J Oral Maxillofac Surg**, v.49, n.10, 1991.
STEGENGA, B.; DE BONT, L.G.; BOERING, G. Osteoarthrosis as the cause of craniomandibular pain and dysfunction: a unifying concept. **J Oral Maxillofac Surg**, v.47, n.3, 1989.
STEMBACH, R.A. Pain and "hassles" in the United States: findings of the nuprin pain report. **Pain**, v.27, n.1, p.69-80, 1986.
STERN, J.T. Biomechanical significance of the instantaneous center of rotation: the human temporomandibular joint. **J Biomech**, v.7, p.109, 1974.
STERNBACH, R.A. Survey of pain in the United States: the nuprin pain report. **Clin Pain**, v.2, p.49-53, 1986.
STOHLER, C.; YAMADA, Y.; ASH, M.M. Antagonistic muscle stiffness and associated reflex behaviour in the pain-dysfunctional state. **Helv Odont Acta**, v.29, p.719-726, 1985.
STOHLER, C.S.; ASH, M.M. Excitatory response of jaw elevators associated with sudden discomfort during chewing. **J Oral Rehabil**, v.3, n.3, p.225-233, 1986.
STOHLER, C.S.; ASHTON-MILLER, J.A.; CARLSON, D.S. The effects of pain from the mandibular joint and muscles on masticatory motor behavior in man. **Arch Oral Biol**, v.33, n.3, p.175-182, 1988.
STOHLER, C.S. Clinical perspectives on masticatory and related muscle disorders. In: SESSLE, B.J.; BRYANT, P.S.; DIONNE, R.A. (Ed.) Progress in pain research and management. v.4, **Temporomandibular disorders and related pain conditions**. Seattle: IASP Press, 1995, p.3-29.
STRINGERT, H.G.; WORMS, F.W. Variations in skeletal and dental patterns in patients with structural and functional alterations of the temporomandibular joint: a preliminary report. **Am J Orthod Dentofacial Orthop**, v.89, n.4, p.285-297, 1986.
SVANBERG, G.; LINDHE, J. Experimental tooth hypermobility in the dog: a methodologic study. **Odontol Rev**, v.24, p.269, 1973.
SYRJIINEEN, S.M. The temporomandibular joint in rheumatoid arthritis. **Acta Radiol**, [Diagn], v.26, 1985.
SZABO, T.J. et al. Human occupant kinematic response to low speed rear-end impacts. In: **Society of Auto-motive Engineers: occupant containment and methods of assessing occupant protection in the crash environment**. Warrendale: SAE, 1994. SP-1045.
TALLENTS, R.H.; HATALA, M.; KATZBERG, R.W.; WESTESSON, P.L. Temporomandibular joint sounds in asymptomatic volunteers. **J Prosthet Dent**, v.69, p.298-304, 1993.
TANAKA, T.T. **Head, neck and TMD management**. 4.ed. San Diego: Clinical Research Foundation, 1989.
TARDIEU, C.; TABARY, J.C.; TARDIEU, G.; TABARY, C. Adaptation of sarcomere numbers to the length imposed on the muscle. **Acta Physiol Sci**, v.24, p.99, 1981.
TAUSCHKE, E.; MERSKEY, H.; HELMES, E. Psychological defense mechanisms in patients with pain. **Pain**, v.40, n.2, p.161-170, 1990.
TEGELBERG, A.; KOPP, S.; HUDDENIUS, K.; FORSSMAN, L. Relationship between disorder in the stomatognathic system and general joint involvement in individuals with rheumatoid arthritis. **Acta Odontol Scand**, v.45, 1987.
THILANDER, E. Temporomandibular joint problems in children. In: CARLSON, D.S.; McNAMARA, J.A.; RIBBENS, K.A. (Eds.) **Developmental aspects of temporomandibular joint disorders**. Ann Arbor: University of Michigan Press, 1985. p.89.
THROCKMORTON, G.S.; FINN, R.A.; BELL, W.H. Biomechanics of differences in lower facial height. **Am J Orthod Dentofacial Orthop**, v.77, p.410, 1980.
TRAVELL, J.G.; SIMMONS, D.G. **Myofascial pain and dysfunction, the trigger point manual**. The upper extremities. Baltimore: Williams &Wilkins, 1983. p.114-143.
TRAVELL, J. Introductory comments. In: RAGAN, C. (Ed.) **Connective tissues: transactions of the fifth conference**. New York: Josiah Macy Jr, 1954. p.12-22.
TRAVELL, J.G.; RINZLER, S.; HERMAN, M. Pain and disability of the shoulder and arm. **J Am Med Assoc**, v.120, p.417, 1942.
TRAVELL, J.G.; RINZLER, S.H. The myofascial genesis of pain. **Posterad Med**, v.11, p.425-434, 1952.
TSOLKA, P.; WALTER, J.D.; WILSON, R.F.; PREISKEL, H.W. Occlusal variables, bruxism and temporomandibular disorder: a clinical and kinesiographic assessment. **J Oral Rehabil**, v.122, p.849-956, 1995.
TZAKIS, M.G.; DAHLSTROM, L.; HARALDSON, T. Evaluation of masticatory function before and after treatment in patients with craniomandibular disorders. **J Craniomandibular Disord Facial Oral Pain**, v.6, p.267-272, 1992.
VALLERAND, W.P.; HALL, M.B. Improvement in myofascial pain and headaches following TMJ surgery. **J Craniomandibular Disord**, v.5, n.3, p.197-204, 1991.
VALLON, D.; BKBERG, B.C.; NILNER, M.; KOPP, S. Occlusal adjustment in patients with craniomandibular disorders including headaches. **Acta Odontol Scand**, v.53, p.55-59, 1995.
VALLON, D.; BKBERG, B.C.; NILNER, M.; KOPP, S. Short-term effect of occlusal adjustment on craniomandibular disorders including headaches. **Acta Odontol Scand**, v.49, n.2, p.89-96, 1991.
VAN BOXTEL, A.; GOUDSWAARD, P.; JANSSEN, K. Absolute and proportional resting EMG levels in muscle contraction and migraine headache patients. **Headache**, v.23, n.5, p.215-222, 1983.
VERNON, J.; GRIEST, S.; PRESS, L. Attributes of tinnitus that may predict temporomandibular joint dysfunction. **J Craniomandibular Pract**, v.10, p.282, 1992.

WADHWA, L.; UTREJA, A.; TEWARI, A. A study of clinical signs and symptoms of temporomandibular dysfunction in subjects with normal occlusion, untreated, and treated malocclusions. **Am J Orthod Dentofacial Orthop**, v.103, p.54-61, 1993.
WAITE, P.D. Evaluation of 49 mitral valve prolapse patients for maxillofacial skeletal deformities and temporomandibular joint dysfunction. **Oral Surg Oral Med Oral Pathol Oral Radiol Endod**, v.162, n.5, p.496-499, 1986.
WALKER, A.C. Functional anatomy of oral tissues. In: SWEENERY, E.A.; CAPUCCINO, C.C.; MELFER, S.M. (Eds.) **Textbook of oral Biology**. Philadelphia: W.B. Saunders, 1978. p.277.
WANMAN, A.; AGERBERG, G. Recurrent headaches and craniomandibular disorders in adolescents: a longitudinal study. **J Craniomandibular Disord**, v.1, n.4, p.229-236, 1987.
WARDROP, R.W.; HAILES, J.; BURGER, H.; READE, C. Oral discomfort at menopause. **Oral Surg**, v.67, p.535, 1989.
WEIJS, W.A.; HILLEN, B. The relationship between the physiological cross-section of the human jaw muscles and their cross-sectional area in computer tomograms. **Acta Anat**, v.118, p.129, 1984.
WEIJS, W.A.; VAN DER WIELEN-DRENT, T.K. The relationship between sarcomere length and activation pattern in the rabbit masseter. **Arch Oral Biol**, v.28, p.307, 1983.
WEINBERG, S.; LAPOINTE, H. Cervical extension-flexion injury (whiplash) and internal derangement of the temporomandibular joint. **J Oral Maxillofac Surg**, v.45, p.8, 1987.
WESTESSON, P.L.; BRONSTEIN, S.L.; LIEDBERG, J. Internal. derangement. of the temporomandibular joint: Morphologic description with correlation to joint function. **Oral Surg Oral Med Oral Pathol Oral Radiol Endod**, v.59, n.4, p.323-331, 1985.
WESTLING, L.; CARLSSON, G.E.; HELKIMO, M. Background factors in craniomandibular disorders with special reference to general joint hypermobility, parafunction, and trauma. **J Craniomandibular Disord**, v.4, n.2, p.89-98, 1990.
WESTLING, L.; MATTIASSON, A. General joint hypermobility and temporomandibular joint derangement in adolescents. **Ann Rheum Dis**, v.51, p.87-90, 1992.
WESTLING, L. Craniomandibular disorders and general joint mobility. **Acta Odontol Scand**, v.47, p.293, 1989.
WILKES, C. Arthrography of the temporomandibular joint in patients with the TMJ pain dysfunction syndrome. **Minn Med**, v.61, p.645-652, 1978.
WILKINSON, T.M. The relationship between the disk and the lateral pterygoid muscle in the human temporomandibular joint. **J Prosthet Dent**, v.60, p.715-724, 1988.
WILLIAMS, P.E.; GOLDSPINK, G. Longitudinal growth of striated muscle fibers. **J Cell Sci**, v.9, p.751. 1971.
WILLIAMS, P.E.; GOLDSPINK, G. Changes in sarcomere length and physiological propenies in immobilized muscle. **J Anal**, v.127, p.459, 1978.
WILLIAMSON, E.H.; SIMMONS, M.D. Mandibular asymmetry and its relation to pain dysfunction. **Am J Orthod Dentofacial Orthop**, v.76, n.6, p.612-617, 1979.
WILLIAMSON, E.H. Interrelationship of internal derangements of the temporomandibular joint, headache, vertigo, and tinnitus: a survey of 25 patients. **Cranio**, v.8, n.4, p.301-306, 1990.
WILSON, H.E. Extraction of second permanent molars in orthodontic treatment. **Orthodontist**, v.3, n.1, p.18-24, 1971.
WITZIG, J.W.; YERKES, I.M. Functional jaw orthopedics: mastering more technique. In: GELB, H. (Ed.) **Clinical management of head, neck and TMJ pain and dysfunction**. 2.ed. Philadelphia: W.B. Saunders, 1985. p.598-618.
WOLFE, F. et al. The American College of Rheumatology, 1990. Criteria for the classification of fibromyalgia. Report of the Multicenter Criteria Committee. **Arthritis Rheum**, v.33, n.2, p.160-172, 1990.
WOLFF, H.G. (Ed.) **Headache and other head pain**. New York: Oxford University Press, 1963.
WONGWATANA, A.; KRONMAN, J.H.; CLARK, R.E.; KABANI, S. Anatomic basis for disk displacement in temporomandibular joint (TMJ) dysfunction. **Am J Orthod Dentofacial Orthop**, v.105, p.257-264, 1994.
WOOD, N.; STANKLER, L. Psoriatic arthritis of the TMJ. **Br Dent J**, v.154, p.17-18, 1983.
WORTH, H.M. Radiology of the temporomandibular joint. In: ZARB, G.A.; CARLSSON, G.E. (Eds.) **Temporomandibular joint: function and dysfunction**. Copenhagen: Munksgaard, 1979.
WRIGHT JR., W.J. Temporomandibular disorders: occurrence of specific diagnoses and response to conservative management: clinical observations. **Cranio**, v.4, n.2, p.150-155, 1986.
YEM, R. A neurophysiological approach to the pathology and aetiology of temporomandibular dysfunction. **J Oral Rehabil**, v.2, n.4, p.343-353, 1985.
ZANDER, H.A.; MUHLEMANN, H.R. The effects of stress on the periodontal structures. **Oral Surg**, v.9, p.380-387, 1956.

CAPÍTULO IV

ALONSO RUIZ, A. et al. **Manual S.E.R. de las enfermedades reumáticas**. 3.ed. España: Médica Panamericana, 2000.
FRICTON, J.R. **Myofascial pain and fibromyalgia**. New York: Raven Press, 1992.
GAGE, J.P. Collagen biosynthesis related to temporomandibular joint clicking in childhood. **J Prosthet Dent**, v.53, n.5, p.714-717, 1985.
GERMAN, D.C.; HOLMES, E.W. Hyperuricemia and gout. **Med Clin North Am**, v.70, p.419, 1986.
GIUNTA, J.L.; KRONMAN, J.H. Orofacial involvement secondary to trapezius muscle trauma. **Oral Surg Oral Med Oral Pathol Oral Radiol Endod**, v.60, n.4, p.368-369, 1985.
GRENNAN, M. **Rheumatology**. London: Balliere's Concise Medical Textbooks, 1984. p.20-35.
GROSS, M. **Crystallographic antibodies**. Nature, v.373, n.1, p.5, 1995.
HANSSON, T.; ILNER, M. A study of the occurrence of symptoms of diseases of the temporomandibular joint, in masticatory musculature and related structures. **J Oral Rehabil**, v.2, p.313-324, 1975.
HARKINS, S.J.; MARTENEY, J.L. Extrinsic trauma: a significant precipitating factor in temporomandibular dysfunction. **J Prosthet Dent**, v.54, n.2, p.271-272, 1985.
HASEGAWA, S.; FLETCHER, C. Fibromatosis in the adult. **Adv Pathol**, v.9, p.259, p.61, 1996.
MALOGOLOWKIN, M.; ORTEGA, J.A. Rhabdomyosarcoma of childhood. **Pediatr Ann**, v.17, p.253, 1992.
HEIR, G.M.; BERETT, A.; WORTH, D.A. Diagnosis and management of TMJ involvement in ankylosing spondylitis. **J Craniomand Pract**, v.1, p.75-81, 1983.
HEISE, A.P.; LASKIN, D.M. Incidence of temporomandibular joint symptoms following whiplash injury. **J Oral Maxillofac Surg**, v.50, p.825, 1992.
HELMY, E.; BAYS, R.; SHARAWY, M. Osteoarthrosis of the temporomandibular joint following experimental disc perforation in Macaca fascicularis. **J Oral Maxillofac Surg**, v.46, n.11, p.979-990, 1988.
HOLUMLUND, A.B.; GYNTHER, G.W.; REINHOLT, F.P. Disk derangement and inflammatory changes in the posterior disk attachment of the temporomandibular joint. **Oral Surg**, v.73, p.9, 1992.
HYLANDER, W.L. Mechanical properties of food and recruitment of masseter force. **J Dent Res**, v.62, p.297, 1983.
KELLEY, W.N. **Medicina interna**. 2.ed. Buenos Aires: Panamericana, 1992.
KLIPPEL, J.H. et al. **Primer of the rheumatic diseases**. 11.ed. Atlanta, USA: Arthritis Foundation, 1997.
KONONEN, M. Craniomandibular disorders in psoriatic arthritis. Correlations between subjective symptoms, clinical signs and radiographic changes. **Acta Odontol Scand**, v.44, p.377-383, 1986.

KONONEN, M. Clinical signs of craniomandibular disorders in patients with psoriatic arthritis. **Scand J Dent Res**, v.95, p.340-346, 1987.
KRAUS, V.B. Pathogenesis and treatment of osteoarthritis. **Med Clin North Am**, v.81, p.85, 1997.
KREISBERG, M. Headache as a symptom of craniomandibular disorders. II. Management. **J Craniomand Pract**, v.4, p.220, 1986.
KUNDINGER, K.K. et al. An evaluation of temporomandibular joints and jaw muscles after orthodontic treatment involving premolar extractions. **Am J Orthod Dentofacial Orthop**, v.100, p.100-115, 1991.
LARHEIM, T.A.; HAANES, H.R. Micrognathia, TMJ changes and occlusion in juvenile rheumatoid arthritis of adolescents and adults. **Scand J Res**, v.89, p.329-338, 1981.
LARHEIM, T.A.; STORHAUG, K.; TVEITO, L. Temporomandibular joint involvement and dental occlusion in a group of adults with rheumatoid arthritis. **Acta Odontol Scand**, v.41, p.301-309, 1983.
LITTLE, J.W. Psoriatic arthritis of the TMJ. **Oral Surg**, v.53, p.351-357, 1987.
LUBSEN, C.C.; HANSSON, T.L.; NORDSTROM, B.B.; SOLBERG, W.K. Histomorphometric analysis of cartilage and subchondral bone in mandibular condyles of young adults at autopsy. **Arch Oral Biol**, v.30, p.129-136, 1985.
LUDER, H.U.; BOBST, P.; SCHROEDER, H.E. Histometric study of synovial cavity dimension of human temporomandibular joints with normal and anterior disc position. **J Orofacial Pain**, v.7, p.263-274, 1993.
MacCONALL, M.A.; BASMAJIAN, J.V. **Muscles and movements: a basis for human kinesiology**. Baltimore: Williams and Wilkins, 1969.
MARASA, P.K.; HAM, B.D. Case reports involving the treatment of children with chronic otitis media with effusion via craniomandibular methods. **J Craniomand Pract**, v.6, p.256-270, 1988.
OKESON, J.P. **Bell's orofacial pains**. 5.ed. Chicago: Quintessence, 1995.
PHILLIPS, P.E. Viral arthritis. **Curr Opin Rheumatol**, v.9, p.337, 1997.
PLUNKETT, G.A.; WEST, V.C. Systemic joint laxity and mandibular range of movement. **Cranio**, v.6, n.4, 1988.
PULLINGER, A.G.; SELIGMAN, D.A. Trauma history in diagnostic groups of temporomandibular disorders. **Oral Surg Oral Med Oral Pathol Oral Radiol Endod**, v.71, n.5, p.529-534, 1991.
REN, Y.F.; ISBERG, A. Tinnitus in patients with temporomandibular joint internal derangement. **Cranio**, v.13, n.2, p.75-80, 1995.
RIISE, C.; SHEIKHOLESLAM, A. The influence of experimental interfering occlusal contacts on the activity of the anterior temporal and masseter muscles during mastication. **J Oral Rehabil**, v.11, p.325-333, 1984.
RULL, M. Calcium-crystal diseases and miscellaneous crystals. **Curr Opin Rheumatol**, v.9, p.274, 1997.
SAKKAS, U.; PLATSOUCAS, C.D. Immunopathogenesis of juvenile rheumatoid arthritis: role of T cells and MHC. **Immunol Res**, v.14, p.218, 1995.
SALTER, R.B. **Trastornos y lesiones del sistema musculoesqueletico**. 3.ed. Barcelona: Masson, 2000.
SARNAT, B.G.; LASKIN, D.M. (Eds.) **The temporomandibular joint. A biological basis for clinical practice**. 4.ed. Philadelphia: W.B. Saunders, 1991.
SIGAL, L.H. Lyme disease: a review of aspects of its immunology and immunopathogenesis. **Ann Rev Immunol**, v.15, p.63, 1997.
SIMONS, D.G.; TRAVELL, J. Myofascial trigger points, a possible explanation. **Pain**, v.10, n.1, 1981.
SKOLNICK, J.; IRANPOUR, B.; WESTESSON, P.L.; ADAIR, S. Prepubertal trauma and mandibular asymmetry in orthognathic surgery and orthodontic patients. **Am J Orthod Dentofacial Orthop**, v.105, p.73-77, 1994.
SMITH, A.M. The coactivation of antagonist muscles. **Can J Physiol Pharmacol**, v.59, 1981.
STEGENGA, B.; DE BONT, L.; BOERING, A.; VAN, W.J.D. Tissue responses to degenerative changes in the temporomandibular joint: a review. **J Oral Maxillofac Surg**, v.49, n.10, 1991.
STEGENGA, B.; DE BONT, L.G.; BOERING, G. Osteoarthrosis as the cause of craniomandibular pain and dysfunction: a unifying concept. **J Oral Maxillofac Surg**, v.47, n.3, 1989.
STEMBACH, R.A. Pain and "hassles" in the United States: findings of the nuprin pain report. **Pain**, v.27, n.1, p.69-80, 1986.
STERN, J.T. Biomechanical significance of the instantaneous center of rotation: the human temporomandibular joint. **J Biomech**, v.7, p.109, 1974.
TRAVELL, J.G.; SIMONS, D.G. **Myofascial pain and dysfuntion. The trigger point manual**. Baltimore: Williams & Wilkins, 1992. v.1.
WEINBERG, S.; LAPOINTE, H. Cervical extension-flexion injury (whiplash) and internal derangement of the temporomandibular joint. **J Oral Maxillofac Surg**, v.45, n.8, 1987.
WOOD, N.; STANKLER, L. Psoriatic arthritis of the TMJ. **Br Dent J**, v.154, p.17-18, 1983.
ZOHN, D.A. **Musculoskeletal pain. Diagnosis and physical treatment**. 2.ed. Boston: Little, Brown & Co., 1988.

CAPÍTULO V

AGERBERG, G. Maximal mandibular movement in young men and women. **Swed Dent J**, v.67, 1974.
ALSAWAF, M.; GARLAPO, D.A.; GALE, E.N.; CARTER, M.J. The relationship between condylar guidance and temporomandibular joint clicking. **J Prosthet Dent**, v.61, 1989.
BELL, W.E. **Temporomandibular disorders**. 2.ed. Chicago: Year Book Medical Publishers, 1986.
BELL, W.E. **Temporomandibular disorders, classification, diagnosis, management**. 3.ed. Chicago: Year Book Medical Publishers, 1990.
BERRY, D.C.; YEMM, R. A further study of facial skin temperature in patients with mandibular dysfunction. **J Oral Rehabil**, n.3, 1974.
BERRY, D.C.; YEMM, R. Variations in skin temperature of the face in normal subjects and in patients with mandibular dysfunction. **Br J Oral Surg**, v.8, n.3, 1971.
BITLAR, G. et al. Range of jaw opening in an elderly non-patient population. **J Dent Res**, v.70, p.419, 1991 (abstract 1225).
BRANDFONBRENER, A.; LEDERMAN, R. (Eds.) **Textbook of performing arts medicine**. New York: Raven Press, 1991.
BRYANT, G.W. Myofascial pain dysfunction and viola playing. **Br Dent J**, v.166, n.9, 1989.
BURCH, J.G. Occlusion related to craniofacial pain. In: AILING, C.C.; MAHAN, P.E. (Eds.) **Facial pain**. 2.ed. Philadelphia: Lea & Febiger, 1977.
CARLSON, C.R.; OKESON, J.P.; PALACE, D.A.; NITZ, A.J.; CURRAN, S.L.; ANDERSON, D. Comparison of psychologic and physiologic functioning between patients with masticatory muscle pain and matched controls. **J Orofacial Pain**, v.7, n.1, 1993.
CHRISTIANSEN, E.L.; THOMPSON, J.R.; ZIMMERMAN, G.; ROBERTS, D.; HASSO, A.N.; KOPP, S. Computed tomography of condylar and articular disk positions within the temporomandibular joint. **Oral Surg Oral Med Oral Pathol Oral Radiol Endod**, v.64, n.6, 1987.
CHUN, D.S.; KOSKINEN-MOFFETT, L. Distress, jaw habits, and connective tissue laxity as predisposing factors to TMJ sounds in adolescents. **J Craniomandibular Disord**, v.4, n.3, 1990.
CLARK, G.T. Examining temporomandibular disorder patients for craniocervical dysfunction. **J Craniomandibular Pract**, v.2, n.1, 1983.
DE LEEUW, R.; BOERING, G.; STEGENGA, B.; DE BONT, L.G.M. TMJ articular disc position and configuration 30 years after initial diagnosis of internal derangement. **J Oral Maxillofac Surg**, v.53, 1995.

DEBOEVER, L.A.; ADRIAENS, P.A. Occlusal relationship in patients with pain-dysfunction symptoms in the temporomandibular joint. **J Oral Rehabil**, v.10, 1983.
DOLWICK, M.F.; SANDERS, B. **TMJ internal derangement and arthrosis**. St Louis: Mosby, 1985.
DRUM, R.K.; FORNADLEY, J.A.; SCHNAPF, D.J. Malignant lesions presenting as symptoms of craniomandibular dysfunction. **J Orofacial Pain**, v.7, 1993.
DURKIN, J.F. et al. Cartilage of the mandibular condyle. In: ZARB, G.A.; CARLSSON, G.E. (Eds.) **Temporomandibular joint: function and dysfunction**. St Louis: Mosby, 1979.
DYER, E.H. Importance of a stable maxillomandibular relation. **J Prosthet Dent**, v.30, n.3, 1973.
EAGLE, W.W. Elongated styloid process: symptoms and treatment. **Arch Otolaryngol**, v.67, 1958.
EGERMARK-ERIKSSON, L.; CARLSSON, G.E.; MAGNUSSON, T. A long-term epidemiologic study of the relationship between occlusal factors and mandibular dysfunction in children and adolescents. **J Dent Res**, v.66, n.1, 1987.
ELIASSON, S.; ISACSSON, G. Radiographic signs of temporomandibular disorders to predict outcome of treatment. **J Craniomandibular Disord Facial Oral Pain**, v.6, 1992.
FARRAR, W.E. Characteristics of the condylar path in internal derangements of the TMJ. **J Prosthet Dent**, v.41, n.5, p.548-555, May1979.
FRICTON, J.R.; NELSON, A.; MONSEIN, M.; IMPATH. Microcomputer assessment of behavioral and psychosocial factors in craniomandibular disorders. **Cranio**, v.5, n.4, 1987.
FROST, H.M. Musculoskeletal pains. In: AILING, C.C.; MAHAN, P.E. (Eds.) **Facial pain**. 2.ed. Philadelphia: Lea & Febiger, 1977.
GEERING, A.H. Occlusal interferences and functional disturbances of the masticatory system. **J Clin Periodontol**, v.1, n.2, 1974.
GELB, H. **New concepts in craniomandibular and chronic pain management**. Mosby: Wolfe, 1994.
GRATT, B.M.; SICKLES, E.A.; ROSS, J.B. Electronic thermography in the assessment of internal derangement of the temporomandibular joint: a pilot study. **Oral Surg Oral Med Oral Pathol Oral Radiol Endod**, v.71, n.3, 1991.
GRATT, B.M.; SICKLES, E.A. Thermographic characterization of the asymptomatic temporomandibular joint. **J Orofacial Pain**, v.7, p.7-14, 1993.
HALL, M.B.; GIBBS, C.C.; SCLAR, A.G. Association between the prominence of the articular eminence and displaced TMJ disks. **Cranio**, v.3, n.3, 1985.
HANSSON, T.; OBERG, T. Arthrosis and deviation in form in the temporomandibular joint: a macroscopic study on a human autopsy material. **Acta Odontol Scand**, v.35, n.3, 1977.
HARDISON, J.D.; OKESON, J.P. Comparison of three clinical techniques for evaluating joint sounds. **Cranio**, v.8, n.4, p.307-311, 1990.
HARRIS, S.A.; ROOD, J.P.; TESTA, H.J. Post-traumatic changes of the temporomandibular joint by bone scintilography. **Int J Oral Maxillofac Surg**, v.17, n.3, p. 173-176, 1988.
HATALA, M.; WESTESSON, P.L.; TALLENTS, R.H.; KATZBERG, R.W. TMJ disc displacement in asymptomatic volunteers detected by MR imaging. **J Dent Res**, v.70, p.278, 1991.
HATCHER, D.C. Craniofacial imaging. **J Calif Dent Assoc**, v.19, n.6, 1991.
HESSE, J.R.; NAEIJE, M.; HANSSON, T.L. Craniomandibular stiffness toward maximum mouth opening in healthy subjects: a clinical and experimental investigation. **J Craniomandibular Disord**, v.4, n.4, 1990.
HOFFMAN, D.C.; BERLINER, L.; MANZIONE, J.; SACCARO, R.; McGIVERN JR., B.E. Use of direct sagittal computed tomography in diagnosis and treatment of internal derangements of the temporomandibular joint. **J Am Dent Assoc**, v.113, n.3, 1986.
JOHANSSON, A.; KOPP, S.; HARALDSON, T. Reproducibility and variation of skin surface temperature over the temporomandibular joint and masseter muscle in normal individuals. **Acta Odontol Scand**, v.43, n.5, 1985.
JOHNSTONE, D.R.; TEMPLETON, M. The feasibility of palpating in the lateral pterygoid muscle. **J Prosthet Dent**, v.44, n.3, p.318-323, 1980.
KATZBERG, R.W.; WESTESSON, P.L.; TALLENTS, R.H.; DRAKE, C.M. Orthodontics and temporomandibular joint internal derangement. **Am J Orthod Dentofacial Orthop**, v.109, n.5, 1996.
KATZBERG, R.W.; WESTESSON, P.L.; TALLENTS, R.H.; DRAKE, C.M. Anatomic disorders of the temporomandibular joint disc in asymptomatic subjects. **J Oral Maxillofac Surg**, v.54, p.147-153, 1996.
KEELE, K.D. A physician looks at pain. In: WEISENBERG, M. (Ed.) **Pain: clinical and experimental perspectives**. St Louis, Mosby, 1975.
KELLEY, W.N. **Medicina interna I**. 2.ed. [S.l.]: Panamericana S.A., 1992.
KERSTEN, H.C.J. et al. Inclination of the temporomandibular joint articular eminence and anterior disc displacement. **J Oral Maxillofac Surg**, p.229, 1989.
KEUR, J.J.; CAMPBELL, J.P.; McCARTHY, J.F.; RALPH, W.J. The clinical significance of the elongated styloid process. **Oral Surg Oral Med Oral Pathol Oral Radiol Endod**, v.61, n.4, 1986.
KIRCOS, I.T.; ORTENDAHL, D.A.; HATTNER, R.S.; FAULKNER, D.; CHAFETZ, N.; TAYLOR, R.C. Emission imaging of patients with craniomandibular dysfunction. **Oral Surg Oral Med Oral Pathol Oral Radiol Endod**, v.65, n.2, 1988.
KIRCOS, L.T.; ORTENDAHL, D.A.; MARK, A.S.; ARAKAWA, M. Magnetic resonance imaging of the TMJ disc in asymptomatic volunteers. **J Oral Maxillofac Surg**, v.45, n.10, 1987.
KLIPPEL, J.H. **Primer on the rheumatic diseases**. 11.ed. Arthritis Foundation, 1997.
KNOERNSCHILD, K.L.; AQUILINO, S.A.; RUPRECHT, A. Transcranial radiography and linear tomography: a comparative study. **J Prosthet Dent**, v.66, n.2, 1991.
KROGH-POULSEN, W.G.; OLSSON, A. Management of the occlusion of the teeth. In: SCHWARTZ, L.; CHAYES, C.M. (Ed.) **Facial pain and mandibular dysfunction**. Philadelphia, W.B. Saunders, 1969.
LANDAY, M.A.; NAZIMOV, H.; SELTZER, S. The effects of excessive occlusal force on the pulp. **J Periodontol**, v.41, n.1, 1970.
LEVITT, S.R.; McKINNEY, M.W.; LUNDEEN, T.F. The TMJ Scale: cross-validation and reliability studies. **Cranio**, v.6, n.1, p.17-25, 1988.
LEVITT, S.R.; McKINNEY, M.W. Validating the TMJ Scale in a national sample of 10,000 patients: demographic and epidemiologic characteristics. **J Orofacial Pain**, v.8, n.1, p.25-35, 1994.
LIEBERMAN, M.A.; GAZIT, E.; FUCHS, C.; LILOS, P. Mandibular dysfunction in 10-18 year old school children as related to morphological malocclusion. **J Oral Rehabil**, v.12, n.3, 1985.
LOUS, I.; SHEIKOLESLAM, A.; MOILER, E. Postural activity in subjects with functional disorders of the chewing apparatus. **Scand J Dent Res**, v.78, n.5, p.404-410, 1970.
LOUS, L.; SHEIKOLESLAM, A.; MOILER, E. Muscle hyperactivity in subjects with functional disorders of the chewing apparatus. **Scand J Dent Res**, v.78, 1970.
LUND, J.P.; DONGA, R.; WIDMER, C.G.; STOHLER, C.S. The pain-adaptation model: a discussion of the relationship between chronic musculoskeletal pain and motor activity. **Can J Physiol Pharmacol**, v.69, 1991.
LUND, J.P.; WIDMER, C.G.; FEINE, J.S. Validity of diagnostic and monitoring tests used for temporomandibular disorders. **J Dent Res**, v.74, n.4, p.1133-1143, 1995.
LUND, J.P.; WIDMER, C.G. An evaluation of the use of surface electromyography in the diagnosis, documentation, and treatment of dental patients. **J Craniomandibular Disord Facial Oral Pain**, v.3, 1988.
LYDIATT, D.; KAPLAN, P.; SLEDER, P. Morbidity associated with temporomandibular joint arthrography in clinically normal joints. **J Oral Maxillofac Surg**, v.44, n.1, p.8-10, 1986.

MAJEWSKI, R.P.; GALE, E.N. Electromyographic activity of anterior temporal area pain patients and non-pain subjects. **J Dent Res**, v.63, 1984.

MANCO, L.G.; MESSING, S.G. Splint therapy evaluation with direct sagittal computed tomography. **Oral Surg Oral Med Oral Pathol Oral Radiol Endod**, v.61, n.1, p.5-11, 1986.

MARBACH, L.L.; RAPHAEL, K.G.; DOHRENWEND, B.P.; LENNON, M.C. The validity of tooth grinding measures: etiology of pain dysfunction syndrome revisited. **J Am Dent Assoc**, v.120, 1990.

McCARROLL, R.S.; HESSE, J.R.; NAEIJE, M.; YOON, C.K.; HANSSON, T.L. Mandibular border positions and their relationships with peripheral joint mobility. **J Oral Rehabil**, v.14, n.2, p.125-131, 1987.

McNAMARA, D. Variance of occlusal support in temporomandibular pain-dysfunction patients. **J Dent Res**, v.61, p.350, 1982.

McNAMARA, J.A.; SELIGMAN, D.A.; OKESON, J.P. Occlusion, orthodontic treatment, and temporomandibular disorders: a review. **J Orofacial Pain**, v.9, p.73-90, 1995.

MENSE, S. Considerations concerning the neurobiological basis of muscle pain. **Can J Physiol Pharmacol**, v.69, n.5, p.610-616, 1991.

MENSE, S. Nociception from skeletal muscle in relation to clinical muscle pain. **Pain**, v.54, n.3, p.241-289, 1993.

MILLER, S.C. **Textbook of periodontia**. Philadelphia: Blakistonis Son & Co., 1938.

MINAGI, S.; WATANABE, H.; SATO, T.; TSURU, H. Relationship between balancing-side occlusal contact patterns and temporomandibular joint sounds in humans: proposition of the concept of balancing-side protection. **J Craniomandibular Disord**, v.4, n.4, 1990.

MOHL, N.D. Reliability and validity of diagnostic modalities for temporomandibular disorders. **Adv Dent Res**, v.7, n.2, p.113-119, 1993.

MOLDOFSKY, H.; SCARISBRICK, P.; ENGLAND, R.; SMYTHE, H. Musculosketal symptoms and non-REM sleep disturbance in patients with fibrositis syndrome and healthy subjects. **Psychosom Med**, v.37, n.4, p.341-351, 1975.

MOLDOFSKY, H.; SCARISBRICK, P. Induction of neurasthenic musculoskeletal pain syndrome by selective sleep stage deprivation. **Psychosom Med**, v.38, n.1, p.35-44, 1976.

MOLONY, R.R.; Mac PEEK, D.M.; SCHIFFMAN, P.L.; FRANK, M.; NEUBAUER, J.A.; SCHWARTZBERG, M.; SEIBOLD, J.R. Sleep, sleep apnea and the fibromyalgia syndrome. **J Rheumatol**, v.13, n.4, p.797-800, 1986.

MOODY, P.M.; CALHOUN, T.C.; OKESON, J.P.; KEMPER, J.T. Stress-pain relationship in MPD syndrome patients and non-MPD syndrome patients. **J Prosthet Dent**, v.45, n.1, 1981.

MOORE, J.B.; CHOE, K.A.; BURKE, R.H.; DI STEFANO, G.R. Coronal and sagittal TMJ meniscus position in asymptomatic subjects by MRI. **J Oral Maxillofac Surg**, v.47 (suppl. 1), 1989.

MOSES, A.J. **Controversy in temporomandibular disorders: clinicians guide to critical thinking**. Chicago: Futa Book Publishers, 1997.

MUTO, T.; KOHARA, M.; KANAZAWA, M.; KAWAKAMI, J. The position of the mandibular condyle at maximal mouth opening in normal subjects. **J Oral Maxillofac Surg**, v.52, n.12, 1994.

OBERG, T.; CARLSSON, G.E.; FAJERS, C.M. The temporomandibular joint: a morphologic study on a human autopsy material. **Acta Odontol Scand**, v.29, n.3, 1971.

OBERG, T.; CARLSSON, G.E. Macroscopic and microscopic anatomy of the temporomandibular joint. In: ZARB, G.A.; CARLSSON, G.E. (Ed.) **Temporomandibular joint: function and dysfunction**. St Louis: Mosby, 1979.

OBWEGESER, H.L.; FARMAND, M.; AL-MAJALI, F.; ENGELKE, W. Findings of mandibular movement and the position of the mandibular condyles during maximal mouth opening. **Oral Surg Oral Med Oral Pathol Oral Radiol Endod**, v.63, n.5, 1987.

OKESON, J.P. Occlusion and functional disorders of the masticatory system. **Dent Clin North Am**, v.39, n.2, p.285-300, 1995.

OKESON, J.P. (Ed.) **Orofacial pain: guidelines for classification, assessment, and management**. 3.ed. Chicago: Quintessence, 1996.

OKESON, J.P.; DICKSON, J.L.; KEMPER, J.T. The influence of assisted mandibular movement on the incidence of nonworking tooth contact. **J Prosthet Dent**, v.48, n.2, 1982.

OKESON, J.P. **Bell's orofacial pains**. 5.ed. Chicago, Quintessence, 1995. p.147-150.

OLTJEN, J.M.; GOLDREICH, H.N.; RUGH, J.D. Masseter surface EMG levels in overweight and normal subjects. **J Dent Res**, v.69, p.149, 1990.

OLTJEN, J.M.; PALLA, S.; RUGH, J.D. Evaluation of an invisible UV ink for EMG surface electrode placement repeatability. **J Dent Res**, v.70, p.513, 1991.

PAZ, M.E.; CARTER, L.C.; WESTESSON, P.L.; KATZBERG, R.W.; TALLENTS, R.; SUBTELNY, J.D.; GOLDIN, B. CT density of the TMJ disk: correlation with histologic observations of hyalinization, metaplastic cartilage, and calcification in autopsy specimens. **Am J Orthod Dentofacial Orthop**, v.98, n.4, p.354-357, 1990.

POSSELT, U. Studies in the mobility of the human mandible. **Acta Odontol Scand**, v.10, (suppl) 19, 1952.

PULLINGER, A.G.; SELIGMAN, D.A.; GORNBEIN, J.A. A multiple logistic regression analysis of the risk and relative odds of temporomandibular disorders as a function of common occlusal features. **J Dent Res**, v.72, n.6, p.968-979, 1993.

PULLINGER, A.G.; SELIGMAN, D.A. The degree to which attrition characterizes differentiated patient groups of temporomandibular disorders. **J Orofacial Pain**, v.7, n.2, 1993.

RAMFJORD, S. Bruxism: a clinical and electromyographic study. **J Am Dent Assoc**, v.62, p.21-28, 1961.

RAMFJORD, S.F.; ASH, M.M. **Occlusion**. 3.ed. Philadelphia: W.B. Saunders, 1983.

REN, Y.F.; ISBERG, A.; WESETESSEN, P.L. Steepness of the articular eminence in the temporomandibular joint. **Oral Surg**, v.80, 1995.

RICKETTS, R.M. Clinical interferences and functional disturbances of the masticatory system. **Am J Orthod Dentofacial Orthop**, v.52, 1966.

RIEDER, C. The prevalence and magnitude of mandibular displacement in a survey population. **J Prosthet Dent**, v.39, 1978.

ROBERTS, C.; KATZBERG, R.W.; TALLENTS, R.H.; ESPELAND, M.A.; HANDELMAN S.I. The clinical predictability of internal derangements of the temporomandibular joint. **Oral Surg Oral Med Oral Pathol Oral Radiol Endod**, v.171, n.4, p.41, 1991.

ROHRER, F.A.; PALLA, S.; ENGELKE, W. Condylar movements in clicking joints before and after arthrography. **J Oral Rehabil**, v.18, n.2, 1991.

RUGH, J.D.; DAVIS, S.E. Accuracy of diagnosing MPD using electromyography. **J Dent Res**, v.69, p.273, 1990.

RUGH, J.D.; KATZ, J.O. The effect of verbal instruction on identification of balancing contacts. **J Dent Res**, v.65, p.189, 1986.

RUGH, J.D.; SANTOS, J.A.; HARLAN, J.A.; LJATCH, J.P. Distribution of surface EMG activity over the masseter muscle. **J Dent Res**, v.67, 1988.

SCHIFFMAN, E.L.; ANDERSON, G.C.; FRICTON, J.R.; LINDGREN, B.R. The relationship between level of mandibular pain and dysfunction and stage of temporomandibular joint internal derangement. **J Dent Res**, v.71, 1992.

SCHWARTZ, L.; CHAYES, C.M. The history and clinical examinations. In: SCHWARTZ, L.; CHAYES, C.M. (Ed.) **Facial pain and mandibular dysfunction**. Philadelphia: WB Saunders, 1969.

SELIGMAN, D.A.; PULLINGER, A.G.; SOLBERG, W.K. The prevalence of dental attrition and its association with factors of age, gender, occlusion, and TM1 symptomatology. **J Dent Res**, v.67, n.10, 1988.

SOLBERG, W. **Occlusion-related pathosis and its clinical evaluation in Clinical dentistry**. v.2. New York: Harper & Row, 1976.

STEED, P.A. The utilization of contact liquid crystal thermography in the evaluation of temporomandibular dysfunction. **Cranio**, v.9, n.2, 1991.

STEGENGA, B.; DE BONT, L.G.; BOERING, G.; VAN WILLIGEN, J.D. Tissue responses to degenerative changes in the temporomandibular joint: a review. **J Oral Maxillofac Surg**, v.49, n.10, 1991.
SWERDLOW, B.; DIETER, I.N. An evaluation of the sensitivity and specificity of medical thermography for the documentation of myofascial trigger points. **Pain**, v.48, n.2, 1992.
TALLENTS, R.H. et al. Temporomandibular joint sounds in normal volunteers. **J Dent Res**, v.70 (special issue), p.371, 1991.
THEUSNER, J.; PLESH, O.; CURTIS, D.A.; HUTTON, J.E. Axiographic tracings of temporomandibular joint movements. **J Prosthet Dent**, v.69, n.2, 1993.
THOMAS, C.A.; OKESON, J.P. Evaluation of lateral pterygoid muscle symptoms using a common palpation technique and a method of functional manipulation. **Cranio**, v.5, n.2, p.125-129, 1987.
TOLLER, P.A. Osteoarthrosis of the mandibular condyle. **Br Dent J**, v.134, n.6, 1973.
TOOLSON, G.A.; SADOWSKY, C. An evaluation of the relationship between temporomandibular joint sounds and mandibular movements. **J Craniomandibular Disord**, v.5, n.3, 1991.
TRAVELL, J.G.; RINZLER, S.H. The myofascial genesis of pain. **Postgrad Med J**, v.11, p.425-434, 1952.
TRAVELL, J.G.; SIMONS, D.G. **Myofascial pain and dysfunction: the trigger point manual. The upper extremities**. v.1., Baltimore: Williams & Wilkins, 1983.
TSOLKA, D.; PREISKEL, H.W. Kinesiographic and electromyographic assessment of the effects of occlusal adjustment therapy on craniomandibular disorders, by a double-blind method. **J Prosthet Dent**, v.69, n.1, p.85-92, Jan. 1993.
TURK, D.C.; RUDY, T.E. Toward a comprehensive assessment of chronic pain patients: a multiaxial approach. **Behav Res Ther**, v.25, 1987.
VAN DER KUIJL, B.; VENCKEN, L.M.; DE BONT, L.G.; BOERING, G. Temporomandibular joint direct sagittal computed tomography: evaluation of image-processing modalities. **J Prosthet Dent**, v.64, p.589-595, 1990.
VANDERAS, A.P. Mandibular movements and their relationship to age and body weight in children with or without clinical signs of craniomandibular dysfunction. IV. **J Dent Child**, v.59, 1992.
WATT-SMITH, S.; SADLER, A.; BADDELEY, H.; RENTON, P. Comparison of arthrotomographic and magnetic resonance images of 50 temporomandibular joints with operative findings. **Br J Oral Maxillofac Surg**, v.31, n.3, 1993.
WEINBERG, L.A. Role of condylar position in TMJ dysfunction-pain syndrome. **J Prosthet Dent**, v.41, n.6, 1979.
WEINBERG, L.A. The etiology, diagnosis, and treatment of TMJ dysfunction-pain syndrome. Treatment. **J Prosthet Dent**, v.43, n.2, 1980.
WESTESSON, P.I.; ERIKSSON, I.; KURITA, K. Rehability of a negative clinical temporomandibular joint examination: prevalence of disk displacement in asymptomatic temporomandibular joints. **Oral Surg Oral Med Oral Pathol Oral Radiol Endod**, v.68, 1989.
WIDMER, C.G.; LUND, J.P.; FEINE, J.S. Evaluation of diagnostic tests for TMD. **J Calif Dent Assoc**, v.18, n.3, p.53-60, 1990.
WIDMER, C.G. Temporomandibular joint sounds: a critique of techniques for recording and analysis. **J Craniomandibular Disord**, v.3, n.4, 1989.
WILK, R.M.; HARMS, S.E.; WOLFORD, L.M. Magnetic resonance imaging of the temporomandibular joint using a surface coil. **J Oral Maxillofac Surg**, v.44, n.12, 1986.
WILLIAMSON, E.H.; LUNDQUIST, D.O. Anterior guidance: its effect on electromyographic activity of the temporal and masseter muscles. **J Prosthet Dent**, v.49, n.6, p.816-823, 1983.
WORTH, H.M. Radiology of the temporomandibular joint. In: ZARB, G.A.; CARLSSON, G.E. (Eds.) **Temporomandibular joint: function and dysfunction**. St Louis: Mosby, 1979.
YEMM, R. A neurophysiological approach to the pathology and aetiology of temporomandibular dysfunction. **J Oral Rehabil**, v.12, n.4, 1985.

CAPÍTULO VI

BEAN, L.R.; OMNELL, K.A.; OBERG, T. Comparison between radiologic observations and macroscopic tissue changes in temporomandibular joints. **Dentomaxillofac Radiol**, v.6, n.2, 1977.
BEAN, L et al. The transmaxillary projection in temporomandibular joint radiography, **Dentomaxillofac Radiol**, v.6, p.90, 1975.
BEZUUR, I.N.; HABETS, L.; HANSSON, T. The recognition of craniomandibular disorders – a comparison between clinical, tomographical, and dental panoramic radiographical findings in thirty-one subjects. **J Oral Rehabil**, v.15, n.6, 1988.
BEZUUR, I.N.; HABETS, L.; JIMENEZ, L.V.; NAEIJE, M.; HANSSON, T.L. The recognition of craniomandibular disorders – a comparison between clinical and radiographic findings in eighty-nine subjects. **J Oral Rehabil**, v.15, n.3, 1988.
BEZUUR, I.N.; HABETS, L.; HANSSON, T.L. The recognition of craniomandibular disorders – a comparison between clinical, tomographical and dental panoramic radiographical findings in thirty-one subjects. **J Oral Rehabil**, v.15, p.549-,554, 1988.
BEZUUR, I.N. et al. The recognition of craniomandibular disorders – a comparison between clinical and radiographic findings in eighty-nine subjects. **J Oral Rehabil**, v.5, p.215-221, 1988.
BONNEAU, M.M. Radiographie simultanée de face des deux condyles du maxilaire inférieur. **Rev Stomatol**, v.60, p.413-416, 1959.
BRADER, A.C. The applications of the principles of cephalometrics laminography to studies of the frontal planes of the human head. **Am J Orthod Dentofacial Orthop**, v.35, p.249-268, 1949.
DE LEEUW, R.; BOERING, G.; STEGENGA, B.; DE BONT, L.G.M. Temporomandibular joint osteoarthrosis: clinical a n d radiographic characteristics 30 years after nonsurgical treatment: a preliminary report. **J Craniomandibular Pract**, v.11, 1993.
DELFINO, J.J.; EPPLEY, B.L. Radiographic and surgical evaluation of internal derangements of the temporomandibular joint. **J Oral Maxillofac Surg**, v.44, n.4, 1986.
DONLON, W.C.; MOON, K.L. Comparison of magnetic resonance imaging, arthrotomography and clinical and surgical findings in temporomandibular joint internal derangements. **Oral Surg Oral Med Oral Pathol Oral Radiol Endod**, v.64, n.1, 1987.
DOYON, D. et al. **Cahiers de radiologie**. Paris: Masson Ed., 1993.
DOYON. D. et al. **Cuadernos de radiologia**. Paris: Masson Ed., 1982.
HABETS, L.L.M.H.; BEZUUR, J.N.; NAEIJE, M.; HANSSON, T.L. The orthopantomogram, an aid in diagnosis of temporomandibular joint problems. The vertical symmetry. **J Oral Rehabil**, v.15, 1988.
LINBLÖM, G. Technique for roentgen-photographic registration of different condyle positions in the temporomandibular joint. **Dent Cosmos**, v.78, p.1227-1235, 1936.
LUDLOW, J.B.; NOLAN, P.J.; McNAMARA, J.A. Accuracy of measures of temporomandibular joint space and condylar position with three tomographic imaging techniques. **Oral Surg Oral Med Oral Pathol Oral Radiol Endod**, v.72, n.3, p.364-370, 1991.
MANZIONE, J.V.; KATZBERG, R.W.; MANZIONE, T.J. Internal derangements of the temporomandibular joint. Diagnosis by arthrography and computed tomography. **Int J Periodont Rest Dent**, v.4, n.4, 1984.
MANZIONE, J.V.; KATZBERG, R.W.; TALLENTS, R.H.; BESSETTE, R.W.; SANCHEZ-WOODWORTH, R.E.; COHENBD, M.D. Magnetic resonance imaging of the temporomandibular joint. **J Am Dent Assoc**, v.113, n.3, p.398-402, 1986.
MUIR, C.B.; GOSSAN. The radiologic morphology of asymptomatic temporomandibular joints. **Oral Surg Oral Med Oral Pathol Oral Radiol Endod**, v.70, n3, 1990.
PAJONI, D. **L'orthodontie française**. [S.I.]: SID Ed., 1993. v.4.

RICKETTS, R.M. Laminography in the diagnosis of temporomandibular joint disorders. **J Am Dent Assoc**, v.46, p.620-648, 1953.
RICKETTS, R.M. Variations of the temporomandibular joint as revealed by cephalometric laminography. **Am J Orthod Dentofacial Orthop**, v.36, p.877-898, 1950.
ROZENCWEIG, D.; GERDOLLE, D.; DELGOFFE, C. **Imaginerie de l'ATM**. Aide au diagnostic des troibles cranio-mandibulaires. Paris : Éditions CdP, 1995.
SARNAT, B.G.; LASKIN, D.M. **The temporomandibular joint. A biological basis for clinical practice**. 3.ed. USA: Charles C. Thomas. Pub., 1992.

CAPÍTULO VII

ATHANASION, A.E., MELSEN, B., MAUREAS, D., AND KIMMEL, F.P. Stomatognathic function of patients who seek orthognathic surgery to correct dentofacial deformities. **Int J Adult Orthod and Ortho Surg**, v.4, p.239-254, 1989.
BECHELLI, A. Gnatofotografia. **Revista del Circulo Argentino de Odontologia**, v.42, 43, 44, 1982.
BESSETTE, R.W. Role of mandibular tracking in temporomandibular joint surgery. **Oral Maxillofac Clin North Am**, v.1, p.205-220, 1989.
BORETTI, G.; BICKEL, M.; GEERING, A.H. A review of masticatory ability and efficiency. **J Prosthet Dent**, v.74, n.4, p.400-403, 1995.
CALLENDER, J.M. Orthodontic application of the mandibular kinesiograph: part I. **J Clin Orthod**, v.18, n.10, p.710-718, Oct. 1984.
CALLENDER, J.M. Orthodontic application of the mandibular kinesiograph: part II. **J Clin Orthod**, v.18, n.11, p.791-805, Nov. 1984.
CHACONAS, S.J.; FRAGISKOS, F.D. Vertical dysplasias and myofascial pain dysfunction syndrome. **Comp Cont Educ Dent**, v.11, p.412-416, 1990.
COOPER, B.C. Neuromuscular occlusion: concept and application. **N Y State Dent J**, v.56, p.24-28, 1990.
COOPER, B.C.; ALLEVA, M.; COOPER, D.; LUCENTE, F.E. Myofacial pain dysfunction: analysis of 476 patients. **Laryngoscope**, v.96, p.1099-1106, 1986.
DINHAM, G.A. Myocentric: a clinical appraisal. **Angle Orthod**, v.54, p.211-217, 1984.
FLOR, H.; BIRBAUMER, N.; SCHULTE, W.; ROOS, R. Stress related electromyographic
responses in patients with chronic temporomandibular pain. **Pain**, v.46, n.2, p.145-152, 1991.
GEORGE, J.P.; BOONE, M.E. A clinical study of rest position using the kinesiograph and myomonitor. **J Prosthet Dent**, v.41, n.4, p.456-462, Apr. 1979.
GERSTENER, G.E.; FEHRMEN, J. Comparison of chin and jaw movements during gum chewing. **J Prosthet Dent**, v.81, n.2, p.179-185, Feb. 1999.
GRIFFIN, C.J. Diagnosis and treatment of mandibular displacements by mandibular kinematography. The dental nociceptive reflex. **Aust Dent J**, p.384-392, Oct. 1963.
HANNAM, A.G.; DECOU, R.D.; SCOTT, J.D.; WOOD, W.W. The kinesiographic measurement of jaw displacement. **J Prosthet Dent**, v.44, p.88-93, July 1980.
HANNAM, A.G. et al. Kinesiographic measurement of jaw displacement. **J Prosthet Dent**, v.44, p.88, 1980.
HANNAM, A.G.; INSTER, W.C.; DECOU, R.E.; SCOTT, J.D. Speed of jaw movement during mastication and chewing tasks in man. **J Dent Res**, v.56, p.442, 1977.
HILDEBRAND, G.Y. Studies in masticatory movement of the human lower jaw. **Scand Arch Phys**, v.3, 1931.
HOWELL, P.G. The variation in the size and shape of the human speech pattern with incisor-tooth relation. **Arch Oral Biol**, v.32, n.8, p.587-592, 1987.
JANKELSON, B. Three dimensional orthodontic diagnosis and treatment: a neuromuscular approach. **J Clin Orthod**, v.18, n.9, Sept. 1984.
JANKELSON, B. et al. Kinesiometric instrumentation: a new technology. **J Am Dent Assoc**, v.90, p.834-840, 1975.
KAYSER, A.F.; VAN DER HOEVEN, J.S. Colorimetric determination of the masticatory performance. **J Oral Rehabil**, v.4, n.2, p.145-148, Apr. 1977.
KONCHAK, P.; THOMAS, N.; LANIGAN, D.; DEVON, R. Freeway space measurement using mandibular kinesiograph and EMG before and after TENS. **Angle Orthod**, p.343-350, Oct. 1988.
KONCHAK, P.A.; THOMAS, N.R.; LANIGAN, D.T.; DEVON, R. Vertical dimension freeway space, a kinesiographic study. **Angle Orthod**, p.145-153, Apr. 1987.
LASSAUZAY, C.; PEYRON, M.A.; ALBUISON, E.; DRANSFIELD, E.; WODA A. Variability of the masticatory process during chewing of elastic model food. **Eur J Oral Sci**, v.108, n.6, p.484-492, Dec. 2000.
LOUS, I.; SHEIKHOLESLAM, A.; MOLLER, E. Postural activity in subjects with functional disorders of the chewing apparatus. **Scand J Dent Res**, v.78, p.404-410, 1970.
LUND, J.P.; WIDMER, C.G.; FEINE, J.S. Validity of diagnostic and monitoring tests used for temporomandibular disorders. **J Dent Res**, v.74, n.4, p.1133-1143, 1995.
LUND, J.P.; WIDMER, C.G; Evaluation of the use of surface electromyography in the diagnosis, documentation, and treatment of dental patients. **J Craniomandibular Disord**, v.3, n.3, p.125-137, 1989.
MARTIN, C.; ALARCON, J.A.; PALMA, J.C. Kinesiographic study of the mandible in young patients with unilateral posterior crossbite. **Am J Orthod Dentofacial Orthop**, v.118, n.5, p.541-548, Nov. 2000.
MARUYAMA, T.; MIYAUCHI, S.; UMEKOJI, E. Analysis of the mandibular relationship of TMJ dysfunction patients using the mandibular kinesiograph. **J Oral Rehabil**, v.9, p.217-223, 1982.
MARUYAMA, T.; MIYAUCHI, S.; KOTANI, M.; FUJII, Y.; NISHIO, K. A study of the relationship between the mandibular positions and the habitual mandibular closing and opening trajectories. **J Osaka Univ Dent Sch**, v.21, p.197-205, 1981.
MARUYAMA, T.; MIYAUCHI, S.; UMEKOJI, E.; SIMOOSA, T. Analysis of the relationship of centric relation and centric occlusion by the mandibular kinesiograph. **J Osaka Univ Dent Sch**, v.20, p.173-178, 1980.
McCALL, W.D.; BAILEY, J.O.; ASH, M.M. A quantitative measure of mandibular joint dysfunction: Phase plane modeling of jaw movement in man. **Arch Oral Biol**, v.21, p.685-689, 1976.
McMILLAN, D.R.; McMILLAN, A.S. A comparison of habitual jaw movements and articulator function. **Acta Odontol Scand**, v.44, p.291-299, 1986.
MOLLER, E.; SHEIKHOLESLAM, A.; LOUS, I. Deliberate relaxation of the temporal and masseter muscles in subjects with functional disorders of the chewing apparatus. **Scand J Dent Res**, v.79, p.478-482, 1971.
MONGINI, F. A graphic statistical analysis of the chewing movements in function and dysfunction. **J Cranio Pract**, v.2, n.2, Mar./May 1984.
MONGINI, F.; TEMPIA-VALENTA, G. A graphic and statistical analysis of the chewing movement in function and dysfunction. **J Craniomand Pract**, v.2, p.125-133, 1984.
MONGINI, F. et al. A computerized system to study masticatory function. **J Craniomand Pract**, v.3, p.225-231, 1984.
MONGINI, F.; TEMPIA-VALENTA, G.; BENVEGNU, G. Computer based assessment of habitual mastication. **J Prosthet Dent**, v.55, p.638-649, 1986.

MONTEIRO, C.D.; CLARK, G.T. Relationship between mandibular movement accuracy and masticatory dysfunction symptoms. **J Craniomand Disord Facial Oral Pain**, v.1, p.237-242, 1987.

MURAI, K.; OKIMOTO, K.; MATSUO, K.; TERADA, Y. Study on masticatory movement and its ability: efficacy of a test capsule in the evaluation of masticatory movement. **J Oral Rehabil**, v.27, n.1, p.64-69, Jan. 2000.

NEILL, D.J.; HOWELL, P.G.T. Computerized kinesiography in the study of mastication in dentate subjects. **J Prosthet Dent**, v.55, p.629-638, 1986.

NEILSEN, I.L. et al. Alteration in proprioception reflex control in subjects with craniomandibular disorders. **J Craniomand Facial Oral Pain**, v.1, p.170-178, 1987.

OW, R.K.; CARLSSON, G.E.; KARLSSON, S. Relationship of masticatory mandibular movements to masticatry performance of dentate adults: a method study. **J Oral Rehabil**, v.25, n.11, p.821-829, Nov. 1998.

OW, R.K.K.; CARLSSON, G.E.; JEMT, T. Craniomandibular disorders and masticatory mandibular movements. **J Craniomandib Disord Facial Oral Pain**, v.2, n.2, p.96-100, 1988.

RILO, B.; DA SILVA, J.L.; GUDE, F.; SANTANA, U.; Myoelectric activity during unilateral chewing in healthy subjects cycle duration and order of muscle activations. **J Prosthet Dent**, v.80, n.4, p.462-466, Oct. 1998.

SCHROEDER, H.; SIEGMUND, H.; SANTIBANEZ, G.; KLUGE, A. Causes and signs of temporomandibular joint pain and dysfunction: an electromyographical investigation. **J Oral Rehabil**, v.8, n.4, p.301-310, 1991.

STOHLER, C.S.; ASH, M.M. Demonstration of chewing motor disorder by recording peripheral correlates of mastication. **J Oral Rehabil**, v.12, p.49-57, 1985.

THROCKMORTON, G.S.; ALAWAR, R.M.; ELLIS, E. Changes in masticatory patterns after bilateral fracture of mandibular condylar process. **J Oral Maxillofac Surg**, 1999.

CAPÍTULO VII

BAKKE, M.; MOLLER, E. Distortion of maximal elevator activity by unilateral premature tooth contact. **Scand J Dent Res**, v.80, p.67-75, 1980.

BALCIUNAS, B.A.; STAHLING, L.M.; PARENTE, F.J. Quantitative electromyographic response to therapy for myo-oral facial pain: a pilot study. **J Prosthet Dent**, v.58, 1987.

BURDETTE, B.H.; GALE, E.N. Intersection reliability of surface electromyography. **J Dent Res**, Abstract 1370, v.66, 1987.

CLARK, G.T.; BEEMSTERBOER, P.L.; SOLBERG, W.K.; RUGH, J.D. Nocturnal electromyographic evaluation of myofascial pain dysfunction in patients undergoing occlusal splint therapy. **J Am Dent Assoc**, v.99, 1979.

COOPER, B.C.; ALLEVA, M.; COOPER, D.; LUCENTE, F.E. Myofacial pain dysfunction: analysis of 476 patients. **Laryngoscope**, v.96, p.1099-1106, 1986.

CRAM, J.R.; ENGSTROM, D. Patterns of neuromuscular activity in pain and nonpain patients. **Clin Biofeedback Health**, v.9, n.2, p.106-115, 1986.

CRAM, J.R.; KASMAN, G.S.; HOLTZ, J. **Introduction to surface electromyography**. Gaithersburg: Aspen Publishers, 1998.

GERVAIS, R.O.; FITZSIMMONS, G.W.; THOMAS, N.R. Masseter and temporalis electromyographic activity in asymptomatic, subclinical, and temporomandibular joint dysfunction patients. **J Craniomandib Pract**, v.7, n.1, p.52-57, 1989.

GLAROS, A.G.; McGLYNN, P.D.; KAPEL, L. Sensitivity, specificity, and the predictive value of facial electromyographic data in diagnosing myofascial pain-dysfunction, **Cranio**, v.7, n.3, 1989.

HERMENS, H.J.; BOON, K.L.; ZILVOLD, G. The clinical use of surface EMG. **Med Phys**, v.9, p.119-130, 1986.

ISBERG, A.; WIDMALM, S.; IVARSSON, R. Clinical, radiographic, and electromyographic study of patients with internal derangement of the temporomandibular joint. **Am J Orthod Dentofacial Orthop**, v.88, n.6, p.453-460, Dec 1985.

JARABAK, J.R. An electromyographic analysis of muscular and temporomandibular joint disturbances due to imbalances in occlusion. **Angle Orthod**, v.26, n.3, p.170-190, 1956.

LOUS, I.; SHEIKHOLESLAM, A.; MOLLER, E. Postural activity in subjects with functional disorders of the chewing apparatus. **Scand J Dent Res**, v.78, p.404-410, 1970.

MILLER, A.J.; FARIAS, M. Histochemical and electromyographic analysis of craniomandibular muscles in the rhesus monkey, Macaca mullata. **J Oral Maxillofac Surg**, v.46, p.767, 1988.

MILLER, A.J. Spectral analysis of the electromyogram of the temporal muscle of the rhesus monkey (Macaca mullata). EEG. **Clin Neurophysiol**, v.44, p.317, 1978.

MITANI, H.; YAMASHITA, A. On the power-spectra of the surface electromyograms of masticatory muscles. **J Osaka Dent Univ**, v.6, p.1-12, 1978.

MOLLER, E. The chewing apparatus. An electromyographic study of the action of the muscles of mastication and its correlation to facial morphology. **Acta Physiol Scand**, v.69, Supp. 280, p.73-74, 1966.

MOLLER, E.; SHEIKHOLESLAM, A.; LOUS, I. Deliberate relaxation of the temporal and masseter muscles in subjects with functional disorders of the chewing apparatus. **Scand J Dent Res**, v.79, p.478-482, 1971.

MOLLER, E.; SHEIKHOLESLAM, A.; LOUS, I. Response of elevator activity during mastication to treatment of functional disorders. **Scand J Dent Res**, v.90, p.37-46, 1984.

MYLINSKI, N.R.; BUXBAUM, J.D.; PARENTE, F.J. The use of electromyography to quantify muscle pain. **Meth Find Exptl Clin Pharmacol**, v.7, n.10, p.551-556, 1985.

NEILSEN, I.L.; OGRO, J.; McNEILL, C.; DANZIG, W.N.; GOLDMAN, S.M.; MILLER, A.J. Alteration in proprioception reflex control in subjects with craniomandibular disorders. **J Craniomandib Disord Facial Oral Pain**, v.1, p.170-178, 1987.

NISHIOKA, G.J.; MONTGOMERY, M.T. Masticatory muscle hyperactivity in temporomandibular disorders: is it an extrapyramidally expressed disorder? **J Am Dent Assoc**, v.116, 1988.

OW, R.K.K.; CARLSSON, G.E.; JEMT, T. Craniomandibular disorders and masticatory mandibular movements. **J Craniomandib Disord Facial Oral Pain**, v.2, n. 2, p.96-100, 1988.

PANTALEO, T.; PRAYER-GALLETTI, F.; PINI-PRATO, G.; PRAYER-GALLETTI, S. An electromyographic study in patients with myofacial pain-dysfunction syndrome. **Bull Group Int Rech Stomat Odont**, v.26, p.167-179, 1983.

PERRY, H.T. Muscular changes associated with temporomandibular joint dysfunction. **J Am Dent Res**, v.54, p.644-653, 1957.

PERRY, H.T.; HARRIS, S.C. Role of the neuromuscular system in functional activity of the mandible. **J Am Dent Assoc**, v.48, p.665-673, 1954.

RIISE, C. **Clinical and electromyographic studies on occlusion**. From the Department of Stomatognathic Physiology, Karolinska Institutet, Stockholm, Sweden, p.20-21, 1983.

RIISE, C.; SHEIKHOLESLAM, A. The influence of experimental interfering occlusal contacts on the postural activity of the anterior temporal and masseter muscles in young adults. **J Oral Rehabil**, v.9, p.419-425, 1982.

RIISE, C.; SHEIKHOLESLAM, A. The influence of experimental interfering occlusal contacts on the activity of the anterior temporal and masseter muscles during mastication. **J Oral Rehabil**, v.11, p.325-333, 1984.

SHEIKHOLESLAM, A.; RIISE, C. Influence of experimental interfering occlusal contacts on the activity of the anterior temporal and masseter muscles during submaximal and maximal bite in the intercuspal position. **J Oral Rehabil**, v.10, p.207-214, 1983.

SHEIKHOLESLAM, A.; HOLMGREN, K.; RIISE, C. A clinical and electromyographic study of the long-term effects of an occlusal splint on the temporal and masseter muscles in patients with functional disorders and nocturnal bruxism. **J Oral Rehabil**, v.13, 1986.
SHEIKHOLESLAM, A.; MOELLER, E.; LOUS, I. Pain, tenderness and strength of human mandibular elevators. **Scand J Dent Res**, v.88, p.60-66, 1980.
SHEIKHOLESLAM, A.; MOLLER, E.; LOUS, I. Postural and maximal activity in elevators of mandible before and after treatment of functional disorders. **Scand J Dent Res**, v.90, p.37-46, 1982.
STOHLER, C.S.; ASH, M.M. Demonstration of chewing motor disorder by recording peripheral correlates of mastication. **J Oral Rehabil**, v.12, p.49-57, 1985.
VIG, P. Electromyography in dental science: a review. **Aust Dent J**, Aug. 1963.
WESSBERG, G.A.; EPKER, B.N.; ELLIOTT, A.C. Comparison of mandibular rest positions induced by phonetics, transcutaneous electrical stimulation, and masticatory electromyography. **J Prosthet Dent**, v. 49, n.1, p.100-105, Jan. 1983.
YEMM, R. Neurophysiologic studies of temporomandibular joint dysfunction. **Oral Sci Rev**, v.7, 1976.

CAPÍTULO IX

BELL, W.E. **Temporomandibular disorders**: classification, diagnosis management. 2.ed. Chicago: Yearbook Medical Pub., 1986.
CIANCAGLINI, M. et al. Digital phonoarthrometry of temporomandibular joint sounds: a preliminary report. **J Oral Rehabil**, v.14, p.385-392, 1987.
COMBADAZOU, J.C.; COMBELLES, R. **The efficacy of sonography in the diagnosis of joint disorders**. Anthology of Craniomandibular Orthopedics, Vol. II. International College of Craniomandibular Orthopedics, Buchanan Pub. Collinsville, IL, 1992
DOLWICK, M.F. Diagnosis and etiology. In: HELMS; KATZBERG; DOLWICK (Ed.) **Internal Derangements of the Temporomandibular Joint**. San Francisco, Radiology Research and Education Foundation, 1983.
DRUM, R.L.M. Spectral analysis of temporomandibular joint sounds. **J Prosthet Dent**, v.58, n.4, Oct. 1987.
EKENSTEN, B. Phonograms of anomalies of the temporomandibular joint in motion. **Odont Tidskr**, v.60, p.235-240, 1952.
FARRAR WB. Characteristics of the condylar path in internal derangements of the TMJ. **J Prosthetic Dent**. v.41, n.5, p.548-555, May 1979.
FARRAR, W.B.; McCARTY Inferior joint space arthrography and characteristics of condylar paths in internal derangements of the TMJ. **J Prosthet Dent**, v.41, 1979.
FRICTON, J.R.; KROENING, R.J.; HATHAWAY, K.M. **Physical evaluation**: The need for a standardized examination. TMJ and Craniofacial Pain: Diagnosis and Management. St. Louis: Ishiyaku EuroAmerica, 1988.
GAY, T. The acoustical characteristics of the normal and abnormal temporomandibular joint. **J Oral Maxillofac Surg**, v.45, 1987.
HEFFEZ, L.; BLAUSTEIN, D. Advances in sonography of the temporomandibular joint. **Oral Surg Oral Med Oral Pathol Oral Radiol Endod**, v.62, 1986.
HUTTA, L.J. et al. Separation of internal derangements of the temporomandibular joint using sound analysis. **Oral Surg Oral Med Oral Pathol Oral Radiol Endod**, v.63, p.151-157, 1987.
ISBERG-HOLM, A.; IVARSSON, R. The movement pattern of the mandibular condyles in individuals with and without clicking. **Dentomaxillofac Radiol**, v.9, p.55-65, 1980.
KOPP, S. Subjective symptoms in temporomandibular joint osteo-arthrosis. **Acta Odontol Scand**, v.35, p.207-215, 1977.
MONGINI, F. **The stomatognathic system**: function, dysfunction and rehabilitation. Chicago: Quintessence Publishing, 1984.
OSTER, C. et al. Characterization of temporomandibular joint sounds: a preliminary investigation with arthrographic correlation. **J Oral Surg**, v.58, p.10-16, 1984.
NITZAN, D.W.; DOLWICK, M.F. An alternative explanation for the genesis of closed-lock symptoms in the internal derangement process. **J Oral Maxillofac Surg**, v.49, p.810-815, 1991.
OKESON, J.P. **Fundamentals of occlusion and temporomandibular disorders**. St Louis: C. V. Mosby Co., 1985.
OUELLETTE, P.L. TMJ sound prints: electronic auscultation and sonographic audio spectral analysis of the temporomandibular joint. **J Am Dent Assoc**, v.89, p.623-628, Sept. 1974.
REMINGTON, K.J. et al. Timing and character of reciprocal temporomandibular joint sounds in an asymptomatic orthodontic sample. **J Craniomandib Disord Facial Oral Pain**, v.4, 1990.
ROHLIN, M.; WESTESSON, P.L.; ERIKSSON, L. The correlation of temporomandibular joint sounds with joint morphology in fifty-five autopsy specimens. **J Oral Maxillofac Surg**, v.43, 1985.
TALLEY, R.L. et al. Standards for the history, examination, diagnosis and treatment of temporomandibular disorders (TMD): a position paper. **J Craniomandib Pract**, v.8, n.1, Jan. 1990.
WATT, D.M. A preliminary report on the auscultation of the masticatory mechanism. **Dent Pract Dent Rec**, v.14, 1963.
WATT, D.M. Temporomandibular joint sounds. **J Dent**, v.8, n.2, 1980.
WATT, D.M. Temporomandibular joint sounds. In: **Gnathosonic diagnosis and occlusal dynamics**. New York: Praeger Publishers, 1981.
WILKES, C.H. Structural and functional alterations of the temporomandibular joint. **Northwest Dent**, v.57, p.287, 1978.
WIDMALM, S. et al. Temporomandibular joint sounds: correlation to joint structure in fresh autopsy specimens. **Am J Orthod Dentofacial Orthop**, v.101, 1992.
CHRISTENSEN, L.V.; DONEGAN, S.J.; McKAY, D.C. Temporomandibular joint vibration analysis in a sample of non-patients. **Cranio**, v.10, n.1, 1992.
PAIVA, G.; PAIVA, P.; OLIVEIRA, O. Vibrations in the temporomandibular joints in patients examined and treated in a private clinic. **J Craniomandibular Pract**, v.11, 1993.
ISHIGAKI, S.; BESSETTE, R.W.; MARUYAMA, T. Diagnostic accuracy of TMJ vibration analysis for internal derangement or degenerative joint disease. **Cranio**, v.12, n.4, 1994.
WABEKE, K.B.; SPRUIJT, R.J.; VAN DE ZAAG, J. The reliability of clinical methods for recording temporomandibular joint sounds. **J Dent Res**, v.73, n.6, 1994.
ISHIGAKI, S.; BESSETTE, R.W.; MARUYAMA, T. Vibration analysis of the temporomandibular joints with degenerative joint disease. **Cranio**, v.11, n.4, 1993.
ISHIGAKI, S.; BESSETTE, R.W.; MARUYAMA, T. Vibration analysis of the temporomandibular joints with meniscal displacement with and without reduction. **J Craniomandibular Pract**, v.11, n.3, 1993.
TALLENTS, R.H.; HATALA, M.; KATZBERG, R.W.; WESTESSON, P.L. Temporomandibular joint sounds in asymptomatic volunteers. **J Prosthet Dent**, v.69, 1993.

ÍNDICE REMISSIVO

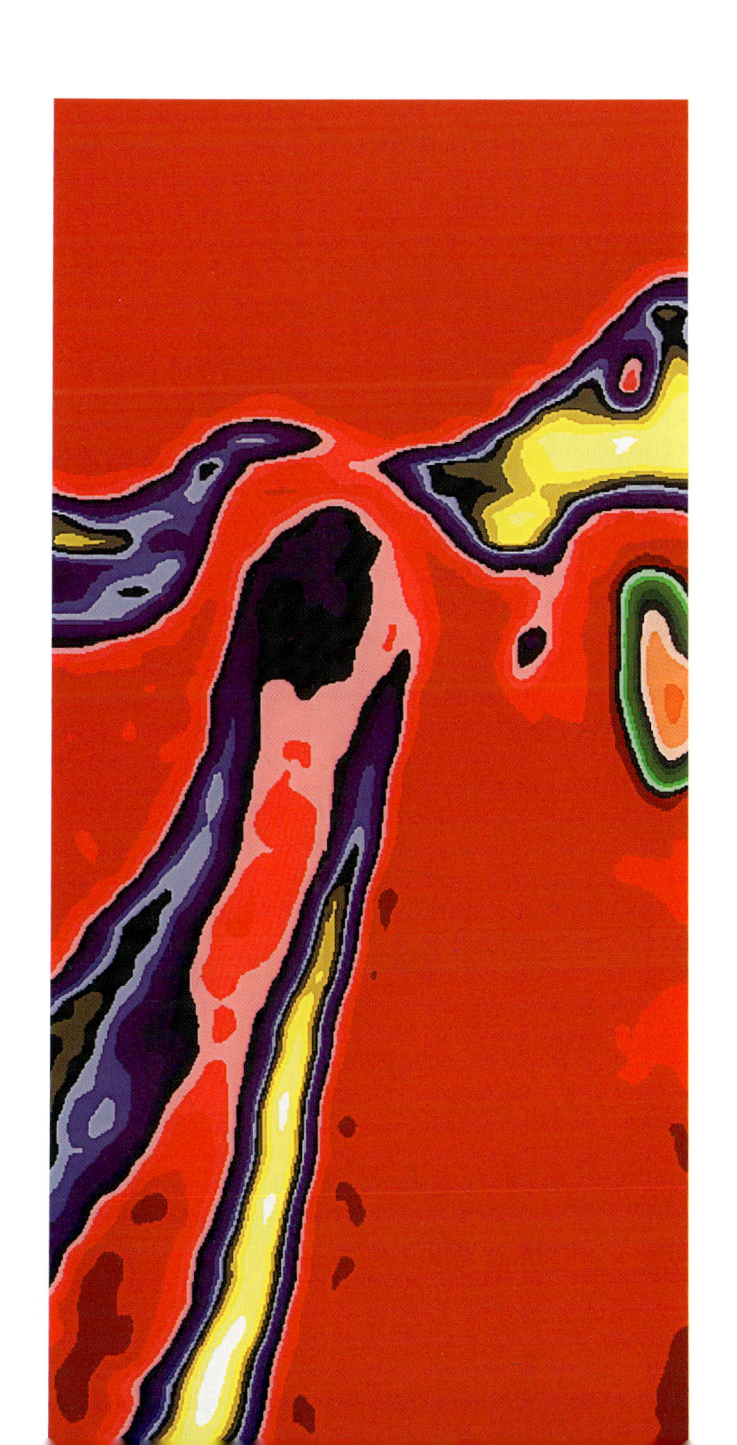

CAPÍTULO I – PRINCÍPIOS BÁSICOS CRESCIMENTO E DESENVOLVIMENTO

Embriologia da articulação temporomandibular, 4-5
   Desenvolvimento da orelha e da cavidade glenóidea, 4
   Desenvolvimento do maxilar inferior, 5
   Corpo e ramo ascendente, 4
   Embriologia da articulação temporomandibular, 5
Histoanatomia da Articulação Temporomandibular, 6
   Estruturas ósseas, 4,5
   Disco articular, 6-8, 10, 12-14, 16, 18, 38, 39
   a) Período fetal, 8
   b) Infância e adolescência, 8
   c) Período adulto, 9
Cápsula, 3-4, 9-13, 16-17, 60
Ligamentos articulares, 11
Ligamentos intra-articulares, 11
Ligamento disco-condilar, 11-12
Ligamentos extra-articulares, 11
Ligamento capsular externo, 12
Ligamento bilaminar posterior, 13
 Revestimento Sinovial, 13-14
Músculo pterigóideo externo, 15, 18, 26, 37-38
Compartimentos, 10, 16
Inervação, 16-17, 24, 26, 36-38, 40-41, 43-46, 48, 50-59
   Inervação da cápsula, 16
   a) Terminações tipo Ruffini, 17
   b) Terminações encapsuladas, 17
   c) Terminações livres, 17, 59-60
Irrigação, 18, 36-39, 43, 46, 48-59
   Leitura recomendada
HISTOANATOMIA DOS MÚSCULOS CRANIOCERVICOMANDIBULARES, 19
   Crescimento pós-natal dos músculos mastigadores, 19
      Músculos craniocervicomandbulares, 19-20, 31-32, 60
A fibra muscular, 19, 22, 24, 30-31, 33
      Sarcômero, 19, 23, 27, 33
      Tipos de fibras, 23-24, 26
      Características das fibras musculares estriadas, 24-25
      Contração muscular, 21, 23, 26-27, 31-34
   Estrutura do ATP (adenosina-trifosfato), 28
      Metabolismo dos hidratos de carbono, 29
      Glicólise, 30
      A placa motora, 21, 30-31, 33
      Contração, 19, 21, 23-28, 30-35, 39, 43, 45-46, 49-53, 55, 57-59

Tendão de inserção, 8, 33, 35-36, 42
  Leitura recomendada
MÚSCULOS CRANIOCERVICOMANDIBULARES, 19, 20, 31-32, 60
Músculos mastigadores primários, 34
Músculo temporal, 21, 26, 31, 34-36, 38, 42
Irrigação: 18, 36-39, 43, 46, 48-59
Inervação: 16-17, 24, 26, 36-38, 40-41, 43-46, 48, 50-59
Músculo Masseter, 15, 21, 26, 31, 35-40
Músculo Pterigóideo Interno, 15, 26, 35, 37-38
Músculo pterigóideo externo, 8-10, 15, 18, 26, 37-38
Músculos laterais do pescoço, 40
Músculo cutâneo do pescoço, 40
Músculo digástrico, 26, 40-41, 45-46, 55
Músculo esternocleidomastóideo, 41, 43
Músculos escalenos, 42-44
Escaleno anterior: 42, 45, 48, 51, 58
Escaleno médio: 40, 42, 46, 48, 51, 53, 58
Escaleno posterior: 40, 42, 45, 48, 58
Músculo omo-hióideo, 40, 45
Músculo reto lateral da cabeça, 46
Músculos posteriores do pescoço, 46-47
Músculo trapézio, 40, 43, 46-47
Fascículos superiores, 8, 46, 56
Fascículos médios, 35, 46, 56
Fascículos inferiores, 46, 56
Músculo esplênio, 40, 47-48
Músculo complexo maior, 50
Músculo complexo menor, 50
Músculo Cervical Transverso, 51
Músculo rombóide, 51
Músculos da Nuca, 52
Músculo reto posterior maior da cabeça, 49, 52
Músculo reto posterior menor da cabeça, 49, 52
Músculo oblíquo maior da cabeça, 53
Músculo oblíquo menor da cabeça, 53
Músculo angular do omoplata, 53
Músculos hióideos, 54
Músculo esternocleidoióideo, 54
Músculo esternotireóideo, 54
Músculo tireóideo, 54
Músculo milo-hióideo, 40, 55
Músculo genioióideo, 56
Músculo estiloglosso, 38, 56

Músculo estilofaríngeo, 56
Músculo estilo-hióideo, 40-41, 55-57
Músculos pré-vertebrais, 50, 57
Músculo reto anterior maior da cabeça, 57
Músculo reto anterior menor da cabeça, 58
Músculo longo do pescoço, 58
Sistema proprioceptivo, 59
A propriocepção nos músculos craniocervicomandibulares, 60
A propriocepção no órgão dental, 60

CAPÍTULO II - FISIOLOGIA DO MOVIMENTO MANDIBULAR

Posição de repouso mandibular, 66-68, 70
    Posição de repouso em indivíduos sãos, 66
Fatores que influem na posição de repouso mandibular, 68
    Modificações da PMR por influência da posição da cabeça, 68
    Modificações da PMR por influência do sentido da visão, 70
    Importância dos proprioceptores na PMR, 71
Trajetória de fechamento, 71, 73
    Características da trajetória de fechamento, 71
    Patologia da trajetória de fechamento, 73
        Alterações de tamanho, 73
        Alterações de direção, 73
        Alterações de forma, 74
        Alterações da velocidade, 74
Biomecânica da contração muscular, 76
  Concepção tridimensional das forças mandibulares, 79
  Fisiologia do crescimento dos músculos craniocervicomandibulares, 80
FISIOLOGIA DA ARTICULAÇÃO TEMPOROMANDIBULAR, 82
FISIOLOGIA MUSCULAR, 84
Condições que determinam a variação dos tipos de fibras nos músculos craniocervicomandibulares, 85

CAPÍTULO III – FISIOPATOLOGIA DA ARTICULAÇÃO TEMPOROMANDIBULAR

Patologias intra-articulares, 89, 101
Alterações das estruturas ósseas, 90
  Alterações da cabeça do côndilo mandibular, 90
Alterações de forma, 90
Alterações na orientação do côndilo, 90
Alterações na superfície do côndilo, 90
  As facetas, 91-93

As erosões, 91, 93
As depressões, 91, 93
Os osteófitos, 91, 93
Alterações da cavidade glenóidea, 94
  Os aprofundamentos, 93-94
  As perfurações, 95, 104
Alterações na raiz transversa do zigoma, 95
  Alterações no sentido vertical, 95
  Alterações no sentido horizontal, 95
Alterações dos tecidos moles, 96
Alterações dos ligamentos intra-articulares, 96
Alterações dos ligamentos externos, 96
Alterações do disco articular, 101
Alterações da localização, 101
  Luxação anterior com redução, 101-102
  Luxação anterior sem redução, 102, 104
Alterações na estrutura, 103
  Aparição de centros cartilaginosos, 103
  Perfurações discais, 104
FISIOPATOLOGIA MUSCULAR, 105
Patologias locais, 106
  Espasmos musculares preventivos, 106, 110
  Espasmo muscular, 106-107
  Trismo, 107-108
  Miosite, 108-111, 113
a - Infecciosa, 97, 108
b - Traumática, 96-98, 101, 108
c - Idiopática, 108-109, 111
Patologias sistêmicas, 89, 105, 109
  Fibromialgia, 106, 109-110
    a - Alterações musculares, 109
    b - Microcirculação em pacientes com fibromialgia, 110
  Síndrome da fadiga crônica, 110
  Alterações endócrinas, 109-111
  Polimiosite idiopática, 111
  Distrofia muscular miotônica, 111
  Miastenia gravis, 111-112
ENFERMIDADES DA TRANSMIÇÃO NEUROMUSCULAR, 112
  Síndromes miotônicas, 112
  Miotonia congênita, 113
  Miopatias inflamatórias, 113
Polimiosite, 110-111, 113
Dermatomiosite, 110, 113

Miosite com corpo de inclusão, 113
Sarcoidose, 1113-114
    Parasitoses sistêmicas, 114
  Miopatias metabólicas, 114
    Enfermidades por acúmulo de lípideos, 115
Anorexia, 114-118
  Etiologia e patogenia, 116
  Incidência, 112, 114, 116
  Características clínicas, 115-116
  Achados laboratoriais, 117
  Evolução e diagnóstico, 118

CAPÍTULO IV – FATORES ETIOLÓGICOS

FATORES ETIOLÓGICOS DAS PATOLOGIAS INTRA-ARTICULARES, 121
Resposta imunológica, 121
Patologias sistêmicas, 122
Artropatias mais comuns que afetam a ATM, 122
  Artrites bacterianas, 122
  Artrites por colagenopatia, 122
    Artrites por microcristais, 122
    Artrite degenerativa, 122
Patologias sistêmicas do colágeno, 122
Artrite reumatóide, 122-124, 126, 129
    Etiologia, 123
    Fatores iniciadores, 123
  Fatores imunorreguladores, 123
    Clínica, 122, 124, 125, 127, 130
    Cotovelos, 125, 129-130, 134
    Quadris, 125, 129
    Joelhos, 125, 127, 129-130, 134
    Articulação temporomandibular, 121-123, 125, 131-132, 134
  Alterações extra-articulares, 125
    Nódulos reumatóides, 124-126
  Patologia associada no curso da artrite reumatóide, 126
  Prognóstico, 125-130
Artrite crônica juvenil, 122, 127, 129-130
  Etiopatogenia, 127
  Artrite crônica juvenil de início sistêmico, 127
  Diagnóstico diferencial da artrite crônica juvenil, 127
  Artrite crônica juvenil poliarticular soronegativa, 129
  Artrite crônica juvenil poliarticular soropositiva, 129

Artrite crônica juvenil oligoarticular precoce, 129
Artrite crônica juvenil oligoarticular tardia, 129
Artrite crônica juvenil oligoarticular inclassificável, 130
Manifestações clínicas, 130
Tratamento, 124-126, 130-131, 133-134
Esclerose sistêmica, 130
Fatores bacterianos, 131, 133
Alterações locais, 131
    a - Fatores traumáticos, 131
    b - Fatores oclusais, 132
    c - Fatores bacterianos, 131, 133
    d - Fatores relacionados aos efeitos da radiação, 133
Alterações oclusais, 132-133
  Alterações laterais, 133
  1) Setor canino, 133
  2) Setor pré-molar, 133
  3) Setor molar, 133
Alterações causadas por hiperlassidão, 134

CAPÍTULO V – DIAGNÓSTICO DAS PATOLOGIAS DA ARTICULAÇÃO TEMPOROMANDIBULAR

História clínica, 137- 138, 147-148
  O primeiro contato, 138-140, 145, 148
  A anamnese, 141-145, 147-148, 178
A Inspeção clínica, 158
Estrutura e redação da história clínica, 147
  Cabeçalho da história clínica, 147
  Antecedentes, 147-148
  Estado atual, 147-148
Manobras do exame clínico, 149
  Manobras do exame da articulação, 149
Determinação das áreas de dor, 159
  Dor relatada, 159
  Palpação muscular, 163
      Princípios básicos da palpação, 166
      Zonas de dor referida, 167, 171
      Músculo temporal, 162-163, 167
      Músculo masseter, 163-164, 169
      Músculo pterigóideo interno, 165, 170
      Músculo pterigóideo externo, 165, 169, 171
      Músculo cutâneo do pescoço, 166, 171
      Músculo digástrico, 167, 171-172

        Músculo esternocleidomastóideo, 169
        Músculos escalenos, 173-174
        Músculo omoióideo, 175-1761
        Músculo trapézio, 174-176
        Músculo esplênio, 176
        Músculos complexos maior e menor, 177
        Músculo rombóide, 177
        Músculos da nuca (reto posterior maior e menor oblíquo maior e menor), 177
        Músculo angular do omoplata, 177
Elementos auxiliares do diagnóstico, 158, 177
Formulação e comunicação do diagnóstico, 149, 178
Curso da patologia, 179

CAPÍTULO VI – IMAGENS NO DIAGNÓSTICO DAS PATOLOGIAS DA ARTICULAÇÃO TEMPOROMANDIBULAR

INTRODUÇÃO, 183
Tipos de imagens no estudo da articulação temporomandibular, 183
Estudos convencionais, 183
  Condilografia, 183
  Técnicas transcranianas, 184
        Incidência de Parma, 184
        Incidência de Belot, 184
        Incidência de Schuller, 185
        Incidência de Linblöm, 185
        Incidência orbitária, 186
        Incidência de Hirtz modificada, 186
        Placa mentonasal, 186
Estudos tomográficos, 186
  Princípios gerais da tomografia, 186, 196
        Tomografia panorâmica, 188
        Laminografias, 187, 189-194, 202
        Tomografia linear, 196
        Tomografia computadorizada, 186-187, 196-202
  Reconstrução tridimensional, 188, 207
  Densitometria óssea, 208
  Câmara gama, 210
RESSONÂNCIA NUCLEAR MAGNÉTICA, 187, 202, 210-211, 215-216, 226, 256
Princípios físico-químicos, 216
Núcleo do átomo, 216-217
Propriedades do núcleo, 217
Bases teóricas, 217

Parâmetros teciduais, 217
Vantagens da ressonância magnética, 222
Contra-indicações e precauções, 222
   Contra-indicações absolutas, 222
   Contra-indicações relativas, 222
   Inconvenientes na tomada das imagens, 222
Utilização clínica da ressonância, 225
   Conceitos de magnetismo, 225
Anatomia da ATM vista a partir da RNM, 226
Avaliação dos movimentos da ATM através do emprego de imagens, 226
PROTOCOLO DE RESSONÂNCIA MAGNÉTICA, 251
Anatomia muscular, plano sagital, 237
   Músculo pterigóideo, 241-242, 256
   Músculo masseter, 241, 243, 246
   Músculo temporal, 241, 247, 252-253
   Ligamentos extracapsulares, 248
   Estruturas vasculares, 248
Dinâmica da articulação temporomandibular, 222, 248
   Aspectos patológicos, 254
Características das patologias intracapsulares vistas através da ressonância nuclear magnética, 256

CAPÍTULO VII – MÉTODOS DE ESTUDOS DOS MOVIMENTOS MANDIBULARES

MÉTODOS DE ESTUDO DOS MOVIMENTOS MANDIBULARES, 271
Métodos eletromecânicos, 273
Métodos optométricos, 273-274
Métodos magnetométricos, 273-274
Cinesiógrafo, 274-275, 282
   Elementos constituintes do cinesiógrafo, 275
      O Biopack, 276-277
Visualização dos movimentos mandibulares, 276
   Gráficos em plano sagital, 276
   Gráficos do plano frontal, 280
   Gráficos a partir do plano horizontal, 280
   Gráficos de velocidade, 281
Análise dos movimentos bordejantes, 282
   Importância da avaliação do ciclo mastigatório, 282
      Ciclos mastigatórios sãos e patológicos, 282
Revisão dos estudos do ciclo mastigatório, 283
Os ciclos mastigatórios para avaliar as patologias articulares, 285
   Aspecto fisiológico do ciclo mastigatório, 286
   Aspectos do plano frontal, 286

CAPÍTULO VIII – ELETROMIOGRAFIA

PRINCÍPIOS BÁSICOS, 293
A unidade motora, 294-296
Eletromiografia de superfície, 296-297, 300, 305, 307, 311-313, 317, 330
  Carga elétrica, 297
  Diferença de potencial, tensão elétrica e voltagem, 297-298
  Intensidade, 298-299, 303-304, 312, 314, 316
  Resistência, 296, 299, 301-303, 314
  Freqüência, 299, 301, 306, 310
Instrumentação, 293, 299-300, 311
Impedância, 296, 301-303, 310, 316
Amplificação diferencial e modo comum de rejeição, 303
Filtrando o sinal eletromiográfico, 305
  Tipos de *display* para visualização dos sinais eletromiográficos, 306
  O sinal processado, 307-308
  Quantificação do sinal do SEMG, 308
  Ruídos e artefatos, 309
  Especificações dos instrumentos de SEMG, 310
  Nível de ruído do instrumento, 310
  Faixa, 296, 310-311, 325
UTILIZAÇÃO CLÍNICA DA ELETROMIOGRAFIA, 312
Eletromiografia de superfície, 296-297, 300, 305, 307, 311-313, 317, 330
  Vantagens e inconvenientes da eletromiografia de superfície, 313
  Eletrodos, 296, 300-304, 308-309, 312-317, 319, 321, 324
Ruídos, 300, 304, 309-310, 314-315, 324
  Deriva na linha de base, 315
  Flutuações rápidas, 315
  Potencial de recuperação, 315
Estrutura dos eletrodos, 315
Condutores elétricos, 315
O amplificador, 301-304, 306-308, 310, 315-316
Filtros, 305, 317
Colocação dos eletrodos, 316-317, 321, 324
  Limpeza da superfície, 317
  Localização dos eletrodos, 313, 317
    Músculo masseter, 316, 318
      Músculo temporal (fascículo anterior), 320
      Músculo temporal (fascículo posterior), 320
      Músculo digástrico (ventre anterior), 320
      Músculo trapézio, 316, 321-322
      Músculo esternocleidomastóideo, 316, 321, 323-324
  Visualização e arquivo dos registros, 323

Estudos estáticos, 324
Valores normais na atividade basal, 325
Valores patológicos da atividade basal, 326
    a - Patologias por hiperatividade, 326
    b - Patologias por hipoatividade, 326
    c - Patologias por desequilíbrio, 326
Estudos dinâmicos, 311, 326
Gráficos mais comuns, 327
Eletromiografia do movimento de abertura, 327
    Eletromiografia do movimento de fechamento, 328
        Eletromiografia em oclusão máxima, 328
        Eletromiografia em oclusão máxima com rolos de algodão, 328
        Eletromiografia do movimento de deglutição, 328
        Eletromiografia dos movimentos de mastigação, 330
    Forças de mastigação, 330

CAPÍTULO IX – AVALIAÇÃO DOS RUÍDOS INTRA-ARTICULARES

Características dos ruídos, 339
Amplitude, 339-340, 343-345, 347, 349
Freqüência, 339-340, 343-345, 347, 349
Duração, 339-340, 345
Métodos de avaliação dos ruídos, 340
    Estetoscópio, 339-341, 344
    Doppler, 340-342, 344
    Sonografia, 340, 342
Características dos ruídos obtidos, 344
    Análise vibracional, 340, 345, 347
    Princípios físicos da análise vibracional, 347
    Características de manejo, 348
    Análise do registro obtido, 348
    Tabela de Stevens-Rose, 349

GLOSSÁRIO

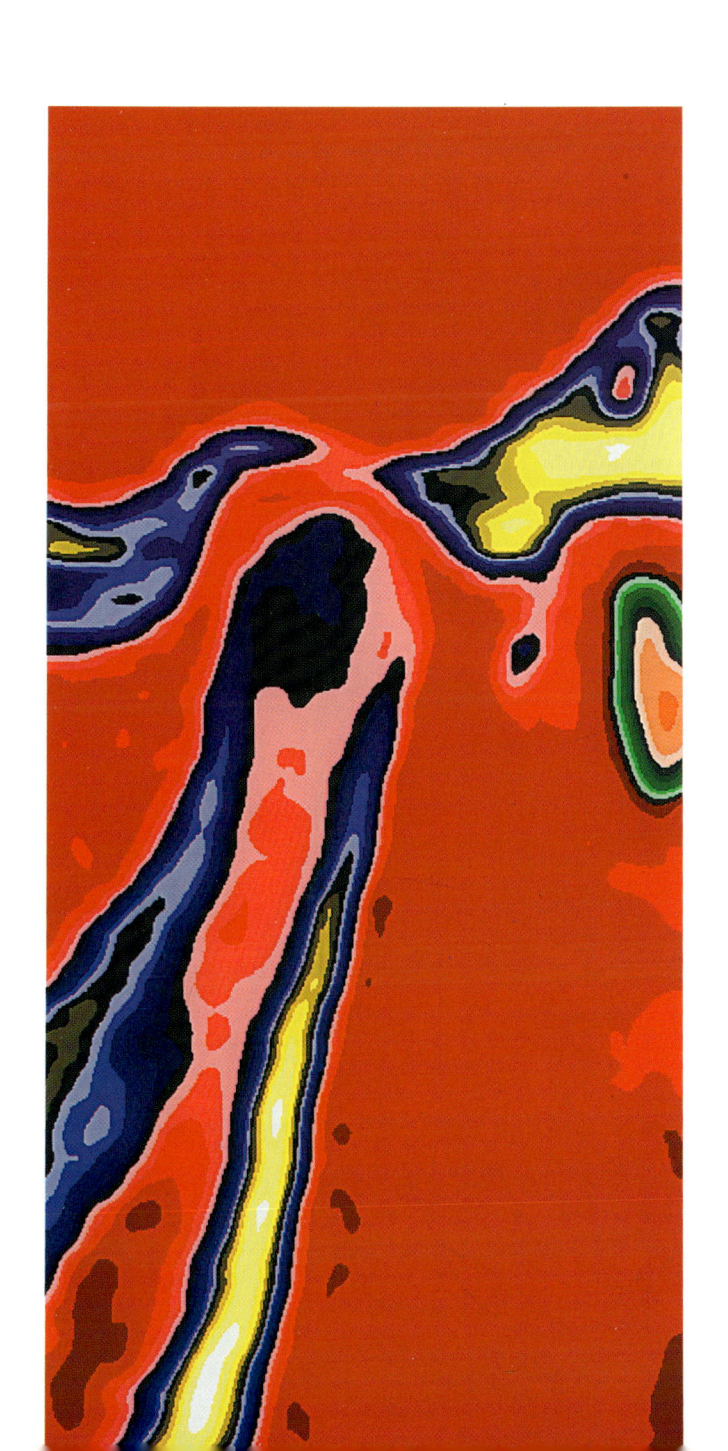

GLOSSÁRIO[1]

Acetilcolina
Neurotransmissor liberado pelas junções neuromusculares. O estímulo nervoso leva à liberação das vesículas sinápticas, permitindo que a acetilcolina atue sobre receptores da membrana pós-sináptica. Interage com dois tipos de receptores colinérgicos: nicotínicos e muscarínicos. Sua função pode ser excitatória ou inibitória, dependendo dos receptores. É sintetizada perto das terminações sinápticas.

Ácido láctico
Forma-se durante o metabolismo da glicose, tanto em bactérias como em metazoários. Nos organismos superiores, os principais produtores de ácido lático são os músculos e as hemácias, como resultado da glicólise anaeróbica.

Actina
Proteína localizada na banda I das miofibrilas. Atuando com a miosina, é responsável pela contração e relaxamento muscular.

Anamnese
Relato feito pelo paciente (ou alguém responsável por ele) sobre os antecedentes, detalhes e evolução da sua doença até o momento do exame médico.

Anticorpos
Tipo especial de proteína solúvel, pertencente à fração das gamaglobulinas, encontrada nos líquidos do organismo, mas principalmente no soro sanguíneo, e fabricada por plasmócitos, isto é, por linfócitos B ativados.

Anticorpos antinucleares (AAN)
Anticorpos dirigidos contra macromoléculas do núcleo celular, tais como os ácidos nucléicos, as histonas, as nucleoproteínas e ribonucleoproteínas, etc.

Antígenos
Qualquer sustância que consiga induzir resposta imunológica detectável, quando introduzida no organismo de um animal.

Artrite reumatóide
Doença inflamatória poliarticular crônica.

ATP (adenosina-trifosfato)
Nucleotídeo encontrado em todas as células e importante como fonte imediata de energia para os processos celulares.

Bradicinesia
Extrema lentidão de movimentos voluntários.

Bruxismo
Ato de ranger involuntariamente os dentes. Pode manifestar-se durante o sono ou em estado de vigília.

Bruxômanos
Pacientes que apresentam bruxismo.

Cavidade glenóidea
Depressão óssea anterior ao conduto auditivo externo. Aloja a cabeça do côndilo mandibular.

Ciclo anaeróbico de Krebs
Via metabólica final, que é comum à oxidação de todas as moléculas alimentares.

Cinesiologia
Estudo dos movimentos do corpo humano

Cinesiologia mandibular
Estudo dos movimentos mandibulares.

Cintura escapular
Parte do corpo onde um anel ósseo (incompleto), constituído pelas clavículas e escápulas, suporta a união dos membros superiores com o tórax, dispondo de grande mobilidade.

Complemento
Sistema constituído por uma vintena de proteínas plasmáticas que são enzimas inativas e cuja ativação costuma ser desencadeada em cascata, a partir da formação de imunocomplexos (via clássica de ativação de complemento) ou a partir de outros fatores.

Condroitin-sulfato
Tipo de polissacarídeo que é um glicosaminoglicano e faz parte da sustância fundamental. Tem estrutura muito próxima à do ácido hialurônico. Encontra-se como constituinte importante das cartilagens dos ossos, da córnea e de outros derivados do tecido conjuntivo.

Crepitações
Sucessão de ruídos secos que podem ser ouvidos nas articulações ou nas fraturas ósseas

Diplopia
Transtorno da visão caracterizado pela percepção de duas imagens no mesmo objeto.

Disartria
Articulação defeituosa dos sons da fala, sem comprometimento do processamento lingüístico.

Disco articular
Também chamado menisco articular. Estrutura bicôncava formada por fibras colágenas. Está interposto entre a cabeça do côndilo e o osso temporal.

Disfagia
Sensação subjetiva de dificuldade para deglutir, devido ao retardo na progressão dos alimentos da faringe até o estômago, que, por vezes, acompanha-se de dor.

Disfonia
Alteração da voz e da articulação das palavras.

Edema
Quantidade aumentada de líquido intersticial.

Eletrodos de superfície
Peça ligada a um circuito elétrico, que se coloca sobre uma parte do corpo do paciente, seja para captar a corrente elétrica que aí se produz, seja para realizar um tratamento elétrico.

Eletromiografia
Técnica do registro dos potenciais elétricos gerados pelo músculo durante sua ativação. Gravação e estudo da atividade intrínseca do músculo esquelético por meio de eletrodos de agulha ou superfície, para determinar a contração ou a inatividade muscular. Utilizada para estudar a função neuromuscular.

Eletromiografia de superfície
Técnica do registro dos potenciais elétricos gerados pelo músculo durante sua ativação, empregando eletrodos de superfície.

Eletromiógrafo computadorizado
Instrumento utilizado para gravar os potenciais de ação do músculo esquelético mediante eletrodos de superfície ou agulha.

Espaço livre interoclusal
É a distância vertical entre a posição fisiológica de repouso e a máxima intercuspidação.

---

1 Os conceitos apresentados neste glossário foram estabelecidos com base em: REY, L. **Dicionário de termos técnicos de medicina e saúde**. Rio de Janeiro: Guanabara Koogan, 1999. 850p.

Espasmo muscular preventivo
Encurtamento involuntário de um músculo ou grupo de músculos. Normalmente é acompanhado de dor e interfere com os processos metabólicos e funcionais normais do músculo.

Estalo
Som breve e seco produzido pelo choque ou atrito momentâneo e impetuoso de uma coisa com outra.

Facetas
Alterações da superfície condilar que possuem um aplanamento de sua superfície, podendo elas apresentar-se nas faces anterior, superior ou posterior do côndilo.

Fadiga muscular
Estado de incremento de desconforto e diminuição da eficiência muscular, resultante de exercício intenso ou prolongado.
No trabalho intenso, a perda de tensão do músculo e a sensação da fadiga resultantes relacionam-se com a acumulação de ácido láctico e inibição da glicólise em meio ácido, o que reduz a produção de ATP pelo músculo e, portanto, de energia para a contração.

Fator reumatóide (FR)
Um auto-anticorpo (IgM) dirigido contra a imunoglobulina (IgG) humana normal.

Fibrose
Lesão inespecífica causada por hiperplasia dos tecidos conjuntivos, com proliferação de fibroblastos e/ou fibrócitos, que elaboram o colágeno.

Filogenia
Ciência que estuda a evolução no tempo das espécies de organismos, desde o aparecimento dos primeiros seres vivos na terra até o presente.

Forma sigmóide
Curva em forma de S alongado.

Glicogênio
Polissacarídeo ramificado constituído de unidades de glicose unidas por ligações glicosídicas.

Gonfose
Articulação que se caracteriza por manter a pressão hidráulica intra-articular por meio da tensão osmótica das proteínas que se encontram em seu interior.

Hipertonicidade muscular
Condição de tono excessivo do músculo esquelético.

Hipóxia
Baixo teor de oxigenação do sangue (anoxemia) ou dos tecidos, podendo neste caso ser conseqüência da anoxemia ou da interrupção da circulação local, como nos infartos.

Imunoglobulinas
Superfamília de proteínas que compreende, além dos anticorpos (IgG) que circulam no sangue e líquidos orgânicos, muitas moléculas encontradas como marcadores ou receptores em membranas celulares.

Ligamento articular
Aquele que mantém em contato duas superfícies articulares, seja no interior de uma articulação seja no exterior dela. Pode ser tanto um simples espessamento da cápsula articular como uma faixa fibrosa densa.

Ligamentos
Faixa ou lâmina de tecido conjuntivo fibroso, em geral de cor branca, que une dois ou mais ossos, cartilagens ou outras estruturas anatômicas, ou que serve de apoio para fascias ou músculos.

Líquido sinovial
Líquido segregado pelas células de revestimento das membranas sinoviais que revestem internamente as cápsulas articulares das articulações do tipo diartrose. Tem como função lubrificar as superfícies articulares e nutrir as cartilagens aí existentes.

Lúpus eritematoso sistêmico
Doença auto-imune, geralmente envolvendo anticorpos antinucleares.

Mialgia
Dor muscular, qualquer que seja sua etiologia.

Miastenia gravis
Doença caracterizada por um esgotamento progressivo e rápido da força muscular dos músculos voluntários.
A existência de anticorpos anti-receptores de acetilcolina e de anomalias morfológicas na membrana pós-sináptica da placa motora, sugere uma patogenia auto-imune contra aqueles receptores.

Microvolt
A milionésima parte do volt.

Miofibrila
Elemento contrátil das fibras musculares. São constituídas por unidades de estrutura estriada que se repetem regularmente: os sarcômeros.

Miofilamentos
Cada um dos filamentos submicroscópicos de natureza protéica que entram na constituição das miofibrilas.

Miosina
Globulina que é a mais abundante proteína no músculo, principalmente na banda A. Junto com a actina, é responsável pela contração e relaxamento muscular.

Miosite
Processo inflamatório do tecido muscular.

Músculo antagonista
O músculo que atua em oposição à ação de outro músculo.

Músculo sinergista
O músculo que atua em interação cooperativa com a ação de outro músculo.

Neurotransmissores
Qualquer das substâncias que operam a transmissão dos impulsos nervosos de um neurônio para uma célula-alvo através de sinapses.

Osteófitos
Excrescência que se forma nos ossos, a partir do periósteo, nas proximidades de articulações com processos inflamatórios crônicos ou degenerativos.

Pontos-gatilho
Pontos hiperirritáveis localizados no músculo ou na fascia muscular. Dói sob compressão e pode causar dor referida e sensibilidade.

Posição de repouso mandibular PRM
É a posição passivamente assumida pela mandíbula quando a musculatura está relaxada, em posição sentada ou em pé, com os olhos fixados em um ponto distante.

Potenciais de ação
Potencial de caráter breve, tudo ou nada, que passa ao longo da membrana de células excitáveis, como os neurônios e as fibras musculares. A forma do potencial de ação varia, mas ele envolve sempre despolarização da membrana celular.

Potenciais de membrana
Diferença de potencial elétrico através de uma membrana, ou seja, entre o interior da célula ou fibra nervosa e o meio externo, representado pelos líquidos intercelulares. Ele é criado pelos mecanismos celulares que separam as cargas elétricas, particularmente pela bomba de sódio.

Proprioceptores
Terminações nervosas sensoriais receptoras de informações concernentes a movimento e posição corporal. Encontram-se principalmente nos músculos, tendões e labirinto do ouvido.

Proteína C reativa (PCR)
Uma β-globulina produzida no fígado e encontrada normalmente no soro, em concentrações muito baixas. Nas inflamações com destruição tecidual, sobretudo por infecção bacteriana, sua concentração eleva-se rapidamente, podendo tornar-se de 100 a 1.000 vezes maior em 24 horas. Encontra-se elevada também em pessoas com certas doenças neoplásicas ou degenerativas.

Ptose palpebral
Posição caída de uma ou ambas as pálpebras superiores. Pode ser de origem congênita ou adquirida.

Queratan-sulfato
Glicosaminoglicano encontrado na matriz extracelular do tecido conjuntivo, dos discos intervertebrais, da córnea e das cartilagens.

Reflexo proprioceptivo
Qualquer reflexo desencadeado por estímulos que ajam sobre as terminações nervosas proprioceptivas.

Ressonância magnética nuclear (RMN)
Método de produção de imagens baseado na propriedade que têm certos núcleos atômicos, quando colocados em um campo magnético forte e estimulados por ondas de rádio, de reemitir uma parte da energia absorvida sob a forma de um sinal de rádio (captado pelo aparelho e tratado em computador para a construção da imagem).

Sarcoidose
Doença multissistêmica de etiologia desconhecida que produz uma inflamação granulomatosa (tipo tuberculóide) sem necrose caseosa, com predomínio de macrófagos, gigantócitos e linfócitos T.

Sarcolema
Membrana celular do tecido muscular.

Sarcômero
Unidade funcional do músculo, constituída por três proteínas, denominadas miosina, actina e titina.

Sarcoplasma
Substância celular do tecido muscular.

Sinapse
Junção entre dois neurônios, constituída de estruturas para a condução do estímulo nervoso.

Sistema nervoso central
Sistema constituído pelos elementos do tecido nervoso, formado pelo encéfalo (constituído pelo cérebro, cerebelo, ponte ou protuberância anular e medula oblonga) e pela medula espinhal.

Substância cinzenta reticular
Sistema de fibras nervosas entrelaçadas, tendo de permeio neurônios de aspecto variado e, por vezes, numerosos, que existe sobretudo no tronco encefálico. Os maiores troncos nervosos do corpo têm comunicação com a formação reticular, que é o centro de alerta ou vigília do cérebro.

Tendão
Robusto cordão ou faixa de tecido conjuntivo denso, de cor branca, que une um músculo a outra estrutura anatômica, transmitindo a esta a força exercida pelo músculo.

TENS
Estimulação elétrica neural transcutânea. Aplicação terapêutica de estímulos elétricos controlados ao músculo ou nervo.

Titina
Proteína delgada, cuja função é a de servir de freio no estiramento muscular passivo. É ela que limita a elasticidade muscular quando as fibras se encontram em repouso.

Tônus muscular
A suave e contínua contração muscular, que no músculo esquelético ajuda a manter a postura corporal.

Torque
Força rotatória que faz um órgão girar sobre seu eixo.

Trajetória de fechamento
A trajetória de fechamento é o percurso realizado durante o deslocamento da mandíbula, quando esta passa de sua posição de repouso (PRM) à posição de oclusão habitual.

Trajetória neuromuscular
Fechamento isotônico da mandíbula de sua posição de repouso fisiológica, ao longo de uma trajetória, através do espaço livre interoclusal. Durante esta trajetória, os músculos são ativados na sua mínima atividade elétrica, necessária para levar a mandíbula desde sua posição de repouso mandibular ao contato dentário terminal.

Trismo
Rigidez da mandíbula devido à contração espástica dos músculos masseteres.

Unidade motora
Organização nervosa do músculo, em seu nível básico, representado pelo neurônio motor, seu axônio e as fibras musculares que ele inerva.

Unidade motora de potencial de ação MUAP (*motor unit action potential*)
Os potenciais de ação de cada fibra muscular, somados espacial e temporalmente.

Velocidade de hemossedimentação (VHS)
Medida da capacidade de sedimentação de hemácias, por unidade de tempo, em uma coluna de sangue fresco tratado por citrato ou outra substância anticoagulante, que é muito utilizada como auxiliar de diagnóstico de estados inflamatórios.

Voltímetro
Instrumento usado para medir a diferença de potencial elétrico entre dois pontos.